TRAITÉ PRATIQUE

DES

MALADIES DE LA PEAU

ET DE

LA SYPHILIS.

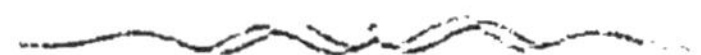

PARIS. — TYPOGRAPHIE DE HENRI PLON,

IMPRIMEUR DE L'EMPEREUR,

Rue Garancière, 8.

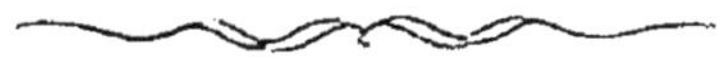

TRAITÉ PRATIQUE

DES

MALADIES DE LA PEAU

ET DE

LA SYPHILIS

PAR

C. M. GIBERT

De l'Académie de médecine, médecin à l'hôpital Saint-Louis.

TROISIÈME ÉDITION

Entièrement refondue

ET REPRÉSENTANT L'ÉTAT ACTUEL DE LA SCIENCE.

TOME DEUXIÈME.

SYPHILIS.

PARIS

HENRI PLON, IMPRIMEUR-ÉDITEUR,

RUE GARANCIÈRE, 8.

1860

DEUXIÈME PARTIE

TRAITÉ

DE

LA SYPHILIS.

I. L'auteur de la *Monographie des dermatoses* (t. II, p. 342) affirme que les premiers symptômes de la maladie vénérienne se sont déclarés à la peau. Il ajoute que la plupart des auteurs du quinzième siècle s'accordent à représenter cette maladie comme produisant de nombreuses pustules qui se propagent insensiblement sur toutes les parties du corps.

Il est vrai, comme le dit Alibert, que les syphilides constituaient le trait le plus saillant de l'épidémie du quinzième siècle, celui qui devait le plus frapper l'attention des observateurs, et qui a le plus généralement servi de type à leurs descriptions, comme on en peut juger par ces vers du poëme célèbre de Fracastor, publié en 1530 :

> Protinus informes totum per corpus achores
> Rumpebant : faciemque horrendam et pectora fœde
> Turpabant : species morbi nova : pustula summæ
> Glandis ad effigiem, etc.

Témoin encore ce passage du poëme français de Jean Lemaire, qui écrivait aussi au commencement du seizième siècle :

> Il leur naissait de gros boutons sans fleur,
> Si trez ideulx, si laits et si enormes,

Qu'on ne vit onc visaiges si difformes,
Ne onc ne reçeût si trez mortelle injure
Nature humaine en sa belle figure :
Au front, au col, au menton et au nez
Onc on ne vit taut de gens boutonnez.

C'est encore le même symptôme qui est indiqué comme caractéristique de la vérole dans les couplets scandaleux émis beaucoup plus tard et attribués, peut-être à tort, au grand poëte des premières années du dix-huitième siècle, le célèbre J. B. Rousseau, couplets où l'on trouve le fragment suivant :

A son visage boutonné
Je reconnais le mal immonde;
Mal qu'à sa femme il a donné,
Et qu'elle vend à tout le monde.

Mais il est certain, d'autre part, que, dès l'époque de l'apparition de la maladie vénérienne en Italie, dans les dernières années du quinzième siècle, les observateurs attentifs ont signalé les symptômes *primitifs* qui précédaient le développement des syphilides, et fixé le point de départ du mal aux parties de la génération.

Ainsi, Alex. Bénédict de Vérone, en 1497, s'exprime en ces termes, à propos du *mal français* (comme l'appelaient alors les Italiens):

« Les parties génitales des femmes ont commencé, *pour la première fois,* au temps où nous écrivons, à être misérablement infestées du mal français, d'où ce virus, propagé par les prostituées, se communiqua par toute la terre et infecta les parties génitales... Vous auriez pu voir alors des femmes dont le visage surpassait en beauté les attraits de Vénus même souiller de leurs caresses perfides une infinité de libertins qui ne devaient pas tarder à se livrer à de tardifs repentirs. »

Le célèbre Fulgose, ex-duc des Génois, signalant au nombre des faits mémorables de son temps l'apparition du mal français, inconnu jusque-là, a bien soin de faire remarquer que la contagion s'opère dans le coït, et que le mal commence toujours par les parties génitales.

Jérôme Fracastor lui-même, tout en donnant, dans sa description poétique, une si grande importance aux *syphilides*, ne manque pas de noter, en décrivant le mode de développement de la maladie, « qu'il vient à la plupart des malades, des chancres *aux parties honteuses* », et qu'il s'élève *ensuite* sur la peau des pustules croûteuses, qui chez les uns se montrent d'abord à la tête, ce qui est le cas le plus commun, et chez les autres se répandent sur d'autres parties du corps.

Leoniceno, dans une dissertation latine publiée en 1497, regarde le mal français comme une éruption pustuleuse née de la corruption des humeurs, et cependant il indique bien les parties génitales comme le point de départ du mal. Cette dissertation de Leoniceno est fort importante pour nous, en ce qu'elle a pour principal objet d'exposer les signes différentiels de la maladie vénérienne et des maladies cutanées décrites par les anciens, telles que l'*éléphantiasis*, la *lèpre vulgaire*, le *lichen*, le *charbon*, etc. Cet auteur érudit ne peut se persuader que le mal français soit un mal nouveau, parce que, dit-il, les hommes ayant toujours été constitués de même et soumis aux mêmes influences, ils doivent toujours avoir été sujets aux mêmes maladies. Et cependant, malgré tout son désir de trouver dans les écrits des anciens une maladie analogue à celle du quinzième siècle, il est obligé de convenir que les affections cutanées décrites par les auteurs de l'antiquité ne ressemblent point aux syphilides. Il ajoute même ces paroles remarquables : « *Jam enim insolitæ naturæ morbus Italiam et multas alias regiones invasit.* » Ce sont ces contradictions qui ont induit Astruc en erreur, et lui ont fait donner une version infidèle du passage latin qu'il extrait de Leoniceno [1].

[1] Une faute typographique est encore venue fortifier cette erreur. Dans l'édition de Leyde en 2 vol. in-fol. de l'*Aphrodisiacus*, précédée d'une préface de *Boerhaave*, il faut, à la ligne 45 de la première colonne de la page 18 du tome I, supprimer la parenthèse et couper la phrase par un point et virgule ajouté après les mots « *Cogor existimare.* »

Gaspard Torella, médecin de l'infâme César Borgia et du pape Alexandre VI (qui le fit évêque de Saint-Juste), a décrit le mal français sous le nom de *pudendagra*. Ce nom seul indique que, de même qu'Alexandre Bénédict, que nous avons cité ci-dessus, Torella plaçait la source du mal dans les parties génitales de la femme. Mais en outre, dans ses Conseils ou Consultations, il a publié cinq observations précieuses, puisqu'elles ont été recueillies dans les premiers temps de l'invasion du fléau du quinzième siècle. Or les deux premières de ces observations indiquent d'une manière fidèle la marche de la maladie, marche qui, sans doute, était plus rapide à cette époque qu'à la nôtre. Le premier malade est un jeune homme de vingt-quatre ans, qui, le lendemain d'un coït impur, voit se développer à la verge un ulcère dur. *Seize jours plus tard,* à la suite de douleurs vives dans la tête et les membres, douleurs qui causaient une insomnie cruelle, un grand nombre de pustules se montrèrent à la tête, au visage et au cou. Ces pustules étaient volumineuses, croûteuses, mais sèches (*a quibus nihil emanabat*); en sorte que l'éruption devait avoir la forme que nous désignons aujourd'hui sous le nom de syphilide tuberculeuse. Ce malade fut traité sans mercure, et guérit à l'aide des bains d'étuve, des purgatifs et des sudorifiques. Le second malade, âgé de quarante ans, *trente jours après* l'infection de la verge, fut subitement couvert, au réveil, d'une éruption de larges taches rouges sans pustules, que nous désignerions aujourd'hui sous le nom de *roséole syphilitique*. De violentes douleurs nocturnes ne tardèrent pas à survenir. Le régime, la saignée, les purgatifs, les sueurs provoquées par l'étuve et entretenues ensuite par le séjour au lit, les onctions sur l'éruption avec un liniment soufré et térébenthiné, procurèrent la guérison. Mais la continuation des pilules purgatives fut conseillée, parce que, remarque l'auteur, des récidives en pareil cas sont communes (*quia solent isti infirmi recidivare*). On conçoit, en effet, qu'après ces cures prétendues méthodiques et *rationnelles,* où l'on n'avait point eu recours au remède *spécifique*, les récidives devaient être fréquentes. Torella connaissait pourtant la méthode des onctions mercurielles; mais, comme cette méthode était appliquée de son temps par des empiriques et des ignorants, il la dédaignait; bien plus, il lui attribuait sans hésiter la mort de plusieurs personnages célèbres. On ne saurait douter, en effet, de la réalité des nombreux accidents auxquels cette méthode mal appliquée pouvait donner lieu. L'onguent mercuriel le plus usité alors dans cette méthode était l'onguent sarrasin, emprunté, comme son nom l'indique, aux auteurs arabes, et préconisé contre la gale par Gui de Chauliac.

Jacques de Catanée, qui écrivit en 1505, consacre le premier chapitre de sa dissertation à l'origine et à la dénomination du mal français. Voici le passage le plus remarquable de ce chapitre :

« L'an 1494, Charles VIII, roi de France, ayant envahi le royaume de Naples, sous le pontificat d'Alexandre VI, il s'éleva en Italie une maladie monstrueuse, inconnue à tous les siècles précédents et à toutes les régions du globe. Cette maladie défigurait d'une manière hideuse les hommes et les femmes, couvrant d'innombrables pustules et d'ulcères le visage et tout le corps, donnant lieu à des douleurs nocturnes cruelles, avec formation de nodosités aussi dures que des pierres sur les membres et au voisinage des articulations, en sorte que beaucoup de gens étaient réduits à un état d'impotence et de souffrance tel, que la mort eût été préférable. Le mal se propageait par contagion, n'épargnant ni le sexe, ni l'âge, ni le rang, ni pays quelconque. Un auteur lui a donné le nom de *pudendagra*, *parce qu'il commence aux parties génitales* infectées dans le coït exercé avec une femme impure. Les Français l'ont appelé mal napolitain, comme si ce mal eût été particulier au royaume de Naples, ce qui est de toute fausseté. Les Italiens, de leur côté, lui ont donné le nom de mal français, parce qu'il s'est montré pour la première fois au temps de l'invasion des Français en Italie. Il se peut même que les premiers qui l'ont ainsi désigné aient cru, en effet, la maladie d'origine française, comme si c'était, par exemple, une nouvelle sorte de *charbon*, analogue à celui qui, importé de la province Narbonnaise en Italie, et indiqué dans l'Histoire naturelle de Pline, avait jadis causé la mort de deux personnages consulaires, au temps où L. Paulus et Q. Martius étaient censeurs. Mais nous ne croyons rien de tout cela, et pour nous, c'est une maladie nouvelle que le ciel nous a infligée en punition de nos fautes [1]. »

Il nous suffit des citations qui précèdent pour établir, par le témoignage authentique des observateurs contemporains, que les *syphilides* n'ont jamais été, comme l'ont cru quelques écrivains de nos jours, les premiers symptômes de la maladie vénérienne. Il est certain, au contraire, que, dès les premiers temps de l'apparition du mal, durant les dernières années du quinzième siècle, les éruptions syphilitiques devaient être rangées, comme aujourd'hui, au nombre des phénomènes *consécutifs*, puisqu'elles succédaient, au bout d'un espace de temps variable, à d'autres symptômes (dits *primitifs*) qui se montraient aux parties génitales, et en particulier au symptôme le plus constant et le plus caractéristique de tous, le chancre : comme cela est établi d'une manière incontestable dans la première observation de Gaspard Torella.

II. *De l'origine de la maladie vénérienne.*

« Montaigne dit que l'*ignorance et l'incuriosité sont des coussinets bien doux pour une tête bien faite*. Si cela est

[1] Quelques modernes érudits se sont évertués à railler cette étiologie surnaturelle, au lieu de s'attacher, ce qui eût été plus sage et plus instructif, à reconnaître et à constater l'accord unanime de tous les hommes célèbres de cette époque pour admettre l'étrangeté et la *nouveauté* d'un mal dont ils n'avaient trouvé aucune description dans les anciens, et que cependant ils hésitaient à croire nouveau, ne sachant à quelle cause en rapporter l'origine.

vrai, comme il est fâcheux de n'en pouvoir douter, que de gens diront de cette histoire de la vérole : Voilà une histoire qui ne finit point! à quoi bon toutes ces époques et tant de chronologie? De quelle utilité tout cela est-il dans la pratique? etc. D'aucune, j'en conviens; mais aussi tout cela n'est-il point fait pour des gens capables de tenir de pareils discours; et je n'ai eu pour but que de satisfaire ceux qui ont du goût et de la curiosité [1]. »

Or, il faut bien le reconnaître, cette tâche est déjà assez difficile à remplir, aujourd'hui surtout où l'on trouve parmi les auteurs contemporains une telle légèreté, une telle *incuriosité*, comme disait Montaigne, que vraiment on se sent quelque pudeur à ressasser de vieux arguments contre de vieilles objections présentées comme neuves par ces auteurs; bien plus, empruntées par quelques-uns, et, sans qu'ils aient l'air de s'en douter, aux écrits mêmes du savant dont ils affectent le plus de mépriser l'autorité!

Pour moi, qui ne puis me défendre d'un sentiment de vénération et de haute confiance pour les écrivains du grand siècle..., ces hommes érudits et consciencieux qui ne parlaient que de ce qu'ils s'étaient donné la peine d'étudier convenablement..., je le déclare hautement, je me range derrière l'opinion d'*Astruc* [2], et cette masse imposante de faits, de citations, d'arguments solides, de critique judicieuse et éclairée qui forme de son livre un colosse de science et d'érudition invulnérable aux efforts de l'*incuriosité* moderne, même lorsqu'elle s'appuie, pour plus de sécurité, sur les travaux d'un autre savant, le docteur *Sanchez* [3].

Cet aperçu historique ne sera donc, en quelque sorte, que l'abrégé du premier livre de l'ouvrage d'Astruc, qui a répondu, il y a plus d'un siècle, aux objections présentées

[1] DELAMETTRIE. *Nouveau Traité des maladies vénériennes*. Paris, 1759.

[2] *Traité des maladies vénériennes*; 4 vol. in-12, édition française (3e). Paris, 1755.

[3] *Dissertation sur l'origine de la maladie vénérienne*. Paris, 1752.

avec tant d'assurance dans les écrits les plus récents sur la maladie vénérienne. Je me bornerai à y ajouter le peu que le progrès des ans a rendu nécessaire. Un premier point important à établir, et que l'on cherche de nouveau à attaquer aujourd'hui, c'est que la syphilis est une maladie d'origine récente, et qui a été inconnue aux auteurs de l'antiquité. Ce point a été si solidement fixé par l'auteur que nous prenons pour guide, qu'il est étonnant qu'on y soit encore revenu de nos jours, sans autre appui que les arguments et les objections déjà pleinement réfutés par Astruc.

Voyons d'abord la brochure publiée en 1834 par M. Devergie aîné [1]. Nous y lisons, en preuve de l'ancienneté de la syphilis, que *Celse* a décrit « la balanite, le phymosis accidentel, les ulcères simples et phagédéniques, les bubons, les végétations, les condylômes, les rhagades, l'orchite » ; puis, que les auteurs des onzième, douzième et treizième siècles décrivent « les ulcères de la verge produits par l'abus du coït et le commerce impur.... » — De deux choses l'une : ou M. Devergie n'a jamais vu la balanite, le phymosis, les bubons, des ulcérations des parties génitales, des inflammations du testicule produites par d'autres causes que le virus vénérien, ou il commet la plus étonnante confusion dans la nomenclature et le diagnostic des affections que nous venons d'énumérer.

Beaucoup d'écrivains modernes ont cité aussi, comme preuves de l'ancienneté de la syphilis, la description d'une maladie des parties génitales appelée *arsure*, attribuée à un auteur anglais du quatorzième siècle, les règlements de salubrité du lupanar d'Avignon, en 1347, enfin les passages du Lévitique relatifs à l'*impureté* des hommes et des femmes.

Nous reviendrons tout à l'heure sur ces passages. Mais quant aux règlements de la reine Jeanne, un auteur moderne,

[1] *Recherches historiques et médicales sur l'origine, la nature et le traitement de la syphilis.*

M. le docteur Prosper *Yvaren*, d'Avignon, en a fait bonne justice dans un article de critique qui mérite d'être reproduit.

Extrait des anciens statuts du lieu public de débauche d'Avignon, écrits en provençal et traduits en français.

« 1. L'an 1347, et le 8e du mois d'août, notre bonne reine JEANNE a permis un lieu public de débauche dans Avignon; et elle défend à toutes les femmes débauchées de se tenir dans la ville : ordonnant qu'elles soient renfermées dans le lieu destiné pour cela, et que, pour être connues, elles portent une aiguillette rouge sur l'épaule gauche....

» 4. La reine veut que tous les samedis la baillive et un chirurgien préposé par les consuls visitent chaque courtisane; et s'il s'en trouve quelqu'une qui ait contracté du mal provenant de paillardise, qu'elle soit séparée des autres, pour demeurer à part, afin qu'elle ne puisse pas s'abandonner, et qu'on évite le mal que la jeunesse pourrait prendre....

» 9. Que la baillive ne permette à aucun juif d'entrer dans la maison : et s'il arrive que quelque juif, s'y étant introduit en secret et par finesse, ait eu affaire à quelqu'une des courtisanes, qu'il soit mis en prison, pour avoir ensuite le fouet par tous les carrefours de la ville. »

Tels sont les articles les plus importants de ces *statuts* regardés comme si probants par les partisans de l'ancienneté de la syphilis. Malheureusement pour cette cause, les fameux statuts de la reine Jeanne ont été reconnus faux par un écrivain de nos jours, comme on pourra s'en convaincre par la lecture de l'article suivant emprunté au cahier d'octobre 1835 du *Journal des connaissances médico-chirurgicales* :

« *Statuts de la reine Jeanne de Naples relatifs à l'établissement d'un lieu de débauche à Avignon en l'an* 1347. — La syphilis a-t-elle été importée en Europe par les équipages de Christophe Colomb (1493)?

» La syphilis existait-elle dans nos climats avant la découverte de l'Amérique?

» Ces deux questions ont été longtemps agitées et divisent encore aujourd'hui les médecins ainsi que les historiens étrangers à l'art de guérir.

» Les adversaires de l'importation citent, parmi les preuves à l'appui de leur opinion, les statuts de la reine Jeanne (1347) touchant la discipline d'un lieu de débauche à Avignon.

» Ce document a acquis une assez grande importance. Publié d'abord par Astruc, il a été reproduit par tous les auteurs qui, postérieurement, se sont occupés du même sujet.

» Le père Papon de l'Oratoire et le savant Merlin l'ont transcrit en entier, l'un dans son *Histoire de Provence*, l'autre dans un de ses ouvrages de jurisprudence. La sanction populaire, le *vox populi*, ne lui a même pas manqué, et l'on rencontre bien peu de commis voyageurs qui, en étalant leur gaillarde érudition sur cette matière, ne parlent des prudentes mesures adoptées par la reine Jeanne; soit qu'ils en aient eu connaissance par simple tradition, soit qu'ils aient puisé leurs notions à cet égard dans la *Cacomonade* de Linguet.

» Astruc, qui le premier les fit connaître, semble lui-même les considérer comme apocryphes. Le notaire Tamarin, des registres duquel on les disait tirés (1392), était tout à fait inconnu aux hommes les plus instruits d'Avignon qu'il consulta à ce sujet; néanmoins sa bonne foi ne lui permit pas de les passer sous silence, et cela lui fait honneur; on pourrait simplement désirer qu'il eût mis à les réfuter plus de logique et de fermeté, notamment lorsqu'il s'agit (article 4) des courtisanes affectées *du mal provenant de paillardise* (*mal venguo de paillardiso*).

» Mais, hâtons-nous de le dire, ces statuts étaient faux, et M. Astruc, médecin consultant du roi, premier médecin du feu roi de Pologne Auguste II, médecin ordinaire de Son Altesse sérénissime monseigneur le duc d'Orléans, et professeur de médecine au Collége royal de France, fut la dupe d'une mystification.

» Voici ce qui se trouve écrit à la main sur un exemplaire de la *Cacomonade* existant dans la bibliothèque de M. César Teste, à Avignon : « M. Astruc, médecin, écrivit à un monsieur d'Avignon pour le prier de lui envoyer (s'il pouvait » se les procurer) les statuts faits par la reine Jeanne pour » l'établissement d'un b..... à Avignon. Ce monsieur, étant » chez M. de Garcin, où plusieurs de ses amis se rendaient » pour passer la soirée, leur lut la lettre qu'il avait reçue, ce » qui fit beaucoup rire ces messieurs. M. de Garcin dit : « Il » n'y a qu'à lui en faire. » On s'amusa à les composer ; M. de » Garcin les arrangea en vieux idiome provençal, et on les » envoya à M. Astruc, qui les fit imprimer dans un ouvrage » auquel il travaillait, et les donna comme une pièce authen» tique. »

» J'ai transcrit mot pour mot cette note, elle est en entier de l'écriture de M. Joseph-Gabriel Teste de Venalque. Il tenait l'anecdote de son père, ami de M. de Garcin, et qui lui-même avait assisté à la composition de ces prétendus statuts. M. Gabriel Teste a souvent entretenu de ce fait son neveu M. César Teste, qui vit encore.

» Un vieillard respectable, mort il y a peu d'années, M. Commin, a raconté plusieurs fois la même anecdote à notre compatriote le savant botaniste M. Requien. M. Commin avait lui-même aidé à la confection des statuts, et c'était avec une espèce de contentement mêlé de quelque orgueil que le Nestor des bourgeois d'Avignon se rappelait avoir contribué à mystifier le célèbre docteur Astruc, médecin consultant du roi, etc.

» L'original de ces fameux statuts, je ne dirai plus de la reine Jeanne, mais de M. Commin et de ses amis, et dont sans doute ils n'envoyèrent à Astruc qu'une copie, existe encore aujourd'hui. M. Cambis Velleron lui a donné place dans un magnifique cartulaire, dont toutes les autres pièces sont fort anciennes et fort curieuses, et d'une authenticité qu'on ne saurait révoquer en doute.

» M. de Cambis, dans le catalogue de ses manuscrits, imprimé à Avignon, chez L. Chambeau (1770), décrit avec complaisance, à la page 465, le parchemin sur lequel sont tracés les statuts. Le cartulaire où cette pièce est insérée fait aujourd'hui partie de la bibliothèque de M. Requien; là, je l'ai examinée avec soin, et j'ose assurer que tout se réünit pour en démontrer la fausseté non moins que la moderne fabrication. Je ne puis m'expliquer comment un homme érudit, tel que l'était M. de Cambis, s'est laissé prendre au piége.

» On a représenté, il est vrai, et enluminé, en tête des statuts, un troubadour la tête couverte de plumes de paon, l'habit troussé à l'antique, les souliers avec un long bec recourbé. On a placé près de lui les armoiries d'Anjou-Naples, savoir : d'azur semé de fleurs de lis d'or sans nombre, au lambel de gueules de trois pièces ou pendants. Ce sont les armes de Jeanne première de nom, reine de Naples, de Jérusalem et de Sicile, duchesse de la Pouille, princesse de Capoue, comtesse de Provence, de Forcalquier, de Piémont, et souveraine de la ville d'Avignon.

» Mais cette miniature n'est que l'exacte reproduction de celle qui se trouve dans l'ouvrage publié, en 1624, par M. de Chasteuil Gallaup, sur les arcs de triomphe érigés à Aix en l'honneur de l'arrivée de Louis XIII dans cette ville, l'an 1622. L'écriture, qu'on a cherché à rendre semblable à celle du quatorzième siècle, est très-gauchement contrefaite, et le langage employé n'est pas celui du temps où vivait la reine Jeanne. A ceux qui connaissent le patois provençal, il suffira pour s'en convaincre de comparer celui des statuts avec les manuscrits de cette époque qui sont venus jusqu'à nous, et avec les différentes pièces écrites en provençal insérées dans la Statistique des Bouches-du-Rhône de M. de Villeneuve. Pour ceux qui ne le connaissent pas, une plus longue discussion à ce sujet serait sans intérêt; enfin, le parchemin dont on s'est servi porte à son revers une bulle d'un archevêque, Grégoire, écrite en style du seizième siècle.

» Mais, dira-t-on, si Astruc a demandé une copie des statuts de la reine Jeanne, e bruit était donc répandu que cette reine avait publié des statuts? Sans doute, la reine a pu faire dans ses États divers règlements de police et d'administration : en quels termes sont-ils conçus et de quels objets traitent-ils? nous l'ignorons. Une seule chose est certaine, c'est que de temps immémorial il a existé des lieux de débauche à Avignon; or il ne me répugne nullement de croire qu'une princesse dont les mœurs étaient faciles se soit occupée de la discipline de ces lieux, lesquels, du reste, et même à des époques antérieures, pullulaient tellement, que, d'après le témoignage du sire de Joinville, la tente de saint Louis, au camp de Damiette, était entourée de lieux de prostitution.

» Si nous voyons au moyen âge de pareils établissements répandus dans toute l'Europe, l'histoire locale d'Avignon nous fournit la preuve que cette ville en fut des plus richement dotées. Au rapport de Pétrarque, on y comptait de son temps (1336) onze matrones trafiquant des plaisirs de l'amour, tandis qu'il n'y en avait à Rome que deux à l'époque même où elle était le plus peuplée. (*Vie de Pétrarque*, par l'abbé de Sade, t. I, page 69.)

» Les archives de la ville de Cavaillon (13 mars 1477) relatent une ordonnance d'Ange Geraldini, recteur du comtat Venaissin, qui prescrit aux syndics de Cavaillon de faire construire sous le plus bref délai, et à peine de *vingt florins d'amende*, une maison pour les filles publiques et prostituées.

» On trouve dans l'inventaire des conseils municipaux de l'hôtel de ville d'Avignon, dressé en 1755-56, t. I, page 1, conseil du 4 octobre 1372, qu'en ladite année des criées furent faites, par ordre de M. le viguier, relativement aux filles publiques.

» Ces mêmes conseils, en 1448, s'occupent des étuves ou bains publics de la *servelerie*, servant à des usages déshonnêtes et honnêtes. Ils ordonnent que les personnes débauchées prendront leur entrée et leur sortie par une porte de derrière située sur le bord de la Sorgue.

» Ils parlent, en 1466, d'étuves ou bains publics établis dans la maison de M. de Fontanilhys, près du couvent des Frères mineurs, et, en 1489, d'un couvent de filles repenties, dit de Sainte-Madeleine, fondé à Avignon.

» Enfin, un synode, tenu dans cette ville en 1441, défend aux ecclésiastiques et aux hommes mariés de fréquenter les étuves du *Pont-Troucat* (*Pont-Troué*), qui sont de vrais lieux de prostitution.

» On voit par ce dernier article pourquoi M. de Garcin et ses amis ont placé dans la rue du *Pont-Troucat* le prétendu b..... institué par la reine Jeanne; les étuves mentionnées dans les procès-verbaux des conseils de la ville se trouvaient à peu près dans le même quartier. Enfin, des traditions se sont conservées qui désignent le *Pont-Troucat* et les rues adjacentes comme le repaire des filles de joie.

» Il existait encore en 1790, dans la rue dite des Allemands, contiguë au *Pont-Troucat*, et dans l'espace compris entre les couvents des Grands et des Petits-Augustins, de petites portes surmontées d'ornements et de devises : c'était là, dit-on, qu'étaient des maisons de débauche, ce qui rappelle l'étymologie de b....., qui veut dire petite maison.

» De l'examen de la pièce originale des statuts de la reine Jeanne, et de ces recherches d'érudition locale, que je dois à l'obligeance de mon honorable compatriote M. de Blégier, bibliothécaire adjoint du musée d'Avignon, que conclure? Deux choses, ce me semble : 1° que, sans doute, il y a eu en tout temps à Avignon un grand nombre de maisons de débauche; 2° que, malheureusement pour les adversaires de l'importation de la syphilis, s'il est démontré qu'elles ont existé et qu'une reine Jeanne de Naples a été souveraine d'Avignon, il ne l'est aucunement que cette reine ait régenté ces b..... par les statuts dont parlent Astruc, et, d'après lui, Papon, Linguet, Merlin, MM. Jourdan, Richond des

Brus, et récemment M. Caffe, dans le *Journal des connaissances médico-chirurgicales*.

» Quelle que soit enfin notre opinion particulière sur l'époque où la syphilis s'est déclarée en Europe, comme, dans cette notice, nous avons eu principalement pour objet de mettre au jour un fait peu connu jusqu'à présent (la mystification dont Astruc fut la dupe), nous aurons rempli notre tâche si, dans les discussions qui pourront désormais avoir lieu sur l'importation ou la non-importation de la vérole, les statuts de la reine Jeanne se trouvent mis hors de cause. »

En consultant le grand *Dictionnaire des sciences médicales*, on verra dans quelle incertitude flottent les auteurs de l'article *Syphilis*, incertitude que l'on trouvera plus prononcée encore dans l'ouvrage de M. Lagneau [1]. Ce dernier, après avoir admis que le doute est permis, en balançant ensemble les autorités contradictoires, finit par prendre un parti qui n'est point encore entièrement décisif, comme on en jugera par le passage suivant de la page 6 de son livre (*Notions préliminaires*) :

« Je suis porté à croire, avec plusieurs écrivains des quinzième et seizième siècles, que la syphilis n'est point, *à proprement parler*, une maladie d'un genre particulier, une maladie *tout à fait* nouvelle et ayant encore aujourd'hui ses formes et son type primitifs, *mais bien une dégénérescence de la lèpre* et des autres affections cutanées qui ont régné d'une manière si générale et si effrayante en Europe, depuis le quatrième jusqu'au quinzième siècle. »

M. Lagneau cite à l'appui de son opinion la dissertation de *Sanchez;* mais, selon moi, cette autorité lui est beaucoup moins favorable qu'il ne le donne à entendre.

Quant à M. Devergie aîné, qui, tout en défendant l'ancienneté de la syphilis, semble reconnaître qu'on pouvait admettre aussi que l'épidémie du quinzième siècle a été une expansion

[1] *Traité pratique des maladies syphilitiques*, 6e édit. 2 vol. in-8°. Paris, 1828.

de la peste marranique, importée en France et en Italie par les *Marranos* ou juifs chassés d'Espagne en 1492, par Ferdinand V; l'auteur que nous nommions tout à l'heure, *Sanchez*, a suffisamment réfuté cette opinion. Celle de *Sydenham*, qui voulait faire remonter la source de la syphilis aux nègres importés d'Afrique en Amérique, avait déjà été victorieusement combattue par Astruc.

Somme toute, les écrivains modernes n'ont fait que reproduire en faveur de l'ancienneté de la syphilis les objections suivantes, que nous allons successivement combattre, en nous aidant de l'expérience, de l'érudition et de l'autorité du savant que nous avons pris pour guide :

1° Les anciens auteurs ont décrit les principaux symptômes de la syphilis ;

2° La syphilis n'est autre chose qu'une maladie lépreuse dégénérée ;

3° Il est faux, par conséquent, que cette affection se soit offerte pour la première fois à l'observation des médecins à la fin du quinzième siècle ; seulement il y a eu à cette époque une *épidémie* grave qui s'est continuée jusqu'à nos jours, en se modifiant toutefois et en perdant de son intensité.

SECTION PREMIÈRE.

NOUVEAUTÉ DE LA MALADIE VÉNÉRIENNE.

§ Ier. — Les anciens auteurs n'ont point connu la syphilis.

Pour commencer par l'auteur le plus ancien, nous emprunterons à l'ouvrage de *Delamettrie* (cité plus haut) la réfutation de l'opinion de ceux qui veulent trouver dans les livres saints les traces de l'existence de la maladie vénérienne chez les Juifs.

«... Le plus ancien et en même temps le plus sublime de tous les écrivains, Moïse, dont l'autorité est si respectable, fournit les plus fortes armes contre nous. Ce sage législateur a décrit en effet les maladies les plus semblables à celles dont il s'agit; c'est pourquoi on veut tirer du chapitre xv du *Lévitique* des raisons pour prouver que ce mal s'était glissé dans l'armée des Juifs; mais si l'on entre bien dans le sens de l'auteur, on verra que la première espèce de *gonorrhée,* dont on croit qu'il fait mention [1], n'est autre chose qu'une humeur visqueuse semblable à la salive (mucus prostatique), qui bouche le trou du gland, comme il arrive tous les jours à des jeunes gens sains et robustes... — La deuxième espèce de gonorrhée dont il parle n'est qu'une pollution à laquelle les femmes sont sujettes presque autant que les hommes, principalement vers la fin du sommeil. Moïse déclarait *impurs* jusqu'après le coucher du soleil ceux qui avaient eu ces sortes de songes. Pour éclaircir davantage le point dont il s'agit, faisons attention à ce qui suit: *Une femme qui a ses règles,* dit Moïse, *doit être séparée du commerce des hommes; elle est impure, rend impur tout ce qu'elle touche et tous ceux qui l'approchent.* — Il est d'un homme prudent, surtout dans les pays chauds, de refuser les caresses d'une femme qui n'est pas bien purgée de ces immondices...; et quoique le mal proprement dit vénérien n'y entre pour rien, on voit souvent ces inflammations, ces érysipèles et ces suppurations que les anciens médecins ont décrites, et qu'on prend sans fondement pour des présents de Vénus.... Pour éviter les mêmes accidents en Asie, en Afrique et en Amérique, les femmes se lavent au moins deux fois par jour les parties génitales; en Turquie et en Perse, elles se baignent tous les jours, matin et soir: c'est une loi pour les femmes, comme la circoncision pour les hommes. — Le troisième écoulement dont parle Moïse est une espèce de gonorrhée (*leucorrhée*) commune aujour-

[1] Nous verrons plus loin que la gonorrhée *syphilitique* ne commença de paraître entre les autres symptômes de la vérole qu'en 1545 ou 1546.

d'hui par toute la terre aux femmes oisives, qui ont les fibres lâches et se nourrissent d'aliments trop exquis. Ce rhumatisme de la matrice, comme parle Charleton, est produit par la même cause qui rend les enfants si sujets aux rhumes du cerveau improprement dits. Le relâchement ou la dilatation des vaisseaux de la membrane pituitaire, de Schneider, laisse couler sans cesse de leur nez une morve épaisse, comme la débilité des vaisseaux de l'utérus produit ce qu'on appelle les flueurs blanches; les femmes qui ont cet écoulement sont si froides qu'elles sentent à peine le plus vif aiguillon de l'amour; leur commerce n'est aucunement contagieux : deux signes qui seuls suffiraient pour faire distinguer ce flux de celui de la gonorrhée, s'il n'y en avait encore d'autres. Dans toutes ces prétendues chaudepisses dont il est fait mention dans les livres saints, il n'y avait donc aucun virus; et, par conséquent, il serait fort à souhaiter que celles de notre temps leur ressemblassent. »

Astruc, qui avait longuement soutenu la même opinion avant Delamettrie, termine de la manière suivante la discussion relative à cet objet :

« C'est gratuitement qu'ils veulent qu'on entende de la gonorrhée vénérienne, maladie nouvelle et inconnue aux siècles anciens, ce qui doit s'entendre de la gonorrhée *simple* [1], qui est une maladie aussi ancienne que le genre humain, et de

[1] Voici ce que dit Astruc de la gonorrhée *simple* au diagnostic de la gonorrhée (liv. III, ch. 1er de son *Traité*) : « Il est facile de distinguer les gonorrhées *simples* d'avec les *virulentes*. Les premières arrivent à ceux qui ne sont pas accoutumés à boire de la bière, à ceux qui vont trop longtemps à cheval, à ceux qui s'excèdent dans l'usage des femmes, même de celles qui sont saines; enfin à ceux qui prennent des lavements trop chauds. Elles ne sont point accompagnées d'irritation, elles coulent sans douleur, cessent d'elles-mêmes en peu de temps, et n'ont aucune malignité. Les autres se contractent par le commerce avec une femme gâtée; elles causent au commencement une grande difficulté d'uriner, sont longues et opiniâtres, et sont accompagnées tant qu'elles durent de signes évidents d'acrimonie et de virulence. » — Voir plus loin le chapitre consacré à l'histoire de la *Blennorrhagie*.

laquelle ont fait mention les médecins de tous les siècles; d'abord, parmi les Grecs, *Hippocrate* (liv. VI, *Des maladies épidémiques*, sect. 8, test. 52); — l'auteur des *Définitions de médecine*, au mot GONORRHÉE; — *Arétée* (*Des signes et des causes des maladies aiguës*, liv. II, ch. 5, et *De la curation des maladies chroniques*, liv. II, ch. 5); — *Galien* (*Des endroits affectés*, liv. VI, ch. 6, et *Des causes et des symptômes*, liv. III, ch. II, etc.). Quant à la défense faite par Moïse aux personnes qui n'ont point de mal d'avoir commerce avec des hommes affligés d'une perte de semence, on en conclut mal à propos que cette perte avait été contractée par *un péché*, à moins qu'on ne veuille aussi, de même droit, faire passer pour des *péchés* le commerce d'un mari avec sa femme, l'accouchement, la menstruation des femmes, etc.; choses qui, chez les Hébreux, étaient sujettes aux mêmes interdictions, suivant la loi de Moïse.... »

Je ne crois pas nécessaire d'ajouter ici ce qui a trait à la maladie de *Job*, où quelques écrivains ont cru trouver avec la maladie vénérienne une ressemblance qui n'a de fondement que dans leur imagination. Mais peut-être n'est-il pas inutile de reproduire ici un passage de l'ouvrage déjà cité de *Delamettrie*, passage où sont exprimées des idées fort justes sur les méprises auxquelles sont exposés les observateurs superficiels [1] :

« .... Tant de gens jugent sur les apparences, et il est en effet quelquefois si facile d'être trompé par elles, que je ne puis me dispenser de faire encore ici mention de quelques autres maladies que j'ai vu prendre pour vénériennes, même par des gens de l'art. Je parle de celles qui sont produites par des humeurs âcres qui s'amassent sous le prépuce et dans l'urètre. Dans tous les animaux, il n'y a point de parties si fétides que celles de la génération : elles le sont d'autant plus que l'animal est plus lascif. Aucunes parties ne sont plus à découvert et plus propres à s'enflammer que celles qui sont

[1] *Traité des maladies vénériennes*, p. 88 (in-12).

dénuées de la peau proprement dite. Il n'est donc pas surprenant qu'en des pays fort chauds, ces parties s'enflamment si facilement, lorsqu'il s'amasse des ordures entre le gland et le prépuce...; or, un homme dont la verge est ainsi enflammée ou ulcérée, et qui a commerce avec une femme saine, l'infecte à la vérité, mais non pas de la vérole [1]. Il n'y a qu'un malhonnête homme qui puisse profiter en cette occasion de la facilité avec laquelle on peut tromper les malades, qui craignent toujours les suites d'un coït suspect. Ce n'est quelquefois qu'une matière âcre qui, ayant longtemps séjourné dans les petits plis et replis du prépuce, s'y corrompt et détermine des ulcères qu'il est aisé de guérir en trempant tous les jours la verge dans un bain composé d'eau, de lait, de miel, de sel ammoniac, d'eau de sureau, etc. — Les parties génitales peuvent donc être affectées sans aucun miasme vénérien. C'est pour cela que les habitants de la Colchide, de l'Égypte, et les Juifs, peut-être les premiers de tous, ont eu la précaution de se faire circoncire : aussi, quoique ces derniers aiment extraordinairement le coït, ils sont moins infectés de maux vénériens que les chrétiens, dont le prépuce se remplit aisément d'ordures. Il suit de tout ce que je viens de dire qu'il y a eu plusieurs maladies contagieuses qui ont attaqué toutes les parties du corps et même celles qui distinguent les deux sexes; par conséquent elles ont eu des symptômes communs avec le mal vénérien; mais pour cela faut-il conclure que c'était la même maladie? Non sans doute : dans la peste et la vérole il naît des bubons aux aines, quoique ces deux maux soient d'une nature bien différente. »

Hippocrate, particulièrement au troisième livre des *Mala-*

[1] Nous n'avons pas à nous expliquer en ce moment sur les affections des parties génitales qui peuvent être occasionnées par le coït, sans être pour cela de nature syphilitique : ce sera l'objet d'un chapitre particulier de ce traité. Qu'il nous suffise de faire remarquer, en attendant, que l'*infection* dont parle *Delamettrie* ne signifie autre chose, dans ce cas, que le développement de phénomènes morbides locaux produits par des causes irritantes locales.

dies populaires, sect. 3, indique plusieurs affections dont les noms ont été pris à tort comme des indices de l'existence, à cette époque, de la maladie vénérienne : ainsi, les dépôts, les ulcérations, les tumeurs aux aines ou sur les parties génitales, les pustules, les ulcères qui s'étendent, l'érysipèle malin, les maladies des os, la chute des cheveux et des poils, etc. Mais, si l'on consulte sans prévention les passages où il est question de ce genre d'affections, il paraîtra plus clair que le jour qu'Hippocrate n'a nullement songé à la vérole, mais qu'il a décrit la peste.

Celse, en traitant des maladies des parties génitales (lib. VI, c. 9, éd. *Pariset*), parle d'abord de l'inflammation simple du prépuce et du gland, du phymosis et du paraphymosis ordinaires, des ulcérations simples qui succèdent à ces affections et qui cèdent facilement aux topiques usuels, puis de petits tubercules (φυματα, peut-être des verrues) qui viennent à la base du gland et qu'il faut brûler avec des médicaments ou avec le fer rouge, enfin du cancer de la verge. Il s'occupe ensuite de l'inflammation spontanée ou traumatique du testicule, des rhagades ou fissures de l'anus, des tubercules inflammatoires ou condilomes de la même région, auxquels on oppose des topiques émollients ou résolutifs, cathérétiques même au besoin, enfin des hémorrhoïdes...; or, dans tout cela, on ne trouve rien qui puisse faire soupçonner l'existence du virus syphilitique, mais bien des maladies locales et dues aussi le plus souvent à des causes locales non virulentes. Il est donc naturel de conclure, avec Astruc et Delamettrie, que tous ces maux prétendus *vénériens* dont les anciens ont fait mention étaient des maladies *non syphilitiques*, affections qui se présentent encore tous les jours à notre observation, qui peuvent, il est vrai, donner lieu parfois à des erreurs de diagnostic, mais qui, aujourd'hui comme autrefois, cèdent toujours à des remèdes vulgaires, ordinairement inefficaces dans le traitement de la syphilis proprement dite.

Je passe sous silence les citations de poëtes et d'historiens anciens que l'on pourra trouver dans l'ouvrage d'Astruc, et qui ont été reproduites de nos jours comme venant à l'appui de l'ancienneté de la vérole. La plupart de ces citations se rapportent aux suites morbides de la *pédérastie*, assez familière, comme on sait, aux peuples de l'antiquité, ou sont des allusions aux mœurs et aux infirmités des eunuques qui étaient si nombreux à la même époque ; elles ne prouvent absolument rien en faveur de l'opinion de nos adversaires.

Mais je dois m'occuper plus particulièrement des preuves que ceux-ci ont cru trouver dans les écrits des siècles qui ont précédé immédiatement celui où nous plaçons avec Astruc l'origine de la syphilis.

Après avoir rapporté successivement les passages de *Guillaume de Salicet* (1270), de *Lanfranc*, de Milan (1290), de *Bernard Gordon*, de Montpellier (1300), de *Jean de Gadesden*, de l'université d'Oxford (1320), de *Guy de Chauliac* (1360), de *Valescus de Tarente*, professeur de Montpellier (1400), et de *Pierre d'Argellata*, de Bologne (1470), qui pourraient donner lieu de supposer que ces auteurs ont connu la vérole..., Astruc prouve très-bien, selon moi, que les *ulcères* et les *bubons* indiqués dans leurs écrits sont, comme ceux mentionnés par les écrivains de l'antiquité, des affections qui n'ont de commun *que le nom* avec les maux vénériens proprement dits. Il confirme son jugement par des citations empruntées à *Jean de Vigo* et à *Fallope*, citations que nous allons reproduire ici, parce qu'elles nous semblent très-remarquables et très-propres à démontrer la vérité de l'opinion que nous ne craignons pas d'exprimer ici avec franchise : Que l'*incuriosité* des modernes les a fait retomber dans de vieilles erreurs dont s'étaient bien gardés les chirurgiens habiles du seizième siècle.

« .....On peut confirmer ce qu'on vient de dire du témoignage de Jean de Vigo, qui écrivait au commencement du seizième siècle, temps où la vérole était déjà connue ; car cet auteur parle en détail des *échauffaisons* et des *caroli* (ce sont ses termes) qui ont coutume de survenir aux jeunes gens entre la peau et le prépuce de la verge, comme aussi des pustules charbonneuses qui ont accoutumé d'arriver en ces mêmes endroits..... » Et il distingue ces maux, que nous croyons être les mêmes qui sont décrits dans les passages des anciens médecins qu'on vient de rapporter, des autres pustules ou petits ulcères qui surviennent à la même partie par une cause vérolique..... Par exemple, au liv. II, traité 5, chap. IX, de sa *Pratique,* il assure que les *caroli* viennent de ce qu'on a eu affaire à une femme d'un tempérament chaud et dans le temps de l'écoulement de ses règles. Il dit encore au même endroit, chap. VIII, que les pustules qui tiennent du charbon arrivent quand on a commerce avec une femme sale, et qui avait dans le vagin un ulcère malin ou qui venait d'avoir ses ordinaires. Ensuite il ajoute, liv. V, chap. I, que les pustules *vénériennes* viennent d'un commerce impur, dans les parties génitales, savoir, dans la vulve aux femmes, et sur la verge aux hommes, et qu'elles sont ordinairement d'une couleur livide, quelquefois noire et quelquefois blanchâtre *avec des bords calleux.* — FALLOPE a fait les mêmes remarques dans plus d'un endroit de son traité *De morbo Gallico* (1555). « Les anciens, dit-il au chap. VII, avaient vu, de leur temps, paraître sur les parties honteuses des ulcères qu'on appelle échauffaisons ; car avant la naissance de la vérole, les auteurs, comme *Guy de Chauliac* et plusieurs autres, ont parlé de ces ulcères qui arrivent aux jeunes gens qui n'ont pas soin de se nettoyer le gland ou qui ont eu affaire à une femme dans le temps que ses règles coulaient ; et c'est alors qu'arrivent ces échauffaisons..... Mais pour moi, je dis, continue-t-il, qu'il y a une très-grande différence entre la carie (vénérienne, autrement les *chancres*) et les échauffaisons... Les anciens écrivains, dit le même auteur au chap. LXXXI, grecs et arabes, tels que *Paul d'Egine, Ætius* et *Avicenne,* ont parlé des ulcères qui rongent la verge, mais ces ulcères diffèrent de la *carie.*

» Pareillement, les chirurgiens plus récents parlent de ces ulcères ; mais ce ne sont pas les mêmes que ceux dont nous avons dessein de donner le traitement. Les chirurgiens qui ont vécu avant nous, quand ils parlent de ces ulcères rongeants, disent qu'ils viennent de deux causes, savoir : de l'ordure, ou blanche ou noire, amassée entre le gland et le prépuce. Ils prétendent donc que, lorsque cette ordure est renfermée entre le gland et le prépuce, elle produit en s'échauffant cette sorte de carie..... Quant à nous, nous ne parlerons point de ces ulcérations, mais des véritables *taroli* ou *caroli* vénériens, ainsi qu'on les nomme, *qu'il faut distinguer des autres*. Les échauffaisons, les excoriations, etc., se guérissent facilement, mais il n'en est pas de même de la carie (*vénérienne*). »

GUILLAUME BECKETT, chirurgien de Londres, publia dans les volumes XXX et XXXI des *Transactions philosophiques* trois dissertations en faveur de l'ancienneté de la vérole, dissertations dans lesquelles les écrivains de nos jours ont puisé quelques-uns de leurs arguments, comme si déjà ils n'avaient pas été détruits par la réfutation d'Astruc. L'auteur anglais cherche à prouver, par diverses citations empruntées à des ouvrages imprimés ou manuscrits, que la gonorrhée vénérienne était connue en Angleterre sous le nom d'*arsûre* dès le quatorzième siècle. Mais l'auteur français démontre très-bien, même sans avoir besoin de s'enquérir de l'authenticité des écrits sur lesquels s'appuie l'opinion de Beckett : 1° Qu'il faut rapporter aux craintes excitées par la contagion de l'éléphantiasis ou de la *lèpre* ce qu'on a pris pour des précautions dirigées contre la contagion du mal vénérien ; 2° que l'*arsûre* qui a pu en effet être contractée dans le coït, sous l'influence de circonstances dont quelques-unes produisent encore de nos jours des effets analogues, doit s'entendre des inflammations, éruptions vésiculeuses, ulcérations aphteuses ou inflammatoires des parties génitales. Rien ne prouve, au contraire, que la gonorrhée vénérienne ait été observée à cette époque au nombre des accidents morbides occasionnés par le coït[1]. Si, plus tard, et lorsque la syphilis a été réellement soumise aux yeux des médecins, le même nom d'arsûre a pu être appliqué à la gonorrhée, cela n'est pas plus étonnant que de voir aussi dans la syphilographie moderne des termes empruntés au langage des médecins de l'antiquité, termes qui, évidemment, ont été détournés de leur acception primitive. La débauche a pu de tout temps déterminer des maladies plus ou moins graves aux parties génitales (phymosis, paraphymosis, balanite, inflammations gangréneuses même.....), mais ce n'est que depuis la fin du quinzième siècle qu'on a vu s'ajouter à ces maladies les accidents spéciaux qui appartiennent au vice syphilitique. — Enfin on s'appuie encore de nos jours, comme sur des pièces inattaquables, sur les statuts du quatorzième siècle (1347), appliqués, à ce qu'on dit, par Jeanne Ire, reine des Deux-Siciles et comtesse de Provence, au lieu public de débauche de la ville d'Avignon. Mais ces statuts, comme nous l'avons dit[2], ne prouveraient, à la rigueur, rien autre chose sinon qu'il y a eu dans tous les temps des accidents morbides attachés à l'abus du coït, ou au coït pratiqué dans des conditions défavorables, ce qui, assurément, ne paraîtra extraordinaire à personne. Toute la question était de savoir si les accidents prévus par les statuts d'Avignon devaient être rapportés à la syphilis ; or, il nous semble qu'Astruc a très-bien pu résoudre cette question par la négative, et nous engageons vivement ceux qui seraient curieux d'approfondir cette discussion de recourir à l'auteur original. Pour nous, il nous paraît suffi-

[1] Le symptôme caractéristique de la gonorrhée est, comme on sait, un *écoulement* puriforme par l'urètre. Or, les auteurs qui ont parlé de cette *arsûre* antérieure à la syphilis n'ont fait aucune mention de cet écoulement. Ce fait seul suffit pour faire crouler l'échafaudage élevé à grand'peine par *Guillaume Beckett*.

[2] Tout en émettant quelques doutes sur cette authenticité, *Astruc* n'avait pas cru devoir la rejeter entièrement. Aujourd'hui, il y a tout lieu de croire que ces statuts sont apocryphes.

samment démontré qu'il y a des affections génitales *non vénériennes* qui, tous les jours encore, sont confondues avec les accidents de la syphilis par des médecins prévenus ou qu'une expérience *spéciale* n'a pas suffisamment éclairés, et nous ne croyons pas devoir entrer plus avant dans un examen critique sur lequel nous aurons occasion de revenir ailleurs.

Quant à l'arrêt du parlement de Paris relatif aux vénériens, et qui a donné lieu encore à quelques objections de la part de ceux qui soutiennent la thèse de l'ancienneté de la vérole, Astruc prouve très-bien que la date de cet arrêt, qui doit être rapportée d'après le calendrier nouveau à l'année 1497, justifie suffisamment les termes qui donnent une durée de deux ans à la syphilis, puisque, en effet, à cette époque la vérole avait été introduite en France depuis dix-huit à vingt mois. Voici cet arrêt :

Extrait de l'arrêté du parlement de Paris, portant règlement sur le fait des malades de la grosse vérole.

« Aujourd'hui 6e mars, pour ce que en cette ville de Paris y avait plusieurs malades de certaine maladie contagieuse, nommée la *grosse vérole*, qui puis deux ans en çà a eu grand cours en ce royaume, tant de cette ville de Paris que d'autres lieux, etc.

» Pour pourvoir aux inconvéniens qui adviennent chaque jour par la fréquentation et communication des malades, qui sont de présent en grand nombre en cette ville de Paris, etc. :

» 1° Sera fait cri public, de par le roi, que tous les malades de cette maladie de *grosse vérole*, étrangers, tant hommes que femmes, qui n'étaient demeurans et résidans en cette ville de Paris, alors que la maladie les a pris, vingt-quatre heures après ledit cri fait, s'envoisent et partent hors de cette dite ville de Paris, ès pays et lieux dont ils sont natifs ou ailleurs, sur peine de la hart, etc.

» 2° Que tous les malades de cette maladie, étant de cette

ville, ou qui étaient résidans et demeurans en cette ville, alors que ladite maladie leur a pris, tant hommes que femmes, qui ont puissance de se retirer en maisons, se retirent dedans lesdites vingt-quatre heures, sans plus aller par la ville de jour ou de nuit, sur ladite peine de la hart; et lesquels ainsi retirés en leursdites maisons, s'ils sont pauvres et indigens, pourront se recommander aux curés et marguilliers des paroisses dont ils seront, pour être recommandés, et sans ce qu'ils partent de leursdites maisons, leur sera pourvu de vivres convenables [1].

» 3° Tous autres pauvres malades de cette dite ville..., se retirent à Saint-Germain-des-Prés, pour être et demeurer ès maisons et lieux qui leur seront baillés et délivrés par les gens et députés à ce faire; auxquels lieux durant ladite maladie, leur sera pourvu de vivres et autres choses à eux nécessaires, et auxquels on défend sur ladite peine de la hart de non rentrer en cette dite ville de Paris, jusqu'à ce qu'ils soient entièrement guéris....

» 5° Et quant aux femmes malades, leur sera pourvu de autres maisons et autres demeurances, èsquelles elles seront fournies de vivres et autres choses à elles nécessaires.

» 6° *Item.* A été ordonné que, pour satisfaire audit cri, lesdits malades qui étaient de cette ville, à l'heure qu'ils ont été pris de cette dite maladie, seront mis en la maison qui a jà été louée pour cette cause à Saint-Germain-des-Prés, et où elle ne pourrait fournir, seront pris granges et autres lieux étant près d'icelle, afin que plus facilement ils puissent être pansés.

» 8° *Item.* Sera ordonné par le prévôt de Paris aux examinateurs et sergens, que ès quartiers dont ils ont la charge ils ne souffrent et permettent aucuns d'iceux malades aller, converser, ou communiquer parmi la ville : et où ils en trou-

[1] N'est-il pas curieux de voir prescrire par arrêt du parlement et *sur peine de la hart* une mesure de salubrité recommandée comme très-efficace par les médecins, c'est-à-dire le séjour à la chambre, à l'abri des vicissitudes atmosphériques et surtout de l'impression de l'air?

veront aucuns, ils les mettent hors d'icelle ville, ou les envoient ou manent en prison, pour être punis corporellement selon ladite ordonnance....

» 10. *Item*. Soit pourvu par ceux qui sont députés à recevoir l'argent donné et aumôné auxdits malades, à ce que à iceux retirés èsdites maisons soit pourvu de vivres et autres choses nécessaires soigneusement et en diligence, car autrement ils ne pourraient obéir auxdites ordonnances. »

« La date de cet arrêt paraît souffrir une difficulté assez considérable. Le mal vénérien ne put se répandre en France qu'après le retour de Charles VIII ou tout au plus après celui des gens de la cour, qui avaient servi sous lui en Italie, d'où nous avons vu que le mal est venu. Or, Charles, s'étant arrêté quelque temps à Lyon, ne revint à Paris qu'au mois d'octobre de l'année 1495, et les courtisans et les gens de guerre n'y purent revenir au plus tôt qu'au mois d'août, puisqu'ils s'étaient trouvés à la bataille de Fornoue, qui se donna le 6 juillet de la même année, et dans laquelle Charles VIII remporta une célèbre victoire sur les Vénitiens. Comment donc a-t-on pu dire dans cet arrêt, qui fut donné le 6 mars 1496, que la vérole régnait en France depuis deux ans, soit à Paris, soit ailleurs, puisque, en comptant depuis le retour du roi, à peine y avait-il six mois qu'elle y était connue, et qu'il n'y en avait tout au plus que huit à compter depuis le retour des courtisans et des gens de guerre?

» Rien n'est plus aisé que de répondre à cette objection, dès qu'on voudra faire attention à la manière dont on comptait autrefois, et qui était différente de celle d'aujourd'hui. Anciennement l'année commençait à Pâques, et cette coutume a subsisté jusqu'à Charles IX, qui, par un édit du mois de janvier 1563, fixa le commencement de l'année à la fête de la Circoncision de Notre-Seigneur. Ainsi, comme l'an 1497 Pâques tombait le 26 mars, l'arrêt en question, qui fut donné le 6 mars 1496, appartenait réellement à l'année 1497, à suivre la manière de compter qui est maintenant en usage..., et qu'ainsi il fut rendu dix-huit et même vingt mois après l'introduction de la vérole en France. C'est pourquoi on avait raison d'y dire que cette maladie se faisait sentir depuis deux ans; rien n'était plus ordinaire que de compter l'année commencée pour une année écoulée, etc. » (ASTRUC, *Traité des maladies vénériennes*, édition française in-12, tome I, p. 381.)

L'expérience ayant appris que la maladie vénérienne ne pouvait se gagner que par le commerce charnel ou par quelque autre contact intime de certaines parties, on se relâcha de la rigueur des règlements. Des hôpitaux particuliers furent établis dans la plupart des grandes villes pour y soigner les vérolés. En 1559 l'hôpital de Lourcine fut ouvert dans ce but, dans le faubourg Saint-Marcel, à Paris; et, après un long intervalle, on le voit de nos jours se relever de ses ruines pour recevoir les vénériens du sexe féminin.

EN RÉSUMÉ, répondant par la négative à l'assertion qui fait le sujet de ce premier paragraphe, j'établis comme démontrées les propositions suivantes :

La syphilis n'a point été décrite par les auteurs de l'antiquité, non plus que par ceux plus modernes qui ont écrit avant le quinzième siècle. Il n'est fait mention dans leurs ouvrages que d'affections génitales produites par des causes étrangères à la vérole. La plupart de ces causes continuant de produire aujourd'hui les mêmes effets, nous observons encore de nos jours deux ordres d'affections des parties génitales : les unes vénériennes et les autres non vénériennes.

§ II. La syphilis n'est point une dégénérescence de la lèpre.

On lit à l'article *Syphilis* du *Dictionnaire de médecine* en 21 volumes (1828) le passage suivant :

« .... D'autres, *et je me suis depuis longtemps rangé de leur avis*, ne voient dans la syphilis qu'une suite ou plutôt *une dégénérescence de la lèpre* et d'une foule d'affections cutanées qui régnaient si généralement sur l'ancien continent avant l'époque indiquée, et qui, il est bon de le remarquer, ont en effet presque entièrement disparu depuis. » (LAGNEAU.)

Si tous les médecins avaient une instruction *pratique* suffisante en pathologie cutanée, c'est à peine si cette opinion mériterait une réfutation sérieuse; mais comme il n'en est point ainsi, à beaucoup près, nous devons nous occuper quelques instants d'une proposition qui, toute dénuée de fondement qu'elle nous paraisse, a pu être reproduite dans des livres classiques de nos jours, après avoir été pleinement réfutée par Astruc, il y a plus d'un siècle.

Je me suis attaché ailleurs à dissiper la confusion qui règne dans les auteurs sur l'acception du mot *lèpre*. Il me paraît évident, surtout pour ce qui concerne l'étiologie de la syphilis, que l'on a spécialement employé ce terme pour désigner l'*éléphantiasis des Grecs* (lèpre tuberculeuse de M. *Alibert*), et l'*éléphantiasis des Arabes* (maladie glandulaire des Barbades, maladie lymphatique de M. *Alard*). Or, nous allons voir qu'il n'y a aucun rapport entre la vérole et l'éléphantiasis; lequel, d'ailleurs, s'observe encore aujourd'hui et n'a point *disparu* du continent, comme beaucoup de médecins le croient à tort.

Il n'est peut-être pas inutile d'abord de dire quelques mots de la *contagion* de l'éléphantiasis, car c'est surtout sous ce rapport qu'on pourrait trouver qu'il y a en effet quelque analogie entre cette maladie et la vérole. La contagion de la lèpre était regardée comme incontestable dans le siècle dernier; bien plus, on a cru fort longtemps, et cette croyance était générale du temps d'Astruc, que le coït exercé avec une femme *lépreuse* avait nécessairement des suites fâcheuses. Entre autres passages où cette opinion est exprimée par l'auteur que nous venons de citer, nous signalerons le suivant :

« .... Il est probable que par ces femmes *sales* ces auteurs n'ont désigné quelquefois que des femmes *lépreuses*, dont le nombre était grand dans ce temps-là, et dont l'impudicité était extrême. Le témoignage des médecins arabes semble autoriser ce sentiment, car ils rapportent en plusieurs endroits qu'il survenait ordinairement *des ulcères à la verge* par le commerce vénérien avec une femme infectée de la lèpre ; ce qui a été encore observé autrefois par Jean de Gaddesden, médecin anglais, dans son *Rosa medicinæ*, ou *Rosa anglica*, au chapitre intitulé *De concubitu cum muliere leprosa*. Au reste, on aurait tort de s'imaginer que ces exemples pussent affaiblir la certitude de ce qu'on a dit ci-dessus, au chapitre III, sur la différence qu'il y a entre la lèpre et la vérole ; puisque, à l'exception de ce seul symptôme (qui cependant n'est pas le même dans les deux maladies), il n'en est aucun autre de ceux qui venaient du commerce vénérien avec des personnes lépreuses qui ait du rapport avec les symptômes connus de la vérole. » (*Loco citato*, p. 147, t. IV.)

L'éléphantiasis ne se montre aujourd'hui que fort rarement dans nos climats, et presque uniquement sur des sujets qui ont contracté le germe de leur maladie dans les pays d'outre-mer ; il ne paraît point contagieux, du moins à Paris. *Alibert*[1] s'exprime à ce sujet d'une manière un peu dubitative, mais qui paraît pourtant conforme à l'opinion que nous exprimons ici, et qu'on trouvera plus développée dans notre *Traité des maladies de la peau*. Voici d'ailleurs le passage relatif à la contagion de la lèpre, extrait du traité de M. Alibert :

« On a dans tous les temps répandu l'épouvante touchant le caractère contagieux de cette horrible maladie, mais on s'est trop fié sans doute sur ce point à des traditions mensongères. Les livres saints nous rappellent tous les soins que Moïse se donnait pour séparer du peuple hébreu les individus infectés de la lèpre. Les lois anciennes recommandaient les précautions les plus sévères : « *Qui ne fuirait un lépreux?* » dit énergiquement Arétée de Cappadoce. Schilling assure que cette maladie est très-communiquable par le coït. « Elle peut, dit-il, se transmettre par une cohabitation habi- » tuelle, par l'haleine, par l'odeur fétide qui s'exhale des

[1] *Monographie des dermatoses*, 2e édit. Paris, 1825, t. II, p. 312.

» ulcères; cette contagion passe journellement des nourrices » aux nourrissons. »

» On voit à Bagdad un lieu solitaire environné d'un mur très-épais; ce lieu est rempli de petites baraques dans lesquelles tous les lépreux sont contraints de se retirer. Niebühr, dans son Voyage en Arabie, allègue un fait plus romanesque que véritable. Il rapporte qu'un individu lépreux, ayant conçu une violente passion pour une femme, eut recours à une supercherie aussi odieuse que coupable pour s'en rapprocher. Il parvint, dit-on, par des voies détournées, à lui faire acheter, pour un prix très-modique, du linge qu'il avait porté; à peine eut-il appris que la lèpre s'était communiquée à l'objet de son amour, qu'il en fit informer le gouvernement, en sorte que cette malheureuse victime se trouva bientôt renfermée dans la même maison que lui.

» M. de Pons, dans son Voyage à la Terre-Ferme, parle des précautions sans nombre que prenait en Amérique la police espagnole pour s'opposer à la propagation de l'infection lépreuse. On portait les scrupules jusqu'à classer dans la même catégorie des maladies cutanées ou glanduleuses qui s'étaient montrées rebelles à des moyens énergiques, souvent même des maladies qu'on ne se donnait pas la peine de traiter, et qui offraient un appareil de symptômes plus ou moins alarmants. M. de Pons fait aussi mention d'un hôpital dédié à saint Lazare, qui est situé dans la partie orientale de Caraccas, et dans lequel on renfermait les personnes de l'un ou de l'autre sexe dont la peau se trouvait souillée par quelque ulcération ou par quelque pustule. Le moindre indice de lèpre que l'on rencontrait donnait lieu de décider que la maladie était incurable. On avait soin pourtant de séparer les sexes dans ces lieux de réclusion, mais on leur permettait de s'unir par les liens du mariage : grand inconvénient, qui pouvait servir à propager (par voie héréditaire) une maladie si funeste. M. de Sainte-Croix m'a parlé de l'hôpital de Manille, lequel, au moment de son voyage aux îles Philippines, renfermait une cinquantaine de lépreux. Cet hôpital, situé dans un lieu salubre, est desservi par des religieux franciscains, qui sont logés à part et prennent des précautions extrêmes lorsqu'ils vont faire l'inspection de leurs malades. Ils ne touchent point aux vases ou autres meubles dont se servent ces infortunés. On lave soigneusement, avec du fort vinaigre, les lieux où ils ont pu se reposer.

» Certains observateurs citent néanmoins d'autres faits qui devraient faire révoquer en doute l'influence de la contagion sur le développement de la lèpre. Sonnini parle d'un homme doué d'un tempérament très-ardent, qui communiquait souvent avec sa femme, quoique celle-ci n'eût jamais éprouvé aucun symptôme de pareille maladie. Pallas dit qu'un grand nombre de Cosaques commercent journellement avec des personnes attaquées de la lèpre, sans la contracter [1], ou que du moins cette maladie ne se communique qu'avec une extrême lenteur.

» Pour ne parler même que d'après ma propre expérience, je puis affirmer que le grand nombre d'individus que j'ai eu occasion de traiter n'ont jamais été séquestrés de leurs voisins; ils ont constamment reçu les soins les plus charitables de ceux qui ont eu l'occasion de les assister dans leurs besoins, et toujours sans inconvénient. »

Le même auteur a cité ailleurs [2] l'exemple d'une épouse fidèle qui prodiguait, sans résultat fâcheux, les soins les plus

[1] M. *Pariset* a vu à Nicosie, dans l'île de Chypre, vingt familles atteintes de cet horrible mal vivre ensemble, à la porte Famagoust, s'y livrer à une sorte de commerce, vendre des œufs et des poules, donner et recevoir de l'argent, sans jamais rien communiquer aux acheteurs. Ces infortunés perdent, à la longue, leurs articulations, et quand ils ne peuvent plus se servir de leurs membres, ils sont nourris par les autres. A Eden, dans le centre même du Liban, M. *Pariset* allait souvent à Cafersgat observer des femmes lépreuses qui s'étaient reléguées, au nombre de six, dans une espèce de caverne naturelle, divisée par compartiments au moyen de quelques branches d'arbre; c'est là que les habitants du village venaient charitablement leur apporter des vivres et des vêtements.

[2] *Physiologie des passions*, t. II.

assidus et les plus intimes à son mari affecté de lèpre tuberculeuse. Biett a été à même de faire des remarques analogues. Sur une vingtaine de lépreux au moins, que j'ai eu occasion d'observer, je n'ai jamais rien vu ni rien appris qui ait pu faire soupçonner le caractère contagieux de la maladie. Reste à savoir si ce caractère a pu se montrer jadis et s'il peut encore apparaître aujourd'hui sous l'empire de circonstances particulières, dans les contrées où la lèpre est endémique, comme dans quelques-unes de nos colonies d'Amérique, par exemple. J'avoue que, quoique fortement porté à en douter, je n'oserais le nier absolument. Tout cela n'empêche pas d'ailleurs que, dans le temps où la lèpre et d'autres affections graves de la peau, confondues à tort sous ce nom, régnaient communément en Europe (notamment au temps des croisades), le commerce avec des femmes malades, lépreuses ou dartreuses, n'ait pu donner lieu, plus souvent que de nos jours, à des inflammations ou à des excoriations des parties génitales dont les idées dominantes de l'époque faisaient exagérer l'importance, et contre lesquelles on a pu prendre des précautions sanitaires plus ou moins rigoureuses.

Mais, comme le dit fort justement Astruc, la lèpre proprement dite ne produit ni *gonorrhée*, ni *bubon*, ni *chancres*, ni aucun mal aux parties *génitales*, ni douleurs dans les articulations, ni exostoses..., toutes particularités si essentielles à la vérole que, si elles ne s'y rencontrent pas toujours toutes à la fois, on en voit du moins la plupart.

Les seuls rapports qu'on pourrait trouver, à la rigueur, entre l'*éléphantiasis* et la vérole seraient la formation de tubercules ulcéreux dans la bouche, à une période avancée de l'éléphantiasis *des Grecs*, et les engorgements des parties génitales que l'on observe assez souvent, en Égypte surtout, dans l'éléphantiasis *des Arabes*. Mais ce n'est là qu'une analogie grossière, tout au plus spécieuse aux yeux d'un observateur superficiel et inexpérimenté.

En effet, lorsque des ulcérations buccales surviennent chez

un lépreux, déjà l'affection générale des téguments, et du visage en particulier, est tellement caractérisée, qu'il n'y a pas moyen de méconnaître la maladie; les ulcérations elles-mêmes succèdent ordinairement à de petits tubercules *fauves*, de coloration analogue à ceux de la peau. Ces ulcérations, petites et à marche très-lente, siégent de préférence à la voûte palatine, et ont un aspect et une marche tout différents de celles produites par la syphilis.

Quant à l'éléphantiasis *des Arabes*, il est impossible de confondre le *sarcocèle charnu d'Égypte*, les indurations et les tuméfactions énormes du membre viril que détermine quelquefois cette maladie, avec l'*orchite* ou avec les ulcérations du pénis qui sont produites par le vice syphilitique.

Aussi ne pouvons-nous rapporter qu'à des préjugés théoriques, que le moindre examen pratique suffit pour renverser, l'opinion renouvelée de nos jours sur l'étiologie lépreuse de la syphilis. D'une part, *la lèpre* existe encore aujourd'hui et avec tous les caractères que lui ont assignés les anciens auteurs; et de l'autre, ces caractères diffèrent totalement de la *syphilis*, en sorte qu'on peut dire, sans aucune exagération, qu'il n'y a aucun rapport entre ces deux maladies, soit qu'on examine l'étiologie, soit qu'on s'en prenne à la symptomatologie, soit qu'on considère le diagnostic, le pronostic ou le traitement. Nous renvoyons d'ailleurs le lecteur au chapitre de l'*Éléphantiasis*, dans la première partie de cet ouvrage.

En résumé, nous posons comme conclusion de cette discussion la proposition suivante :

« La syphilis ne peut en aucune façon être regardée comme une dégénération de la lèpre : celle-ci, quoique devenue plus rare de nos jours, n'a cependant point dégénéré; elle diffère totalement dans ses causes, ses symptômes et sa marche de la vérole, qui n'a réellement avec elle aucun rapport. »

§ III. La syphilis n'existait point avant le quinzième siècle; c'est bien à cette époque qu'elle s'est offerte pour la première fois à l'observation des médecins européens.

Ici, les autorités accumulées par Astruc sont tellement nombreuses, tellement importantes et tellement unanimes, que nous n'aurons réellement que l'embarras du choix.

Commençons d'abord par faire remarquer que *Sanchez* lui-même, qu'on a cherché à opposer à Astruc, et qui parlait de ce savant avec beaucoup plus de respect que ses modernes adversaires, après avoir cherché à trouver une date antérieure à la syphilis, finit pourtant par tomber à peu près d'accord avec son antagoniste, et termine ainsi le premier chapitre de sa dissertation :

« .... Ces autorités sont suffisantes pour prouver clairement que le mal vénérien a été connu en Italie et en France au commencement de l'année 1495, ou au plus tard dans le mois de juin de la même année [1]. »

Ajoutons que cette *nouveauté* de la maladie vénérienne a été hautement proclamée dans un congrès médical tenu à Nantes, et spécialement destiné à la discussion des doctrines nouvelles (ou mieux, *renouvelées*, car là encore il n'y a rien d'absolument *nouveau*), comme on en jugera par la note suivante que nous copions textuellement, en traduisant simplement en français la citation latine qui y est contenue :

« Si on désire connaître ce que les médecins de l'antiquité ont écrit sur les affections des organes sexuels, on peut, sans se donner la peine de fouiller dans les livres originaux, en prendre une notion exacte dans *Alexander Benedicti*, médecin de Vérone, dont le Traité général des maladies, écrit à la fin du quinzième siècle, n'est, à proprement parler, qu'un précis des ouvrages de Galien, de Paul d'Égine, d'Oribase et autres médecins grecs. En lisant les chapitres XXII, XXIII, XXIV, XXV,

[1] SANCHEZ, *Dissert. sur l'origine de la maladie vénérienne*. In-12, 1757, sect. 1, p. 10.

XXVI, XXIX, XXX du livre XXIV, et les chapitres I, III, IV, V, XIV, XV, XVI, XVII du livre XXVII, on verra que les causes qui produisaient ces affections étaient étrangères au coït, et que nulle part il n'est fait mention qu'elles eussent les conséquences qu'elles ont aujourd'hui, ni qu'elles fussent contagieuses. Celse, dont on a spécialement invoqué le témoignage en preuve de l'antiquité de la syphilis, ne parle également que de simples accidents locaux, dus à des irritations directes ou sympathiques, exemptes de virulence ou de contagion, et sans phénomènes consécutifs. Mais ce qui est bien précieux à consigner ici, c'est qu'on verra formellement exprimé dans Benedicti que, *lors de l'invasion du mal français*, ces affections ordinaires des parties sexuelles commencèrent à se communiquer par voie de contagion. Voici les paroles textuelles de cet auteur : elles donneraient à croire que la maladie attaqua d'abord les femmes :

« Galien parle encore d'autres vices au voisinage des parties naturelles, tels que les hémorrhoïdes, les rhagades et les condylômes, maladies communes du siége. *Mais les parties génitales des femmes ont commencé,* POUR LA PREMIÈRE FOIS, *au temps où nous écrivons, à être misérablement infectées du mal français,* d'où ce VIRUS, *répandu par les prostituées,* se communiqua par toute la terre et infecta les parties génitales de maux d'autant plus hideux, que les galants s'étaient laissé prendre plus facilement aux charmes trompeurs de plaisirs plus faciles. » (Liber XXVII ; *Proœmium,* p. 1024.)

« Le lecteur déduira facilement les conséquences de cette importante déclaration, faite par un médecin très-versé dans la connaissance des auteurs anciens et contemporains de l'épidémie de 1495 [1]. »

La vérole, dit *Astruc*, s'est fait connaître pour la première

[1] *Procès-verbaux des séances tenues par les médecins de Nantes,* etc. Juillet 1835, p. 1435. Note des rédacteurs. — On lit dans le texte 1493, mais je crois qu'il faut lire 1495.

fois, en Europe, de l'année 1494 à l'année 1496. Les médecins, surpris de la nouveauté de ce mal, et ayant reconnu par expérience l'inefficacité des remèdes usités dans les maladies qui y avaient quelque rapport, ne surent quel parti prendre, et abandonnèrent pendant quelque temps le traitement d'un fléau si cruel à des charlatans et à des empiriques.

Joseph Grundbeck ou Grundpeck, médecin allemand, composa en 1496, c'est-à-dire deux ans après la naissance de la vérole, un traité intitulé *De pestilentia scorra sive mala de Frantzos,* c'est-à-dire *du mal des Français* (ou mal vénérien). Cet auteur assure, en divers endroits de ce traité, que cette *gorre* ou *gale pestilentielle* « est une maladie qui » a assailli les hommes si subitement, qu'il semble que ce » soit une plaie envoyée du ciel...; que c'est une *nouvelle* » espèce de maladie dont personne n'avait jamais *ouï parler,* » que nul homme n'avait *jamais vue,* et qui était entièrement » *inconnue.* »

Alexandre Benoît, de Vérone (cité plus haut), qui se trouva en qualité de médecin dans l'armée vénitienne que Charles VIII, à son retour de Naples, défit dans la bataille de Fornoue, en 1495, et qui, par conséquent, a vu les premiers commencements de cette maladie naissante, atteste, dans un ouvrage qu'il écrivait *sur toutes les maladies,* en 1496, « que la vé- » role, fruit *nouveau* de l'acte vénérien, ou du moins *inconnu* » aux anciens médecins, nous est venue d'Occident par une » maligne influence des astres.... » Et ailleurs il dit que « la » maladie vénérienne, *nouvelle* dans le monde, passait en son » temps pour *incurable.* »

N'omettons pas de faire remarquer, en passant, que c'est vers ce temps glorieux que tendaient à nous faire rétrograder naguère ces singuliers partisans du *progrès* qui s'efforçaient de nous démontrer l'inutilité ou le danger des remèdes regardés jusqu'à eux comme les plus efficaces dans le traitement de la syphilis, et du *mercure* en particulier.

Coradin Gilini, docteur ès arts et en médecine, dans son

Opusculum de morbo gallico, dédié au duc Sigismond d'Este, fils d'Hercule Ier, duc de Ferrare, parle ainsi au commencement de son livre :

« L'année dernière, 1496, une certaine maladie très-cruelle » a attaqué un grand nombre de personnes, tant en Italie » qu'au delà des monts. Les Italiens l'appellent le *mal fran-* » *çais,* disant que les Français l'ont apporté en Italie; mais » les Français, de leur côté, le nomment le *mal d'Italie* ou » le *mal de Naples,* parce qu'ils assurent que c'est en Italie, » et principalement à Naples, qu'ils ont été infectés de cette » violente et cruelle *contagion*, ou parce que cette maladie a » paru en Italie dans le temps que les Français ont passé deçà » les monts. Comme ce mal est INCONNU chez les modernes, » et que les médecins ont déjà fort disputé entre eux et dis- » putent encore sur sa nature, j'ai formé le dessein d'écrire » là-dessus le plus brièvement et le mieux qu'il me sera pos- » sible. »

Nicolas Leoniceno, de Vicence, professeur en médecine à Ferrare, et célèbre restaurateur de la médecine grecque, publia en 1497 une dissertation latine, *De morbo gallico*, dont le préambule a été traduit par Astruc de la manière suivante :

« Quelque chose de semblable est arrivé de nos jours, car » il y a déjà quelque temps qu'un mal dont le caractère est » *extraordinaire* se fait sentir en Italie et dans plusieurs » autres pays.... Cependant les médecins de notre temps n'ont » point encore donné de véritable nom à cette maladie; mais » ils l'appellent communément le *mal français,* soit qu'ils » prétendent que sa contagion a été apportée en Italie par les » Français, ou que l'Italie a été en même temps attaquée par » l'armée des Français et par cette maladie.... Pour moi, je » suis obligé de croire (et je ne saurais me persuader que cela » soit autrement) que ce mal, qui de nos jours s'est fait sentir » tout d'un coup, *n'a jamais paru dans aucun temps pré-* » *cédent.* »

Or, cette traduction, il faut bien le reconnaître, est infidèle de tout point. Trompé par une erreur typographique commise dans l'*Aphrodisiacus*, où la citation a été puisée[1], et embarrassé par la diffusion et la construction entortillée des phrases de l'auteur, Astruc a fait dire à *Leoniceno* absolument le contraire de ce qu'il dit réellement. Bien loin de regarder la syphilis ou le mal français (comme on le désignait en Italie) comme une maladie nouvelle, le savant du quinzième siècle blâme ceux qui semblent adopter cette opinion en donnant à ce mal un nom nouveau et qui indique une origine nouvelle. Il les accuse de commettre la même erreur que *Pline*, qui regarda aussi la *mentagra* épidémique observée sous le règne de Claude comme une maladie nouvelle, rien que parce qu'on lui donnait un nom nouveau.

« Il est bien vrai, ajoute *Leoniceno*, que quelques observateurs ont cru trouver de l'analogie entre la maladie actuelle » et certaines affections connues des anciens, en sorte que l'un » l'a confondue avec l'*éléphantiasis*, un autre avec le *lichen*, » d'autres l'ont prise pour le *charbon*, le *feu persique*... Mais » cette ambiguïté de noms et les dissentiments qui se sont » élevés sur la maladie elle-même ont donné lieu de soupçonner que ce fléau était nouveau, inconnu aux anciens, » et par conséquent qu'il n'avait été décrit par aucun auteur » grec ou arabe. Or, de même que je ne partage pas le sentiment de ceux qui veulent donner à la maladie des noms » qui ne conviennent point à sa nature, de même aussi, quand » je considère que les hommes ont toujours eu la même constitution, sont nés sous le même ciel, soumis aux mêmes » astres, je dois croire également qu'ils ont toujours été sujets » aux mêmes maladies; et d'autre part, je ne saurais concevoir pourquoi ce mal se serait montré subitement à notre » époque sans avoir régné à aucune autre. »

On le voit, *Leoniceno* se refusait à croire que la maladie

[1] *Aphrodisiacus.... ab excell. Alo. Luisino....* Édition corrigée, avec une préface de *H. Boerhaave;* 2 vol. in-fol. Leyde, 1728; t. I, p. 18, 1re colonne.

vénérienne fût une maladie nouvelle; mais il est bon de faire remarquer : 1° que son opinion sur l'ancienneté du fléau se réduisait à une conjecture; — 2° que lui-même est forcé de reconnaître le caractère insolite de la maladie : « *Jam enim* » INSOLITÆ NATURÆ *morbus italiam et multas alias regiones* » *invasit. Pustulæ sunt a partibus obscœnis incipientes,* » *mox totum corpus*, etc. »; — 3° il démontre très-bien que les maladies de la peau décrites par les auteurs anciens, telles que l'*éléphantiasis* grec, l'éléphantiasis *des Arabes*, la *lèpre vulgaire* des Grecs, les affections *lichénoïdes*, le *saphati* des Arabes, les *achores* des Grecs, le feu persique, le charbon, etc., n'ont aucun rapport avec la maladie vénérienne; — 4° enfin, lorsqu'il veut lui-même trouver dans les écrits des anciens auteurs quelque chose qui puisse offrir de l'analogie avec le mal français, il est obligé de se contenter des indications vagues données par *Hippocrate* et *Galien* sur les éruptions miliaires, les pustules, les aphthes, les charbons, les ulcérations, les pourritures que l'on observait soit à la peau, soit dans la bouche, soit aux parties génitales, dans certaines épidémies fébriles dues à l'influence d'une constitution atmosphérique humide.... Aussi *Leoniceno*, en terminant la longue discussion à laquelle il s'est livré, croit devoir définir la maladie vénérienne : « une éruption pustuleuse née de la corruption humorale que produisent la chaleur et l'humidité » de l'atmosphère, se montrant d'abord aux parties obscènes (à cause de la plus grande disposition qu'offrent ces » parties à une dépravation humorale) et se répandant ensuite » sur le reste du corps. » Il reconnaît que ce serait en vain qu'on chercherait dans les anciens auteurs un nom spécial qui pût être convenablement appliqué à la maladie. En sorte que, si, comme philosophe, il répugne (appuyé sur de pures considérations théoriques) à l'idée de nouveauté attachée à la syphilis, il est, pour ainsi dire, forcé, comme médecin érudit et praticien, à la constater, ou du moins à reconnaître que les maladies décrites par les auteurs de l'antiquité n'offrent réellement aucune ressemblance avec la maladie vénérienne; et cette considération pourrait suffire pour faire absoudre le savant Astruc de l'erreur qu'il semble, au premier abord, avoir commise, en comptant *Leoniccno* au nombre des autorités citées en faveur de la nouveauté de la syphilis.

Antoine Benivenio, Florentin, dans son livre intitulé *De abditis rerum causis*, imprimé à Florence en 1507, dit ce qui suit au sujet de la vérole: « L'an de notre salut 1496, » une *nouvelle* maladie se glissa non-seulement en Italie, » mais encore dans presque toute l'Europe. Ce mal, qui venait » d'Espagne, s'étant répandu de tous côtés, premièrement en » Italie, ensuite en France et dans les autres pays de l'Europe, » attaqua une infinité de personnes. »

Jean de Vigo, natif de Rapallo, bourg de l'État de Gênes, médecin-chirurgien du pape Jules II, dans sa *Pratique de chirurgie*, à laquelle il travailla depuis l'an 1503 jusqu'en 1513, parle ainsi, au liv. V, ch. 1er:

« L'an 1494, au mois de décembre, lorsque le sérénissime » Charles VIII, roi de France, passa en Italie avec une grande » armée pour aller recouvrer le royaume de Naples, on vit, » presque par toute l'Italie, une espèce particulière de ma» ladie d'un caractère *inconnu*, à laquelle diverses nations » donnèrent des noms différents.... Pour venir à bout de guérir » ce mal, il fut nécessaire de chercher de nouveaux secours » et de nouveaux remèdes; et, à dire le vrai, si l'on a trouvé » quelque bon remède pour cette maladie, on l'a plutôt dé» couvert par de nouvelles expériences que tiré des anciens » remèdes qui se trouvent dans les auteurs, et que la raison » et une foule d'autorités avaient fait approuver. »

Alphonse Ferry, Napolitain, docteur ès arts et en médecine, médecin du pape Paul III, dans son traité *De morbo gallico*, etc., imprimé à Paris en 1537 (liv. III, ch. 1er):

« Entre tous les anciens écrivains, je n'en trouve *aucun* qui » ait écrit en particulier au sujet du mal français. Nos mo» dernes croient, à la vérité, que quelques-uns des anciens

» auteurs en ont dit, en passant, quelque chose en général : » néanmoins ce sentiment n'est fondé que sur une conjecture, » *et le fait n'est pas vrai*.... Que les médecins modernes se » tourmentent tant qu'ils voudront à expliquer la signification » du nom, et qu'ils interprètent comme il leur plaira la force » du mot, pour favoriser leur sentiment, personne cependant » ne montrera chez les anciens auteurs un seul chapitre qui » traite en particulier du genre de cette maladie. »

S'il était besoin de multiplier les citations du même genre, rien ne nous serait plus facile; nous pourrions encore les corroborer par les témoignages empruntés aux historiens du temps; mais cela nous paraît tout à fait superflu. Nous nous bornerons seulement, pour emprunter quelque chose à cette seconde source, à rapporter un passage extrait du *Livre des faits et dits mémorables* du célèbre auteur génois Baptiste Fulgose, traduit en latin et imprimé à Milan, en 1509. Voici ce que dit cet historien (liv. Ier, ch. IV) :

« *Deux ans avant* que Charles VIII vînt en Italie [1], le monde » fut assailli d'une *nouvelle maladie*, à laquelle les médecins » ne trouvaient dans la doctrine des anciens ni nom, ni re- » mède. On l'appela différemment suivant le pays. En France » on la nomme *le mal de Naples*, et en Italie *le mal français*. » En un mot, les uns l'ont appelée d'une façon et les autres » d'une autre. Quelques-uns l'ont nommée la maladie du saint » homme Job. La violence de ce mal tourmentait cruellement » les jointures des membres, et couvrait tout le corps d'ul- » cères dans certains sujets. »

Il ajoute ensuite : « Mais ce qu'il y avait de plus étonnant, » c'est que cette contagion ne se communiquait que dans le » coït, COMMENÇANT TOUJOURS PAR LES PARTIES GÉNITALES.... » Cette maladie, ou plutôt cette peste..., ayant été apportée » d'abord d'Éthiopie (des Indes orientales) en Espagne, et

[1] Cette date est en contradiction avec celle indiquée par la plupart des autres historiens, mais n'est pas moins propre à attester la *nouveauté* de la vérole.

» ensuite d'Espagne en Italie, se répandit bientôt par toute » la terre. »

Je crois en avoir assez dit pour justifier la proposition suivante, qui servira de conclusion à ce troisième paragraphe :

« La syphilis, inconnue aux anciens auteurs, s'est montrée pour la première fois en Europe, dans les dernières années du quinzième siècle. Les témoignages réunis des médecins et des historiens contemporains ne laissent aucun doute à cet égard. »

SECTION II.

ORIGINE EXOTIQUE DE LA MALADIE VÉNÉRIENNE.

S'il était curieux et réellement important pour l'histoire de l'art d'établir d'une manière rigoureuse l'époque de l'apparition de la syphilis, il est beaucoup moins utile, sans doute, et, dans tous les cas, beaucoup moins sûr, d'arriver à préciser la source première du fléau.

Quoi qu'il en soit, cette question a été traitée par Astruc avec autant de soin que la précédente, et lorsqu'on a pesé avec attention les preuves et les raisonnements qu'il a apportés dans la discussion, on ne peut s'empêcher d'applaudir à l'exclamation qu'il laisse échapper à la fin du chapitre VII du livre Ier de son *Traité des maladies vénériennes* :

« ..... S'il était possible, dit *Astruc* en parlant des preuves alléguées par *Beckett* contre l'origine nouvelle et exotique de la vérole, qu'elles fissent quelque impression sur l'esprit des personnes qui savent juger de la juste valeur des raisons qu'on allègue, j'oserais me promettre non-seulement de prouver, par la même méthode, que l'Amérique, cette quatrième partie du monde, a été connue autrefois des anciens, et qu'on y est allé par mer avant le temps de Christophe Colomb, ce que je crois absolument faux, mais même de le prouver par des autorités plus nombreuses et plus fortes que celles qu'on objecte pour soutenir l'ancienneté de la vérité! »

Voici donc les principaux traits du récit d'Astruc :

« La guerre venait d'être déclarée entre les Français et les Espagnols (le 29 janvier 1494), au moment où Charles VIII, roi de France, après avoir surmonté tous les obstacles qu'on lui opposait, était sur le point d'entrer dans le royaume de Naples avec son armée victorieuse. Déjà Ferdinand d'Aragon avait envoyé des troupes en Sicile, sous la conduite de Gonzalve de Cordoue. En mai 1495, le roi Charles ayant quitté Naples, ses troupes, réunies aux Siciliens, abordèrent à Reggio et s'emparèrent de plusieurs villes. Les Français restés dans le pays furent contraints, après une assez longue résistance, de le quitter sur la fin de l'année suivante, 1496.

» Or il y avait dans l'armée napolitaine et espagnole beaucoup de soldats qui étaient revenus des Indes (occidentales), soit dans le premier voyage avec Christophe Colomb au mois de mars 1493, soit dans le second, avec Antoine de Torrez, au commencement de l'année 1494, soit dans le troisième avec Pierre de Margarit, à la fin de la même année. Plusieurs étaient encore infectés de la vérole, qu'ils avaient prise dans l'île espagnole (Saint-Domingue) ou en Espagne même, après que la maladie y eut été importée. Dès lors, rien de plus facile à expliquer que la propagation, dans les armées belligérantes et en Italie, de la vérole transmise de proche en proche par les courtisanes et les femmes du pays, et désignée réciproquement par les Napolitains sous le nom de *mal français* et par les Français sous le nom de *mal de Naples*, suivant l'opinion que chaque peuple avait embrassée sur la source première du fléau.

» .... Mais, ajoute *Astruc*, de peur qu'on ne prenne ce que nous venons de dire pour de simples conjectures, nous croyons devoir citer comme un témoin bien digne de foi Gonzalve Fernandez d'Oviedo. Il était à Barcelone, à la cour de Leurs Majestés Catholiques, en 1493, lorsque Christophe

Colomb revint pour la première fois de l'île espagnole, qu'il avait découverte. Il eut des liaisons de société ou d'amitié avec la plupart des compagnons de Colomb, ou avec les autres qui, les années suivantes, revinrent des Antilles. Il servit lui-même contre les Français dans la guerre de Naples. L'an 1513, il fut envoyé dans l'île espagnole pour être directeur des mines d'or et d'argent; et, après un séjour de douze ans dans cette île, il revint à Tolède, où il écrivit en espagnol, l'an 1525, le *Sommaire de l'histoire naturelle et générale des Indes occidentales*. Dans le chapitre LXXVI de cet ouvrage, il s'adresse ainsi à l'empereur Charle-Quint : « Votre Majesté Impériale peut tenir comme une chose sûre » que cette maladie, qui est récente en Europe, a été de » temps immémorial familière dans les îles Antilles nouvel- » lement découvertes, et qu'elle y est encore aujourd'hui si » commune, que presque tous les Espagnols qui ont eu » affaire avec les femmes indiennes l'y ont contractée. De ce » pays-là elle fut d'abord apportée en Espagne par les compa- » gnons de Christophe Colomb, qui revinrent dans le premier » ou le second voyage. Enfin, en 1495, Gonçalez Fernandez » de Cordoue, ayant transporté des troupes en Italie..., plu- » sieurs Espagnols, déjà infectés de la vérole, servirent dans » cette guerre.... » et, par suite, la maladie se communiqua aux Napolitains et aux Français, qui eux-mêmes la propagèrent plus tard à d'autres contrées. »

A ce témoignage si imposant, apporté par Astruc à l'appui de son opinion sur l'origine exotique de la vérole, *Sanchez* opposa, dans le siècle dernier, des difficultés de date et des contradictions de détail, qui, je l'avouerai, m'ont paru beaucoup moins concluantes qu'à certains auteurs modernes. Il faut bien d'ailleurs que *Sanchez* lui-même n'y ait pas eu une entière confiance, puisque, comme nous l'avons dit plus haut, il finit par accorder que le mal vénérien peut bien n'avoir été connu en effet en Italie qu'au mois de juin 1495, ce qui annule presque entièrement le débat. Quant aux difficultés tirées du défaut de relations établies entre les armées française et espagnole avant telle époque précise, elles n'ont, selon moi, aucune valeur, puisqu'il suffit pour expliquer la propagation du mal que des hommes ou des femmes infectés, quoique étrangers aux armées, aient établi entre les individus malades et les individus sains une chaîne de relations qu'il n'est plus possible de suivre et à laquelle on ne peut assigner de date positive, d'autant plus que ces relations sont généralement de nature à demeurer secrètes. Cette objection nous paraît tout aussi puissante contre les contestations relatives à l'époque officielle du débarquement des premiers malades arrivés d'Amérique, à plus forte raison à celle de l'apparition bien constatée de la vérole dans Barcelone, Séville ou tout autre lieu du continent d'Espagne. Qui ne sait qu'aujourd'hui même, où la nature du mal et la filiation des symptômes sont bien connus, il est encore quelques individus qui, par négligence ou autrement, ne révèlent leur maladie que fort longtemps après qu'ils l'ont contractée et lorsque déjà de nombreux symptômes secondaires ont succédé aux phénomènes primitifs? Alors, comme aujourd'hui, ce sont surtout les stigmates cutanés de la syphilis qui attiraient l'attention des malades, à tel point même qu'on a été jusqu'à supposer de nos jours que, dans les premiers temps de la syphilis, la maladie affectait d'abord la peau. Un auteur moderne (M. Jourdan) n'a pas craint d'élever sur cette supposition une série d'hypothèses qui ne méritent réellement pas les honneurs d'une réfutation sérieuse.

On a cherché à affaiblir l'autorité d'Oviedo en lui opposant *Herrera*, autre historien espagnol qui a écrit un siècle plus tard. Mais, outre cet immense désavantage dans un pareil débat, ne suffit-il pas qu'Herrera lui-même ait adopté l'opinion d'Oviedo sur l'origine indienne de la syphilis pour qu'on ne puisse plus tirer aucun parti, dans la question, des autres dissentiments qui existent entre ces deux auteurs?

Enfin, à une époque où la mode avait mis l'Amérique en

grande faveur, la philosophie de Raynal et de Voltaire s'est emparée à son tour de la question, et l'on a prétendu qu'Oviedo était un auteur de mauvaise foi, et que l'imputation de syphilis faite aux indigènes de Saint-Domingue n'était qu'un des nombreux prétextes inventés pour justifier la cruauté des Espagnols. On trouve pour la première fois ce genre d'accusation exprimé dans une brochure anonyme publiée en Espagne en 1785, et les écrivains de nos jours s'en sont emparés avec joie. Mais je doute qu'on puisse lui donner quelque crédit en présence de la masse d'auteurs respectables qui, pendant près de trois siècles, ont jugé devoir se fier à l'autorité d'Oviedo.

Quant à la prétention de M. Jourdan[1], qui croit pouvoir établir qu'il n'existe *aucun rapport* entre les maux vénériens et l'épidémie qui éclata vers la fin du quinzième siècle..., je ne saurais rien de mieux pour la réduire à sa juste valeur que les citations empruntées à *Fracastor* et à d'autres écrivains, dont l'auteur lui-même a soin de l'appuyer. Ce que nous avons dit précédemment[2], et ce que nous pourrons encore y ajouter plus tard, en empruntant les paroles des auteurs du temps, suffira, je pense, pour qu'il soit impossible de méconnaître l'identité de cette maladie avec la syphilis, laquelle s'offre encore aujourd'hui à notre observation sous

[1] *Traité complet des maladies vénériennes,* 2 vol. in-8°, Paris, 1826.

[2] Voir notamment le passage emprunté à l'historien *Fulgose*, où on lit ces paroles remarquables :

« ..... Mais ce qu'il y avait de plus étonnant, c'est que cette contagion *ne se communiquait que dans le coït, commençant toujours par les parties génitales.* » Je voudrais bien savoir comment M. *Jourdan* pourrait s'y prendre pour trouver là, je ne dirai pas une maladie *qui n'ait aucun rapport* avec la syphilis... mais une maladie autre que celle-ci! Or il faut bien se rappeler que ce *Fulgose*, duc des Génois, exilé en 1483, a composé son livre dans les premières années du seizième siècle, et que par conséquent son témoignage, tout à fait contemporain, prouve d'une manière irréfragable que le *mal de Naples* ou le *mal français* ne pouvait être entendu d'aucune autre maladie que de la vérole. Ce seul fait suffit pour détruire tout l'échafaudage élevé par M. *Jourdan.*

les traits hideux qui ont si vivement frappé les écrivains du seizième siècle.

Je ne prétends pas nier toutefois qu'il ne reste encore quelques points à éclaircir dans l'historique de l'importation de la syphilis; je ne conteste point les difficultés de date présentées par *Sanchez* et reproduites par beaucoup d'écrivains plus récents...; mais, pour résoudre ces difficultés ou les concilier avec la narration si habilement détaillée par *Astruc*, il faudrait qu'un homme, doué de l'érudition, du temps et de la volonté nécessaires, reprît en sous-œuvre la question de l'origine *exotique* de la syphilis; or, les conditions que nous venons d'indiquer sont bien difficiles à réunir pour un écrivain de nos jours!

Quant à moi, je me réfugie, dans mon impuissance, derrière les autorités qui m'ont paru le plus respectables, et je n'hésite point, dans l'état actuel des choses, à résumer les conclusions de ce paragraphe dans la proposition suivante, qui sera rédigée néanmoins en termes moins absolus que les précédentes :

Il est à peu près certain que l'époque de l'apparition de la syphilis en Europe doit être placée entre les années 1494 et 1496.

L'opinion d'Oviedo, adoptée par Astruc, sur l'origine indienne de cette maladie, nous paraît encore aujourd'hui la plus probable de toutes celles qui ont été exprimées sur le même sujet, bien qu'on puisse ne lui donner que la valeur d'une hypothèse [1].

[1] Rien n'eût été assurément plus facile que de combattre le sentiment de ceux qui ont voulu faire naître la vérole en Afrique ou chez les juifs expulsés d'Espagne, ou bien encore en Europe même, par suite du prétendu mélange des affections lépreuses avec les maladies des parties génitales qui existaient de toute antiquité. Mais, d'une part, ces discussions m'ont paru déplacées dans un livre pratique, et, d'autre part, les opinions que j'aurais eu à combattre me paraissent ne pouvoir en aucune façon être adoptées, pour peu que l'on ait quelque connaissance clinique de la matière.

J'ai de même regardé comme inutile de descendre dans l'arène où se sont successivement escrimés *Henseler* (1789), *Girtanner* (1797), *Klein* (1795), *Sprengel* et beaucoup d'autres auteurs plus récents ; car, comme j'ai déjà eu occasion de le faire remarquer, il n'y a rien de nouveau dans les objections présentées pour et contre, et ce que j'ai dit sur la question de l'ancienneté de la syphilis suffira pour qu'on puisse se former une idée juste du sujet. A ceux qui désireront plus de lumières, je conseillerai de recourir aux auteurs originaux, seul moyen de juger en dernier ressort une question que l'immensité des détails a presque toujours empêché de traiter d'une manière complète.

LIVRE PREMIER.

DE LA SYPHILIS PRIMITIVE.

Nous ne nous occuperons des théories relatives à l'étiologie de la maladie et à son histoire générale qu'après avoir décrit successivement les symptômes, la marche et le traitement. Toutefois, nous regarderons comme démontrée par avance l'existence du virus vénérien.

Ce virus, dans le cours ordinaire des choses, fourni par une altération morbide des parties génitales, se transmet dans le coït, et ne tarde pas à produire chez l'individu sain des accidents de la même nature que ceux qui existaient chez l'individu malade ; ce sont ces accidents qui se développent peu de temps après la transmission du principe contagieux, et le plus ordinairement aux parties génitales ou dans leur voisinage, que l'on a désignés sous le nom de *phénomènes primitifs*. Nous aurons successivement à les étudier chez l'homme et chez la femme.

CHAPITRE PREMIER.

DE LA SYPHILIS PRIMITIVE CHEZ L'HOMME.

Les chancres, les bubons, les tubercules plats, la blennorrhagie, tels sont les symptômes primitifs de la syphilis. Chacun d'eux mérite une description particulière, à la suite de laquelle nous aurons encore à dire quelques mots d'un cinquième phénomène moins caractéristique et plus rarement *primitif* que les précédents : je veux parler des *excroissances* et des végétations.

§ Ier. *Des chancres.*

« Les chancres vénériens sont de petits ulcères peu profonds, ronds, calleux, opiniâtres, qui viennent aux parties naturelles par l'impression du virus vénérien, et qui se renouvellent à plusieurs reprises. »

Cette définition, empruntée à Astruc, vaut bien toutes celles qui ont été données depuis, et s'applique certainement à l'immense majorité des cas.

Nous dirons plus loin ce qu'il faut penser des distinctions établies par quelques novateurs entre le chancre mou ou chancroïde, le chancre induré, le chancre mixte, etc.

C'est ordinairement du troisième au quatrième, du septième au huitième jour qui suit un coït impur, que le chancre apparaît, rarement plus tard, presque jamais plus tôt. Je suis très-porté à croire qu'il y a eu erreur de diagnostic dans la plupart des cas où l'on a cru à l'apparition d'un chancre vénérien dès le jour même ou le lendemain de la cohabitation : on s'en est très-probablement laissé imposer par des excoriations ou des ulcérations d'une autre nature.

Le siége le plus commun des chancres est la portion de la verge qui cerne immédiatement la couronne du gland, chez les sujets dont le prépuce n'est point trop long et trop étroit, et permet à cette partie de se découvrir dans l'acte du coït. En ce lieu existent des follicules sébacés qui sont, comme on sait, le point d'élection de ces ulcères.

L'orifice du follicule se gonfle et se durcit; la rougeur, le gonflement, la tuméfaction, vont en augmentant, puis cette petite saillie s'ulcère et se montre sous la forme d'une ulcération ronde qui n'a pas quelquefois plus d'étendue qu'une tête d'épingle. Cette ulcération s'étend, s'accroît plus ou moins rapidement, soit qu'elle paraisse unique, soit que plusieurs points ulcérés se confondent et se réunissent, et forme ainsi un ulcère qui acquiert l'étendue d'une lentille ou même celle d'une pièce de 50 centimes ou plus encore. L'ulcération peut d'ailleurs se former de prime abord, et sans qu'il y ait ni tuméfaction ni saillie appréciables; tout au plus voit-on un point rougir, et déjà une petite ulcération grisâtre et circulaire, comme si elle eût été faite avec un très-petit emporte-pièce, existe dans ce point. Tantôt il n'y a qu'un chancre, tantôt il y en a plusieurs[1]; quelquefois les deux côtés du frein de la verge sont ulcérés, d'autres fois les petits ulcères se montrent sur la face dorsale, au delà et tout proche de la base du gland; quelquefois ce sont d'autres points de la face interne du prépuce qui sont affectés: le gland lui-même, l'orifice de l'urèthre, sont aussi dans quelques cas le siége des chancres. Enfin, surtout chez les sujets dont le prépuce offre un certain degré de *phimosis*, on peut voir les ulcérations au bord du prépuce, sur les limites des portions cutanée et réfléchie, ou sur la peau même de la verge.

Mais ce ne soint point encore là les seules parties que puissent occuper les ulcères ou chancres vénériens primitifs. Toutes les régions qui ont une texture analogue, et qui sont mises en contact immédiat avec les parties malades, peuvent aussi dans quelques cas en être affectées. Ainsi l'anus, dans

[1] C'est une erreur de croire avec quelques modernes que l'*unicité* du chancre soit un caractère qui distingue le chancre induré ou *infectant* du chancroïde ou chancre non infectant créé par une nouvelle école.

le cas de pédérastie, la bouche, dans le cas de baisers lascifs et impurs, le mamelon chez une nourrice dont le nourrisson a la bouche ulcérée, l'oreille même et quelques autres lieux ont été vus atteints de chancres plus ou moins semblables à ceux des parties génitales. Nous aurons occasion d'y revenir dans la suite.

Pour le moment, nous prenons pour type de notre description le chancre par excellence, celui de la face interne du prépuce, siégeant le plus communément au voisinage de la couronne du gland[1].

L'observation suivante donnera une idée assez juste des

[1] Pour M. *Ricord*, le chancre est le symptôme primitif, unique et caractéristique.... Mais quand il s'agit d'en tracer le diagnostic, les difficultés deviennent telles, que l'auteur ne trouve guère qu'un moyen de les trancher.... celui qui forme la clef de voûte de son système.... l'*inoculation*.

Malheureusement, cette pratique, qui devait porter l'ordre et la clarté dans la syphilographie moderne, n'y a apporté que la confusion. Pour le *chancre* en particulier, les lois établies d'abord comme immuables dans les premiers écrits de l'auteur se sont trouvées renversées par lui-même, dans son dernier ouvrage, comme il nous sera facile de le faire voir par quelques citations :

Ainsi, après avoir professé pendant vingt ans que tous les hommes sont égaux devant le chancre, et que tous les chancres (*à quelque variété qu'ils appartiennent*) sont inoculables et fournissent du pus contagieux.... l'auteur reconnaît aujourd'hui qu'*un tiers*, *au moins*, des chancres primitifs ne peut s'inoculer au malade : et ce tiers, chose bien notable, est précisément constitué par le chancre par excellence: par le seul qui, suivant M. *Ricord*, puisse donner la vérole! En sorte que jadis, pour s'assurer de la nature *spécifique* d'un ulcère primitif, pour reconnaître le chancre vénérien, en un mot, il suffisait de prendre du pus de l'ulcère avec la lancette et de l'inoculer à une région saine (pendant la durée de la période *spécifique*, période dont la durée variable s'étend ordinairement à quatre semaines et plus).

« On se tromperait souvent (a soin d'ajouter M. *Ricord*) si, comme » l'indique Hunter, on voulait toujours reconnaître le chancre *à la présence* » *de l'induration* de sa base. *Tous les chancres* (à quelque variété qu'ils » appartiennent) fournissent du pus contagieux ; et ce pus inoculé donne » lieu à une pustule et à une ulcération toujours la même au début, » qu'il ait été fourni par un chancre régulier, par un chancre induré ou » par un chancre phagédénique. L'*induration* de la base ou des bords » du chancre n'a d'importance réelle pour le diagnostic que quand elle caractères et de la marche de cette espèce d'ulcère. Il faut noter toutefois que la maladie a revêtu une forme inflammatoire déterminée, sans doute, par la rigueur du froid qui régnait alors, et favorisée par l'âge et la constitution du sujet.

Chancres vénériens primitifs. — Le 12 décembre 1829, je fus appelé chez M. B., homme d'une trentaine d'années, brun, sanguin et vigoureusement constitué. Il avait eu, à une époque antérieure, de petites pustules blanchâtres à la base du gland : le médecin qu'il avait consulté alors l'avait pleinement rassuré sur leur nature, et, en effet, cette légère

» existe; car, je le répète, des chancres *privés de ce caractère* n'en con- » servent pas moins toutes leurs propriétés, tant sous le rapport de la con- » tagion que sous celui *de la production des accidents consécutifs.*

» En somme, les signes pathognomoniques du chancre sont l'*inocula-* » *tion possible avec le pus qu'il fournit* à la période de progrès et les » symptômes d'empoisonnement général. » (*Hunter*, édit. Richelot, 1839, p. 416 et suiv., notes de *Babington* et M. *Ricord.*)

Mais aujourd'hui nous avons changé tout cela. Le vrai chancre, le *chancre induré*, le chancre infectant, le seul qui donne la vérole, n'est plus inoculable au malade : c'est le *chancre mou* seul qui s'inocule; et celui-ci forme les deux tiers du nombre habituel des chancres que l'on observe à l'hôpital du Midi.... En sorte que M. *Ricord* professe aujourd'hui que les deux tiers des *chancres* ne donnent point la vérole. (Voir les *Leçons sur le chancre* publiées par *Alfred Fournier*, interne à l'hôpital du Midi. Paris, 1858 : notamment aux p. 15, 16 et 80.)

Mais ce n'est pas tout, les disciples de M. Ricord ont dépassé le maître, et les opinions de MM. les docteurs *Clerc*, *Bassereau*, *Rollet*, sur le chancre vrai, le chancroïde, le chancre mixte, le chancre induré secondaire, etc., sont de nature à amener dans les mots comme dans les choses, sous couleur de progrès, une confusion analogue à celle contre laquelle s'était efforcé de lutter *Astruc* en traçant les caractères propres au chancre vénérien.

Discuter ces opinions nous entraînerait hors des limites que doit s'imposer l'auteur d'un livre élémentaire. Qu'il nous suffise de dire que le plus souvent l'étiologie et la symptomatologie du chancre sont assez claires pour qu'un praticien exercé en reconnaisse la nature; et que dans les cas douteux nous ne nous fions ni à la forme actuelle, ni à l'induration, ni aux effets de l'inoculation, et que nous traitons le mal comme un chancre syphilitique, nous contentant de simples probabilités plutôt que de nous diriger d'après une expérimentation et des théories assurément fort contestables.

éruption avait disparu en quelques jours, et depuis il ne s'était montré aucun phénomène morbide aux parties génitales. M. B... croyait donc avec raison n'avoir jamais eu de maladie vénérienne. Mais cette fois, s'étant trois jours auparavant livré au coït avec une femme qu'il croyait saine, le prépuce s'était un peu gonflé et un peu tuméfié, et une petite excoriation sèche et légèrement croûteuse existait de chaque côté du frein de la verge. On pouvait encore espérer que ces phénomènes inflammatoires étaient la suite des effets du coït, et je me bornai à conseiller des bains locaux et des injections pour éviter d'irriter le prépuce en cherchant à découvrir le gland trop fréquemment.

Le 18 décembre, je fus rappelé par le malade, qui offrait alors les signes certains d'une syphilis *primitive*.

Le prépuce, ramené en arrière, présentait à sa face interne de la rougeur et de la tuméfaction ; au delà et autour de la couronne du gland, ainsi que sur les côtés du frein de la verge, plusieurs petits *ulcères* ronds, excavés, grisâtres et comme recouverts d'une petite couenne d'un blanc jaunâtre et grisâtre. Ces ulcères, à bords saillants et durs, taillés comme avec un petit emporte-pièce, avaient à peine l'étendue d'une de ces petites *mouches* dont les femmes paraient autrefois leur visage ; le plus petit aurait à peine logé la tête de la plus petite épingle.

Le 21 décembre (huitième jour environ de l'apparition des chancres), les ulcères s'étaient étendus et agrandis. Il en existait deux principaux, l'un à la face uréthrale de la verge, de l'étendue d'un demi-centime environ, siégeant en partie sur le gland et en partie sur la portion réfléchie de la membrane interne du prépuce ; l'autre à la face dorsale au-dessus de la couronne du gland, sur la membrane réfléchie du prépuce, de l'étendue d'une lentille à peu près : celui-ci était de forme allongée et un peu irrégulière, à bords dentelés, à fond grisâtre ; tous deux avaient un fond plus élevé que les premiers jours. Jusque-là, on s'était borné aux topiques adoucissants ; à l'intérieur, on avait commencé l'usage de la liqueur de Van Swieten. Je prescrivis un pansement avec une pommade composée d'onguent mercuriel et de cérat laudanisé. Mais je cessai bientôt ce topique, qui paraissait accroître l'inflammation et qui nécessitait qu'on ramenât le prépuce en arrière pour découvrir le gland.

Le 30 décembre, le frein avait été entièrement détruit par les deux ulcérations latérales qui s'étaient confondues : les autres ulcères avaient continué de s'étendre et étaient devenus fongueux et végétants.

Ce ne fut que vers la fin de janvier que les chancres, auxquels on avait de nouveau appliqué le topique mercuriel et opiacé, après avoir réprimé les fongosités avec l'alun calciné, commencèrent à marcher vers la guérison. Peu à peu la rougeur et la tuméfaction s'effacèrent, les bords calleux des ulcérations s'affaissèrent, le fond devint vermeil et cessa de végéter ; ce travail de cicatrisation commençante fut favorisé par un dégel temporaire qui vint modérer la rigueur du froid.

Le 20 février, tous les chancres avaient été remplacés par de petites cicatrices peu apparentes et superficielles, à l'exception du chancre du frein, qui était encore enfoncé et un peu grisâtre.

Pendant tout le temps du traitement, le malade avait été mis à l'usage des bains tièdes et d'une tisane légèrement sudorifique. On lui avait recommandé de garder la chambre le plus possible et d'observer un régime très-sobre ; mais ces recommandations n'avaient pas toujours été très-fidèlement écoutées. Plus d'une fois, je regrettai d'avoir cédé à l'impatience du malade et de n'avoir pas préludé chez lui par un traitement préparatoire dont la saignée, les bains, le bouillon aux herbes, quelques purgatifs, auraient fait la base. Je ne doute pas que ces moyens, en diminuant l'état pléthorique du sujet, et en prévenant les accidents inflammatoires, n'eussent hâté la guérison et favorisé l'action du traitement définitif.

A la fin de février survint un peu de salivation, du gonflement aux gencives et une ulcération enflammée et superficielle qui coiffait la dernière molaire inférieure droite.

Ces accidents, dus à l'usage des pansements mercuriels, cédèrent assez promptement aux gargarismes adoucissants et aux purgatifs ; bien entendu qu'en même temps la liqueur de Van Swieten fut supprimée. La cicatrisation de l'ulcération mercurielle de la bouche fut rapide et favorisée par une application de pierre infernale. L'ulcère vénérien du frein fut touché à plusieurs reprises avec un collutoire acide.

Le 10 mars, après trois mois de traitement, la guérison était complète.

Chez un autre malade qui portait sur le gland et la face interne du prépuce plusieurs petits chancres ronds et grisâtres dont le plus ancien datait de cinq à six jours, et avait commencé quatre ou cinq jours après le coït, nous trouvâmes sur la face dorsale du gland un petit ulcère qui ne datait que de la veille, et qui avait à peine l'étendue d'une très-petite tête d'épingle. Il formait un point rond et grisâtre, comme s'il eût été produit par le plus petit emporte-pièce qu'on puisse imaginer ; on n'y découvrait pas la moindre trace de *vésicule* ou de pustule. Et qu'on ne dise pas que la finesse de l'*epithelium* qui recouvre la membrane propre du gland avait pu s'opposer à la formation d'un soulèvement vésiculeux, car plusieurs fois nous avons observé sur la même partie des groupes vésiculeux d'*herpes præputialis* ou d'*eczema*, particulièrement dans le cas de *balanite*, suite d'un coït non contagieux.

Généralement on peut rapporter à trois formes principales les nuances diverses qu'offre l'aspect des chancres : tantôt ce sont des ulcères profonds et ronds, taillés comme avec un emporte-pièce, dont les bords coupés à pic sont plus ou moins saillants ; tantôt ce sont des ulcères sinueux et irréguliers, à bords découpés et anguleux ; tantôt enfin ce sont, au contraire, des ulcères saillants et végétants, mais toujours arrondis. La coloration grisâtre du fond, produite par une matière tenace qui le recouvre, l'induration des bords, leur coupe droite et à pic lorsque l'ulcère est excavé, sont des caractères communs et génériques. Qu'on y ajoute la tendance qu'ils ont à s'étendre et à se multiplier, tendance que répriment efficacement les topiques mercuriels, et l'on aura à peu près l'ensemble des signes diagnostiques, du moins de ceux qu'il est facile de rendre par des paroles. Car on ne peut se le dissimuler, il y a pour les maladies externes, que l'œil du praticien reconnaît avec assurance, une physionomie particulière qui frappe nos sens, mais qu'il n'est pas toujours facile de dépeindre.

Quant à ce qu'on a appelé la *pléiade glandulaire* ou l'engorgement des ganglions inguinaux, signe concomitant infaillible du chancre *infectant*, d'abord il peut manquer, comme dans les deux observations qui précèdent, ensuite on peut le rencontrer dans ce qu'on a appelé le chancre mou non infectant.

On a avancé pourtant, dans quelques écrits modernes, qu'il n'y avait point de distinction assurée entre les chancres et les ulcérations d'une autre nature ; selon moi, ce n'est pas théoriquement que l'on doit entreprendre la réfutation d'un pareil argument ; c'est à la pratique seule qu'il faut en appeler. Je suis prêt à soutenir qu'il n'est personne, même parmi les observateurs dont les idées préconçues tendent à obscurcir le jugement, qui, dans l'immense majorité des cas, ne reconnaisse de prime abord, sur le malade, le *chancre vénérien*. Et ce que je dis ici de ce symptôme vénérien, je pourrais le dire de presque tous les autres, pourvu que la personne appelée à juger soit de bonne foi et suffisamment exercée à la pratique.

SWEDIAUR [1] me paraît avoir assez bien tracé le diagnostic différentiel des chancres. Voici comment il s'exprime à ce sujet :

[1] *Traité des maladies vénériennes* (1801), t. Ier, ch. XI.

« Les ulcères syphilitiques se reconnaissent en général par des bords durs et calleux, par la croûte blanche, mollasse ou couenneuse dont leur base (*le fond*) est couverte, par la rougeur plus intense de la peau à l'entour de l'ulcère (*cette rougeur devient promptement obscure et cuivrée, surtout dans les ulcères consécutifs*), par leur tendance continuelle à s'étendre et à corroder, et parce qu'ils ne guérissent que par les secours de l'art [1]. Mais le symptôme qui paraît être le caractère spécifique des ulcères syphilitiques est un certain épaississement ou une sorte de callosité des parties attaquées qui les accompagne constamment. Enfin ces signes acquièrent plus de force si le malade sait et convient qu'il s'est précédemment exposé à l'infection.

» Les signes diagnostiques par lesquels les différents ulcères *non syphilitiques* se distinguent des ulcères syphilitiques sont les suivants :

» 1° Ils ont une apparence différente ;

» 2° Ils restent stationnaires sans s'étendre et sans corroder les parties environnantes ; ou bien, s'ils sont d'une nature corrosive, ils s'étendent en général plus en profondeur, pendant que les ulcères syphilitiques s'étendent en général plus superficiellement ;

» 3° Ils disparaissent souvent d'eux-mêmes, sans le secours de l'art ;

» 4° Ils paraissent seulement pendant l'usage du mercure ;

» 6° Ils empirent pendant l'usage du mercure, soit à l'extérieur, soit à l'intérieur ;

» 6° Ils ont déjà été traités précédemment sans succès par le moyen du mercure ;

[1] Il faut avouer aujourd'hui que ce caractère est loin d'avoir la constance qu'on lui attribuait généralement du temps de Swediaur, et que le chancre a une marche et une durée normales de quatre à six semaines, quand d'ailleurs il existe dans des conditions favorables à la guérison. Mais il faut reconnaître aussi que ces conditions manquent souvent, et que toujours l'intervention de l'art est utile pour les établir. Il ne s'agit d'ailleurs ici, bien entendu, que du chancre simple et bénin.

» 7° Ils sont d'une sensibilité exquise;

» 8° L'état d'atonie de tout le corps en général, ou le relâchement et la mollesse de la partie affectée, de laquelle découle une matière ichoreuse;

» 9° Les symptômes d'autres maladies, telles que le scorbut, la lèpre, les dartres, les scrofules, ou autre acrimonie du sang, soit seules, soit compliquées avec le vice syphilitique. »

J'ai vu plusieurs fois des ulcérations inflammatoires survenir à la face interne du prépuce ou sur la couronne du gland, à la suite du coït exercé dans des circonstances défavorables, comme par exemple pendant l'écoulement lochial, chez des femmes peu soigneuses et atteintes de flueurs blanches, surtout à la fin de l'époque menstruelle. J'ai signalé ailleurs les excoriations inflammatoires, suite d'*herpes præputialis*, qui pourraient en imposer aux yeux des praticiens peu exercés ou prévenus par des préjugés théoriques. (Voir la première partie.)

Ces ulcérations et ces excoriations diffèrent dans leur étiologie, leur marche, leurs symptômes et leur traitement, des chancres vénériens.

Tantôt ce sont d'abord des excoriations superficielles que la malpropreté, la négligence, des applications irritantes, caustiques, faites mal à propos, exaspèrent, accroissent et prolongent. Alors elles se présentent sous la forme d'ulcérations irrégulières, plus souvent allongées qu'arrondies, dont le fond est quelquefois couvert d'une légère couenne blanche dont les bords ne sont ni durs, ni taillés à pic, ni dentelés, et qui se modifient promptement d'une manière avantageuse, sous l'influence du repos, des soins de propreté, des pansements émollients.

Tantôt c'est une éruption *vésiculeuse* et prurigineuse que le frottement, l'action des ongles ou d'autres causes stimulantes transforment en ulcération analogue aux précédentes. Ordinairement l'ulcération inflammatoire est *unique*, et l'on ne voit jamais en pareil cas de nouvelles ulcérations se former aux environs, comme cela au contraire a lieu fréquemment pour les vrais chancres. Enfin, les topiques mercuriels ont, quoi qu'on en ait dit, dans l'immense majorité des cas, l'action de *pierre de touche* la plus évidente et la plus marquée. Ils sont inefficaces ou nuisibles dans les ulcérations inflammatoires ; ils changent presque subitement l'aspect des *chancres* proprement dits, et les amènent à une prompte guérison, surtout quand ceux-ci ont été traités pendant quelque temps par des topiques émollients sous l'influence desquels on les avait vus s'accroître et se multiplier. Nous aurons à revenir plus tard sur les excoriations superficielles de la *balanite*, auxquelles plusieurs auteurs ont attribué (à tort, selon moi) une valeur spécifique, et qui, d'ailleurs, ont un aspect fort différent du *chancre primitif*.

Les ulcérations *gangréneuses* indiquées par quelques auteurs anciens (de préférence sous le nom de *cancer*) sont plus rares aujourd'hui qu'autrefois, et cependant on en observe encore çà et là quelques exemples. Elles ont ici les mêmes caractères que sur les autres parties du corps, et ne peuvent guère être confondues avec les vrais chancres.

Quant aux ulcères *cancéreux* proprement dits, à plus forte raison ne peuvent-ils en aucune façon être rapprochés des chancres vénériens. Ce point de diagnostic sera d'ailleurs plus amplement éclairci lorsque nous nous occuperons des ulcères consécutifs.

Je pense que c'est avec raison qu'*Astruc* rapporte à ces ulcères *cancéreux* ou *gangréneux* (peut-être bien aussi s'agissait-il quelquefois de ces ulcérations et de ces tuméfactions gangréneuses qui s'observent encore aujourd'hui assez souvent dans les cas de maladie *des voies urinaires* et d'infiltrations urineuses....); c'est, dis-je, avec raison qu'Astruc a rapporté à ces causes générales (cancer ou gangrène), et point du tout à la *syphilis*, les exemples célèbres qu'offre l'histoire d'ulcères et de destruction des parties génitales chez certains personnages. Le passage suivant du livre Ier (ch. VII) du Traité d'Astruc est assez curieux pour que nous croyions devoir le rapporter en entier :

« .... Les parties naturelles ont été sujettes de tout temps » à des maladies considérables, de même que toutes les autres » parties du corps, comme étant exposées aux mêmes causes » de maladies et n'ayant aucun privilége exclusif. Il est sûr, » par exemple, que presque tous les médecins, dès les pre- » miers temps de la médecine, et longtemps avant que la » vérole fût connue, ont parlé amplement de l'abcès, de l'ul- » cère, du cancer, de la pourriture, de la gangrène des parties » génitales : sur quoi l'on peut voir *Galien*, liv. VI, *Des en-* » *droits affectés*, ch. VI, et *Celse*, liv. VI, ch. XVIII, sans » compter les autres médecins. Les anciens historiens font » eux-mêmes souvent mention de ces sortes de maux. C'est » ainsi que *Flavien Josèphe*, au liv. II, contre *Apion*, raconte » que ce calomniateur des Juifs fut attaqué d'un *ulcère à la* » *verge* dont il mourut dans de grandes douleurs, ses parties » honteuses étant tombées en pourriture après qu'on y eut fait » inutilement plusieurs incisions. Le même auteur, dans son » *Histoire des Juifs*, liv. XVII, ch. VIII, rapporte qu'*Hérode*, » roi de Judée, tomba en hectisie et mourut en convulsion, » ses parties génitales s'étant aussi pourries et les vers en » sortant de tous côtés. Il paraît de même, par le témoignage » d'*Eusèbe* dans son *Histoire ecclésiastique*, liv. VIII, ch. XVI, » que l'empereur Galère Maximilien mourut misérablement » d'un abcès et d'un ulcère qui lui étaient survenus vers le » milieu des parties secrètes du corps (c'est-à-dire, comme » je pense, au périnée), que l'une et l'autre de ces maladies » étaient incurables et qu'il sortait de cet ulcère une quantité » incroyable de vers et une puanteur insupportable. Tout le » monde sait encore l'histoire de cet homme de la ville de » Côme, rapportée par *Pline* le Jeune dans la 24e lettre du VIe » livre de ses *Lettres*. » Un homme, dit-il, avait des ulcères » aux environs des parties honteuses, qui, par la longueur de » la maladie, tombaient en pourriture ; sa femme voulut voir

» son mal, croyant que personne ne pouvait mieux juger qu'elle » s'il pouvait guérir. Elle le vit donc, mais elle désespéra de » sa guérison; c'est pourquoi elle lui conseilla de mourir, et » devint elle-même la compagne, le guide et même l'exemple » et la cause nécessaire de la mort de son mari, car elle se lia » avec lui et se précipita dans le lac de Côme. » Enfin, c'est » ainsi que *Pallade,* dans son *Histoire Lausiaque,* vie 32, » raconte qu'un homme nommé *Eron,* qui avait eu affaire à » une comédienne, fut attaqué d'un *charbon* au gland de la » verge, et qu'il en fut malade pendant six mois à un tel point » que ses parties naturelles se pourrirent et tombèrent d'elles- » mêmes....

» Quand même (dit en terminant notre auteur) nous accor- » derions que ceux qui étaient très-enclins à la luxure n'a- » vaient commerce qu'avec des femmes saines et pures [1], ce » qui est assurément beaucoup accorder, cependant, comme » ils avaient trop souvent commerce avec elles, ils devenaient » par là même beaucoup plus sujets aux maladies dont on » parle que ceux qui, quoique sans vivre dans la chasteté, » ne laissaient pas d'éviter l'excès. Car les organes de la gé- » nération se trouvant pleins d'une semence âcre, salée et » trop chaude, et étant trop fréquemment et trop longtemps » maniés, pressés et gonflés d'un sang très-chaud qui y cou- » lait ou qui y était retenu, et qui plus est étant souvent irrités » par l'usage des remèdes aphrodisiaques pour exciter davan- » tage l'amour, il arrivait que ces personnes étaient plus sou- » vent que d'autres attaquées d'*arsure*, de phlogose et de » phlyctènes au gland, d'inflammation, d'abcès et de tumeur » aux prostates, aux vésicules séminales, aux testicules, etc. » Comme donc la déclamation trop forte nuit aux poumons, » que la trop grande et trop longue application à regarder de » très-petits objets nuit aux yeux, de même ceux qui s'adon-

[1] Et non point avec des femmes *lépreuses* ou ayant commerce avec des lépreux, ou atteintes de *flueurs blanches* âcres, ou même d'ulcères *utérins*, etc.

» naient sans modération aux plaisirs de l'amour devaient être » sujets à différents maux des parties génitales; et ainsi, » comme dit un poëte, quoique dans un autre sens, *les arti-* » *sans périssaient par leur art même.* Les stoïciens ont fort » bien senti cette vérité, lorqu'au rapport de *Cicéron* (*Epistol.* » *ad famil.*, liv. VII, épist. 27), ils reprochaient à *Epicure* la » difficulté d'uriner qu'il avait avoué d'avoir, comme un *mal* » *occasionné par une honteuse intempérance.* »

Le siége qu'occupent les chancres modifie quelquefois leur physionomie. Lorsqu'ils siégent sur le gland, et notamment près de l'orifice de l'urèthre, ils sont plus excavés, granuleux et de forme plus irrégulière que ceux du prépuce. Lorsqu'ils occupent l'entrée de l'urèthre, comme cela se voit quelquefois, ils sont au contraire plus disposés à faire saillie et se rapprochent davantage de la forme ronde et végétante que j'ai signalée plus haut dans certains chancres du prépuce. J'indiquerai encore quelques autres modifications, lorsque j'examinerai successivement les phénomènes de la syphilis *primitive* dans les diverses régions du corps où elle peut se montrer.

Ces modifications d'ailleurs ont été appréciées si haut par M. Ricord qu'il s'est longtemps refusé à assigner au chancre primitif d'autre caractère que la faculté de se reproduire par l'inoculation. Aujourd'hui toutefois que, réformant toute sa doctrine, il admet deux espèces de chancre, dont l'un seulement est *infectant*, il insiste sur une distinction nouvelle qu'il crée entre ce qu'il appelle le chancre mou et le *chancre induré*. Or, il se trouve que ce dernier, qui ne forme guère, selon l'auteur, que le tiers du nombre total des chancres, est celui qui ne peut s'inoculer au malade. Que devient donc l'*inoculation* donnée pendant un si long espace de temps, comme le seul moyen assuré de distinguer le chancre *vénérien* de toute autre ulcération?

Bien que ce soit anticiper sur des questions que nous aurons à traiter plus loin, nous ne saurions nous dispenser, pour compléter notre description du *chancre*, de rappeler les indications fournies sur ce phénomène primitif par M. Ricord lui-même.

Voici d'abord la note que le docteur Babington a ajoutée à l'article où J. Hunter a décrit le chancre vénérien :

« L'application du virus vénérien sur nos tissus entraîne deux phénomènes morbides, l'*induration* et l'*ulcération*.— Elles existent généralement réunies, bien que l'une ou l'autre puisse manquer. Quoique l'induration ne soit pas toujours aussi évidente que l'ulcération, elle est en somme plus constante et plus caractéristique. C'est donc avec raison que Hunter a insisté plus particulièrement sur l'épaississement du tissu comme signe distinctif de l'*ulcère syphilitique primitif*. (Note de Babington. Hunter, édit. franç.; Richelot, 1839, p. 416.)

» L'épaississement de tissu précède, en général, l'ulcération. Le premier effet de l'infection vénérienne est de produire cette modification particulière dans la texture de la partie.... Dans la première période de l'existence d'un chancre, cette succession est moins appréciable, parce qu'il y a fréquemment à cette époque une ulcération superficielle et commençante, avec très-peu d'épaississement apparent. Mais si l'on observe attentivement l'ulcère, on remarque que l'épaississement devient de jour en jour plus distinct et plus étendu, *jusqu'à ce que l'ulcère ait revêtu le véritable caractère syphilitique, c'est-à-dire qu'il soit situé sur une base indurée*. (Idem.) — D'un autre côté, la marche habituelle peut être intervertie, — l'ulcération peut être assez rapide pour prendre les devants sur l'induration et la détruire aussi promptement qu'elle est formée. En somme, le caractère et la marche de l'*induration* constituent le moyen de diagnostic qui offre le plus de certitude, celui qui peut s'observer le plus généralement (p. 418). »

A quoi M. Ricord ajoute :

« J'ai démontré expérimentalement que la forme du chancre n'était pas précédée d'une incubation, et que, du moment où la cause spécifique était mise en contact avec les tissus de manière que ceux-ci puissent s'infecter, un travail incessant s'établissait.... Si le pus virulent est introduit sous l'épiderme ou l'épithélium, il en résulte *une pustule;* s'il pénètre dans le tissu cellulaire, vaisseau lymphatique ou ganglion, il y détermine une inflammation et bientôt un abcès; mais si, comme il arrive le plus souvent, c'est sur une surface dénudée que le pus virulent a été appliqué, *un chancre d'emblée* en est la conséquence.... La base du chancre n'est pas toujours le siége d'un épaississement ou d'un engorgement prononcé et nettement circonscrit, comme pourraient le faire croire les assertions de Hunter et surtout celle de Babington.... La durée de la période *spécifique* du chancre varie d'une à quatre semaines et plus.... Alors commence la période de *réparation* (où le chancre n'est plus contagieux).... Ce n'est plus qu'une affection locale, qui peut arriver à guérison sans l'intervention de l'art. — Mais, outre le chancre régulier, il importe de distinguer les trois variétés suivantes : 1° le *chancre induré;* 2° le chancre phagédénique diphthéritique; 3° le chancre phagédénique gangréneux par excès d'inflammation.

Chancre induré. — Dans cette variété, la base de l'ulcération s'épaissit et s'indure, comme l'avait déjà bien observé Jean de Vigo, et comme l'a si bien rappelé Hunter. L'induration *qui survient* ressemble assez, comme le disait Bell, à la moitié d'un pois sec qui serait placé au-dessous de l'ulcération.... *Jamais*, dans aucun cas, un chancre *n'est précédé* de cette induration, comme l'avance M. Babington; bien plus, *elle ne survient guère qu'après le cinquième jour,* ET LE PLUS ORDINAIREMENT PLUS TARD.

On se tromperait souvent si, comme l'indique Hunter, et surtout comme semble le vouloir d'une manière plus absolue M. Babington, on voulait toujours reconnaître le chancre à la présence de l'induration de sa base.

Tous les chancres, à quelque variété qu'ils appartiennent, *fournissent du pus contagieux* à leur période de progrès ou d'ulcération spécifique, et ce pus inoculé donne lieu à une pustule et à une ulcération toujours les mêmes au début, qu'il ait été fourni par un chancre régulier, *par un chancre induré*, ou par un chancre phagédénique.

L'induration de la base ou des bords du chancre n'a d'importance réelle dans le diagnostic que quand elle existe; car, je le répète, *des chancres privés de ce caractère* n'en conservent pas moins toutes leurs propriétés, *tant sous le rapport de la contagion* que sous celui *de la production des accidents consécutifs*.

En somme, les signes pathognomoniques univoques du chancre sont l'inoculation possible avec le pus qu'il fournit à la période de progrès et les symptômes d'empoisonnement général.

(Ajoutons qu'à la même époque M. Ricord, pour expliquer les accidents secondaires observés après la blennorrhagie, supposait l'existence d'un chancre uréthral, dont il sanctionnait la présence par l'*inoculation*, seul moyen, selon lui, de distinguer la blennorrhagie vénérienne de celle qui ne l'était pas; et, aujourd'hui, le voilà forcé d'admettre que le seul chancre infectant ou capable de produire des accidents secondaires est précisément celui *qui ne s'inocule pas!*)

Enfin, dans ses *Leçons sur le chancre* (publiées en 1858 par son interne, M. A. Fournier), M. Ricord crée une nouvelle espèce de *chancre*, dit *chancre mou*, chancre local, dont il ignorait jadis l'existence. Ce chancre (chose bizarre!) est le seul que l'*inoculation* (ce grand *critérium* de l'auteur) puisse démontrer contagieux, et c'est aussi le seul qui ne donne pas la vérole!

En même temps M. Ricord, pour qui le chancre *induré* reste, comme autrefois, un chancre *primitif*, qui paraît, de même que la forme précédente, dès les premiers jours du coït ou de l'inoculation, et qui s'*indure* généralement dès le premier septénaire de son existence, reconnaît aujourd'hui, contrairement à la loi généralement établie ci-dessus, que ce chancre n'est pas susceptible de s'inoculer et que lui seul doit être regardé comme *infectant*, c'est-à-dire susceptible d'amener à sa suite des accidents *secondaires* ou consécutifs. Notez que ce chancre, réellement *vénérien*, ne forme plus guère que le tiers des ulcérations désignées jadis sous le nom de chancres *primitifs* : en sorte que les fameux axiomes de la doctrine établie jadis par M. Ricord : « Tous les hommes sont égaux devant le chancre; — tous les chancres se reproduisent par l'inoculation », se trouvent réputés faux pour le tiers des cas au moins.

Aussi, après avoir autrefois proclamé que le chancre était le symptôme primitif *unique* et caractéristique de la vérole (d'où la nécessité, dans les cas douteux, d'invoquer l'*inoculation* comme seule preuve démonstrative de l'existence du chancre véritable), voici M. Ricord qui affirme aujourd'hui avec la même assurance que dans l'énorme majorité des cas *le chancre ne donne pas la vérole*[1].

Mais laissons de côté le chancre mou, le chancre contagieux et inoculable et cependant *non infectant*, non susceptible de donner la vérole, suivant M. Ricord, pour arriver à sa nouvelle espèce, au chancre vénérien proprement dit, en un mot, à son *chancre induré* de nouvelle date, qui ne diffère point en réalité de celui dont nous avons indiqué plus haut la physionomie, d'après M. Ricord lui-même.

Toutefois, l'auteur qui niait autrefois la *période d'incubation*, généralement admise par les syphilographes, semblerait en concéder aujourd'hui l'existence pour son nouveau chancre induré, pour le chancre *infectant*, pour celui qui n'est pas inoculable.... Mais il met tant de répugnance à

[1] *Clinique de l'hôpital du Midi.* LEÇONS SUR LE CHANCRE, professées par le *docteur Ricord*, chirurgien de l'hôpital du Midi, rédigées et publiées par *Alfred Fournier*, interne de l'hôpital du Midi. Paris, 1 vol. in-8°, 1858, p. 15 et 16.

faire cette concession si contraire à ses anciennes assertions, que l'on ne saurait trouver de différence réelle entre cette sorte de concession et ses dénégations premières si absolues. Voici, en effet, comment il s'exprime à cet égard (ouvrage cité, p. 80) :

« .... On pourrait admettre ici une véritable *incubation*, si l'on s'en rapportait exclusivement au dire des malades ; mais l'*expérimentation directe démontre surabondamment que cette incubation n'existe pas, dans la véritable acception du mot*. Les phénomènes produits par l'insertion du virus sont, en effet, *presque immédiats* ; seulement les symptômes initiaux sont très-minimes et difficilement appréciables, si ce n'est pour un œil attentif et expérimenté. Aussi, le véritable début du chancre induré passe-t-il, en général, complétement inaperçu des malades. *Cette prétendue période d'incubation*, qui sépare le moment de la contagion de l'époque à laquelle le chancre est reconnu par le sujet contagionné, n'est donc, *à vrai dire, qu'une période d'inobservation*. »

L'auteur arrive ensuite à la description du chancre induré, et il établit que les formes qu'il prend au début *sont les mêmes que celles du chancre simple*. Tantôt (dit-il, p. 81) c'est une pustule qui précède l'ulcération, tantôt cette dernière s'établit d'emblée.

« J'établirai tout d'abord, poursuit notre auteur, que *jamais, dans aucun cas, l'induration ne précède l'ulcération* ; si le chancre doit s'indurer, il s'indure dès le début ; l'induration est un accident *moins hâtif sans doute que l'ulçération*, mais qui la suit de très-près, en lui donnant une expression spécifique. Il admet d'ailleurs, comme jadis, que c'est dans le premier septénaire qui suit le coït infectant que l'induration commence à se montrer, et, comme elle est toujours précédée de l'ulcération, on voit que, si l'auteur veut bien consentir à *supposer* plutôt qu'à accueillir franchement la période d'*incubation* classique, il ne peut lui accorder, du moins, qu'une durée bien restreinte (p. 88 et 89 des *Leçons sur le chancre*).

En résumé donc, M. Ricord admet que le chancre induré ou *infectant* est le seul phénomène *primitif* de la vérole; par là même, il nie la contagion des accidents secondaires ou *consécutifs* de la syphilis, car la lésion locale qui se montre la première à la suite de cette contagion, soit artificielle, soit naturelle, n'a nullement les caractères de l'ulcération désignée par M. Ricord sous le nom de *chancre induré;* elle en diffère, comme nous le verrons ailleurs, par l'existence incontestable d'une longue *période d'incubation,* par la forme papuleuse initiale, par l'*induration tuberculeuse* qui précède assez longtemps l'ulcération, au lieu de lui succéder comme le veut M. Ricord, et, sous tous ces rapports, il y a une dissidence profonde entre cet auteur et M. Rollet, de Lyon, qui veut que l'on confonde et que l'on réunisse en une seule espèce les deux formes si nettement distinctes du *chancre induré primitif,* tel que l'a décrit M. Ricord, et de l'*ulcère tuberculeux consécutif,* dont nous aurons à décrire les caractères quand nous traiterons de la communication des accidents consécutifs. Qu'il nous suffise, pour le présent, d'avoir montré les variations et les incertitudes du célèbre syphilographe moderne sur la description et l'appréciation du seul symptôme primitif qui soit pour lui caractéristique.

Nous passons maintenant au *pronostic* et au *traitement* du chancre. Ils varient suivant que le chancre est simple, compliqué ou dégénéré.

La complication la plus commune est celle qui consiste dans un état inflammatoire plus marqué que de coutume; état inflammatoire qui, par l'effet de la disposition naturelle des téguments dans cette partie, entraîne assez souvent à sa suite deux accidents morbides que nous devons étudier en particulier et qui se rapportent à l'histoire du *phimosis* et du *paraphimosis*.

1° *Phimosis*. Chez les sujets qui ont naturellement un degré plus ou moins prononcé de cette infirmité décrite dans tous les ouvrages de chirurgie, c'est-à-dire chez les sujets qui ont naturellement le prépuce long et étroit, que celui-ci, d'ailleurs, soit ou non susceptible dans les efforts du coït de se retirer complétement en arrière et de permettre ainsi temporairement la dénudation du gland; chez des sujets, dis-je, ainsi conformés, il est très-ordinaire de voir un phimosis morbide se joindre accidentellement aux chancres et nécessiter des remèdes appropriés.

« Le mot *phimosis*, qui vient du grec φιμόω, *præcludo, obturo*, dit Swediaur [1], désigne cette maladie dans laquelle le prépuce est si resserré qu'il ne peut se renverser pour découvrir le gland.

» Il y a en Europe beaucoup d'hommes qui ont le prépuce naturellement si étroit, qu'il ne se laisse pas retirer assez pour mettre le gland à découvert : c'est le *phimosis connata* des nosologistes, dont je ne traite pas ici.

» La maladie dont il s'agit ici est une inflammation des membranes qui composent le prépuce, accompagnée de la tumeur, de la chaleur et de la rougeur de cette partie, et produite par le virus syphilitique ou quelque autre acrimonie appliquée entre le gland et le prépuce, ou infiltrée entre les membranes qui forment le prépuce. Elle est souvent la suite des *ulcères* situés dans l'intérieur du prépuce ou bien de la blennorrhagie du gland.

» Les hommes qui ont naturellement le gland couvert d'un prépuce plus étroit, ou chez lesquels le frein est trop court ou trop serré, sont les plus sujets à cette maladie. Tous les peuples qui se font circoncire en sont exempts. »

Astruc admet trois espèces de phimosis vénérien : l'inflammatoire, l'œdémateux et le squirrheux. Ces trois variétés, importantes à noter relativement au traitement, sont toutes trois les nuances d'un travail inflammatoire, aigu et phleg-

[1] *Traité des Maladies vénériennes*, tome Ier, ch. VII.

moneux dans le premier cas, moins actif et œdémateux dans le second, chronique et amenant l'induration dans le dernier.

Astruc ne paraît d'ailleurs regarder comme *vénérien* que le phimosis qui est une complication des chancres.

« .....On ne saurait, dit-il au liv. I, ch. VIII, se méprendre sur la cause du mal, puisque *les chancres* qui le produisent sont visibles, et qu'on sait d'ailleurs qu'ils sont vénériens, tant par la confession du malade que par la description... Ainsi, il serait difficile de confondre la tumeur *vénérienne* du prépuce et du gland, ou des parties naturelles de la femme, ou bien le phimosis et le paraphimosis *vénériens* de ces mêmes parties, avec les gonflements ou les étranglements qui arrivent quelquefois aux mêmes parties, joints à une légère phlogose et à un peu de chaleur, mais sans aucun chancre, comme quand on s'est touché un peu lascivement, ou qu'un homme dont la verge est fort grosse a eu peine à jouir d'une jeune fille, d'ailleurs très-saine. Ces derniers accidents ne sont point dangereux, et se dissipent bientôt d'eux-mêmes, pourvu qu'on fasse cesser les causes qui les ont produits; au lieu que les autres maladies sont, de leur nature, toujours rebelles et toujours dangereuses. »

Swediaur ajoute, avec raison, aux chancres considérés comme cause du phimosis vénérien, la *blennorrhagie du gland*; enfin, M. *Lagneau* admet que le phimosis peut exister seul comme symptôme vénérien : « Il paraît, dit cet auteur, résulter de faits bien constatés que le phimosis peut quelquefois exister sans être précédé par aucune autre maladie du pénis, et par la seule influence locale du principe contagieux sur la peau du prépuce et sur son tissu cellulaire [1]. »

On a pu voir, dans l'observation que j'ai rapportée plus haut, que l'apparition des chancres avait été précédée d'une

[1] Lagneau, *Traité pratique des Maladies syphilitiques*, 6e édition, 1828, tome Ier, p. 184.

fluxion qui avait, de prime abord, déterminé un certain degré de phimosis.

Tous les auteurs s'accordent à redouter la *gangrène*, comme suite possible du phimosis inflammatoire porté à un haut degré et conseillent dans ce cas l'opération, lorsque le traitement antiphlogistique n'a pas suffi pour arrêter les progrès de la tuméfaction et de l'étranglement qui en est la suite.

J'ai vu chez un malade la nature elle-même procéder d'une manière analogue à l'art. Des chancres étendus existaient à la face interne du prépuce, près de la base du gland; le prépuce s'était gonflé et ne pouvait plus être ramené en arrière, les parties étaient chaudes, rouges et douloureuses. On se borna à prescrire le repos, les bains locaux, les cataplasmes, les injections émollientes. Bientôt les ulcérations de l'intérieur se propagèrent à l'extérieur, en perforant la face supérieure du prépuce, et celui-ci finit par être divisé dans toute son étendue comme aurait pu le faire une incision pratiquée avec l'instrument tranchant. Malgré les craintes que l'on a conçues (non sans quelque fondement) sur la possibilité de la transformation en ulcère vénérien des lèvres de l'incision, je crois encore que ce qu'il y a de mieux à faire, quand la tuméfaction est un peu considérable et rapide, c'est de pratiquer de bonne heure l'opération du phimosis. Seulement, il faut proportionner l'étendue de la division à la stricte nécessité, et ne pas se croire obligé dans tous les cas à fendre le prépuce dans toute son étendue, depuis sa base jusqu'à son orifice. On peut se servir pour cette petite opération de ciseaux bien tranchants, à lames longues et étroites; l'une d'elles est engagée entre le prépuce et le gland, à plat d'abord, puis son tranchant dirigé vers la peau; on fend à la fois la tunique interne et la peau, sur la ligne médiane de la face dorsale du gland. Mais un bistouri long et étroit est préférable. On arme sa pointe d'une petite boule de cire, on glisse la lame à plat et bien huilée sous le prépuce, on perce, en la relevant, la peau plus ou moins près de la base du gland, suivant qu'il est besoin d'une incision plus ou moins étendue, et ramenant la lame vers soi, on fend rapidement le prépuce, que l'on a eu soin de fixer et de tendre avec la main restée libre. S'il préexistait un phimosis congénial considérable, et que l'ouverture du prépuce fût trop étroite pour livrer passage à l'instrument, je préférerais l'agrandir un peu de prime abord, à employer la sonde cannelée pour diriger le bistouri, que l'on fait agir alors de l'extérieur à l'intérieur.

Le procédé vulgaire que je viens de décrire me paraît plus prompt et moins douloureux que tous ceux qu'on a imaginés depuis, et je l'ai toujours trouvé suffisant, soit dans le phimosis ordinaire, soit dans le phimosis vénérien. C'est à tort d'ailleurs que l'on a supposé qu'il devait résulter nécessairement de ce mode d'opérer une difformité notable.

Si l'on opère le malade dans son lit, ce qui est assurément la meilleure méthode, un pansement simple avec de la charpie mollette, une compresse en croix de Malte appliquée par-dessus et percée à son centre (qui correspond à l'orifice de l'urèthre), maintenue ensuite par une petite bande, est le plus convenable. On a soin de tenir les bourses et le pénis relevés, à l'aide d'un coussinet placé entre les cuisses, et l'on ne touche à l'appareil que lorsqu'il est pénétré de suppuration, c'est-à-dire au bout de plusieurs jours.

Mais, si le malade est venu se faire opérer chez le médecin, on enveloppe la verge dans des compresses d'eau froide pour modérer l'écoulement du sang; il est toujours nécessaire d'ailleurs que le malade garde le repos et même le lit, au moins durant les premiers jours qui suivent l'opération.

Cette opération, débridant les parties et produisant un écoulement de sang plus ou moins considérable, arrête les progrès de la tuméfaction et amène un dégorgement salutaire; en même temps qu'elle met à nu et permet les soins de propreté pour les ulcérations sous-jacentes qui pourraient sans cela devenir phagédéniques ou même gangréneuses.

Quand le phimosis est commençant et que le gonflement est médiocre, on s'en tient au repos au lit, aux injections et aux cataplasmes émollients; la saignée, les sangsues au périnée (et jamais sur la verge elle-même), sont quelquefois indiquées[1]; on y joint la diète, les boissons délayantes et laxatives.

Il est clair, du reste, que les moyens de traitement varient suivant la forme inflammatoire, œdémateuse ou indurée que revêt la tuméfaction. Dans ces deux derniers cas, les mouchetures faites avec la pointe d'une lancette bien acérée sont quelquefois utiles en évacuant la sérosité infiltrée ou épanchée dans le tissu cellulaire. Il arrive quelquefois même que cette sérosité s'infiltre sous l'épiderme, qui se distend en petites vessies transparentes, auxquelles leur aspect a fait donner le nom de *cristallines,* mot qui a été ensuite appliqué faussement par le vulgaire aux affections syphilitiques de l'anus.

Lorsque l'inflammation est médiocre et plus œdémateuse que phlegmoneuse, *Swediaur* conseille les cataplasmes de mie de pain et d'eau avec addition d'acétate de plomb, et l'injection suivante, pratiquée à plusieurs reprises, entre le gland et le prépuce, qu'il appelle d'une manière spéciale injections *ad phimosim :*

♃. Sulfate de cuivre. . . .	30	centigr.
Eau pure	120	gr.

Ajoutez à la solution :

Acétate de plomb liq. *gtt* xx.

Le même auteur prescrit, dans les cas d'indurations rebelles, la *lotion syphilitique jaune* (ou l'eau phagédénique),

[1] Les sangsues ont le grave inconvénient, après un amendement passager, de provoquer plus tard une réaction inflammatoire qui peut produire une tuméfaction plus considérable que celle qu'elles étaient destinées à combattre. Il peut arriver aussi que les morsures se transforment en ulcérations croûteuses qui revêtent tous les caractères des chancres vénériens, et cela d'autant plus facilement qu'on les applique plus près du lieu où siégent les phénomènes primitifs.

qui se compose d'une solution d'un gramme et demi de sublimé dans un litre d'eau de chaux. On en fait des applications sur le prépuce tuméfié. Swediaur a soin de faire remarquer que ces indurations peuvent simuler le *cancer* et exciter à des opérations inutiles les chirurgiens qui n'ont point une expérience suffisante.

Les frictions avec l'onguent mercuriel sont conseillées par tous les auteurs quand la tuméfaction persiste à l'état d'induration indolente.

2° « Le *paraphimosis*, mot dérivé du grec, φιμος et παρα, *præclusio*, est une maladie dans laquelle le prépuce, étant retiré derrière le gland, y est contracté au point qu'on ne peut plus le retirer sur le gland. On pourrait la nommer avec plus de justesse *étranglement du gland*. Dans le phimosis, le prépuce est la partie principalement affectée; dans le paraphimosis, c'est le gland qui souffre et qui exige le plus immédiatement notre attention. Cette dernière maladie est par conséquent la plus dangereuse. » (SWEDIAUR.)

« Les hommes qui ont naturellement le prépuce étroit sont les plus sujets à cette maladie, qui doit son origine soit à la grande tuméfaction du gland, comme cela arrive quelquefois dans la blennorrhagie, soit à une violente irritation causée par des ulcères.

» Le plus grand danger à craindre dans cette maladie est la mortification du gland. J'ai vu une fois la gangrène s'y mettre par suite d'un pareil étranglement, avant que le chirurgien eût eu le temps d'arriver pour y porter remède. Nous devons par conséquent, dans ces cas, ne pas perdre un moment et faire nos plus grands efforts pour ramener le prépuce en avant sur le gland, en dégorgeant ce dernier ou en coupant l'autre.

» Le remède le plus efficace pour dégorger ou diminuer la tuméfaction du gland est la dissolution d'acétate de plomb dans l'eau, qu'on applique froide avec soin, pressant en même temps doucement le gland avec les doigts, et évitant que le prépuce soit mouillé de cette lotion. L'effet de ce remède est si puissant que la tumeur du gland est souvent réduite en peu de temps, au point qu'on peut ramener aisément le prépuce en avant et faire disparaître ainsi très-vite cette dangereuse maladie.... la glace ou l'eau à la glace peut aussi être employée. — Avec de l'adresse et de la patience, en poussant doucement le gland en arrière, pendant que l'on tâche avec les doigts de l'autre main de ramener le prépuce en avant, on y réussit très-souvent, et l'on délivre le malade d'un danger imminent. » (IDEM.)

Le paraphimosis a ordinairement une forme inflammatoire; on le reconnait facilement au bourrelet douloureux que forme autour de la couronne du gland le prépuce renversé et retenu en arrière de cette couronne. Le gland tuméfié et congestionné reste complétement à découvert.

La fluxion, amenée par la présence des chancres primitifs, occasionne assez facilement cet accident chez les sujets peu soigneux, ou chez ceux qui croient bien faire de retenir le prépuce en arrière pour panser plus facilement les ulcères du gland ou de la face interne du prépuce.

Pour prévenir les graves accidents qui peuvent suivre le paraphimosis, et notamment la gangrène partielle ou même totale du gland, qui peut être produite par l'étranglement, lorsque des ruptures ou des eschares de la bride formée par l'anneau préputial ne le font pas naturellement cesser, il faut se hâter de réduire le prépuce et de recouvrir le gland, dès que les premiers indices de tuméfaction apparaissent.

Pour cela, saisissant le gland recouvert d'un linge imbibé d'eau froide avec les doigts qui le pressent et l'étreignent de manière à en diminuer le volume en refoulant le sang dans le corps de la verge, on obtient en quelques instants un dégorgement qui rend beaucoup plus facile la réduction du prépuce. Celui-ci, entraîné par les doigts, tandis que les pouces continuent de déprimer le gland et de le repousser en arrière, cède peu à peu aux efforts de traction et vient de nouveau recouvrir le gland, qui cesse ainsi d'être étranglé.

Lorsqu'on est appelé trop tard pour pouvoir obtenir de suite ce résultat, on conseille le bain, les applications relâchantes sur le prépuce, quelques sangsues au delà de l'obstacle, des mouchetures sur les bourrelets formés par le boursouflement de la tunique interne du prépuce, au-devant de l'anneau qui bride la verge, et enfin, quand il y a urgence, on opère le débridement au moyen de la pointe d'un bistouri étroit engagée sous la bride circulaire que forme l'ouverture du prépuce au delà de la base du gland. Il est quelquefois nécessaire de répéter cette petite opération sur plusieurs points de la circonférence de cet anneau, ou même de procéder de dehors en dedans, lorsque la tuméfaction, les bourrelets, l'induration, s'opposent à ce que l'instrument puisse être introduit sous la bride.

La cessation de l'étranglement obtenue, il faut réduire le prépuce, à moins que la chose ne soit pas possible, à cause de l'ancienneté du paraphimosis, ce qui est rare. Le repos, le maintien de la verge dans une position verticale, les applications émollientes achèvent la cure. Il suffit de faire usage d'injections émollientes et détersives, jusqu'à ce que l'on juge qu'il n'y a plus d'inconvénient à découvrir le gland une ou deux fois par jour pour panser les chancres.

On ne voit plus guère aujourd'hui, hors les cas de *phimosis* et de *paraphimosis*, ces *gangrènes* de la verge qui paraissent avoir été moins rares à une époque antérieure. Pour moi, je n'ai vu la gangrène frapper les parties génitales que chez les syphilitiques atteints de *fièvre grave*, et notamment chez ceux qui étaient tombés dans un état cachectique lié à une syphilis constitutionnelle. En sorte que dans ce cas évidemment, le mal local, les *ulcères*, n'étaient que l'occasion de la gangrène, dont la cause formelle résidait dans la prédisposition générale du malade.

Le *cancer* peut survenir à la suite des ulcérations syphilitiques qui se prolongent et dégénèrent, mais cela n'arrive guère dans les cas de chancres primitifs, et d'ailleurs la syphilis n'est plus alors qu'une indication secondaire; c'est la dégénération cancéreuse qui doit appeler toute l'attention du praticien.

Nous aurons occasion plus tard de revenir sur toutes ces graves complications.

Enfin, il arrive quelquefois, et sous l'influence de circonstances diverses, que les chancres, au lieu de s'arrêter dans leur marche à une certaine époque, pour marcher ensuite vers une cicatrisation plus ou moins rapide, font des progrès continus et arrivent ainsi à se convertir en ulcères rongeants et destructeurs qui font le désespoir du malade et du médecin.

Tantôt on observe cette marche désastreuse chez des sujets jeunes et robustes qui ont négligé les prémices du mal et se sont livrés à des excès de table ou même d'une autre nature, à la marche, à des exercices plus ou moins fatigants, tels que la danse, l'équitation, etc.

Tantôt, au contraire, il s'agit d'individus débiles, usés par la débauche, d'un âge déjà avancé, ou qui ont une constitution scrofuleuse ou scorbutique, que la pénurie, la misère ou d'autres circonstances débilitantes ont plongés dans un état général défavorable.

Quelquefois encore c'est sous l'influence d'un traitement intempestif, des pansements irritants, de l'emploi irrationnel des mercuriaux, des cautérisations peu méthodiques, etc., que l'on voit les chancres s'étendre et envahir successivement toute l'épaisseur du gland, toute la peau de la verge, les corps caverneux eux-mêmes, le scrotum, etc., formant ainsi des ulcères larges, profonds, irréguliers, sinueux, calleux, fongueux, végétants, qui menacent de détruire une grande étendue de parties.

Cette transformation, heureusement assez rare, s'observe dans nos grandes villes de préférence, dans l'ensemble de circonstances que nous avons signalées en premier lieu, c'est-à-dire chez des sujets encore jeunes et qui, par des imprudences répétées, ont exaspéré un mal qui aurait cédé sans doute avec facilité à un traitement méthodique. Ces sujets se livrent d'autant plus volontiers aux excès et aux imprudences que nous venons de signaler, que les occasions ne sont pas fort rares de voir de pareilles fautes se commettre avec impunité.

C'est au médecin à savoir prémunir son malade contre un danger qui paraît d'autant moins redoutable qu'il est peu connu.

Ordinairement, en pareil cas, le repos, un régime sévère, des soins chirurgicaux appropriés, réussissent assez promptement à améliorer l'état des parties quand le mal n'a pas encore fait de progrès trop étendus. Mais on voit aussi des sujets chez lesquels des mois et des années s'écoulent avant qu'on puisse obtenir une cicatrisation qui laisse après elle des difformités et même des infirmités plus ou moins grandes, telles que la déformation ou la déperdition d'une portion de la verge, qui devient ainsi plus ou moins impropre à remplir ses fonctions. Il est difficile de donner des conseils théoriques qui puissent s'appliquer à tous les cas, et l'on est forcé, dans un livre comme celui-ci, de s'en tenir aux généralités. D'ailleurs, la plupart du temps, ces cas rentrent dans les principes généraux de la chirurgie; couper les brides, enlever les portions de peau décollées et désorganisées, exciser les végétations, réprimer les fongosités, panser méthodiquement en s'aidant des applications émollientes, astringentes, détersives, cathérétiques, suivant l'indication; en un mot, s'efforcer de ramener aux conditions de l'ulcère *simple* ces chancres dégénérés, tels sont les préceptes qui guident le chirurgien, mais qui ne peuvent être convenablement interprétés et appliqués que par un homme habile et expérimenté.

Il faut surtout se prémunir contre la tendance à trop agir, qui naît de l'apparence qu'ont ces sortes d'ulcères. Plus d'une fois nous avons vu des chancres ainsi étendus et de mauvais aspect, que l'on tourmentait par des topiques mercuriels, détersifs, désinfectants, s'améliorer très-vite sous l'influence de simples pansements avec de la charpie trempée dans une décoction émolliente, répétés deux ou trois fois par jour, pourvu qu'on y joignit le repos, un régime sévère, quelquefois un changement d'habitation ou même de climat; car c'est un fait d'observation générale et incontestable que la température et le régime ont la plus grande influence sur la marche des affections vénériennes. Un air froid et humide est de tous le plus nuisible; au contraire une température atmosphérique un peu élevée est la plus favorable. Plus d'un malade a guéri promptement en passant d'un climat froid et humide dans un climat chaud, comme, par exemple, en quittant Paris pour passer l'hiver à Nice, ou même à Naples; et bien d'autres, placés dans des circonstances opposées, ont vu au contraire s'aggraver et se prolonger les accidents qu'ils éprouvaient. Les médecins ont pu notamment vérifier ces fâcheux effets chez les guerriers du Nord qui, en 1814 et 15, quittaient nos pays tempérés emportant avec eux de tristes fruits de leurs campagnes.

En résumé, le chancre vénérien primitif présente des variétés auxquelles on a attaché plus ou moins d'importance suivant diverses théories que nous aurons à discuter plus tard. Les principales sont : le chancre bénin et superficiel, le chancre inflammatoire, le chancre induré, le chancre phagédénique; toutes ces variétés, selon nous et contrairement aux idées nouvelles, peuvent également être suivies ultérieurement d'accidents *consécutifs* ou secondaires.

Les chancres vénériens existent assez fréquemment seuls : d'autres fois ils se montrent joints à d'autres symptômes vénériens, tels que la blennorrhagie, la balanite fluente, les bubons, les tubercules plats. Nous aurons occasion plus tard de revenir sur les cas où plusieurs symptômes se trouvent réunis sur le même sujet, en traçant l'histoire générale de la syphilis, histoire qui se composera du rapprochement et de la combinaison des descriptions partielles que nous avons à présenter successivement, en nous occupant d'abord de chaque symptôme étudié en particulier.

Le plus habituellement le chancre (et surtout le *chancre induré*) est accompagné de l'engorgement plus ou moins prononcé des ganglions inguinaux (ou autres, suivant le siége du chancre); c'est ce qu'on a appelé la *pléiade ganglionnaire* dont on a voulu faire un accompagnement obligé et un signe diagnostique infaillible du *chancre infectant*; mais, d'une part, ce signe peut manquer, d'autre part, il peut accompagner aussi le *chancre mou*...; enfin, il peut être l'accompagnement de l'ulcère *consécutifs*, et il s'observe surtout à la suite de l'ulcération ou de l'induration que produit l'inoculation ou la contagion des accidents secondaires.

Cet engorgement, soit unique, soit multiple, ne prend le nom de *bubon* que lorsqu'il atteint des proportions notables, et, dans ce cas, il ne constitue ordinairement qu'une tumeur unique. (Voir plus loin l'article *Bubon*.)

TRAITEMENT. — « On a publié dernièrement que les ulcères et d'autres symptômes syphilitiques se guérissaient souvent d'eux-mêmes ou sans aucun remède. Mais je n'ai jamais vu, ni même entendu dire à aucun observateur attentif qu'aucun symptôme syphilitique quelconque se fût guéri de soi-même [1].

» Plusieurs chirurgiens modernes ont recommandé d'extirper tous les chancres ou ulcères syphilitiques récents des parties génitales par le moyen des caustiques, c'est-à-dire de les toucher une ou deux fois dans les vingt-quatre heures avec le nitrate d'argent fondu (pierre infernale), jusqu'à ce que les escarres se détachent successivement, et que la base de l'ulcère devienne rouge et nette. Cette pratique peut sans doute convenir quelquefois, mais je ne puis nullement la conseiller. A la vérité, les ulcères se guérissent généralement assez vite par cette méthode; mais j'ai observé très-souvent que des bubons en sont la suite. D'autres fois il arrive que le virus, enfermé sous l'escarre produite par les caustiques, corrode

[1] Les chancres *primitifs* peuvent, contrairement à l'opinion de *Swediaur*, guérir *d'eux-mêmes*, ou mieux, sans l'intervention d'un traitemen spécifique; mais cette guérison *naturelle* rencontre bien des écueils.

au-dessous les parties, et fait ainsi, au lieu d'un petit ulcère superficiel, un ulcère très-profond, qui nous force ensuite à avoir recours à d'autres remèdes. Il y a d'ailleurs des constitutions qui ne supportent aucune application âcre, de quelque espèce que ce soit, moins encore celle d'un caustique. Je l'ai vu, étant appliqué dans des constitutions irritables ou scorbutiques, produire de très-mauvais symptômes, et j'ai observé un cas dans lequel la mortification de la partie fut la conséquence d'une pareille application. » (SWEDIAUR, 1801, *Traité complet des malad. vénér.*, t. Ier, p. 310.)

Il y a de la vérité dans ces observations de Swediaur; seulement elles sont trop généralisées et évidemment exagérées.

La pratique blâmée par cet auteur est aujourd'hui celle qui a prévalu. En ville comme dans nos hôpitaux, spécialement dans plusieurs services de l'hôpital des vénériens, on traite de préférence les chancres primitifs par la cautérisation avec le nitrate d'argent, secondée de quelques lotions et applications émollientes et résolutives.

Dans la plupart des cas, ce traitement réussit; mais, comme l'a remarqué Swediaur, il est des sujets chez lesquels il se montre nuisible.

On connaît l'expérience d'*Harrisson* citée par le même auteur à l'appui des avantages des topiques mercuriels contre les chancres. Cet expérimentateur prit de la matière d'un ulcère syphilitique des parties génitales, et, après l'avoir bien triturée avec l'oxyde noir de mercure, il s'inocula ce mélange. Cette inoculation resta sans résultat, tandis que la même matière inoculée pure produisit un ulcère syphilitique. Cette expérience est beaucoup moins probante qu'elle ne le paraît au premier coup d'œil; on a vu bien des fois depuis lors échouer des inoculations de ce genre faites sans aucune précaution. Ne sait-on pas d'ailleurs que cette inconstance des résultats s'observe également dans toutes les autres maladies contagieuses, même dans celles qui sont le plus susceptibles de se transmettre et de se reproduire par inoculation : la *vaccine*, par exemple ?

Quoi qu'il en soit, un écrivain contemporain (M. Lagneau) partage jusqu'à un certain point les préventions de Swediaur et des auteurs qui l'ont précédé, comme il est facile d'en juger par le passage suivant :

« Je pense qu'il est dangereux de considérer les chancres primitifs comme une maladie purement locale, même à l'instant où ils commencent à paraître, et qu'on doit bien se garder de croire le malade exempt de toutes suites funestes lorsqu'on les lui a cautérisés à cette époque, ainsi que les empiriques le pratiquent journellement....

» Je crois qu'il est convenable de rejeter la cautérisation des chancres primitifs dans les premiers jours de leur apparition : 1° parce que cette méthode ne préserve pas de l'infection générale qui existait déjà avant la formation de l'ulcère ; 2° parce qu'elle est le plus ordinairement suivie de l'apparition de bubons aux glandes voisines ; 3° enfin, parce que la cicatrice prompte qui en résulte entretient le malade dans une sécurité dangereuse [1], » etc.

Selon M. *Ricord* [2], pour le chancre, après la *cautérisation* propre à le ramener à l'état d'ulcération simple, les antiphlogistiques, les émollients, les opiacés doivent constituer la méthode générale ; les mercuriaux, la méthode exceptionnelle. Celle-ci est appliquée seulement aux chancres *indurés*, et dans les circonstances où les ulcérations rebelles ont résisté aux autres modes de traitement. L'*induration* du chancre se rencontrant le plus souvent quand les symptômes secondaires doivent avoir lieu, et n'arrivant que quatre, ou cinq, ou six jours après l'inoculation, il est probable qu'en détruisant le chancre par la cautérisation avant cette époque, on doit se mettre à l'abri des symptômes secondaires. Dans

[1] *Traité pratique des Maladies syphilitiques*, 6e édition. 1828 ; tome Ier, p. 168.

[2] Lettre insérée dans la *Gazette médicale* de Paris, le 22 août 1855.

tous les cas, ceux-ci ne sauraient être sûrement prévenus par l'emploi des mercuriaux administrés contre les symptômes primitifs. — Voici maintenant, d'après M. Ratier, l'exposé des opinions de M. *Cullerier* (neveu) sur le chancre :

« D'après M. Cullerier, l'ulcère primitif, connu sous le nom inexact de chancre, est de tous les symptômes groupés sous le titre de maladie vénérienne celui qui doit être considéré comme le plus caractéristique....

» Dans les salles de ce praticien, les chancres comme les autres symptômes sont traités *rationnellement*. On applique des sangsues aux environs de ceux qui sont très-enflammés; on s'est assez bien trouvé d'en appliquer sur les chancres eux-mêmes. Les soins ultérieurs consistent dans l'apposition sur les surfaces malades de charpie imbibée d'une décoction émolliente et narcotique, ou même de charpie sèche quand la cicatrisation commence à s'opérer. Les corps gras sont généralement bannis de ces pansements; M. Cullerier les considère comme plus nuisibles qu'avantageux. Quand il se présente des chancres peu inflammatoires dès leur début, ou qui, après avoir été fort enflammés, ont cessé de l'être, M. Cullerier emploie avec beaucoup d'avantage des cautérisations superficielles et réitérées au moyen du nitrate d'argent; il n'a jamais observé d'accidents à la suite de cette pratique à laquelle plusieurs médecins reprochent d'en produire[1]. »

Dans un autre travail inséré dans le même journal que le précédent, M. Ratier propose formellement comme méthode spéciale de traitement et propre à dispenser de toutes les autres, si elle est appliquée à temps, la cautérisation des chancres à leur début, qu'il décore du nom de *méthode ectrotique*[2].

[1] Coup d'œil sur les cliniques médicales, etc. (5e art.) *Archives génér. de médecine*, 1828, tome XVI.

[2] Application de la méthode ectrotique au traitement des symptômes primitifs de la maladie vénérienne. *Archives gén. de médec.*, 1827-28, tomes XV et XVI.

« C'est, dit-il, une pratique ancienne dans le peuple et chez les soldats..., que de cautériser les chancres à leur début ou de les désorganiser par un moyen mécanique. Mais ils n'ont point pour cela de méthode rationnelle, d'où il résulte que les succès sont toujours le produit du hasard, et que le plus souvent, en appliquant ces moyens à des ulcères formés déjà depuis plusieurs jours, ou bien en ne pratiquant pas la cautérisation d'une manière bien exacte, ils excitent une vive inflammation qui aggrave le mal. Nous avons eu plusieurs fois l'occasion de voir des individus qui avaient employé pour cela le vitriol vert (sulfate de fer); d'autres se servent de sulfate de cuivre (vitriol bleu), du mercure doux ou de la cendre de pipe, avec lesquels ils frottent l'ulcère récent jusqu'au point de le faire saigner....

» Si la cautérisation a été pratiquée à temps et d'une manière bien exacte, la matière contagieuse a été décomposée, et la surface qui la fournissait, modifiée de telle sorte qu'on n'a plus rien à redouter.

» C'est, en général, du troisième au huitième jour que se développe la petite pustule *qui est le début du chancre*; il est assez rare qu'elle vienne plus tôt. Elle a le volume environ d'un grain de millet, elle est remplie d'une sérosité plus ou moins transparente, elle reste peu de temps entière, un frottement accidentel ou produit par la démangeaison en occasionne la rupture; alors on voit une ulcération d'une étendue proportionnée à celle de la *vésicule*, offrant une surface rouge, sensible et un peu douloureuse, mais qui bientôt s'étend et prend cet aspect d'un gris jaunâtre qui est propre à ces sortes de plaies.

» Il faut, autant que possible, profiter du moment *où la vésicule est encore entière* pour cautériser; le succès est alors certain; il l'est moins, quoique l'on puisse l'obtenir encore, si le malade ne se présente que quand elle vient d'être rompue et qu'on en retrouve encore les débris. »

M. Ratier ajoute « que la cautérisation *faite en temps op-*

portun et d'une manière exacte anéantit le virus dans sa source, met à l'abri de tout symptôme secondaire, et dispense, par conséquent, de tout traitement mercuriel ou autre ».

Cette méthode si simple, si expéditive et si assurée, perd beaucoup de ses avantages aux yeux de ceux qui, comme nous, sont portés à douter du mode de développement assigné au chancre par MM. Cullerier, Ratier et beaucoup d'autres à leur exemple; si, en effet, la *vésicule* ou la *pustule* ne s'observe pas, comme nous le pensons, au début du chancre, que devient la méthode ectrotique, dont le succès n'est assuré qu'autant qu'elle est appliquée à cette pustule ou immédiatement après sa rupture[1]?

Les observations apportées par l'auteur à l'appui de sa méthode ne me paraissent pas concluantes : je ne puis y voir que des exemples de vésicules d'*herpes* ou d'*eczema*, de petites pustules accidentelles d'*acne*, ou des excoriations superficielles, qui auraient très-bien guéri sans la cautérisation (comme nous avons été à même de l'observer un assez grand nombre de fois), et qui, dans tous les cas, n'auraient point été suivies de phénomènes syphilitiques.

M. Ribes père, à l'occasion du travail précédent, publia dans la *Revue médicale*, novembre 1827, des considérations sur l'excision et la *cautérisation* des chancres vénériens, dont nous extrairons aussi quelques passages :

« L'excision et la cautérisation des chancres, dit M. *Ribes*, ont été pratiquées il y a longtemps. J'ai recueilli presque tout ce qui a été écrit sur ce sujet, mais je n'en parlerai point ici : je vais faire seulement l'extrait le plus court possible des bases de mon travail sur la cautérisation des chancres vénériens.

[1] Dans l'inoculation artificielle pratiquée avec la lancette, le chancre est à la vérité précédé d'une *pustule*, mais ce mode de développement tient au mode d'insertion du virus et ne s'observe pas dans le chancre contracté par les voies ordinaires.

» Les chancres vénériens, *à leur apparition*, sont des *ulcères* ordinairement superficiels, et toujours, dans le commencement, ils sont couverts d'une pellicule ou couenne mince, légèrement jaunâtre... ; par la suite, les chancres deviennent rongeants, profonds, durs et inégaux.

» Chez l'homme, cet ulcère paraît vers le col de la couronne du gland, le plus souvent dans l'endroit où la membrane interne du prépuce se réfléchit pour se continuer sur cette partie du pénis. Le bord libre du prépuce, le filet, les fossettes qui sont sur les côtés, sont souvent le siége de cette maladie. J'ai vu plus rarement les chancres sur la couronne même ou sur la substance du gland. Là, le mal m'a paru faire des progrès plus rapides et être plus difficile à guérir.

» Les chancres vénériens abandonnés à eux-mêmes produisent souvent d'autres chancres, peuvent ronger une grande partie de l'organe sur lequel ils siégent, déterminent des bubons, et tous les symptômes généraux de la syphilis.

» Cette maladie fait quelquefois de grands ravages et très-promptement; d'autres fois ses progrès sont très-lents, et il n'est pas sans exemple que la maladie ait été usée et détruite par les efforts de la nature. Mais il ne faut pas compter assez sur celle-ci pour lui confier ce travail; il faut au plus tôt venir à son secours et l'aider par les moyens les plus efficaces. Mais faut-il, dans le principe, employer sur-le-champ le traitement mercuriel, et se contenter, pour l'affection locale, de simples soins de propreté? Ou bien faut-il, au plus tôt, attaquer le mal local *et détruire le virus* sur le point même où il se montre, qu'il altère et qui est *le point de départ de l'infection générale?* Je pense qu'il n'y a pas à balancer; il faut le plus promptement possible dénaturer le virus, en désorganisant superficiellement, par le moyen du caustique, *la partie ulcérée*.

» .... L'expérience vient surtout à l'appui de ce que j'avance : j'ai employé la cautérisation il y a déjà longtemps et avec le plus grand succès, à une époque où je n'avais qu'une idée confuse de l'opinion des auteurs sur l'emploi de ce moyen pour la cure des chancres. Je croyais être presque le seul qui l'eût mis en usage d'une manière rationnelle; depuis j'ai vu combien j'étais dans l'erreur. Cette médication, préconisée par les uns et blâmée par les autres, était connue, et les observations rapportées pour et contre ce moyen m'ont fortement affermi sur les avantages des caustiques pour la cure des chancres.

» En 1809, feu le docteur Bayle et moi nous fûmes consultés à Valladolid en Espagne, par un officier supérieur, pour une affection vénérienne qu'il avait contractée depuis peu. Cinq chancres autour du col de la couronne du gland étaient les premiers symptômes qui se manifestaient. La grande armée se dirigeait à marches forcées vers l'Allemagne. Cet officier, qui attendait à chaque instant l'ordre d'aller rejoindre, était très-inquiet sur son état et désirait vivement se débarrasser de ces petits ulcères qui l'incommodaient beaucoup, surtout quand il montait à cheval. Je proposai la cautérisation : le malade y consentit sur-le-champ et avec le plus grand empressement. Il fut guéri de cette affection locale le dixième jour par deux applications de pierre infernale et des lotions d'eau végéto-minérale, qui furent faites en présence du docteur Bayle et de M. Rouyère, aujourd'hui pharmacien-major aux Invalides. Au retour de la campagne de Wagram, cet officier vint me faire une visite; jamais il ne s'était mieux porté. Je le revis encore pendant les Cent-Jours : il me dit que sa santé n'avait point été dérangée depuis la disparition des chancres que je lui avais cautérisés seize ans auparavant.

» J'ai observé que, lorsque la partie atteinte par le virus était très-douloureuse ou fortement enflammée, le mal restait longtemps local, et qu'il n'y avait point d'absorption, ou l'impression vénérienne se concentrait autour de ce point et ne se communiquait pas au reste des solides. J'ai vu des chancres très-douloureux et faisant depuis plusieurs jours des progrès rapides ne pas résister à quelques applications du caustique, et le malade qui en était affecté se porter parfaitement bien depuis cette époque.

» Je n'emploierais pas le traitement mercuriel sur un individu qui aurait un chancre qu'on aurait brûlé ou qui aurait disparu naturellement, si depuis six mois ou un an le malade se portait bien [1], dans la persuasion d'ailleurs que le mercure est inutile si la maladie est locale, puisque l'on a d'autres moyens à lui opposer, et qu'il ne peut rien sur le virus circulant avec les humeurs si les solides ne sont pas troublés : ainsi, j'attendrais le développement de nouveaux accidents.

» Je conclus de tout ce que je viens de dire qu'on doit brûler ou exciser les chancres, surtout lorsqu'ils sont récemment contractés. Le succès de ces moyens contre la morsure de la vipère, des chiens enragés et les piqûres faites avec les instruments imprégnés d'un virus quelconque, serait une raison suffisante pour en faire l'emploi, si l'expérience n'avait rigoureusement prononcé en leur faveur et si le raisonnement n'en démontrait la nécessité d'une manière positive.

» Par la cautérisation de ces ulcères, on court les chances de guérir sans être forcé de subir le traitement mercuriel.

» En finissant, je dois prévenir qu'après avoir cautérisé des chancres déjà anciens, dont les bords étaient un peu élevés, il m'est arrivé plusieurs fois de voir s'y former promptement une cicatrice mince; mais la partie est restée dure et s'est présentée sous la forme d'une petite tumeur plus ou moins arrondie ou ovalaire : elle se résout et rarement on la voit persister. Cependant cela a lieu quelquefois, le malade s'en inquiète et le médecin ne doit pas regarder cet état avec indifférence. Il faut saisir cette tumeur avec une pince à disséquer et l'exciser avec des ciseaux convexes sur leur plat : on passe légèrement la pierre infernale sur la petite plaie qui

[1] On sait que cette opinion est aussi celle de M. Ricord, qui ne croit pas à la manifestation tardive des accidents consécutifs.

en résulte, et la cicatrisation s'y opère en peu de temps. »

Voici, d'autre part, quelques observations de M. Diday, de Lyon, contraires aux expériences de M. Ribes :

« *Première observation.* — Un monsieur de quarante-cinq ans, un peu syphilophobe, et, par conséquent, très-attentif sur l'état de son appareil génital, vient, le 24 septembre 1858, me consulter pour un tout petit chancre du fourreau, qu'il n'a aperçu que *depuis trois jours*. Je le cautérise immédiatement avec de la pâte carbo-sulfurique, que M. Poisson, interne de l'hôpital du Midi, et notre très-digne collègue en syphilographie, avait eu, lors de son récent passage à Lyon, l'obligeance de me préparer lui-même.

» Le 3 octobre, il revint me montrer une cicatrice solide et de bonne nature en apparence. Mais déjà quelques ganglions inguinaux légèrement durcis m'inspirent dans le pronostic une certaine réserve.

» Effectivement, le 8 novembre, je le revois avec l'écusson induré caractéristique de la cicatrice. L'adénite spécifique double est évidente. Il se plaint de croûtes du cuir chevelu.

» Le 19 novembre, je constate une éruption papuleuse générale bien accentuée, dont la saillie, l'étendue et la coloration fortement cuivrée me paraissent, malgré mes habitudes de temporisation, une raison pressante de juger que l'administration du mercure est dès à présent indispensable.

» *Deuxième observation.* — Un jeune homme se présente à moi le 21 septembre 1858. Après plusieurs rapports échelonnés à courts intervalles, il n'a vu que *depuis deux jours* un petit chancre du fourreau. (Je crois d'autant plus à la fidélité de son assertion, que, très-soigneux et même timoré, ce malade, affecté depuis plusieurs mois d'un herpès præputialis, avait l'habitude d'accourir chez moi dès la première apparition de chacune de ces éruptions simples.) Je lui applique la pâte de Canquoin, qu'il garde deux heures.

» Huit jours après, il était guéri, et au point d'en pouvoir fournir, sans douleur, les preuves les plus solides.

» Depuis lors, la cicatrice resta intacte. Cependant un léger grain de millet, dont j'avais la sensation en pressant entre deux doigts cette partie de la peau, n'était pas sans me laisser quelque inquiétude pour l'avenir.

» Le 27 octobre, je découvre, en effet, sur l'abdomen une roséole à l'état naissant.

» Le 4 novembre, elle est devenue générale, plus colorée et s'accompagne d'acnés *capitis*, d'engorgements sous-occipitaux, de céphalée, etc.

» *Troisième observation.* — Un jeune homme se connaissant en chancres, puisqu'il en a eu, il y a trois ans, au filet, un traité avec succès par M. le docteur Gallois, de Saint-Étienne, me demande mon avis, le 14 octobre 1858, pour une petite écorchure qui n'a, m'affirme-t-il, commencé *que depuis vingt-quatre heures.* Je la brûle avec la pâte carbo-sulfurique.

» Le revoyant le 26 octobre, je trouve la cicatrice bien formée, mais très-indurée, plus la pléiade inguinale déjà manifeste.

» Le 26 novembre, il m'offre une éruption papuleuse, discrète, mais générale, quelques croûtes au cuir chevelu, etc. »

Je joins à ces nouveaux cas la relation d'un fait non moins probant, dont j'emprunte les circonstances afférentes à la question actuelle à la deuxième publication de M. Langlebant. (Voy. *Moniteur des hôpitaux* du 21 décembre 1858.)

« *Quatrième observation.* — Un élève en médecine fort instruit et parfaitement au courant des diverses questions syphilographiques consulta notre confrère pour une petite ulcération en arrière du gland, ulcération « dont il s'était aperçu *depuis deux jours seulement*, très-superficielle et à peine large comme la tête d'une grosse épingle, ne présentant aucune induration et ne s'accompagnant d'aucun engorgement des ganglions inguinaux. Le malade la cautérisa le jour même avec son crayon d'azotate d'argent. La cicatrisation fut complète en moins d'une semaine.

» Nulle induration ne s'étant prononcée aux aines, le médecin et le malade se rassuraient, — le premier toutefois plus que le second, — lorsque, deux mois après, la vérole constitutionnelle se déclara. »

Il est temps maintenant que nous nous prononcions nous-même sur le meilleur mode de traitement des chancres. Renvoyant tout ce qui tient à des questions de doctrine au chapitre où nous nous occuperons du traitement général de la syphilis, nous ne parlerons ici que de ce qui concerne spécialement le chancre primitif, et nous regarderons comme jugées par anticipation les questions que nous aurons plus tard à débattre.

Cela posé, regardant, avec la plupart des auteurs anciens et modernes, le chancre vénérien des parties génitales comme l'un des symptômes les plus caractéristiques de la vérole, nous pensons que, dans l'état actuel de la science, il est prudent de ne pas se borner uniquement au traitement local.

Si l'on est appelé dès les premiers jours de l'apparition du chancre, et que la physionomie de celui-ci ainsi que les renseignements fournis par le malade ne laissent point de doute sur sa nature, il n'y a que de l'avantage à se délivrer d'abord du symptôme local par la cautérisation. Pour cela, après avoir abstergé avec un linge fin la surface de la petite ulcération, on la touche avec un crayon de pierre infernale taillé en pointe, ou l'on promène la pierre sur cette surface si elle a un peu d'étendue, après quoi l'on plonge la verge dans l'eau froide pendant quelques minutes. Pour peu qu'il y ait de gonflement et d'inflammation, le malade devra garder le repos et baigner la verge plusieurs fois le jour dans une décoction émolliente ou même faire des injections avec la même eau entre le gland et le prépuce, pour peu que celui-ci soit long et ait quelque difficulté à être ramené en arrière. Il y a de l'inconvénient, en effet, dans ce cas, à découvrir trop souvent le gland et à déterminer des frottements entre le prépuce et lui.

Souvent, pour peu que le sujet soit jeune et robuste, les parties tendent à se gonfler et à se tuméfier : dans ce cas, une saignée du bras, des bains tièdes, le repos, des boissons délayantes et laxatives, un régime très-sobre, doivent être prescrits et concourent singulièrement à favoriser la prompte dessiccation du chancre. On ne doit appliquer sur celui-ci de charpie sèche ou imbibée d'eau de guimauve ou de sureau, ou bien enduite de cérat simple, qu'autant que ce pansement et la présence d'un corps étranger, quelque doux qu'il soit, ne causent au malade ni gène ni douleur ; car, à la rigueur, les bains, les lotions et les injections suffisent.

On a coutume, à l'hôpital des vénériens, de se servir pour les pansements et les lotions d'une eau rendue résolutive par l'addition de l'acétate de plomb ou du vinaigre ou vin aromatique; je n'y vois pas grand inconvénient, et cependant je préfère l'eau pure ou une décoction émolliente simple.

Si l'on n'a pas jugé nécessaire d'avoir recours aux moyens préparatoires (saignée, bains, laxatifs), que je crois, moi, très-souvent utiles, on prescrit de suite un traitement spécifique. Le plus simple et le plus commode est encore l'emploi de mon *sirop de deuto-iodure ioduré*, ou bien l'administration de la *liqueur de Van Swieten* à petites doses. Je ne vois pas que l'efficacité qu'on lui attribue dans la syphilis *constitutionnelle* soit un motif suffisant pour la faire rejeter dans le cas de syphilis primitive.

Si déjà le chancre ou les chancres sont multipliés et étendus, je n'ai plus recours à la cautérisation, et après avoir combattu, quand cela est nécessaire, par les topiques émollients, les accidents inflammatoires, je fais oindre les ulcères avec une pommade mercurielle opiacée, ou j'applique de la charpie enduite de cette pommade quand ce pansement (qui doit être, suivant le besoin, renouvelé une ou deux fois par jour) n'est point incommode au malade.

Je me sers le plus habituellement des deux formules suivantes :

N° 1. ℞ Onguent rosat . . . . . 6 grammes.
Précipité blanc. . . . . 40 centigrammes.
Laudanum. . . . . *gtt.* vj.
Mêlez.

N° 2. ℞ Cérat opiacé . . . . . . 15 grammes.
Précipité rouge . . . . 30 centigrammes.
Laudanum . . . . *gtt.* vj.
Mêlez.

On peut d'ailleurs les varier beaucoup : on accroît ou l'on diminue la proportion de l'oxyde mercuriel suivant le besoin.

La cautérisation avec le nitrate d'argent devient encore utile plus tard pour hâter la cicatrisation. Généralement elle abrége sensiblement la durée des chancres, et, dans la plupart des cas, il convient de la répéter plusieurs fois.

Quant à l'opinion systématique qui donne comme règle l'emploi des mercuriaux dans la première période de la syphilis, et de l'iodure de potassium dans la syphilis constitutionnelle ou *consécutive*, c'est encore là une de ces lois qu'on ne doit admettre qu'avec beaucoup de restrictions : nous aurons d'ailleurs à y revenir.

Historique. — Quelques écrivains modernes, abusés par l'attention spéciale qu'ont donnée les auteurs de la fin du quinzième siècle et de la première partie du seizième aux phénomènes *les plus apparents* de la maladie vénérienne, et notamment aux éruptions cutanées qui ont été désignées à tort sous le nom de *pustules*, ont avancé, un peu légèrement, que la syphilis avait changé d'aspect et que, dans les premiers temps de son apparition, la maladie se présentait beaucoup plus fréquemment qu'aujourd'hui sous la forme d'*éruption*, ou même débutait de prime abord par cette forme, ce qui ne se voit pas de nos jours.

C'est ainsi que, d'après M. Devergie, l'*épidémie* de 1794 consistait dans *une éruption de grosses pustules sur le corps*[1]; que, suivant M. Alibert, il est incontestable que les

[1] *Recherches historiques et médicales*, etc. Mémoire lu à l'Académie de médecine, en octobre 1834.

premiers symptômes de la maladie se sont déclarés *à la peau*, se montrant sous la forme de *nombreuses pustules* qui se propageaient insensiblement *sur toute l'étendue du corps*[1] ; que M. Jourdan, enfin, fait de cette prétendue épidémie de la fin du quinzième siècle *une maladie de peau* contagieuse qui avait pour symptômes caractéristiques « une » *éruption générale* de pustules non suppurantes sur tout le » corps, des excroissances hideuses de la grosseur d'un gland » sur toute la peau, *et principalement au visage*, lesquelles » se changeaient souvent en ulcères rongeurs[2] », etc.

A ce que nous avons dit plus haut des témoignages contemporains de l'apparition de la syphilis en Europe, qui attestent qu'à cette époque, comme à la nôtre, le mal commençait par une affection des parties génitales, et notamment par des *chancres*, nous ajouterons, en preuve de l'ancienneté et de la constance de ce symptôme primitif, le passage suivant du Traité d'*Astruc* (liv. I, ch. XIII) :

« La première période s'étend depuis l'an 1494, que la vérole commença, jusqu'à l'an 1514. Tous les symptômes rapportés par Nicolas Leoniceno, en 1497 ; par Gaspard Torella, en 1500 ; par Jacques Catanée, en 1505 ; enfin, par Jean Almènard, en 1510, comme propres à la vérole dans ce temps-là, sont tous rapportés exactement par JÉROME FRACASTOR[3], qui parle de cette sorte :

« Le mal, lorsqu'il commença à se faire sentir parmi nous, » se manifestait ordinairement par ces accidents : Les ma- » lades étaient las, tristes et abattus ; *il venait à la plupart* » *des chancres aux parties honteuses*.... Ces chancres » étaient opiniâtres ; quand on les avait guéris dans un en- » droit, ils paraissaient dans un autre, et c'était toujours à

[1] *Monographie des dermatoses*, tome II, p. 342, ch. des *Dermatoses véroleuses*.

[2] *Traité complet des maladies vénériennes*, etc., tome Ier, ch. III, p. 292 et suiv.

[3] Lib. 2. *De morbis contagiosis*, cap. II, *De morbo gallico*.

» recommencer. *Il s'élevait ensuite* sur la peau des *pustules* » avec croûte; *elles commençaient* dans les uns par attaquer » la tête, *et c'était le plus ordinaire;* dans les autres, elles » paraissaient ailleurs, » etc.

Si de nos jours on se laisse moins détourner de l'appréciation des phénomènes *primitifs* par les ÉRUPTIONS qui surviennent à une époque plus ou moins avancée de la maladie, et qui sont toujours (sauf les *tubercules plats* primitifs) des indices d'une syphilis constitutionnelle, c'est qu'on connait mieux la filiation et la succession des divers symptômes de la syphilis, c'est qu'on observe avec plus de soin, avec plus d'attention et avec plus de lumières; c'est que le public lui-même connait mieux la maladie et se détermine plus promptement et plus facilement à consulter le médecin dès l'apparition des premiers indices de la syphilis. Mais les *chancres* n'en demeurent pas moins les symptômes primitifs les plus constants et les plus anciennement constatés de la maladie vénérienne..., bien qu'ils n'en constituent pas, comme on l'a prétendu, *le seul* phénomène primitif. Quant aux distinctions nouvellement établies entre les diverses formes du chancre, nous en avons déjà indiqué le degré d'importance, que l'on a assurément beaucoup exagéré.

§ II. *Des bubons.*

« Les bubons vénériens, dit ASTRUC, sont des tumeurs des glandes lymphatiques des aines, douloureuses, dures, rénitentes, qui viennent difficilement à suppuration, et qui sont produites médiatement ou immédiatement par un commerce impur. »

« Un homme ou une femme, continue le même auteur, qui sont exposés à ce mal par une cause immédiate et à la suite d'un commerce impur, ressentent quelques jours après l'action une légère douleur en marchant, dans les glandes, d'un côté ou des deux côtés des aines. Ces glandes paraissent gonflées au toucher. Elles augmentent de volume plus ou moins vite, et elles deviennent dures, tendues, rénitentes, douloureuses. Cependant la peau qui les couvre conserve sa chaleur naturelle; mais on marche avec plus de peine. Enfin, le poulain se manifeste; il est plus ou moins élevé, d'une figure ronde, oblongue ou cylindrique : tantôt gros comme un œuf de pigeon ou de poule, et tantôt comme le poing. » — Astruc distingue ensuite, avec raison, les bubons en *phlegmoneux, œdémateux* et *squirrheux,* suivant qu'ils ont une forme inflammatoire, œdémateuse ou d'induration indolente.

Swediaur établit une distinction importante entre les bubons *idiopathiques* et *sympathiques*. Les premiers sont ceux qui sont produits par l'absorption médiate ou immédiate du virus vénérien; les seconds sont ceux qui proviennent simplement de l'irritation qui existe à l'extrémité des vaisseaux qui se rendent aux glandes lymphatiques. Il admet en outre des bubons *secondaires* ou produits par une syphilis constitutionnelle. « J'ai plusieurs fois observé, dit-il, des bubons » inguinaux, sans que le malade se fût exposé d'aucune ma- » nière à l'infection; et, dans deux de ces cas, les malades » n'avaient point vu de femmes depuis plusieurs semaines, » mais ils avaient eu, quelques mois avant, la maladie sy- » philitique. » Quant aux bubons *d'emblée,* comme on les appelle aujourd'hui, voici comment s'exprime cet habile praticien :

« Plusieurs observations authentiques qui se sont présen- » tées dans ma pratique me prouvent que les bubons provien- » nent quelquefois d'une absorption immédiate, sans être » précédés d'aucune excoriation ni d'aucun ulcère aux par- » ties génitales ou à quelque autre partie de la surface du » corps, quoique cela ait été contredit par quelques auteurs » modernes. Il y a environ douze ans que, dans l'espace » d'une semaine, il se présenta dans un hôpital militaire » trois soldats, tous trois attaqués d'un bubon qu'ils avaient

» pris de la même femme : ils avaient tous été en parfaite » santé quelques jours auparavant ; aucun d'eux n'avait à son » arrivée la moindre excoriation aux parties génitales, ni aux » cuisses, ni même aucune apparence d'écoulement. J'en ai » vu plusieurs autres exemples semblables depuis. »

Les bubons idiopathiques réclament ordinairement un traitement spécial, tandis que les bubons *sympathiques* se dissipent spontanément aussitôt qu'on a détruit la cause irritante qui est dans leur voisinage. « C'est sûrement, ajoute *Swediaur*, cette espèce de bubons que les charlatans, avec leurs prétendus onguents ou emplâtres secrets, semblent quelquefois dissiper en peu de jours, tandis que d'un autre côté on entend fréquemment les malades se plaindre des meilleurs médecins, parce qu'ils n'ont pas réussi à résoudre leurs bubons. Si cependant les malades connaissaient la différence qui se trouve entre la nature de leur mal actuel et celle du bubon qu'ils ont précédemment eu, ils reconnaîtraient probablement que dans le premier cas il ne fallait pas attribuer la guérison à l'onguent ou à l'emplâtre que le charlatan y avait appliqué, mais uniquement à la nature de la maladie; tandis que dans le dernier il faut souvent beaucoup d'habileté et une attention bien constante et très-soigneuse, soit pour résoudre un bubon, soit pour le guérir après que les tentatives pour le résoudre ont été sans succès. »

Swediaur est disposé, d'ailleurs, à faire rentrer dans la classe des bubons sympathiques ceux qu'on observe dans la *blennorrhagie*.

— Suivant MM. Cullerier et Ratier[1], « les phlegmasies des ganglions inguinaux, connues sous le nom de *bubons*, sont un des symptômes les plus communs, surtout chez les hommes, chez lesquels ils présentent généralement plus de gravité que chez les femmes : ce qui s'explique facilement par la vie plus active, les occupations plus fatigantes et le

[1] Coup d'œil sur les cliniques médicales, etc. (*Archives gén. de méd.*, 1828, tome XVI.)

régime habituellement plus stimulant des premiers. Quoi qu'il en soit, une remarque faite depuis longtemps par M. Cullerier, c'est que les bubons qui surviennent consécutivement aux chancres ne sont pas en raison directe de l'intensité de l'inflammation dont ceux-ci sont le siége; on voit, au contraire, des malades dont les parties génitales sont couvertes de chancres éminemment inflammatoires être exempts de bubons, tandis que d'autres ayant un seul chancre peu douloureux voient leurs glandes inguinales s'engorger d'une manière très-intense. Ce fait est, pour nous, mis hors de doute par un nombre d'observations assez considérable déjà; nous avons vu, entre autres, deux hommes atteints de chancres nombreux au pénis, et tels qu'ils semblaient devoir perdre cet organe; le premier guérit très-bien par un traitement rationnel et sans qu'il survînt des bubons; le second en vit se manifester lorsque l'état de sa verge commençait à s'améliorer beaucoup. »

D'après M. RICORD (lettre à la *Gazette médicale*), « le bubon successif au chancre est *sympathique* ou virulent. Dans » ce dernier cas, c'est un *chancre ganglionnaire,* identique » avec le chancre, dont il n'est que la succession, et susceptible » de fournir un chancre par l'inoculation du pus qu'il sé» crète. » Dans l'autre cas, c'est un symptôme lymphatique qui rentre dans le domaine de la pathologie générale.

Voyons maintenant ce que dit M. LAGNEAU :

« On divise les bubons vénériens en primitifs, consécutifs ou secondaires, et en constitutionnels. Les premiers, qu'on nomme aussi bubons d'emblée, se manifestent sans qu'aucun symptôme primitif d'infection les ait précédés. Ils affectent le plus ordinairement les glandes inguinales.

» .... J'ai donné mes soins, en 1811, à un jeune officier qui, n'ayant jamais eu la vérole, a été d'abord affecté de deux bubons inguinaux d'un volume considérable, un mois juste après le commerce avec une femme suspecte, et sans que ces tumeurs eussent été précédées de chancres, de gonorrhée, ni de la moindre irritation aux parties génitales. Chez un étranger qui réclama mes soins il y a trois ans, deux bubons affectant le même siége étaient survenus trois semaines au plus après le coït. Le temps d'incubation n'a été que de dix jours pour un jeune homme que j'observai à peu près dans le même temps, et chez lequel une tumeur vénérienne se manifesta à l'aine gauche.

» .... Les bubons secondaires, symptomatiques ou consécutifs sont les plus fréquents de tous. Ils surviennent toujours peu de temps après l'apparition d'ulcères vénériens primitifs, de blennorrhagies ou de pustules humides (*tubercules plats*), accompagnés d'un certain degré d'inflammation. L'intervalle n'est parfois que d'un très-petit nombre de jours. Ces tumeurs ont ordinairement lieu aux aines, à moins que la bouche ou quelque partie ulcérée des extrémités supérieures n'ait subi l'application de la matière contagieuse [1], comme on l'observe, par exemple, sous la mâchoire de l'enfant qui reçoit l'infection en tetant une nourrice vérolée, et aux glandes et aisselles de cette dernière si elle l'a gagné de son nourrisson, ou lorsque le virus s'est introduit par quelque plaie de l'une des extrémités supérieures, ainsi qu'on le voit arriver aux chirurgiens et aux sages-femmes qui assistent dans leurs couches des personnes infectées. »

Ainsi que les auteurs que nous venons de citer, nous regardons comme incontestable l'existence et même la fréquence assez grande des bubons d'*emblée*, c'est-à-dire des engorgements glandulaires inguinaux qui surviennent huit ou dix jours après un coït impur, sans être précédés ni accompagnés d'aucun symptôme morbide aux parties génitales. La nouvelle école se délivre de l'embarras que lui causent

[1] M. Schall, médecin distingué de l'école de Strasbourg, fait mention dans son excellente dissertation d'un malade qui contracta un bubon axillaire, et par suite la vérole, en exposant plusieurs fois par jour un doigt tout récemment guéri d'un panaris et encore dénué d'épiderme à l'impression d'un écoulement blennorrhagique dont il était affecté. (*De syphilide, dissert. medic.* ARGENTORATI, 1804.)

ces bubons, ainsi que tous les autres engorgements inguinaux qui donnent lieu à quelque doute, en les rejetant de sa pleine autorité dans la catégorie des *bubons scrofuleux.*

Lorsque le bubon est la conséquence du chancre primitif, comme cela est le plus ordinaire, ou d'une autre affection génitale, il ne survient ordinairement que plusieurs jours et quelquefois plusieurs semaines après l'apparition du phénomène primitif précité.

Enfin, il est des cas plus rares où il y a presque simultanéité entre l'apparition de tous les symptômes morbides. Ainsi l'on peut voir, dès le début, coexister un bubon et un chancre, ou un bubon et une blennorrhagie, etc.

Assez souvent les ganglions lymphatiques inguinaux se prennent des deux côtés à la fois; dans d'autres cas, il n'existe qu'un seul bubon.

Une gêne, une douleur plus ou moins marquée dans l'aine, augmentant par la pression, la marche, les mouvements du membre inférieur, appellent ordinairement l'attention du malade sur cette région, et lui font reconnaître l'existence d'une petite tumeur qui ne tarde pas à augmenter de volume et peut progressivement acquérir la grosseur d'une noix, d'un œuf de poule, ou même un volume presque aussi considérable que celui du poing d'un adulte.

Cette tumeur, de forme oblongue, ovoïde ou arrondie, occupe ordinairement cette portion de la région inguinale qui est voisine du pli de la cuisse et proche du pubis; elle est formée par l'engorgement des ganglions lymphatiques sous-cutanés qui abondent dans cette région. Les glandes sous-aponévrotiques peuvent aussi être prises soit simultanément, soit isolément, d'où la distinction en bubons *superficiels* et en bubons profonds. L'engorgement peut d'ailleurs siéger un peu plus haut ou un peu plus bas, un peu plus en dehors ou un peu plus en dedans, sans que ces variations soient bien importantes à noter sous le point de vue pratique.

Le bubon formé, il est bien important de ne pas le confondre avec les autres tumeurs qui peuvent se former dans la même région ; et dans l'immense majorité des cas, cette confusion est facile à éviter pour peu qu'on ait quelque habitude de la pratique. Habituellement le langage des malades est plus propre à induire en erreur qu'à éclairer le médecin, et c'est toujours à un *effort* qu'ils rapportent le mal, espérant être crus sur parole et détourner l'attention de la vraie source de l'engorgement.

Les engorgements glanduleux sympathiques d'une plaie simple, d'une ulcération du pied, ou les engorgements simplement inflammatoires, purement accidentels, les engorgements lymphatiques et scrofuleux, les hernies (surtout les hernies *épiploïques*), les abcès par congestion, les anévrismes de l'artère crurale, telles sont les tumeurs qui, ayant à peu près le même siége et quelque chose d'analogue dans leur apparence, ont pu donner lieu parfois à de fâcheuses méprises.

Peut-être n'est-il pas inutile de rappeler ici l'exemple d'une erreur de ce genre commise par l'illustre auteur de la *Médecine opératoire*.

« Je fus consulté, dit *Sabatier*, par un officier sur une tumeur qu'il portait à la partie supérieure et antérieure de la cuisse, directement au-dessous du ligament de Fallope. Cette tumeur avait paru subitement cinq à six jours avant, à l'occasion d'un effort que le malade avait fait en sautant un ruisseau très-large. Elle était de forme presque ronde, absolument indolente, d'une rénitence assez grande, et n'avait pas changé la couleur de la peau. Le malade lui-même, qui croyait n'avoir aucune raison de craindre une maladie vénérienne, ne me dit point qu'il s'y fût exposé, et ne me parla que de l'effort après lequel la tumeur avait paru, sans qu'elle eût augmenté de volume depuis. Je crus que c'était une hernie crurale, et je lui conseillai de se faire faire un bandage; mais l'accroissement de la tumeur ne tarda pas à nous détromper tous les deux, et je vis qu'il avait un *bubon véné-*

rien, pour lequel je lui fis administrer les remèdes convenables. »

Pendant les quatre années de service que j'ai faites jadis au bureau central d'admission des hôpitaux, j'ai eu occasion d'examiner un grand nombre d'individus atteints de hernies et de bubons ; plusieurs fois il m'est arrivé d'avoir à redresser des erreurs commises par le malade ou même par le médecin, relativement au diagnostic et au traitement de ces tumeurs.

Le mode de développement graduel et progressif du *bubon* comparé à l'apparition subite de la *hernie,* la réductibilité de celle-ci et l'influence qu'exercent sur la tumeur les efforts respiratoires qui n'en ont, au contraire, aucune sur le bubon, la dureté et la sensibilité plus ou moins prononcée de l'engorgement glandulaire, tels sont les signes les plus propres à distinguer le bubon de la hernie.

Quant aux anévrismes et aux abcès par congestion, nous croyons superflu de rappeler ici les caractères mentionnés avec soin dans tous les livres de chirurgie.

On conçoit facilement que l'analogie absolue de siége rend bien plus difficiles encore à distinguer les engorgements glandulaires simplement inflammatoires ou causés par le vice scrofuleux, des engorgements vénériens. Toutefois, il se rencontre rarement dans la pratique une réunion de circonstances telle que le diagnostic offre réellement de l'obscurité, si ce n'est peut-être pour quelques cas de bubons *sympathiques,* comme les nomme Swediaur, coexistant avec des symptômes vénériens ; l'inoculation a été proposée dans ce cas comme moyen de diagnostic : c'est un sujet sur lequel nous aurons occasion de revenir plus tard.

Quoi qu'il en soit, le bubon vénérien est ordinairement plus volumineux, plus dense et moins douloureux que les engorgements sympathiques ; il ne forme le plus souvent qu'une masse plus ou moins bien circonscrite, au lieu que les engorgements inflammatoires offrent assez fréquemment de petites glandes séparées. Quelquefois aussi, dans ce dernier cas, on peut suivre de l'œil ou du doigt les petits cordons noueux, les petites raies rosées formées par l'inflammation des vaisseaux lymphatiques qui s'étendent du point irrité à la région où siégent les glandes engorgées.

Enfin, il faut se garder de prendre pour des bubons commençants les glandes lymphatiques un peu volumineuses qu'on rencontre chez quelques sujets tout à fait sains, dans les régions inguinale et crurale, particulièrement au voisinage des vaisseaux cruraux.

Après s'être accru pendant un temps qui varie suivant l'acuité du mal et la conduite du malade, le bubon reste stationnaire et persiste à l'état d'induration indolente ou peu douloureuse; ou bien, au contraire, il s'échauffe, s'enflamme, et offre à son centre un point phlegmoneux qui peut passer plus ou moins rapidement à l'état de suppuration.

Lorsque celle-ci a lieu, la peau rougit, s'amincit, et le pus se fait jour au dehors par une ou plusieurs ouvertures. Il arrive alors assez fréquemment que le mouvement inflammatoire se ralentit de nouveau, que la peau se décolle et s'amincit, que les ouvertures restent fistuleuses et que l'engorgement glandulaire persiste à l'état d'induration pendant un temps qui peut être fort long si l'art ne vient point activement au secours de la nature.

Généralement la durée d'un bubon vénérien un peu considérable s'étend à plusieurs semaines, lors même qu'il ne passe point à la suppuration; dans ce dernier cas, il n'est pas rare de voir, après l'ouverture de l'abcès, s'écouler encore un espace de temps plus long que celui qui l'a précédé, et la guérison ne point être obtenue avant deux ou trois mois.

C'est donc toujours un symptôme assez fâcheux que le bubon, et l'art doit réunir tous ses moyens pour s'efforcer d'en abréger la durée. Dans cette vue, la *compression méthodique* fut proposée comme le moyen de traitement par excellence dans un journal anglais analysé par les *Archives de médecine* (t. II, 1833, 2e série, p. 418).

« Cette nouvelle méthode consiste dans une compression méthodique faite sur la partie affectée avec une compresse solide, assez large non-seulement pour couvrir la tumeur, mais aussi pour l'envelopper complétement.

» L'attention de M. le docteur Fergusson fut fixée pour la première fois sur ce moyen, quand il fut nommé à l'état-major du quartier de Plymouth, en 1805, pendant l'hiver de cette année, qui fut très-doux et humide....

» Les bubons, suite de gonorrhées ou d'irritation syphilitique véritable, se manifestèrent dans tous les régiments de la place, excepté dans un seul, le régiment de Cornwall. M. Sergeant, chirurgien de ce régiment, assura à M. Fergusson que les accidents dans les autres corps devaient être attribués au traitement qui était inefficace. Pour mettre son opinion hors de doute, il choisit sous les yeux de M. Fergusson, dans les hôpitaux, plusieurs cas de bubons de diverses formes, mais particulièrement à l'état de suppuration active. Tous ces cas furent promptement guéris par sa méthode du traitement par la compression, et plusieurs dans l'espace de quarante-huit heures. Quelques-uns cependant étaient à peu près assez mûrs pour être ouverts par la lancette; mais pourvu que ces bubons pussent supporter la compression sans se crever, ils étaient dissipés comme les autres; s'ils venaient à se rompre, on appliquait la compression de manière à évacuer le pus et à rapprocher les parois de l'abcès.

» La méthode de M. Sergeant consiste dans l'application d'une compresse mouillée d'une solution saturnine et fixée par une bande un peu large, de plus de six aunes de longueur. Le malade doit en outre rester au lit.

» Les officiers de santé de la garnison de Plymouth s'empressèrent d'adopter ce mode de traitement, et depuis ce temps il n'y a plus de bubons ouverts dans les hôpitaux militaires.

» Le résultat d'une expérience très-étendue me confirma,

dit M. Fergusson, dans mon opinion sur l'efficacité de cette méthode ; ce fut particulièrement pendant mon séjour à Lisbonne, où j'eus à soigner un grand nombre de soldats français, prisonniers de guerre, que je reconnus son excellence. Un grand nombre d'entre eux présentaient des bubons ; quelques-uns même moururent des suites fâcheuses de ces bubons ouverts. Ces braves gens, en général si confiants et si gais, quoique nos ennemis, avaient perdu toute confiance dans leurs nouveaux médecins. Dans le commencement, ils regardaient d'un mauvais œil la méthode par la compression, croyant qu'elle n'était autre chose qu'une expérience qu'on voulait faire sur eux ; mais rien ne put égaler leur satisfaction quand, au bout d'un temps très-court, le bandage était levé et qu'ils trouvaient que ces tumeurs incommodes avaient complétement disparu. » (*Medic. Gazet.*, 16 mars 1833).

Le *vésicatoire* appliqué sur les bubons peu douloureux, quelle que soit d'ailleurs l'époque à laquelle on les observe, est une méthode qui compte aujourd'hui un certain nombre de partisans et que nous avons vue nous-mêmes produire des résultats avantageux, soit que le vésicatoire réussît à déterminer la résolution de l'engorgement, soit qu'il eût pour effet de hâter la maturité et de concentrer le travail de suppuration en un foyer bien circonscrit.

La méthode du vésicatoire a été l'objet des recherches particulières d'un chirurgien de marine fort distingué, qui, du reste, paraît l'avoir modifiée et appliquée de préférence aux cas où le bubon prend la voie de suppuration, comme on pourra en juger par l'article suivant inséré dans le numéro du 30 octobre 1835 de la *Gazette Médicale*, et que nous ne craignons pas de reproduire ici dans presque tous ses détails.

Nouvelles observations sur le traitement des bubons vénériens par les vésicatoires, par M. Reynaud, professeur à l'école de médecine de la marine, à Toulon.

« ... Pour mon compte, le traitement du bubon par ma méthode n'est qu'un traitement local propre à combattre le bubon lui-même, et nullement l'infection qui lui donne lieu, et je joins toujours à ce traitement, dans les cas de bubons syphilitiques, l'administration générale du mercure. Je dirai même que, désireux de pousser cette méthode jusqu'à ses dernières limites et de lui faire produire tous les résultats qu'elle était susceptible de donner, j'ai cherché à l'employer seule chez plusieurs malades, sans l'aider par un traitement général; et que des insuccès bien constatés, des symptômes franchement consécutifs m'ont prouvé son insuffisance, et m'ont forcé de ne voir en elle qu'un traitement purement local, ainsi que je l'annonçais déjà, en 1832, dans une note présentée à l'Académie royale de médecine.

» Les vésicatoires convenablement employés favorisent la résolution des bubons indurés avec bien plus de rapidité que les fondants et les résolutifs ordinairement mis en usage; mais c'est principalement dans les cas où la suppuration est déjà établie, et où l'ouverture de l'abcès était jusqu'à présent la dernière et l'indispensable ressource, que les vésicatoires donnent les résultats les plus avantageux.

» De tout temps nos salles de vénériens avaient été encombrées d'hommes à plaies sinueuses, dont les bords décollés, renversés, squirrheux, les retenaient de longs mois dans les hôpitaux, et forçaient fréquemment à leur faire souffrir des excisions douloureuses. Frappé de ces graves inconvénients, je me mis, dès que je fus chargé du service des vénériens de la marine de Toulon, à rechercher avec persévérance les moyens d'empêcher ces fâcheux résultats.

» J'ai employé pendant longtemps, et sur un grand nombre de malades, tous les moyens proposés pour donner issue au pus, lorsque j'avais vainement tenté d'en prévenir la formation. J'ai fait aux bubons, avec l'instrument tranchant, des ouvertures dans toutes les directions et de toutes les grandeurs. J'ai pratiqué ces ouvertures dès l'apparition du pus, et alors qu'il n'était pas encore réuni en foyer, et j'ai attendu d'autres fois que la collection fût parfaitement formée, et que toutes les indurations du voisinage de l'abcès fussent détruites, comme on le dit, par la fonte purulente. J'ai souvent attendu que la peau fût très-amincie, ou même que la nature donnât elle-même issue au pus. J'ai appliqué la potasse caustique sur les bubons à toutes les époques de leur durée; je les ai ouverts avec le cautère actuel, et je me suis servi tour à tour de cautères en roseau de deux, de trois, de quatre lignes de diamètre.

» J'ai employé tous ces moyens comparativement sur des hommes placés dans les mêmes circonstances extérieures; je les ai plusieurs fois employés comparativement aussi sur des malades atteints de plusieurs bubons, et après des essais variés de mille manières, j'étais arrivé à ce résultat, que les petites ouvertures sont plus avantageuses pour donner issue au pus que les grandes incisions, que la potasse caustique vaut mieux que l'instrument tranchant, que le cautère actuel est préférable à la potasse caustique et à l'instrument tranchant, et que les cautères en roseau de quelques lignes de diamètre doivent être préférés à tous les autres cautères.

» Mais, malgré tous mes efforts, de nombreux malades présentaient souvent encore des plaies blafardes et à bords renversés, des décollements et des destructions de peau qui prolongeaient indéfiniment leur séjour dans mes salles, et que la pourriture d'hôpital envahissait encore fréquemment.

» J'avais quelquefois tenté d'appliquer des vésicatoires sur les bubons à diverses époques de leur développement; le peu de succès de mes expériences m'avait fait abandonner à peu près ce moyen, lorsque les observations insérées par le docteur Malapert dans les *Archives générales* de mars 1832 vinrent ranimer mes espérances. Je me remis aussitôt à l'œuvre; j'appliquai d'abord le vésicatoire et les plumasseaux trempés dans la dissolution de 20 grains de deutochlorure de mercure par once d'eau distillée, ainsi que l'indique le docteur Malapert; mais bientôt je crus devoir modifier cette méthode, et je me suis arrêté, après de nombreux tâtonnements, à celle que je vais dire, et qui m'a habituellement réussi dans les cas très-nombreux où je l'ai employée.

» J'applique sur le centre du bubon un vésicatoire de la grandeur d'une pièce d'un franc jusqu'à celle d'une pièce de deux francs, suivant l'étendue de la tumeur. Lorsque la phlyctène est bien formée, je l'enlève et je place sur le derme mis à nu un plumasseau trempé dans une dissolution de 20 grains de deutochlorure de mercure dans une once d'eau distillée. Deux heures après, la plaie est occupée par une escarre superficielle. Je réapplique un nouveau plumasseau dans les cas rares où l'escarre n'est pas parfaitement formée, et je recouvre ensuite toute la tumeur d'un large cataplasme émollient. L'escarre ne tarde pas à se déclarer; la plaie du vésicatoire guérit en quelques jours, et le bubon, que je continue à panser avec un cataplasme émollient, disparaît quelquefois entièrement avec elle. Dans tous les cas, il prend une marche rétrograde, et ne tarde pas à céder complétement à une deuxième ou troisième application.

» On m'objectera peut-être que dans les adénites aiguës et dans les adénites indolentes le moyen que je propose n'est point indispensable, puisque les unes et les autres cèdent quelquefois aux antiphlogistiques, aux résolutifs, aux fondants, etc.; mais ces agents, quoique souvent utiles, sont loin de réussir constamment; mais lorsque, comme la chose a malheureusement lieu trop souvent, les malades ne réclament des soins que quand déjà les bubons sont en pleine suppuration, ou lorsque, ce qui arrive bien souvent aussi, malgré les antiphlogistiques et résolutifs les mieux dirigés, le travail pyogénique s'est établi, il ne restait bien évidemment jusqu'à présent qu'une seule indication, celle de donner issue au pus. Alors, quel que fût le procédé employé pour ouvrir l'abcès, il n'était plus possible de prévoir le terme de la maladie.

» Eh bien, c'est contre les bubons en suppuration, lorsque l'ouverture de l'abcès et ses suites funestes étaient jusqu'à ce jour inévitables, que j'ai obtenu les succès les plus prompts et les plus constants, et c'est sur l'emploi de ma méthode dans ces cas particuliers que je vais m'arrêter quelques instants.

» Le premier effet du vésicatoire et du plumasseau escarrotique est l'épaississement marqué de la peau qui recouvre le foyer. Trente-six ou quarante-huit heures après la formation de l'escarre, et dès que cette escarre commence à se détacher, il se fait une filtration de liquide séro-purulent à travers le derme aminci. Cette filtration augmente à mesure que l'escarre tombe, et devient quelquefois très-abondante après sa chute complète. Pendant ce temps, le bubon s'affaisse, et ses parois, dans lesquelles le vésicatoire a déterminé une vive inflammation adhésive, se recollent de la circonférence au centre.

» Souvent le premier vésicatoire ne suffit pas pour laisser transsuder tout le pus, ou du moins tous les éléments les plus liquides du pus contenu dans l'abcès ; le recollement s'opère seulement dans une certaine étendue, le foyer se trouve circonscrit dans des limites plus étroites ; mais une nouvelle application est nécessaire pour achever la guérison.

» Quelquefois, soit que la peau soit trop amincie, soit que cette enveloppe ne présente pas la même densité et la même résistance chez tous les individus, ou que le vésicatoire agisse avec plus d'énergie dans certains cas, l'escarre donne lieu à un pertuis capillaire par lequel le bubon se vide lentement ; mais l'inflammation de ses parois n'en suffit pas moins pour en déterminer l'adhésion, et la guérison a lieu avec la même rapidité. Quelquefois enfin, et ces cas sont fort rares, le vésicatoire et le plumasseau escarrotique, agissant sur une peau plus amincie encore, la détruisent dans toute son épaisseur, et font un emporte-pièce fort semblable à celui que produit la pierre à cautère. Mais le recollement des parois de l'abcès a encore ordinairement lieu comme dans les cas précédents ; et après quelques jours il ne reste plus qu'une plaie simple, que quelques pansements bien dirigés feront aisément cicatriser.

» Dans ce cas, qui est sans contredit le plus fâcheux et qui se présente très-rarement dans mon service, les malades sont dans les conditions de ceux sur lesquels on a employé la potasse caustique ou le cautère actuel, et moins exposés même que ceux-là aux décollements de peau et aux trajets fistuleux, le vésicatoire agissant bien plus puissamment que ces premiers moyens pour déterminer l'adhésion des parois de l'abcès. Il ne faut pas perdre de vue, du reste, que, toutes les fois que la peau est très-amincie, on doit surveiller attentivement l'action du plumasseau escarrotique, ne le laisser qu'une heure s'il paraît agir rapidement, et éviter le plus possible la destruction complète du derme.

» Enfin, lorsque les hommes se présentent dans mes salles avec des trajets fistuleux plus ou moins profonds et plus ou moins anciens, et que ces affections résistent aux injections irritantes avec les dissolutions de potasse caustique, de nitrate d'argent, etc., au lieu de me décider à ouvrir ces clapiers, à en détruire les parois par la pierre à cautère, ou à les traverser par des bandelettes à séton, comme on le fait d'ordinaire, j'ai encore recours au vésicatoire tel que je le mets en usage dans les bubons, et je parviens souvent par ce moyen à faire recoller les parois du trajet fistuleux et à obtenir une guérison solide. »

Tout le monde, d'ailleurs, partage aujourd'hui l'opinion, alors un peu hardie, exprimée par Swediaur au commencement de notre siècle, savoir :

« Que tout praticien éclairé doit toujours tenter de résou-
» dre les bubons idiopathiques, le plus tôt qu'il lui est pos-
» sible, par quelque méthode que ce soit. » Et l'on ne s'inquiète plus du danger que redoutaient les médecins d'une époque plus ancienne, c'est-à-dire de la rentrée et du refoulement du virus dans la masse du sang.

Pour obtenir cette résolution, l'auteur que nous venons de

citer préconisait les frictions mercurielles faites à l'intérieur de la cuisse et de la jambe, ou sous la plante du pied du côté affecté, après avoir eu recours toutefois, dans les cas où les symptômes inflammatoires étaient bien prononcés, à la saignée générale ou locale et au régime rafraîchissant.

» Comme l'objet de ces frictions (remarque *Swediaur*) est de procurer une résolution, et que leur succès est conséquemment limité à un petit nombre de jours, il faut non-seulement les faire avec beaucoup de soin et d'attention, mais il faut encore, si les circonstances le permettent, les réitérer deux fois par jour.

» On emploiera un gros d'onguent mercuriel à chaque fois. Il est bon de continuer ces frictions après que le bubon a disparu, et même jusqu'à ce que la bouche soit affectée.

» Je me suis guéri moi-même deux fois d'un bubon inguinal et une fois d'un bubon axillaire, en trois ou quatre jours de temps, par les frictions mercurielles faites de la manière indiquée, et j'ai guéri un grand nombre de personnes par cette même méthode. »

M. Ratier, dans l'article que nous avons plusieurs fois cité, expose de la manière suivante la pratique de M. *Cullerier* (neveu) à l'hôpital des vénériens :

« Les bubons qui se présentent avec des symptômes inflammatoires sont ordinairement attaqués par la saignée, soit générale, soit locale; cette dernière est fort utile [1]. Vingt-cinq à trente sangsues placées autour d'un bubon très-volu-

[1] « Je dois remarquer ici, relativement à l'emploi des sangsues dans le cas de bubons, que je lui ai trouvé des inconvénients dans quelques circonstances où l'on y avait eu recours prématurément, c'est-à-dire avant que la tumeur présentât un degré d'inflammation suffisant pour le réclamer impérieusement. En effet, j'ai vu des malades qui, s'étant trop pressés d'en faire usage, ont provoqué autour d'un engorgement inguinal à peu près indolent, et qui aurait pu aisément se résoudre par les moyens les plus simples, tels que des cataplasmes émollients, des bains et le repos, une inflammation vive qui s'est terminée par la suppuration. Ce résultat n'eût probablement pas eu lieu, dans la plupart de ces observations, sans l'emploi intempestif de cette saignée locale, qui a aussi, il

mineux l'ont souvent fait avorter; les cataplasmes émollients suffisent alors pour achever la résolution, qui s'obtient à peu près dans le tiers des cas. Quand la suppuration se manifeste, M. Cullerier ouvre au plus tôt le foyer purulent, et tâche, par les sangsues et les résolutifs, de faire fondre doucement les ganglions engorgés, bien différent des auteurs anciens et du professeur Dubois, qui, considérant la suppuration comme une crise salutaire, cherchaient à la provoquer et attendaient pour inciser le foyer qu'il fût étendu et qu'il y eût fonte suppuratoire de tous les ganglions enflammés. Quelquefois la douleur, la rougeur et les autres signes d'inflammation aiguë cessent, mais la tumeur et la dureté subsistent. C'est dans ces conditions que M. Cullerier emploie les frictions avec la pommade d'hydriodate de potasse ou de protoïodure de mercure. L'action de ces deux pommades s'est montrée assez satisfaisante, mais peu rapide.

On observe fréquemment chez les hommes du peuple qui remplissent les salles des vénériens, et qui ne s'y présentent, dans la plupart des cas, que quand leur maladie, aggravée par les travaux fatigants et les écarts de régime les plus déraisonnables, les a réduits à l'état le plus fâcheux, un accident qui prolonge leur séjour, entrave leur guérison et rend nécessaire une opération douloureuse. Cet accident consiste dans le décollement de la peau après l'ouverture spontanée ou artificielle des bubons. On n'en vient cependant à la rescision des bords calleux de l'ouverture du bubon qu'après avoir employé les autres moyens, tels que les contre-ouvertures, les

faut bien le reconnaître, le défaut d'appeler sur la partie où on la pratique un certain degré d'inflammation qui peut ajouter à l'irritation à peine sensible qui signale une phlegmasie à son début. »

(LAGNEAU, *Dict. de méd.*, 2ᵉ édit., tome VI.)

Sans m'occuper ici de la question des effets déplétifs ou irritatifs des sangsues, effets qui varient sous l'influence de beaucoup de circonstances diverses, sans vouloir surtout contester le moins du monde la justesse de la remarque de M. Lagneau, je dois dire que c'est précisément l'observation contraire qui s'est présentée à moi, c'est-à-dire qu'en pareil cas j'ai vu plutôt l'engorgement rester stationnaire et persister à l'état d'induration.

S.

sétons passés dans les trajets fistuleux, la compression, et en avoir reconnu l'inefficacité. On la pratique avec des ciseaux courbes sur leur plat, avec lesquels on enlève toutes les parties gonflées et douloureuses, en ayant soin, autant que possible, de détruire la forme irrégulière qu'affectent ces ulcères, et l'on conduit à guérison les plaies subséquentes au moyen d'un traitement simple et de courte durée. M. Cullerier, d'ailleurs, y a rarement recours. »

En résumant tout ce que nous venons de dire, on voit que la pratique actuelle flotte indécise entre deux méthodes générales, savoir : la méthode rationnelle et celle que l'on pourrait appeler perturbatrice. Peu satisfait des résultats habituels de la première, je me déclare sans hésiter pour la seconde, que j'ai vue suivie de résultats constamment avantageux.

Le bubon supposé récent, d'un volume médiocre, faiblement douloureux, après avoir débuté par une application de dix ou douze sangsues, suivie d'un bain tiède et de quelques cataplasmes émollients, on en vient à l'emploi des onctions mercurielles, comme les pratiquait Swediaur, et si le bubon résiste, à l'application d'un vésicatoire sur les téguments qui recouvrent l'engorgement. Il arrive alors de deux choses l'une : ou le bubon prend la voie de la résolution, et l'on favorise celle-ci par des onctions résolutives, telles que celles faites avec la pommade à l'hydriodate de potasse, ou par l'application d'un emplâtre *de Vigo cum mercurio;* ou bien, il marche vers la suppuration, échauffé par l'action du vésicatoire.

Dans ce dernier cas, dès que le foyer commence à se caractériser, on applique sur le centre de la tumeur un petit morceau de potasse caustique, environ du volume d'une demi-lentille, de manière à obtenir une escarre grande comme une pièce de vingt-cinq centimes au plus. Il est curieux de voir combien est peu marquée la cicatrice qui succède à la plaie d'abord assez grande produite par la chute de l'escarre.

Nous nous sommes assez étendu précédemment sur les

détails empruntés à divers praticiens pour nous borner à cette simple indication du mode de traitement qui nous paraît le plus prompt et le plus efficace. Ajoutons seulement que, lorsqu'on n'est pas appelé trop tard, on réussit presque toujours à obtenir la résolution par les frictions mercurielles pratiquées non sur le bubon lui-même, mais, comme le prescrivait avec raison Swediaur, sur le trajet des vaisseaux absorbants qui s'y rendent, c'est-à-dire, pour les bubons inguinaux, qui sont de beaucoup les plus communs, sur la face interne des membres inférieurs.

Enfin, comme nous le dirons plus loin, un autre chirurgien a proposé de joindre à l'application du vésicatoire la cautérisation avec un plumasseau de charpie trempé dans une solution concentrée de sublimé (un gramme sur trente d'eau distillée) de la plaie du vésicatoire; nous avons employé ce procédé avec un grand succès.

Nous pensons d'ailleurs qu'il est toujours prudent de joindre aux moyens locaux un traitement mercuriel intérieur, surtout quand il existe réunis plusieurs symptômes, tels que des chancres ou des tubercules plats et un bubon. Le *sirop de deutoïodure* ou bien la *liqueur de Van Swieten* nous paraissent encore ici les remèdes le plus généralement applicables.

Le repos est, sans contredit, une condition de succès, et pourtant les malades s'y soumettent avec une grande répugnance. Presque toujours ils payent par une prolongation dans la durée du mal cette infraction aux conseils du médecin; mais, pour se dédommager, ils ne manquent guère d'accuser celui-ci des résultats fâcheux de leurs imprudences.

J'ai eu ainsi à traiter, il y a quelque temps, un commerçant atteint d'un bubon et d'une blennorrhagie qu'il ne voulait point absolument considérer comme syphilitiques. Au lieu de garder la chambre et même le lit, du moins pendant les deux ou trois premières semaines, il sortit, alla au bal, monta à cheval..., et trouva fort mauvais ensuite que mes remèdes ne pussent pas le guérir plus rapidement. Il s'adressa à je ne sais quel charlatan qui abonda dans son sens, et ce ne fut qu'au bout de plusieurs mois, et après plusieurs alternatives de rechute et de convalescence équivoque, qu'il recouvra enfin un état de santé dont je ne voudrais pas encore aujourd'hui garantir la durée.

Le régime est ici, comme dans presque toutes les autres formes de la syphilis, un point important. Sévère dans les premiers jours, sobre pendant toute la durée du traitement, il n'y a que des indications particulières qui puissent motiver des règles de conduite différentes.

Il ne faut pas se hâter d'ailleurs de regarder comme fâcheux le cas où, malgré l'emploi des moyens qui paraissent le plus convenables, le mal s'aggrave et se prolonge au lieu de marcher vers la guérison. On doit alors changer de conduite et arriver par une sorte de tâtonnement à un mode de traitement plus avantageux.

Il y a quelques années, je donnais mes soins à un étudiant en droit atteint d'une blennorrhagie et d'un bubon. Le malade était des plus dociles et des plus raisonnables; le repos, le régime, les remèdes, tout avait été scrupuleusement observé, et néanmoins le bubon s'était terminé par suppuration; le décollement de la peau avait nécessité l'excision des parois du foyer, la plaie était devenue grisâtre et blafarde, l'écoulement blennorrhagique continuait, et au bout de trois mois de traitement on semblait moins avancé que les premiers jours.

On essaya alors de se relâcher de la sévérité du régime, en permettant une nourriture un peu plus substantielle et un peu de bon vin aux repas; on fit descendre le malade de sa chambre, le tenant assis au soleil pendant une ou deux heures chaque jour; les pansements furent faits régulièrement deux fois le jour avec soin, et on n'employa que de la charpie sèche avec des bandelettes de cérat autour de la plaie...; peu à peu les choses prirent un meilleur aspect, et au bout d'un mois la guérison semblait prochaine. Elle fut en effet obtenue dans le cours du mois suivant, et depuis lors il n'y a pas eu de rechute.

Un autre étudiant succomba, au contraire, aux suites d'un bubon largement ulcéré, qu'il n'avait cessé d'aggraver par des imprudences de diverses natures.

Historique. — D'après Astruc, les bubons vénériens n'ont commencé à paraître que plusieurs années après l'invasion de la vérole, ou mieux, les auteurs n'ont commencé à en faire mention que dans le laps de temps qu'il désigne sous le nom de troisième période de la syphilis, et qui ne commence qu'à l'an 1526, près de trente ans écoulés, par conséquent, à dater de la première apparition du fléau.

Voici les principaux témoignages qu'Astruc apporte à l'appui de son sentiment :

NICOLAS MASSA, qui écrivait vers l'an 1552, parle ainsi au chapitre VII, liv. Ier, de son Traité *De morbo Gallico :* « Il paraît très-souvent à la verge des ulcères malins, calleux, opiniâtres, et il vient des pustules autour des parties honteuses.... Cela est suivi de *tumeurs aux aines....* »

ANTOINE LECOCQ dit, au chapitre Ier de son opuscule *De ligno sancto non permiscendo*, publié à Paris en 1540 : « Quelquefois le virus se jette sur les aines et en tuméfie les glandes ; si la tumeur suppure, c'est souvent un bien.... Cette maladie s'appelle *bubon ;* d'autres la nomment *poulain,* par un trait de raillerie contre ceux qui en sont attaqués, d'autant qu'ils marchent en écartant les jambes, comme s'ils étaient à cheval. »

Ces témoignages, d'ailleurs, ne prouvent pas absolument que les bubons ne se soient, en effet, montrés qu'à une époque aussi tardive ; car on pourrait très-bien supposer que, de même que les autres symptômes génitaux, les chancres, en particulier, ils n'ont fixé généralement l'attention des observateurs que lorsqu'une expérience plus éclairée et plus attentive a mieux fait connaître la filiation des symptômes de la vérole. Déjà nous avons eu occasion de faire remarquer que les phénomènes les plus saillants et les moins faciles à dissimuler, tels que les éruptions cutanées et les *syphilides*, avaient pu être pris à tort par quelques médecins, dans les premières années du règne de la syphilis, comme les indices primitifs d'un mal qui reconnaissait une source plus éloignée. Mais nous avons eu soin de mentionner en même temps les témoignages des médecins contemporains (notamment celui de *Fulgose* et de *Bénédict*), qui ont eu soin de signaler *les ulcères des parties génitales* comme *les premiers symptômes* du mal vénérien : ici il est probable que les premiers observateurs ont méconnu la nature syphilitique des engorgements glandulaires, dont ils ignoraient la relation directe avec le chancre vénérien.

§ III. — *Des tubercules plats primitifs.*

Les tubercules plats (plus communément désignés sous le nom de *pustules plates* ou *papules muqueuses*) sont régardés à juste titre, par le plus grand nombre des syphilographes, comme pouvant constituer un symptôme *primitif*.

On donne le nom de *tubercules plats primitifs* ou de *papules muqueuses* à de petites saillies arrondies et à peu près lenticulaires, qui se montrent aux parties génitales de l'un et de l'autre sexe, mais surtout du sexe féminin. Lorsqu'ils surviennent chez l'homme, ils ont communément leur siége au *scrotum* et quelquefois aux environs de l'anus. Dans ce dernier cas, il est difficile de dire s'ils sont primitifs ou *consécutifs*, les malades n'avouant pas toujours les rapports honteux qui ont pu amener le développement par contagion *directe* d'une affection qui constitue alors ce que le vulgaire désigne communément sous le nom de *cristalline*, détournant ainsi ce dernier mot de son acception première. D'ailleurs, outre les faits cliniques, des expériences directes ont prouvé que la papule muqueuse *secondaire* elle-même, ou *consécutive*, était susceptible de se transmettre par contagion.

Bien souvent nous avons eu occasion d'observer ces tubercules plats de l'anus ou du scrotum joints à d'autres phénomènes de syphilis consécutive et particulièrement à une éruption cutanée générale papuleuse, soit que l'affection génitale ou génito-anale ne fût que l'extension de l'éruption générale (modifiée dans sa physionomie par le siége), soit que la *papule muqueuse* eût été, au contraire, le point de départ de l'éruption générale, ce qui a lieu lorsqu'elle se montre comme accident *primitif*. Mais chez plusieurs sujets elle s'est aussi présentée à nous sous la forme primitive isolée et indépendante de tout autre symptôme.

Dans ce dernier cas, tantôt les tubercules plats existent seuls, ce qui est même le plus ordinaire, tantôt ils se joignent à une blennorrhagie ou à un bubon, plus rarement à des chancres.

C'est, en général, du sixième au douzième jour après le coït que se développe cette forme de syphilis, lorsqu'elle est primitive, mais dans quelques cas son développement est plus prompt ou plus tardif; dans le cas où plus de deux semaines s'écoulent, il est probable qu'il s'agit de la communication d'un phénomène secondaire.

Lorsqu'une fois ce développement est bien complet, l'éruption se présente avec les caractères suivants :

Boutons, élevures, saillies arrondies et aplaties, à peu près lenticulaires, d'abord plus petites et souvent ensuite devenant plus étendues qu'une lentille, répandues en nombre variable sur le scrotum, le périnée, le pourtour de l'anus, quelquefois la partie voisine des cuisses ou des fesses, plus ou moins rapprochées les unes des autres, de manière même que quelques-unes puissent se confondre et former de larges plaques tuberculeuses. Ces saillies, quoiqu'elles ne présentent à leur début ni soulèvement vésiculeux de l'épiderme, ni excoriation proprement dite, sont ordinairement colorées, d'un rouge obscur et approchant du rouge cuivreux, légèrement humides et onctueuses, d'où le nom de pustules *muqueuses* qui leur a été donné par plusieurs observateurs, et que justifie quelquefois la formation de petites pustules folliculeuses à la surface des plaques lenticulaires.

Chez les sujets malpropres, l'espèce d'exsudation qui s'opère à leur surface exhale une odeur très-marquée et assez caractéristique. Si le mal est irrité par la marche, le frottement, la malpropreté, des excès de table ou autres, on voit souvent ces tubercules se fendiller, s'excorier et même s'ulcérer : nous verrons plus tard que ce sont ordinairement des tubercules plats (consécutifs) qui constituent la forme élémentaire de ces ulcérations vénériennes qu'on observe parfois entre les orteils.

Le repos, au contraire, les soins de propreté, les bains, les bains de siége chlorurés, un régime doux et sobre, amènent le plus souvent assez vite la résolution et la disparition des tubercules plats primitifs : pour peu que cette résolution languisse, on l'accélère singulièrement par quelques cautérisations superficielles pratiquées à l'aide du nitrate d'argent, ou même on se borne à des onctions avec l'une des pommades suivantes :

A ♃	Précipité blanc.	1	gramme.
	Cérat opiacé.	30	—
	Ou Protoïodure de mercure. .	1	—
	Cérat opiacé.	20	—

C'est, on peut le dire, un des symptômes les plus légers, les plus bénins de la syphilis primitive, un de ceux qui ont la durée la plus courte.

Toutefois, il a de la tendance à se reproduire, il peut être suivi d'accidents *constitutionnels*, et quoi qu'en aient dit quelques partisans de méthodes nouvelles, je crois nécessaire de faire subir aux sujets qui en sont atteints un traitement mercuriel. Le plus commode à employer est encore l'administration intérieure de la liqueur de Van Swieten, à laquelle pourtant nous substituons le plus ordinairement notre *sirop de deutoïodure ioduré*.

La *cristalline* ou les tubercules plats primitifs de l'anus sont plus rebelles que les autres et demandent quelques soins particuliers ; nous y reviendrons lorsque nous aurons à étudier successivement les symptômes de la syphilis dans les diverses régions du corps.

Bien que les *pustules muqueuses* des auteurs modernes n'aient point été mentionnées à part par les écrivains d'une époque antérieure, et surtout qu'elles n'aient pas été rangées au nombre des symptômes primitifs par *Astruc*, ni même par *Swediaur*, on peut croire qu'elles ne leur ont point été inconnues. Il régnait encore à cette époque beaucoup de confusion dans l'étude des maladies de la peau ; ces maladies, en tant qu'elles se rapportent à la syphilis, sont vaguement désignées par ces auteurs sous le nom de *pustules*, et il est probable qu'ils ont plutôt négligé de faire une description à part des *tubercules plats*, qu'ils n'ont réellement méconnu ce symptôme. Les modernes eux-mêmes ne sont-ils point d'ailleurs coupables d'une faute analogue, lorsqu'ils décrivent sous le nom commun de *pustules* toutes les formes génériques de la syphilis cutanée, et lorsqu'en particulier ils persistent à donner ce nom à celle que nous venons d'étudier sous une dénomination plus convenable, puisqu'elle ne se présente point sous la forme de *pustule* proprement dite? Quant au nom de *papule* que préfèrent plusieurs syphilographes, il n'a rien que de très-convenable, surtout lorsque l'éruption se montre aux orifices muqueux, aux lèvres, à la langue, à l'isthme du gosier, où elle est alors le plus habituellement due à une contagion *secondaire*, comme cela se voit par exemple dans les cas de syphilis communiquée par un nourrisson malade à sa nourrice et aux autres sujets mis en rapport intime avec lui.

§ IV. — *De la blennorrhagie.*

Nous voici arrivé à l'étude du plus important de tous les phénomènes de la syphilis primitive. On ferait une bibliothèque entière des nombreux écrits auxquels a donné lieu la maladie dont nous allons nous occuper. Les opinions les plus contradictoires ont été émises sur son ancienneté, son étiologie, sa nature, son traitement, les accidents qui peuvent l'accompagner et la suivre. Aussi nous ferons-nous un devoir de traiter un pareil sujet avec tout le soin et tous les développements qu'il comporte.

Quoique nous nous en soyons beaucoup et depuis longtemps occupé, nous n'avons pas la prétention de résoudre toutes les difficultés et toutes les obscurités qu'il présente, encore moins pourrions-nous concevoir l'espérance de rallier à notre opinion toutes les opinions divergentes...; mais, du moins, nous nous attacherons à être clair et précis, nous dirons franchement toute notre pensée, et si l'on vient un jour à nous convaincre de quelque erreur, au moins ne pourra-t-on jamais nous taxer de charlatanisme ou de mauvaise foi. Quelques-unes des difficultés du sujet seront d'ailleurs ajournées par le fait même de la division que nous avons établie entre la syphilis primitive chez l'homme et chez la femme. Nous aurons successivement à étudier dans ce chapitre la blennorrhagie syphilitique, la blennorrhagie bâtarde et la blennorrhagie non virulente.

Description générale de la blennorrhagie. — A l'imitation de la plupart des médecins contemporains, nous avons adopté la dénomination nouvelle proposée par Swediaur pour la maladie désignée plus anciennement sous le nom de *gonorrhée*, et connue du vulgaire sous ceux de *chaude-pisse* et d'*écoulement :*

« Par le nom général de blennorrhagie (dit l'auteur que nous venons de citer), j'entends un écoulement d'une matière puriforme par l'orifice de l'urèthre ou du prépuce dans les hommes..., avec ardeur ou cuisson, douleur piquante ou brûlante, principalement pendant l'émission de l'urine, produite par l'action soit du virus syphilitique, soit de toute autre matière irritante appliquée sur ces parties.

» La blennorrhagie *syphilitique,* ajoute Swediaur, est un écoulement contagieux d'une matière puriforme, qui provient des glandes muqueuses (lacunes) de l'urèthre et de la membrane qui tapisse ce canal...; elle est produite par un virus *sui generis.* »

Les auteurs ont beaucoup varié sur le siége précis de la *gonorrhée,* c'est-à-dire sur la source de l'écoulement et sur le genre d'altération des tissus d'où il provenait; les uns circonscrivant ce siége dans un lieu fort restreint, la fosse naviculaire de l'urèthre, par exemple; les autres l'étendant successivement à toute la longueur de ce canal, aux diverses membranes, lacunes et glandes qui entrent dans sa composition, même à la glande prostate qui enveloppe son origine et le col de la vessie, bien plus, aux vésicules séminales cachées dans la profondeur du bassin et tout à fait distinctes du canal de l'urèthre. Nous pouvons dire dès à présent que la première opinion, qui est aussi la plus récente, est celle qui nous paraît le plus généralement vraie, au moins pour les premières périodes du mal.

Quant à l'altération des tissus affectés, les auteurs qui nous ont précédés croyaient à l'existence de lésions très-graves, telles que indurations, végétations ou excroissances, ulcérations surtout, tandis que les modernes, avec plus de raison, admettent que dans l'immense majorité des cas il n'existe d'autre altération de tissu que la rougeur et la légère tuméfaction propres aux inflammations catarrhales.

Exposons ici quelques-unes des preuves et des autorités sur lesquelles reposent des sentiments si opposés.

Astruc dit formellement qu'il peut y avoir quatre sortes de gonorrhées, par rapport aux quatre différentes parties qui peuvent, chacune en particulier, en être le siége, savoir : les vésicules séminales, la prostate, les glandes de Cowper et les cellules ou lacunes muqueuses de l'urèthre. Il ajoute même un peu plus loin que, s'il y a quelquefois des gonorrhées simples, c'est-à-dire bornées à une seule des parties indiquées, il est très-rare, du moins, qu'elles demeurent simples pendant tout le cours de la maladie. Car, dit-il, les réservoirs de la semence étant situés les uns près des autres, et les humeurs qui en sortent se mêlant dans l'urèthre, il arrive très-rarement que l'infection de l'un ne se communique à l'autre.

Guillaume Rondelet affirmait, dès l'an 1560, que la gonorrhée virulente était produite par l'inflammation de la prostate.

Thomas Bertholin, en 1654, disait avoir trouvé des *ulcères* ou des cicatrices chez tous les sujets morts à l'hôpital avec la gonorrhée.

Marc Aurèle Séverin (au rapport de *Pierre Forestus*) avait reconnu chez ceux qu'il avait disséqués à Naples une inflammation et un abcès dans la prostate.

D'après le même auteur, *J. G. Virsungus,* s'appliquant à chercher dans l'ouverture des cadavres les vraies causes de la gonorrhée, avait trouvé dans tous les sujets morts avec cette maladie les prostates ulcérées et répandant une sanie âcre et virulente.

Enfin, *Littre* (Mémoire de l'Académie royale des sciences, 1711) établit, d'après ses recherches cadavériques :

1° Qu'entre les différents réservoirs de la semence, ou tous, ou plusieurs, ou quelques-uns sont toujours affectés dans la gonorrhée;

2° Que ceux qui sont affectés sont enflés, durs, rouges et enflammés;

3° Qu'ils sont quelquefois pleins d'une humeur pourrie, blanche, jaune ou verte, mais *sans ulcération :* ce qui est pourtant rare;

4° Qu'ils sont quelquefois suppurés, abcédés, rongés, *ulcérés* en plusieurs endroits et remplis d'une humeur de différentes couleurs : ce qui est le plus ordinaire;

5° Que les conduits excréteurs de ces réservoirs, dans l'urèthre, sont toujours enflammés et souvent *ulcérés* à l'extrémité qui aboutit dans l'urèthre;

6° Enfin, que la face interne de l'urèthre, depuis ces conduits excrétoires jusqu'au bout du gland, est enduite de la même humeur qui remplit les réservoirs malades; qu'elle est rouge et dans un état de phlogose, et le plus souvent couverte de phlyctènes et d'*ulcères*.

D'un autre côté, *Cockburne*, auteur anglais, réfuta le premier, dit-on, en 1715, l'erreur accréditée jusque-là que la gonorrhée est réellement, comme son nom l'indique, un flux de semence. Il prouve que le mal a son siége dans les glandes ou lacunes muqueuses de l'urèthre.

Morgagni combat l'opinion non moins accréditée qui fait dépendre l'écoulement gonorrhéique de prétendus ulcères de l'urèthre.

Ce témoignage de Morgagni est assez important pour que nous nous y arrêtions un instant, et que nous ne craignions pas de citer quelques fragments de l'épître XLV de son grand ouvrage d'anatomie pathologique.

Voici le début de cette épître, dont le sujet est ainsi indiqué dans l'édition latine : *Verba fiunt de gonorrhæâ.*

« Quoiqu'il y ait eu peut-être peu d'anatomistes qui aient » autant disséqué et examiné avec autant de soin le canal de » l'urèthre de l'homme que moi, cependant il faut bien que » je reconnaisse ou que les altérations de tissus qui accompagnent la gonorrhée contagieuse sont plus rares qu'on ne » le croit communément, ou que, je ne sais par quel singulier hasard, malgré le grand nombre de sujets atteints » de cette maladie que j'ai eu occasion d'examiner, ces » altérations se sont à peine montrées à moi et dans des cas » assez rares. »

Parmi les observations citées à l'appui de cette assertion par l'illustre auteur que nous venons de nommer, nous choisirons la suivante, en nous bornant seulement à traduire ce qui a trait à la maladie qui nous occupe :

« Un ouvrier, âgé d'environ trente-trois ans, et atteint depuis quinze jours environ d'une gonorrhée virulente, suc-

» comba en peu de jours à une angine pharingo-laryngée.
» — A l'examen du cadavre, on eut soin de disséquer et
» d'examiner attentivement toute l'étendue du canal de
» l'urèthre. La prostate aurait pu d'abord paraître un peu
» volumineuse, mais le volume de la verge et la taille de
» l'individu rendaient raison de ce développement apparent.
» Du reste, le tissu de la glande était sain; le *verumontanum*, les vésicules séminales, leurs conduits excréteurs,
» les lacunes muqueuses de l'urèthre, ce canal lui-même
» n'offraient aucune altération, si ce n'est que la face inté-
» rieure de l'urèthre parut et plus humide et plus rouge
» qu'elle ne l'est ordinairement. Une des glandes de Cowper
» manquait, ce qui n'est pas rare; l'autre était durcie et
» convertie en une substance ligamenteuse. »

Sur le corps d'un autre sujet, jeune homme âgé de vingt-cinq ans, et atteint depuis longtemps d'une gonorrhée chronique, sur laquelle une autre plus aiguë s'était entée depuis environ six mois, Morgagni ne trouva non plus aucune trace d'ulcération, d'érosion ou de rougeur dans le canal de l'urèthre qui pût être rapportée à la gonorrhée actuelle; mais seulement une humidité plus grande que de coutume dans la moitié du canal, qui se prolongeait jusqu'au gland, et une ligne blanche et oblongue qui parut à l'auteur la trace d'une excroissance appartenant à l'ancienne gonorrhée. Toutefois, il ajoute que chez ce jeune homme, ainsi que chez d'autres sujets placés dans des circonstances analogues, n'ayant pu trouver que peu ou point de ces lacunes muqueuses uréthrales dont la découverte lui est due, on pourrait supposer que ces lacunes ont été oblitérées par inflammation ou même par suite d'érosions.

Stoll (Médecine pratique, trad. par *Mahon*, t. II, p. 358) rapporte en ces termes la dissection de parties génitales affectées de gonorrhée, qu'il eut occasion de faire :

« Le 25 février 1777, je disséquai les parties génitales
» d'un homme. Une matière d'un jaune verdâtre qui coulait

» du canal de l'urèthre, une légère inflammation autour de » l'orifice de ce même canal et qui s'étendait vers le frein, » des taches rouges sur le gland et un léger gonflement des » glandes inguinales, annonçaient évidemment que cet homme » était mort avant la gonorrhée.

» ..... Ayant ouvert l'urèthre, nous le trouvâmes légère- » ment enflammé : la phlogose s'étendait depuis l'orifice » jusqu'à un doigt et demi dans le canal. Il y avait encore » une petite inflammation un peu avant le bulbe. Je n'aper- » çus aucun des sinus muqueux de Morgagni, mais à leur » place un grand nombre de petites lignes blanches sem- » blables à des cordes tendineuses. L'orifice gauche du canal » éjaculateur était plus ouvert que de coutume; mais il n'y » avait point d'excroissance, de rétrécissements, d'ulcérations » nulle part. Toutes les autres parties de l'urèthre étaient » saines, de même que les testicules et les vésicules séminales. »
Stoll pense néanmoins que, dans ce cas, l'humeur qui s'é- coulait du canal de l'urèthre pouvait provenir des lacunes muqueuses dont l'orifice avait été seulement resserré par l'inflammation et rendu ainsi imperceptible à l'œil nu.

« C'est une erreur de croire, dit *Swediaur* (ch. 1, *De la* » *blennorrhagie*), que l'écoulement provient d'un *ulcère* » dans l'urèthre. Sur cinquante blennorrhagies venant à la » suite d'une copulation contagieuse, il n'y en a peut-être » pas une où il se trouve un véritable ulcère. La maladie est » simplement une inflammation érysipélateuse ou superfi- » cielle de la membrane interne et des lacunes muqueuses, » ou des orifices excrétoires des glandes de l'urèthre.... On » peut comparer ce mal assez exactement à l'inflammation » qu'éprouve dans les *rhumes* la membrane muqueuse du » nez et des poumons. »

L'observation suivante, empruntée au tome XXVIII du *Journal de la Société de médecine* de Paris, et rapportée dans l'*Histoire anatomique des inflammations* de M. *Gendrin* (t. I, p. 689), offre néanmoins un exemple d'ulcérations uréthrales considérables et qu'il parait naturel de rapporter à la blennorrhagie :

« Un hussard robuste et sanguin était affecté depuis dix » jours d'une blennorrhagie violente qu'il avait négligée. » Cet homme ne pouvait plus marcher qu'en se courbant » avec peine ; la face était rouge, le pouls plein, dur et fré- » quent, la peau chaude et la soif intense; la vessie faisait » saillie au-dessus du pubis. On fit pratiquer deux saignées » et on plaça le malade dans un bain tiède; le lendemain » on obtint par le cathétérisme une pinte et demie environ » d'urine fétide et trouble. Le pouls resta dur, et l'on con- » tinua à sentir à l'hypogastre une tumeur arrondie et ré- » sistante. On insista sur les bains, les lavements et les fo- » mentations émollientes. L'urine obtenue le soir par la sonde » était moins fétide et charriait des flocons albumineux. Les » accidents persistèrent malgré le traitement antiphlogistique, » et l'on continua à extraire par la sonde une urine épaisse » et chargée de matières muqueuses et albumineuses. Le » malade périt le cinquième jour.

» A l'ouverture du cadavre, on trouva la vessie moins grosse » que dans l'état de plénitude ordinaire. Quoiqu'elle ne fût » pas remplie, ses parois se soutenaient d'elles-mêmes. Son » ouverture donna issue à environ huit onces d'une matière » grisâtre, de consistance de bouillie. La membrane mu- » queuse, extrêmement épaisse et tapissée d'une couche glu- » tineuse, offrait plusieurs *ulcères* d'une étendue variée. » Les parois de ce viscère avaient environ six lignes d'épais- » seur; le péritoine, qui recouvrait sa partie supérieure et » postérieure, était d'une couleur livide; *l'urèthre était en-* » *flammé dans toute sa longueur* et d'une couleur violette; » on y remarquait *trois ulcères*, dont un situé vers le bulbe » avait la largeur d'une pièce de six sous et embrassait toute » la circonférence du canal; les deux autres, placés l'un près » de la prostate, l'autre vers le milieu de la verge, avaient » environ deux lignes de diamètre. »

Dans un mémoire adressé à la Société médicale d'émulation (voir les *Bulletins* de cette Société, n° 5, mai 1815), *Lisfranc* prétendait jadis avoir observé fréquemment des ulcérations de la membrane muqueuse uréthrale chez les sujets atteints de gonorrhée. Il affirmait aussi avoir constaté, par l'autopsie de plusieurs individus affectés de cette maladie et morts de fièvre adynamique, que le plus ordinairement, il est vrai, le catarrhe uréthral débutait dans la fosse naviculaire, mais qu'au douzième jour il s'étendait au bulbe; qu'au vingtième environ il atteignait la portion membraneuse et quelquefois le col de la vessie. A une époque plus éloignée, quelques points du canal étaient plus particulièrement malades:... il y avait quelques cas où certains points étaient isolément affectés.

Nous nous bornons à exposer ce résumé sans vouloir nous prononcer sur le degré de confiance qu'il est permis d'avoir en des remarques aussi précises. Comparons-les, en passant, à une observation de M. Cullerier, qui, dans une pratique de vingt ans, dit n'avoir eu qu'*une seule fois* l'occasion d'examiner un urèthre affecté d'inflammation récente. La seule altération anatomique qu'il ait pu constater dans ce cas, c'est une vive rougeur de la fosse naviculaire, d'où partaient des lignes rouges qui se prolongeaient jusque vers une autre rougeur occupant la partie membraneuse du canal.

John Hunter, qui, vers le milieu du siècle dernier, avait pu examiner anatomiquement l'urèthre atteint de gonorrhée, notamment sur deux suppliciés dont il disséquait le corps, et qui étaient morts avec cette maladie; John Hunter, dis-je, est, après *Morgagni*, l'auteur qui a le plus contribué à faire rejeter l'opinion commune relative à l'existence des ulcérations de l'urèthre dans la gonorrhée. En effet, les résultats de ses dissections qu'il publia attestaient que le canal de l'urèthre n'offrait point d'ulcération en pareil cas, mais seulement de la rougeur dans la portion qui correspond au gland[1].

[1] « Dans le printemps de l'année 1753, il y eut une exécution de huit

M. *Ph. Boyer*[1], qui a eu aussi l'occasion d'examiner l'urèthre chez un jeune homme enlevé par une péritonite survenue dans le cours d'une blennorrhagie aiguë, n'a trouvé que de la rougeur à la partie antérieure du canal, et encore est-il porté à regarder cette rougeur comme un phénomène cadavérique dû à la stase sanguine qui s'opère naturellement dans cette partie, la plus déclive de l'urèthre.

Quoi qu'il en soit, la plupart des chirurgiens de notre époque ont reconnu que *les ulcérations de l'urèthre*, ou n'existent pas dans la blennorrhagie, ou sont beaucoup plus rares qu'on ne le croyait autrefois. Pour ma part, ayant eu trois ou quatre fois occasion d'examiner le canal de l'urèthre après la mort de sujets atteints d'écoulements déjà chroniques, je n'y ai point rencontré d'ulcération.

Le célèbre *Desault* disait avoir observé sur un grand nombre de personnes mortes à différentes époques de la gonorrhée, mais de maladies étrangères à celle-ci, des traces de phlogose, principalement vers la fosse naviculaire, une humidité plus grande dans toute l'étendue de l'urèthre, qui,

» hommes, dont je savais que deux étaient attaqués, dans ce temps-là, de » gonorrhées très-graves. M'étant procuré leurs corps, je les examinai » avec une attention scrupuleuse, mais je ne trouvai point d'ulcération; » les deux urèthres seulement me parurent à peine un peu plus rouges, » surtout proche du gland.... Depuis l'époque ci-dessus mentionnée, j'ai » toujours fait une attention particulière à cette circonstance, et j'ai ouvert » l'urèthre de plusieurs personnes qui à leur mort avaient la gonorrhée, » et je n'ai jamais trouvé d'ulcère dans aucune; mais j'ai toujours observé » que l'urèthre, près du gland, était plus rouge qu'à l'ordinaire, et que les » lacunes étaient souvent remplies de matière.... La méthode de guérir » la gonorrhée aurait dû faire sentir qu'elle ne dépend point d'un ulcère » vénérien guéri sans mercure, à moins qu'on n'y ait appliqué des escar- » rotiques. Nous savons cependant qu'on guérit plusieurs gonorrhées sans » mercure, et, ce qui est plus encore, sans aucun secours de la médecine, » ce que je crois n'avoir jamais lieu pour le chancre. Le docteur *Hunter* » est le premier qui ait enseigné publiquement dans ses leçons, en 1750, » que dans la gonorrhée il n'y a point d'ulcère; mais il n'a pas tenté d'ex- » pliquer ce fait. » *Traité des maladies vénériennes*, par M. Jean HUNTER, traduit de l'anglais par M. *Audiberti*. 1 vol. in-8° avec fig., Paris, 1787.

[1] *Traité pratique de la syphilis*, 1 vol. in-8°; Paris, 1836.

lorsqu'on en comprimait les tuniques, laissait suinter de ses pores ou cryptes muqueux une humidité analogue à celle qui s'était écoulée par le canal ; d'autres fois, il a trouvé des rétrécissements ou épaississements de ces tuniques, et cela dans différents points de son étendue, des callosités ; et dans quelques cas aucune trace de lésion ne s'apercevait. (Voir les *Thèses* de la Faculté de Paris, ann. 1818, n° 206.)

L'école moderne a cherché à faire revivre l'ancienne hypothèse de l'*ulcère* considéré comme condition anatomique de certains écoulements uréthraux. Nous avons entendu, nous-même, Dupuytren professer cette doctrine dans ses cliniques de l'Hôtel-Dieu. Plus récemment, M. Ricord a soutenu que, si l'on ne pouvait admettre que la blennorrhagie commune fût accompagnée d'ulcération du canal, du moins il fallait reconnaître que dans les écoulements suivis ultérieurement d'accidents syphilitiques *secondaires*, il y avait eu coexistence d'un chancre *larvé* (c'est-à-dire caché dans la profondeur du canal) avec la blennorrhagie. On peut voir dans le *Traité* de M. Ricord et dans les notes ajoutées au livre de *Hunter* (édition du docteur Richelot), ainsi que dans les *Bulletins de l'Académie de médecine*, les arguments, les expériences et les observations à l'aide desquels le célèbre professeur étaye cette doctrine renouvelée des auteurs du seizième siècle.... Mais le seul fait d'anatomie pathologique mis sous les yeux de l'Académie, comme exemple de *chancre larvé*, ne nous a paru, à nous et à d'autres membres de l'Académie, qu'un exemple des désordres ulcéreux consécutifs aux rétrécissements du canal de l'urèthre, et rentre par conséquent dans la classe des maladies des voies urinaires étrangères à la syphilis. Nous dirons d'ailleurs, un peu plus loin, comment l'existence de ce *chancre uréthral*, fût-elle aussi bien constatée qu'elle est restée pour nous douteuse, ne pourrait en aucune façon venir en aide à l'*inoculation* invoquée par M. Ricord comme moyen de diagnostic entre la blennorrhagie simple et la blennorrhagie *vénérienne*. En effet, le *chancre infectant*, le seul auquel M. Ricord accorde aujourd'hui le caractère syphilitique, ne peut s'inoculer, du moins d'après la parole du même auteur.

La blennorrhagie est donc, en définitive, comme le disait avec juste raison *Swediaur*, une inflammation catarrhale de l'urèthre. Quant à son siége, sans adopter absolument l'opinion de *Benj. Bell*, qui veut que ce siége soit le plus ordinairement borné à la fosse naviculaire, non plus que celle de feu *Cullerier*, qui prétend d'autre part que la blennorrhagie s'étend presque nécessairement à toute la longueur du canal, pour peu que la maladie se prolonge; voici, selon moi, ce qu'on peut dire de plus général à cet égard : Dans l'immense majorité des cas, *la fosse naviculaire est le lieu d'élection de la blennorrhagie;* chez un certain nombre de sujets, cette partie reste seule le siége de l'écoulement, même au bout d'un temps assez long, tel que plusieurs mois, par exemple. — Nous devons ajouter encore, relativement au siége, que Benj. Bell lui-même (*Traité de la gonorrhée*, traduction de Bosquillon, 1802) admettait quatre degrés différents.

Dans le premier degré, qui est de beaucoup le plus commun, puisqu'on le rencontre neuf fois sur dix, l'inflammation n'intéresse que la portion de l'urèthre correspondante au gland; dans le deuxième, elle se propage plus avant dans le canal et attaque même les glandes de Cowper; dans le troisième, la prostate est enflammée; enfin, dans le quatrième, la vessie elle-même participe à l'inflammation. Ces trois derniers degrés réclament les antiphlogistiques ordinaires; mais dans le premier on doit toujours, d'après l'auteur anglais, arrêter l'écoulement par les injections astringentes : nous verrons plus loin jusqu'à quel point cette opinion est fondée.

La blennorrhagie se montre ordinairement du troisième au cinquième jour après le coït; il est rare qu'elle survienne plus tôt lorsqu'elle est réellement *syphilitique;* mais, dans quelques cas, elle ne se manifeste qu'un peu plus tard. Toutefois, il nous est bien rarement arrivé de nous tromper quand nous avons pris sur nous de rassurer complétement des personnes qui venaient nous faire part de leurs inquiétudes, quand déjà elles étaient arrivées au cinquième jour sans que rien d'insolite se fût montré aux parties.

Le plus ordinairement, le premier phénomène qui appelle l'attention des malades, c'est un léger sentiment d'ardeur ou de cuisson produit par le contact des dernières gouttes d'urine, et qui se fait sentir à la fin de l'expulsion de ce liquide. Ce sentiment de prurit ou de cuisson est toujours exactement circonscrit au bout de la verge, dans le lieu qui correspond à la fosse naviculaire de l'urèthre. Ce lieu est aussi le seul ordinairement qui se montre douloureux à la pression.

Déjà à cette époque, si l'on examine les parties, on trouve l'orifice de l'urèthre un peu rouge, un peu gonflé, un peu humide, et si l'on presse le canal d'arrière en avant au-dessous du gland, on fait sortir par l'orifice une petite gouttelette de matière blanchâtre plus ou moins épaisse.

Les jours suivants, la douleur s'accroît; elle persiste même pendant un temps plus ou moins long dans les intervalles de l'émission des urines, si bien que les malades hésitent à satisfaire le besoin d'uriner, et que, pour faciliter la fonction qui peut devenir difficile à exécuter et modérer la douleur, quelques praticiens ont conseillé de faire baigner la verge dans une eau émolliente, l'eau de guimauve, par exemple, quelques moments avant d'uriner. Les urines rendues dans ce bain adoucissant coulent plus facilement et causent une sensation beaucoup moins pénible au malade.

Ordinairement l'inflammation a atteint son plus haut degré dans le cours de la troisième semaine, à dater de l'invasion.

Alors l'orifice de l'urèthre est rouge, gonflé, douloureux; il fournit abondamment une matière d'un jaune verdâtre, puriforme, quelquefois sanguinolente, qui tache fortement le linge et irrite parfois le prépuce, surtout chez les sujets qui ont cette enveloppe du gland étroite et allongée. Des douleurs lancinantes se font sentir parfois dans le canal; des tiraillements dans les aines, des élancements dans les testicules, un sentiment de pesanteur dans les cuisses viennent s'y joindre. Des érections douloureuses, surtout quand le malade est au lit, se répètent plus ou moins souvent et troublent le sommeil. Ces érections peuvent arriver à devenir presque permanentes et à constituer ainsi ce que le vulgaire appelle, dans son langage pittoresque et énergique, *chaude-pisse cordée.*

C'est alors surtout que la maladie mérite bien ce nom populaire de *chaude-pisse,* car les urines font sur le canal une sensation analogue à la brûlure que produirait un fer rouge.

Les choses persistent dans cet état pendant une semaine et quelquefois davantage, puis elles décroissent dans le cours de la quatrième ou cinquième semaine, et bientôt l'émission des urines n'est plus accompagnée que d'une sensation de cuisson ou de prurit très-supportable. L'écoulement continue d'être abondant, et c'est alors sa présence qui incommode et fatigue le plus les malades.

Quoi qu'on en ait dit, il est rare, dans nos climats humides, à Paris en particulier, surtout quand la chaude-pisse est survenue dans la mauvaise saison, que cet écoulement ne se prolonge pas encore, après la période aiguë de la maladie, pendant plusieurs semaines et même plusieurs mois. Que de fois je l'ai vu durer un an et plus, quand on ne s'était pas hâté de recourir, en temps opportun, aux moyens convenables! Que de fois même j'ai été consulté par des jeunes gens qui, après plusieurs années, n'étaient point encore entièrement délivrés de cette dégoûtante infirmité!

C'est donc bien à tort que la grande majorité des hommes se joue, pour ainsi dire, de la *chaude-pisse* et la regarde comme un mal sans conséquence que l'on déguise habituellement sous le nom bénin d'*échauffement.* Le moindre des inconvénients de ce mal est d'avoir une très-longue durée, car bien d'autres accidents sont liés à sa présence, soit dans la période aiguë, soit dans la période chronique, comme nous aurons occasion de le faire voir dans un moment.

Il est, du reste, des sujets privilégiés chez lesquels la blennorrhagie a une durée courte et des symptômes modérés, mais certainement c'est le très-petit nombre.

Toutefois, après que quelques semaines ou quelques mois se sont ainsi écoulés, on voit successivement l'écoulement, devenu tout à fait indolent, diminuer de coloration et de consistance, devenir blanchâtre, puis clair et aqueux, puis ne se montrer que sous la forme d'une petite mucosité concrète qui bouche parfois l'orifice de l'urèthre, dont les bords sont agglutinés ensemble par cette humeur visqueuse..., enfin disparaître entièrement.

On peut dire, d'une manière générale, que la durée commune de la blennorrhagie est de deux ou trois mois au moins, et que les cas où elle se termine plus tôt doivent être comptés, à Paris du moins, au nombre des exceptions. Il paraît que dans les pays chauds cette durée est beaucoup moindre.

Il n'est pas rare, d'ailleurs, comme nous l'avons dit ci-dessus, de voir la blennorrhagie se prolonger et passer à l'état chronique : c'est ce que l'on a désigné sous le nom de *blennorrhée*. Dans ces cas, il n'existe quelquefois qu'un léger suintement uréthral presque incolore, qui tache à peine le linge, mais qui peut, chez les sujets dont le prépuce est long et étroit, amener une irritation chronique fort incommode de cette partie, qui ne peut être radicalement guérie que par l'opération du *phimosis*.

Chez d'autres sujets, l'écoulement est un peu plus abondant et plus coloré, comme laiteux. Enfin, chez plusieurs, on voit sous l'influence de diverses circonstances, telles que des excès de table ou d'une autre nature, la fatigue, l'impression prolongée de l'humidité, etc., la blennorrhée repasser à un état plus aigu, si elle avait persisté sans interruption, ou un nouvel écoulement légèrement inflammatoire se reproduire après que l'ancien a disparu...; c'est ce qu'on nomme *chaude-pisses à répétitions* : ordinairement ces récidives ont peu d'intensité et peu de durée. Le fait de leur possibilité a d'ailleurs cet avantage que, dans les cas où le mystère est nécessaire, il permet à l'homme de l'art de tolérer la fraude (si ce n'est même d'y participer ou de la conseiller) qu'un époux entraîné par un moment d'erreur peut employer pour rejeter sur le passé les fautes d'un présent accusateur.

La blennorrhagie offre encore une foule de nuances et de degrés que la pratique apprend à connaître, et sur lesquelles les détails que nous pourrions donner ne nous semblent pas fort nécessaires.

Des accidents divers peuvent compliquer la blennorrhagie ou se montrer à sa suite : parmi les plus communs, nous aurons à noter les érections douloureuses, l'hématurie, la dysurie, l'engorgement du testicule, l'ophthalmie blennorrhagique, les douleurs articulaires, les rétrécissements de l'urèthre et toutes leurs conséquences; enfin, l'infection syphilitique proprement dite.

1° *Érections.* Lorsque les érections douloureuses qui se montrent dans la période aiguë et inflammatoire de la blennorrhagie deviennent permanentes, et surtout lorsqu'elles entraînent cet état de rigidité pénible désigné sous le nom de *chaude-pisse cordée,* il devient urgent de leur appliquer un traitement spécial. La saignée du bras, les sangsues au périnée, les bains tièdes, les bains de siége peu chauds, le repos à la chambre, les quarts de lavement légèrement camphrés et laudanisés, les potions calmantes, telles qu'un looch blanc avec addition de 15 grammes de sirop diacode, administré par cuillerées le soir et la nuit, un régime très-sévère deviennent nécessaires. La pratique brutale de quelques hommes du peuple qui ne craignent point de *rompre la corde,* comme ils le disent, c'est-à-dire de fléchir violemment avec les mains ou en frappant sur un corps dur la verge en érection, est excessivement dangereuse. Elle peut donner lieu à une hémorrhagie grave; on l'a vue déterminer une rupture de l'urèthre et une infiltration urineuse. La *gangrène* même de la verge, et par suite la mutilation de cette partie, mutilation qui, privant l'homme de ses attributs distinctifs, peut le plonger dans une mélancolie qui le mène au suicide..., s'observe parfois à la suite de ces violences : nous en avons eu un terrible exemple sous les yeux, dans le temps où nous étions attaché au service chirurgical de l'Hôtel-Dieu de Paris.

2° L'*hématurie*, lorsqu'elle est active, comme c'est le cas le plus ordinaire, ne réclame guère d'autres soins que ceux qui viennent d'être indiqués. Mais comme cet accident effraye vivement les malades, qui s'imaginent qu'il ne peut avoir lieu sans désordres graves, sans ulcération du canal, par exemple, il convient de se tenir en garde contre un accident qui ne mérite vraiment ce nom que lorsqu'il y a un écoulement de sang un peu considérable. Le repos le plus absolu sera alors prescrit, on pourra entourer la verge de linges trempés dans l'eau fraîche, faire boire au malade une limonade légère, et recourir au besoin à la saignée du bras. Dans la plupart des cas, le léger écoulement de sang qui accompagne la période inflammatoire de la blennorrhagie n'est qu'avantageux et ne peut que concourir à modérer la violence du mal. Il doit être assimilé alors à l'épistaxis qui se montre au début d'un coryza. Lorsqu'au contraire un écoulement de sang considérable survient tout à coup à l'occasion d'un excès, ou par suite des violences exercées sur la verge pour *rompre la corde*, il y a lieu de redouter la rupture des parois du canal et toutes les conséquences qui peuvent en être la suite. Si cette rupture était clairement indiquée par du gonflement en un point du canal et des indices d'infiltration urineuse, il faudrait essayer l'introduction d'une algalie en gomme élastique bien enduite de cérat avec addition d'extrait de belladone, et la laisser à demeure et ouverte (le malade se tenant couché sur le côté, et l'extrémité de la sonde munie d'une mèche de coton pour diriger l'urine dans un bassin) si elle pouvait être supportée. Une pareille réunion de circonstances est heureusement des plus rares, car elle serait des plus graves et des plus embarrassantes.

Pour clore ce paragraphe, je ne crois pas inutile de rapporter ici une observation particulière empruntée à la thèse de M. *Teyssendier-Lasserre* (1818, n° 206), thèse que j'ai déjà eu occasion de citer plus haut.

Cette observation n'a d'ailleurs d'autre rapport avec le sujet de cet article que d'offrir un exemple rare d'émission sanguine par le canal de l'urèthre, émission sanguine dont la source n'a pas d'abord été fixée d'une manière précise.

Il s'agit d'une blennorrhagie syphilitique compliquée d'engorgement aux testicules, avec exaltation de sensibilité de ces organes, et perversion dans leur mode de sécrétion, au point qu'au lieu de sperme il ne sortait plus, pendant les éjaculations et dans l'espace de trois mois, que du sang presque pur d'abord, ensuite un mélange de sang et de sperme; enfin, au bout de huit mois, les testicules étant revenus à leur état naturel, la sécrétion du sperme se rétablit complétement.

« M. A..., âgé de vingt-six ans, d'un tempérament bilioso-nerveux, fut affecté pour la première fois, il y a trois ans, d'une blennorrhagie syphilitique. Au cinquième jour après s'être exposé à l'infection, maculatures de couleur jaunâtre, de l'étendue d'une lentille, sur plusieurs points de la chemise, sans symptômes précurseurs; puis douleurs le long du canal de l'urèthre et vers la fosse naviculaire principalement, méat urinaire légèrement phlogosé; en peu de jours, cuissons lors de l'émission des urines. A ces signes on ne pouvait guère méconnaître une blennorrhagie commençante. La femme ayant été soigneusement examinée, et à différentes fois, nous ne trouvâmes autre chose qu'un écoulement leucorrhoïque qu'elle disait porter depuis quinze mois, époque à laquelle on lui avait fait subir un traitement antivénérien.

Cet écoulement sembla en effet fort ancien ; la muqueuse vaginale ne paraissait point phlogosée; le liquide qu'elle fournissait était blanc, ne salissant point le linge. S'il faut s'en rapporter à la jeune personne, elle aurait cohabité impunément avant et depuis avec deux individus différents. Cependant M. A... éprouve une cuisson un peu plus vive; des élancements spontanés se propagent de la partie antérieure du canal à la partie postérieure, imitant assez bien l'effet que produit l'étincelle électrique.

Lorsque le malade veut uriner, les muscles de l'anus et du bulbe se contractent spasmodiquement par l'abord des premières gouttes d'urine dans le canal de l'urèthre; le col de la vessie se resserre et ne permet pas à ce liquide de s'échapper; ce n'est qu'après une minute ou environ qu'elles sortent en produisant une chaleur cuisante; l'écoulement devient plus abondant, prend une couleur verdâtre; les érections sont peu douloureuses. Une trop grande quantité de sirop d'orgeat affaiblit considérablement l'estomac de notre malade, qui fut rétabli par l'usage d'aliments plus restaurants, d'un peu de vin pur, d'eau rougie ou sucrée pour toute boisson. La marche de la blennorrhagie, qui jusqu'alors avait été lente, offrit tout à coup des symptômes violents, tels qu'engorgement lymphatique des glandes inguinales et du cordon spermatique, qui devint douloureux pendant trois ou quatre jours. Toute la longueur du canal s'affecta : dureté, tension, douleur au toucher, courbure de la verge en arc de cercle, dont la convexité répond à la face dorsale du pénis; ténesme, chaleur, pesanteur à l'anus et au périnée; douleurs lancinantes au col de la vessie. Peu de jours après, chaleur à l'hypogastre, douleur derrière le pubis et à la partie interne des cuisses; urines rouges rendues difficilement, contractant une odeur fétide par le repos, et laissant déposer au fond du vase une matière glaireuse et filante; fièvre intense. Ces symptômes se calment; il ne reste plus dans les urines, dix-huit jours après, qu'un dépôt d'une matière grisâtre, comme farineuse, avec quelques filaments de mucosités filantes. Le prurit et les douleurs lancinantes du fondement sont ce qui incommode le plus, surtout pendant la nuit. Le malade, pour modérer la douleur que les érections occasionnent, fixe avec un mouchoir la verge sur une des cuisses; si elles sont opiniâtres, il se trouve soulagé en courbant le pénis et le pressant de son extrémité antérieure à la postérieure. Cette précaution de fixer la verge sur une des cuisses a un autre avantage, celui de prévenir ces déchirements qui donnent quelquefois lieu à des ulcères difficiles à guérir, et qui exigent l'usage des sondes : je dis *qui donnent quelquefois lieu à des ulcères,* car le cas est très-rare. C'est à la suite de déchirures qu'il peut résulter des infiltrations d'urine, des gangrènes partielles et même totales du pénis, comme j'en ai vu un exemple. Le quarante-deuxième jour, sans diminution dans l'écoulement, M. A..., qui avait négligé de porter un suspensoir, éprouve un malaise général, une vive céphalalgie, quelques frissons, un penchant invincible au sommeil. Rentré chez lui, point d'appétit, un peu de fièvre, douleur derrière le pubis, dans les aines, au cordon spermatique, à l'épididyme du côté droit. Pendant deux jours, les douleurs sont modérées et permettent au malade de continuer ses occupations et de marcher. Le quarante-cinquième jour, il garde le lit. Le quarante-sixième jour, cessation complète de la blennorrhagie, mais le testicule est trois fois plus volumineux que dans son état naturel; douleurs sourdes et tensives de cette partie; la toux rend atroces et déchirantes celles du cordon, surtout à son passage à travers l'anneau inguinal; pesanteurs aux lombes, dans les aines; soif intense, peau sèche, insomnie, fièvre vive. La diète, le repos, les fomentations émollientes faites avec une forte décoction de racine de guimauve souvent renouvelées; les boissons délayantes, telles que la décoction d'orge et de chiendent, dans laquelle on met au besoin du sulfate de soude, afin de diminuer la constipation; des lavements émollients employés dans le même but, ont combattu avantageusement l'inflammation. Le cinquante-quatrième jour, topiques émollients associés aux astringents. Les cinquante-cinquième et cinquante-sixième jours, frictions avec l'onguent napolitain, qui fait reparaître la tuméfaction et la douleur; elles se dissipent par l'emploi des moyens antiphlogistiques indiqués ci-dessus. Le soixante-troisième jour, le malade sort de sa chambre; un suspensoir empêche le ballottement douloureux que la marche occasionne; l'écoulement se rétablit. Le soixante-huitième jour, la chemise offrit une plaque de sang noirâtre, de la largeur d'une pièce de cinq francs : on pensa que le sang venait d'un déchirement opéré dans le canal de l'urèthre; mais il aurait été extraordinaire que la douleur que ce prétendu déchirement aurait nécessairement occasionnée n'eût pas réveillé le malade. Le soixante-quinzième jour, le testicule gauche s'affecte, et la légère sensibilité que son voisin avait conservée disparaît complètement : développement des symptômes relatés ci-dessus; le testicule gauche prend un plus grand volume que le droit n'en avait acquis. Emploi des délayants, topiques antiphlogistiques; retour de la blennorrhagie : le malade sort le quatre-vingt-deuxième jour. Du quatre-vingt-troisième au quatre-vingt-quatrième jour, il eut une pollution nocturne qui diminua beaucoup le volume de l'organe, et pourrait être regardée comme une crise. Elle fut accompagnée des mêmes sensations agréables qui les accompagnent ordinairement; la matière rendue était abondante, composée d'une partie rouge, noirâtre, grumeleuse, nageant dans un fluide rougeâtre, filant, moins épais et moins rouge : le tout répandant l'odeur du sperme. Le quatre-vingt-quinzième jour, nouvelle émission d'un liquide rouge, filant, sans grumeaux et plus consistant que le premier. La chose se renouvela plusieurs fois. Le malade s'inquiéta; il désira savoir d'où venait le sang. Pour cela il titilla sa verge avec beaucoup de ménagement, et obtint l'émission d'une matière ayant les caractères décrits; elle sortit par jets et bonds comme le fait le sperme : le même plaisir l'accompagna. On ne pouvait plus penser dès lors que ce sang fût fourni par le canal de l'urèthre. Quelle était donc la source de ce fluide sanguinolent? J'ai cru qu'il pouvait tenir à un vice de sécrétion des testicules.

» L'écoulement existait encore au sixième mois de son apparition; la matière qu'il fournissait semblait venir exclusivement de la partie postérieure du canal. Le baume de copahu, pris seul à la quantité de 20 à 25 gouttes sur du sucre ou dans du sirop de sucre, donna la diarrhée et renouvela les coliques; uni à la térébenthine, au cachou, à la rhubarbe sous la forme de pilules, il passa facilement et mit enfin, après quinze jours de son emploi, un terme à la blennorrhée, dont la durée a été de sept mois. Les urines, encore catarrheuses pendant le huitième mois, reprennent leur état naturel après l'emploi de la térébenthine de Venise. Les éjaculations sanguines se répètent tous les dix, douze, quinze jours.

» Pendant le dixième mois de l'apparition de la blennorrhagie, qui n'était que le septième des éjaculations sanguines, M. A..., qui jusqu'alors s'était abstenu de femmes, en vit deux ou trois, en usant de précautions qu'il aurait si heureusement employées dans d'autres circonstances, ce qui ne changea en rien son état. Il est à remarquer que la blennorrhagie reparut pour cesser de nouveau du huitième au dixième jour, et que deux copulations ayant eu lieu en moins d'une demi-heure, le sperme de la seconde fut plus rouge que celui de la première, et présenta en outre des stries d'un sang très-vermeil : peu de jours après, applications réitérées de glace pilée sur les bourses; elles n'ont d'autre effet que de donner à ces enveloppes un peu plus de ton : au commencement du huitième mois de l'altération dont nous parlons, le sperme, mieux élaboré, est d'un rouge plus clair. On met douze sangsues qui procurent une abondante évacuation de sang, et le malade n'a plus son incommodité; elle reparaît quinze jours après à la suite d'excès de table et de femmes; une application nouvelle de quinze sangsues au périnée et aux bourses redonna au sperme les propriétés physiques naturelles à sa consistance, à la couleur près, qui était plus blanche. La cure s'est soutenue, et le malade a depuis joui d'une parfaite santé. »

3° La *dysurie* allant même quelquefois jusqu'à l'impossibilité momentanée d'uriner, peut tenir soit à l'intensité de l'inflammation, soit à une cause fortuite qu'il n'est pas toujours facile de bien préciser. S'il y a rétention d'urine, il faut, dans tous les cas, recourir au *cathétérisme*, soit avec une sonde de gomme élastique, soit dans les cas où il y a évidemment obstruction du canal par gonflement inflammatoire, avec une bougie fine et bien enduite de pommade à la belladone qu'on introduit lentement et graduellement jusqu'au delà de l'obstacle. Une fois cette difficulté temporaire vaincue, il est rare qu'elle se reproduise et qu'on soit de nouveau obligé de revenir plus tard à la même opération, à moins qu'il n'y eût un rétrécissement de l'urèthre préexistant et tenant à des blennorrhagies antérieures.

Lorsque, par suite d'excès de table ou de toute autre nature, à l'occasion d'injections stimulantes faites dans la période aiguë de l'écoulement ou par toute autre cause; que cet écoulement, d'ailleurs, soit ou non supprimé en même temps; lors, dis-je, qu'il se développe des accidents qui semblent annoncer que l'inflammation s'est propagée profondément dans le canal et même au col de la vessie, comme cela se voit quelquefois, il faut, si le cathétérisme n'est point rendu indispensable par la distension de la vessie, faire précéder cette opération par l'emploi des antiphlogistiques.

La saignée du bras, des sangsues au périnée, un bain tiède prolongé, des bains de siége, des bains locaux émollients, réussiront le plus ordinairement sinon à rétablir seuls la faculté d'uriner, du moins à combattre l'inflammation accidentelle qui s'est surajoutée à la blennorrhagie, et à favoriser l'emploi de la sonde ou de la bougie s'il devient nécessaire. Nous ne voulons d'ailleurs ici qu'indiquer un accident dont les détails rentrent dans les attributions des traités spéciaux sur les maladies des voies urinaires.

4° *Orchite.* L'engorgement inflammatoire du testicule ou mieux de l'*épididyme*, car, le plus ordinairement, le testicule lui-même participe peu au gonflement; cet engorgement, dis-je, est toujours un accident fâcheux et qui réclame des moyens de traitement un peu actifs. Tantôt cet accident coïncide avec une blennorrhagie aiguë et inflammatoire, et c'est proprement ce qu'on appelle *une chaude-pisse tombée dans les bourses*; tantôt, et plus souvent peut-être, il survient dans le cours d'une blennorrhagie déjà passée à l'état chronique ou d'une véritable *blennorrhée*. Alors les malades, soit par ignorance réelle de la persistance de leur écoulement, soit par une dissimulation maladroite, négligent presque toujours de révéler la cause véritable de l'inflammation des bourses, ou même la nient au besoin, préférant attribuer le mal actuel à une occurrence tout à fait fortuite, comme un coup, une pression, un froissement quelconque, ou enfin *un effort*, selon leur langage le plus habituel. Gardons-nous toutefois de l'excès d'incrédulité dans lequel tombent quelques chirurgiens, qui ne veulent à toute force reconnaître d'*orchite* que par cette cause spéciale, habitués qu'ils sont à découvrir un suintement uréthral accusateur chez la plupart des sujets qui nient le plus effrontément l'existence de l'écoulement. Sans aucun doute, le testicule peut s'enflammer à l'occasion d'une violence extérieure ou même *spontanément*, et chez des sujets qui n'ont jamais eu de blennorrhagie, mais, sans aucun doute aussi, ce cas est infiniment rare comparé au précédent. Peu importe d'ailleurs, car pour nous du moins, le traitement est à peu près le même dans les deux cas : nous croirions, par exemple, plus nuisible qu'utile la pratique, assez peu en faveur aujourd'hui il est vrai, qui consistait à chercher par des moyens mécaniques ou même par *inoculation*, à rappeler l'écoulement uréthral, dans le cas où la suppression ou la diminution de celui-ci pouvait être regardée comme la cause de l'*orchite*.

Le plus souvent l'orchite survient, surtout dans la *blennorrhée*, à l'occasion de quelque excès, de quelque fatigue, de quelque violence extérieure; dans la blennorrhagie elle-même, ces circonstances peuvent exister et jouer le rôle de causes occasionnelles ou déterminantes. C'est même dans la vue de prévenir cet accident que l'on recommande aux malades atteints de cette phlegmasie uréthrale d'avoir la précaution, pour peu qu'ils se livrent à la marche, de porter un *suspensoir*. Mais il arrive aussi assez souvent que le testicule se prenne sans qu'on sache à quelle circonstance il faut attribuer cette complication.

Quoi qu'il en soit, une fois cette phlegmasie nouvelle établie, elle ne tarde pas ordinairement à faire des progrès tels que le malade se voit forcé, s'il ne l'avait fait jusque-là, de recourir au plus vite aux conseils d'un homme de l'art.

Conçoit-on que, dans une maladie qui réclame si impérieusement le repos au lit, il y ait parfois difficulté ou même impossibilité d'admettre dans nos hôpitaux ce genre de malades, parce que l'hôpital spécial destiné aux vénériens se voit assez souvent forcé de les refuser faute de place, et que des chirurgiens ou des employés, à cheval sur *les règlements*, répugnent à leur admission?... Tant il est vrai que partout *la lettre* peut tuer *l'esprit*, lorsqu'elle n'est pas interprétée ou appliquée d'une manière convenable!

L'une des bourses (car presque toujours il n'y a qu'un seul testicule d'affecté) se gonfle, se tend, devient lourde et douloureuse. Si la phlegmasie a une marche rapide et une certaine intensité, comme cela se voit très-fréquemment, en fort peu de jours une tuméfaction qui peut acquérir un volume presque égal à celui du poing d'un adolescent, et qui double, triple ou quadruple le volume ordinaire du testicule, se pré-

10.

sente à l'inspection des parties. Cette augmentation de volume est due généralement au gonflement de l'épididyme et surtout à l'exhalation séreuse qui s'opère dans la tunique vaginale : aussi quelques chirurgiens ont-ils conseillé en pareil cas la ponction évacuatrice du sac vaginal opérée à l'aide d'une lancette. La peau elle-même est quelquefois chaude, tendue, douloureuse et rouge. Le plus léger contact est insupportable; des douleurs vives tourmentent le malade sans relâche, la fièvre s'allume, et il devient urgent de recourir au traitement antiphlogistique le plus énergique.

On s'occupe peu alors de savoir si l'écoulement uréthral est supprimé ou seulement diminué, comme cela est le plus ordinaire, et l'on a de suite recours à la saignée du bras, à l'application de vingt ou trente sangsues sur la tumeur, que l'on fait suivre de cataplasmes émollients de farine de graine de lin, point trop épais, à moins que le poids de ceux-ci ne les rende plus incommodes qu'utiles, cas où on leur substitue les compresses trempées dans l'eau de guimauve fréquemment renouvelée.

Le malade doit rester couché sur le dos et tenir ses bourses relevées à l'aide d'un petit coussinet placé entre les cuisses : dans tous les mouvements auxquels il se livre, il faut qu'il ait soin de soutenir les parties avec sa main; l'instinct seul, d'ailleurs, lui indiquerait au besoin l'utilité de cette précaution.

Une diète absolue, les boissons délayantes et laxatives, telles que le petit-lait, le bouillon de veau aux herbes, les lavements émollients, les bains tièdes, les bains de siége, doivent être prescrits concurremment avec les émissions sanguines.

J'ai rarement vu, dans les cas même qui s'annonçaient avec les symptômes les plus alarmants, l'orchite résister à une saignée du bras copieuse, suivie de deux ou trois applications de sangsues.

Dans les cas modérés, il suffit souvent de recourir à la saignée locale, que l'on fait plus ou moins copieuse et plus ou moins répétée, suivant l'intensité des phénomènes inflammatoires. En général, une, deux ou trois applications de sangsues, au nombre de quinze, vingt ou trente, suivant le besoin, sont suffisantes pour amender notablement, et dans l'espace d'un, deux ou trois jours, la violence du mal. La résolution s'opère ensuite assez vite sous l'influence des applications émollientes, des bains, du régime, du repos et de quelques purgatifs. Le bouillon aux herbes additionné de sulfate de soude, ou l'eau de Sedlitz artificielle (un verre ou deux, tous les matins à jeun, pendant deux ou trois jours de suite), remplissent parfaitement le but qu'on se propose. Il est encore préférable de recourir, comme purgatif abortif *spécifique*, au *baume de copahu*, dont nous aurons occasion de parler plus loin.

La guérison complète peut ainsi être obtenue dans l'espace d'une, deux ou trois semaines dans les cas les plus graves.

Si toutefois il en était autrement, il faudrait recourir, en admettant que les accidents inflammatoires aient été suffisamment combattus, aux topiques résolutifs, tels que l'onguent mercuriel, l'emplâtre de savon ou de *Vigo cum mercurio*, et insister sur les purgatifs à l'intérieur, tels que l'eau de Sedlitz déjà citée, ou le *calomel*, à la dose de 30 à 50 centigrammes, répétée tous les deux jours pendant une semaine.

Chez quelques sujets on voit la maladie se reproduire, après avoir été dissipée, même sans qu'aucune imprudence ait motivé ce retour. Il y a quelques années j'ai eu ainsi à traiter un jeune homme d'une poitrine délicate et d'un tempérament nerveux, chez lequel une orchite survenue dans le cours d'une blennorrhagie aiguë, se reproduisit à trois reprises, bien que le malade gardât le lit et restât soumis à un traitement antiphlogistique général dirigé contre une bronchite intense accompagnée d'accidents pleurétiques qui s'était ajoutée au mal vénérien. Peut-être n'est-il pas inutile d'ajouter en passant que le malade, en reconnaissance des soins assidus que je lui prodiguais, n'hésita pas à attribuer à mon traitement la prolongation d'un mal dont ses amis lui assuraient qu'on guérissait en général beaucoup mieux et beaucoup plus vite.

Lorsque la tuméfaction est modérée, que l'inflammation est peu vive et marche lentement, il suffit quelquefois du repos au lit et des cataplasmes émollients pour en arrêter les progrès et en amener la résolution en peu de jours.

Il est prudent, dans tous les cas, de faire porter au malade un suspensoir aussitôt qu'il se lève, et de lui prescrire d'en continuer l'usage pendant un certain temps.

Assez souvent, après la guérison, l'épididyme reste un peu plus gros et un peu plus dur qu'il n'était auparavant, sans que cela doive inspirer d'inquiétude; quelquefois, au contraire, on voit à la tuméfaction et à l'induration succéder l'atrophie de l'épididyme et même celle du testicule.

La *suppuration* est une terminaison heureusement fort rare et que pour ma part je n'ai jamais rencontrée en pareil cas, tandis que j'ai eu occasion de l'observer plus d'une fois dans l'orchite accidentelle provoquée par l'usage des sondes.

L'*induration*, au contraire, est assez commune, surtout quand les malades négligent les conseils du médecin, soit qu'elle succède à la tuméfaction aiguë, soit que, de prime abord, la maladie ait une marche chronique.

Autrefois on donnait volontiers le nom de *squirrhe* à cette espèce d'induration, et il ne manque pas encore de gens qui amputeraient hors de propos le testicule ainsi induré, ou qui croiraient avoir guéri le premier degré du cancer s'ils en obtenaient la résolution.

Mais tous les praticiens éclairés et consciencieux savent aujourd'hui que cette espèce de phlegmasie s'accompagne, même dans la période aiguë, d'une dureté toute particulière, et que tant que la tumeur est égale et dépourvue de douleurs lancinantes opiniâtres, on ne doit y voir qu'un engorgement bénin et susceptible de résolution.

Les onctions mercurielles, les frictions avec la pommade d'hydriodate de potasse, les douches de vapeur, les emplâtres fondants, unis au régime, au repos et aux purgatifs, ne nous ont jamais manqué en pareil cas, et plus d'une fois, dans nos grands hôpitaux, nous avons été témoin de cures qui, au premier abord, auraient pu paraître douteuses. Il ne faut pas d'ailleurs confondre cette induration qui occupe surtout l'*épididyme*, avec ce qu'on a appelé *testicule vénérien*, qui doit être mis au nombre des accidents *consécutifs* de la syphilis.

Ophthalmie blennorrhagique.

« J'ai vu plusieurs fois, dit *Swediaur*, cette terrible maladie, mais heureusement jamais chez aucun de mes malades.... — On ne l'a jamais observée, du moins à ma connaissance, chez les femmes. Je ne l'ai jamais observée que chez les hommes qui étaient attaqués dans le même temps d'une blennorrhagie syphilitique.... — Dans trois cas où j'ai eu occasion de voir cette ophthalmie, elle parut en hiver dans les climats froids, après que le malade, attaqué d'une gonorrhée violente, s'était exposé à un froid rigoureux en plein air. Dans deux de ces cas, les deux yeux furent attaqués à la fois et soudainement. Aucun de ces malades n'avait eu auparavant le moindre mal aux yeux. Dans les trois cas, l'écoulement par l'urèthre fut évidemment diminué ou supprimé dès le commencement de l'ophthalmie ; et dans le même temps il s'établit par les yeux une évacuation d'une matière puriforme de couleur jaune verdâtre, semblable à celle d'une blennorrhagie, avec des douleurs déchirantes qui devenaient insupportables au moindre contact de la lumière. Autant que je pouvais le distinguer, dans les instants d'examen que les douleurs ne me permettaient pas de prolonger, la même matière qui découlait des yeux paraissait extravasée dans toute la chambre antérieure de l'œil, et comme infiltrée entre les lames de la cornée transparente. Tous les remèdes qu'on avait employés dans ces cas furent sans effet, et la maladie se termina par l'aveuglement.

» Le dernier malade était un jeune homme de vingt-neuf ans, qui servait à l'armée de l'empereur en qualité de capitaine. Il fut commandé pour monter la garde à la cour dans le mois de janvier pendant qu'il était affligé d'une violente gonorrhée. Malheureusement, la journée était excessivement froide et il fut forcé, par devoir, de rester exposé à l'air longtemps pendant le jour et le soir. Vers le minuit, il commença à sentir aux deux yeux à la fois les douleurs les plus vives, qui augmentèrent en très-peu de temps, au point qu'il ne put supporter la lumière en aucune façon. Le lendemain, cet accident fut accompagné d'un écoulement de matière puriforme par les deux yeux. A l'inspection, l'albuginée (ou mieux la conjonctive qui la recouvre) parut très-enflammée et fort enflée.... — Le troisième jour, en examinant les choses de plus près, on trouva la cornée entièrement opaque et un hypopion entièrement formé : il ne paraissait aucune exulcération.... — Dix à douze jours après, l'inflammation commença à se calmer et l'écoulement des yeux fut tari; mais la cornée ne recouvra pas sa transparence : au contraire, elle était extrêmement épaissie, et le malade demeura entièrement aveugle pour la vie. » Notons dans ce passage l'erreur de *Swediaur*, qui ne croyait pas que l'ophthalmie blennorrhagique pût se montrer chez les femmes.

L'analyse des journaux allemands du tome XXXI de la *Bibliothèque médicale* offre l'extrait suivant d'un mémoire du docteur Horx, publié en 1809, sur la maladie qui fait le sujet de ce paragraphe :

La blennorrhagie des yeux, dit l'auteur, est une inflammation aiguë du bulbe de l'œil, laquelle attaque ordinairement en même temps la sclérotique, la cornée, l'iris, les caroncules, la conjonctive et les paupières. L'auteur en a traité deux hommes robustes attaqués d'une blennorrhagie uréthrale dont ils croyaient s'être inoculé le virus aux yeux en y portant les doigts; ce qui, selon M. Horn, était d'autant plus vraisemblable, qu'ils n'avaient chacun qu'un œil enflammé.

L'auteur regarde cette affection comme très-dangereuse, et ne croit pas que ce soit, comme l'ont prétendu certains auteurs, une métastase de celle du canal de l'urèthre, vu que, chez les deux malades en question, elle existait simultanément au canal et aux yeux. La guérison n'en put être obtenue et il en résulta une cécité.... — L'auteur remarque que l'on a rarement réussi à guérir la blennorrhagie des yeux; que l'on a recommandé pour la combattre le traitement antiphlogistique sans être appuyé sur le succès de son emploi; que néanmoins il croit qu'au début de la maladie il est utile d'employer la saignée et successivement des épithèmes tièdes, composés de substances aromatiques et narcotiques; les pommades mercurielles, avec addition d'ammoniaque et de camphre; les collyres et *les vésicatoires appliqués aux yeux* (c'est-à-dire aux paupières).

Je n'ai vu, soit dans les hôpitaux, soit en ville, qu'un petit nombre d'ophthalmies blennorrhagiques; mais, comme celles qui viennent d'être citées, presque toutes affectaient le sexe masculin, avaient été déterminées par la contagion directe, et plusieurs ont amené la cécité, sauf quelques heureuses exceptions que j'indiquerai tout à l'heure.

M. Lagneau prétend que cette ophthalmie est assez fréquente et qu'elle peut se montrer dans les deux sexes; mais il n'apporte point d'observation particulière à l'appui de cette double assertion.

Quant aux causes nombreuses qu'il énumère comme pouvant amener le développement de cette redoutable complication, je pense qu'il n'y en a qu'une qui repose sur des faits bien authentiques, savoir : l'inoculation directe du pus de l'urèthre par le doigt ou tout autre corps chargé de matière blennorrhagique. Cette cause même peut servir à expliquer pourquoi les femmes sont beaucoup moins exposées que les hommes à l'ophthalmie blennorrhagique; la conformation de leurs parties sexuelles et la forme de leurs vêtements ne les mettent-elles pas à l'abri, sinon de la possibilité, au moins de la facilité de cette inoculation ?

On voit, d'après ce que nous venons de dire, combien il est important de recommander aux malades atteints de blennorrhagie de s'abstenir de porter leurs doigts au visage après qu'ils ont touché leur verge pour uriner ou pour tout autre motif. Les lotions fréquentes, les bains locaux, le changement fréquent de linge, le soin de se laver les mains chaque fois qu'on a eu occasion de les mettre en contact avec les parties malades, sont des soins qu'il ne faut pas négliger. C'est cette négligence qui fait que l'ophthalmie blennorrhagique s'observe parfois chez les ouvriers, les militaires, les gens du peuple, tandis qu'on n'a guère occasion de la rencontrer chez les personnes soigneuses.

Cette espèce d'ophthalmie est surtout caractérisée par l'intensité et la marche rapide des phénomènes inflammatoires, le *chemosis,* qui survient dès les premiers jours, l'écoulement puriforme abondant que sécrètent la conjonctive et les paupières, la tuméfaction et la rougeur de celles-ci, les douleurs atroces, l'insomnie, la fièvre, qui accompagnent les accidents inflammatoires.

Dans quelques cas, heureusement, il n'y a qu'un seul œil affecté; mais il n'est pas rare de les voir se prendre successivement. Chez un adulte vigoureux, garçon épicier, qui entra à l'Hôtel-Dieu dès le début de l'ophthalmie (suite probable de l'inoculation opérée par les doigts salis de la matière d'une blennorrhagie uréthrale datant d'une quinzaine de jours), l'œil droit fut d'abord affecté, mais peu de jours après l'œil gauche s'enflamma aussi ; les émissions sanguines, copieuses et répétées, secondées par tous les autres moyens antiphlogistiques et révulsifs, n'empêchèrent pas la marche fatale de l'ophthalmie. L'œil droit, énormément tuméfié, atteint d'*hypopion,* donnait lieu à de si horribles douleurs, qu'il fallut inciser la cornée pour donner issue au pus et par suite aux humeurs de l'œil; l'œil gauche, moins malade, n'en devint pas moins impropre à la vision, la cornée étant devenue complétement opaque.

Inciser la cornée au début du mal et s'efforcer de rétablir l'écoulement de l'urèthre, tels sont les deux moyens principaux que recommande Swediaur.

L'auteur de l'article OPHTHALMIE, du *Dictionnaire des sciences médicales*, pense au contraire que l'ophthalmie blennorrhagique ne réclame que le traitement antiphlogistique le plus rigoureux.

M. Lagneau, sans renoncer aux remèdes spécifiques, regarde aussi ce traitement comme indispensable.

D'un autre côté, les médecins allemands ont conseillé un collyre astringent et même cathérétique avec le nitrate d'argent, non-seulement dans l'ophthalmie qui se prolonge, mais même dès le début de l'inflammation.

D'autres ont conseillé une solution légère de chlorure d'oxyde de calcium. Les chirurgiens français emploient aujourd'hui très-fréquemment la solution de nitrate d'argent concentrée dans le traitement de l'ophthalmie; quelques-uns même élèvent la dose du sel jusqu'à 4 et même 6 grammes par 30 de liquide. N'oublions pas toutefois que le professeur Græfe n'avait proposé le nitrate d'argent que contre les *ophthalmo-blennorrhées catarrhales*, accompagnées d'une inflammation modérée et d'un écoulement abondant dont la matière décompose le sel et l'empêche d'agir comme caustique. (Voir la *Revue médicale*, 1828, t. Ier, p. 468.)

Dans le même journal allemand que nous venons de citer d'après la *Revue*, on trouve une observation communiquée par le docteur Lusardi, médecin oculiste, qui vante au contraire le traitement antiphlogistique.

« *Ophthalmie blennorrhagique.* M. de P..., lieutenant-colonel, atteint depuis deux jours d'une blennorrhagie intense, vit l'écoulement se supprimer tout à coup, soit par l'influence d'un froid très-vif ou de la fatigue d'un voyage rapide de Paris à Lille. Immédiatement après cette suppression, une ophthalmie excessivement aiguë se développe; l'œil gauche était le plus affecté. L'aide-major fait appliquer quelques sangsues aux tempes, des cataplasmes émollients, et prescrit des lotions avec un collyre contenant du *sublimé*. Sous l'influence de ce traitement, l'inflammation fit des progrès très-rapides, et le cinquième jour, le docteur Lusardi fut appelé : il existait alors un gonflement des paupières tellement considérable, qu'il ne put qu'avec beaucoup de difficulté examiner le globe de l'œil. Il sortait de dessous les paupières une matière purulente qu'entraînait un larmoiement abondant et continuel; l'impression de la lumière était extrêmement pénible, les cornées étaient nébuleuses, l'humeur aqueuse trouble, les pupilles très-rétrécies, la vue presque nulle, surtout du côté gauche, où l'application des sangsues avait été faite. Une saignée copieuse fut pratiquée immédiatement, répétée au bout de dix heures et renouvelée le lendemain. Bains de pieds sinapisés; des compresses imbibées d'une décoction froide de têtes de pavot furent entretenues sur les yeux; le lendemain on y ajouta de l'extrait de belladone, afin d'empêcher l'oblitération de la pupille, ainsi qu'on l'a vue arriver dans des cas semblables. Le pénis fut en même temps enveloppé de cataplasmes émollients et exposé alternativement à des bains de vapeur. Pour boisson, eau de chiendent avec un grain d'émétique en lavage. Au huitième jour de ce traitement, tous les accidents graves étaient disparus; un vésicatoire fut appliqué à la nuque, l'écoulement puriforme des paupières cessa d'exister et celui de l'urèthre reparut. Le quinzième jour, l'ophthalmie était complétement guérie : elle avait laissé les yeux très-sensibles à l'impression de la lumière; de simples lotions d'eau fraiche suffirent pour faire disparaître cette sensibilité morbide. — M. Lusardi fait remarquer avec raison que s'il se fût occupé d'abord de rappeler l'écoulement de l'urèthre, ainsi qu'on l'a conseillé, il n'eût pas empêché les progrès de la maladie de s'aggraver d'une manière fâcheuse jusqu'au rétablissement de la blennorrhagie; il se hâta aussi de supprimer le collyre mercuriel, dont l'effet est toujours nuisible dans une ophthalmie aiguë, quelle que soit sa cause; il recourut de suite à des évacuations sanguines abondantes et répétées, dont l'expérience lui a démontré l'avantage dans ce cas, car il a vu qu'il n'est pas très-rare que les ophthalmies syphilitiques très-intenses occasionnent en peu de jours l'iritis, l'oblitération des pupilles et la cécité. Un traitement antiphlogistique énergique, employé dès le principe, lui a toujours fait éviter de semblables accidents. » (*Græfe and Walther's Journ.*, t. X, cah. III, anal. dans les *Archives de médecine*, t. XVII.)

En faisant la part des vanteries familières aux médecins *oculistes*, cette observation n'en est pas moins un bel exemple du succès que peut obtenir un traitement que l'on devrait appeler *rationnel*, si, dans une maladie spécifique, ce mot pouvait s'appliquer à un traitement qui laisse de côté la *cause* du mal.

Malheureusement, d'ailleurs, nous avons vu ci-dessus que le traitement antiphlogistique avait échoué dans des mains probablement aussi habiles que celles de M. Lusardi, et, par conséquent, ce traitement ne saurait inspirer une confiance absolue.

Aussi beaucoup de praticiens ont-ils conseillé d'y joindre la stimulation du canal de l'urèthre par une bougie ou même l'inoculation d'une blennorrhagie nouvelle, soit pour ramener l'écoulement supprimé, dans la supposition où l'ophthalmie pourrait être regardée comme *métastatique*, soit, dans tous les cas, pour opérer une *révulsion* efficace.

Quant à moi, je ne vois pas pourquoi l'on n'emploierait pas dans l'ophthalmie blennorrhagique le traitement perturbateur et peut-être *spécifique*, qui a si souvent des résultats avantageux dans la blennorrhagie uréthrale : je veux parler de l'administration à haute dose du *baume de copahu*. Cette médication a eu entre mes mains d'excellents résultats, et depuis que je l'ai conseillée dans la première édition de cet ouvrage (en 1836), j'ai eu la satisfaction de voir plusieurs chirurgiens l'adopter : aussi est-ce avec une grande surprise que je ne l'ai pas vue même mentionnée dans le livre (récompensé par l'Académie) de M. Vidal, qui mentionne pourtant le traitement barbare de Sanson par l'éradication de la conjonctive!

Voici donc le plan de traitement que je propose :

Une large saignée du bras dès la première apparition des symptômes inflammatoires; sur l'œil malade, des applications et des lotions d'eau fraiche sans cesse renouvelées et même quelques injections entre les paupières et le globe de l'œil..., car je regarde comme fort important le nettoiement assidu de l'organe, sur lequel insiste avec grande raison M. Lagneau; le séjour de la matière purulente sur la partie enflammée ne peut être que très-nuisible.

Environner la verge de cataplasmes chauds, fréquemment renouvelés, l'exposer à la vapeur d'eau chaude, comme le conseillait *Swediaur* dans le cas de chaude-pisse tombée dans les bourses, faire même quelques injections tièdes, légèrement stimulantes, dans le canal de l'urèthre, moins dans la vue de rappeler l'écoulement qui, ordinairement, n'est pas complétement supprimé, que pour amener une révulsion salutaire vers le lieu qui est la source première de la maladie. J'avoue d'ailleurs que ces révulsifs, dont l'usage a été conseillé d'après des vues théoriques que je ne partage pas, me paraissent de bien peu d'importance; d'autant plus que le remède spécial par excellence dont je vais parler emporte à la fois et l'ophthalmie et la blennorrhagie uréthrale.

Enfin, à l'intérieur, donner à haute dose le *baume de copahu,* de manière à en faire prendre 6 à 10 grammes par jour, pendant plusieurs jours de suite, sauf à suspendre momentanément le remède s'il provoquait des accidents de superpurgation trop douloureux.

Bien entendu d'ailleurs que le repos, l'obscurité, la diète et tout l'ensemble du régime antiphlogistique le plus sévère doit concourir au traitement; si toutefois il n'y avait pas de fièvre, je crois qu'on ferait bien de permettre au moins quelques potages, ne fût-ce que pour favoriser l'action laxative du copahu, qui purge beaucoup moins lorsque le malade ne prend pas un peu de nourriture. L'observation suivante est une preuve frappante du succès que peut avoir le traitement que je conseille.

M. C..., âgé de vingt-six ans, délicat et lymphatico-nerveux, déjà atteint antérieurement de blennorrhagie, traité l'année précédente d'un bubon d'emblée, et affecté à la suite de ce dernier traitement d'une gastralgie qui se prolongea et ne céda complétement qu'au séjour à la campagne et à un voyage..., avait contracté une nouvelle chaude-pisse qui datait de quinze jours, lorsque le samedi 13 juillet 1839, l'œil droit commença à devenir le siége d'un peu de gêne et de douleur. M. C... passa néanmoins la journée dehors, mais il rentra très-souffrant et fut en proie à des douleurs vives toute la nuit. Je fus appelé le lundi matin, troisième jour. Les paupières de l'œil droit étaient fermées et baignées par un écoulement purulent jaunâtre; la paupière supérieure tuméfiée et très-douloureuse ne pouvait être soulevée; les douleurs oculaires étaient profondes et si violentes, qu'il semblait au malade qu'on lui arrachait l'œil de l'orbite. Il n'y avait pas de fièvre. A l'aspect du mal, je ne pus en méconnaître la nature; le malade m'avoua en effet l'existence de l'écoulement uréthral, que je trouvai encore abondant et purulent, quoique à peu près indolent. (Saignée du bras, sinapismes aux pieds; quinze sangsues au côté droit du cou, nouveaux sinapismes aux genoux; diète absolue. Ablutions et applications continuelles d'eau froide sur l'œil. Obscurité complète.)

Malgré ce traitement énergique, les souffrances redoublèrent le soir, et je trouvai le malade agité, abattu, découragé.

Une potion calmante fut conseillée, et je voulus essayer l'emploi d'un collyre avec l'extrait de belladone; mais le malade ne put le supporter, tant la douleur que causait l'application du remède était brûlante. On s'en tint dès lors à l'eau froide pour tout topique. — Le lendemain matin, le malade commença l'usage du baume de copahu solidifié par la magnésie et administré en bols-dragées, d'après le procédé d'un pharmacien de Paris (M. Fortin). Il prit 30 bols représentant environ 16 grammes du mélange ou 8 grammes de copahu en une seule dose, le matin, administrée par portions, dont un verre d'eau sucrée avalé par gorgées favorisait la déglutition.

Je réussis à entr'ouvrir un peu les paupières, et j'aperçus la conjonctive rougie, gonflée, à l'état de *chemosis*, la cornée nette et bien transparente, la vue intacte; mais l'impression de la lumière était insupportable. Le pouls et la peau restent naturels; les douleurs sont un peu moins vives; la faim se fait sentir. (Eau de poulet. Un bouillon. Lavement.) Le soir, plusieurs évacuations bilieuses.

La nuit est assez calme, mais l'œil gauche commence à se prendre. Le droit s'ouvre plus facilement et présente un bourrelet chémosique bien prononcé autour de la cornée transparente.

Les mercredi et jeudi se passent dans un état de calme, quoique l'inflammation de l'œil gauche s'accroisse. Les bols, pris au nombre de 40 chaque jour, déterminent des évacuations bilieuses répétées.

Le vendredi 19 juillet, septième jour, l'œil gauche est le siége de très-vives douleurs, la paupière supérieure est rougie et très-gonflée, le *chemosis* très-prononcé, l'écoulement purulent abondant. (Vingt sangsues au côté gauche du cou; sinapismes aux genoux.) Le malade est pris d'une syncope en prenant un bain de pieds avant les sangsues; cette syncope paraît provoquée par les coliques et l'état nauséeux que causent les bols de copahu. Les sangsues saignent très-abondamment.

Une amélioration très-prononcée se déclare les jours suivants; on suspend un seul jour seulement les bols purgatifs.

Le lundi 22, quoiqu'il soit resté de la diarrhée, on reprend les bols à la dose de 20 seulement. Le *chemosis* se résout, les yeux s'ouvrent facilement, l'écoulement purulent et lacrymal a beaucoup diminué. La faim se faisant vivement sentir, j'accorde un peu de pain dans le bouillon.

Le mercredi 24, douzième jour, M. C... se juge guéri. Les yeux ne sont plus sensibles à l'air ni à la lumière; l'œil droit, le premier affecté, n'offre plus que de légères traces du *chemosis;* l'œil gauche est médiocrement injecté; les cornées transparentes sont restées intactes; la sécrétion palpébro-conjonctivo-lacrymale est légère et le plus souvent claire.

A dater de ce moment, la convalescence est en effet rapide. Néanmoins il a persisté pendant assez longtemps encore un peu de rougeur et de larmoiement, mais assez faibles pour que M. C... pût reprendre sans inconvénient toutes les occupations de sa vie habituelle. L'écoulement uréthral avait complétement disparu bien avant la guérison de l'ophthalmie blennorrhagique.

Cette guérison rapide et complète est bien remarquable lorsqu'on la compare à la gravité, à la durée, aux résultats fâcheux de la même maladie traitée par les méthodes ordinaires.

Le même traitement n'eut pas de résultats aussi avantageux chez une femme que j'observai, un an plus tard, dans mes salles de l'hôpital Saint-Louis. Mais cette maladie ne fut pas aussi attentivement et aussi exactement soignée que le jeune homme dont je viens de tracer l'histoire, et c'est à ce défaut de soins et d'exactitude que je crois devoir attribuer le succès incomplet du remède. Comme l'ophthalmie blennorrhagique est rare chez la femme, je crois utile de rapporter ici cette seconde observation.

L..., lingère, âgée de vingt-trois ans, entra à l'hôpital Saint-Louis, salle Napoléon, le 20 juin 1840. Accouchée il y à environ un an, elle assure n'avoir point d'écoulement ni aucun autre mal vénérien (dénégation très-ordinaire et que l'examen direct a annihilé, comme cela nous est arrivé bien des fois dans des circonstances analogues).

Depuis un mois, elle ressentait un léger picotement accompagné d'un peu de rougeur à l'œil gauche, ce qu'elle attribuait à un coup d'air, lorsque le 17 juin, trois jours avant l'entrée, une inflammation des plus violentes s'empara subitement des deux yeux. Du moins, tel fut le récit que nous fit la malade. L'ayant examinée, nous trouvâmes les paupières tuméfiées, rougies, fermées, avec écoulement puriforme abondant se faisant jour au dehors et baignant les environs de l'œil. Entr'ouvertes avec peine et douleur, elles laissaient apercevoir un *chemosis* intense, surtout du côté droit, formé par la conjonctive rouge et boursouflée, débordant le niveau de la cornée transparente, qui parut saine. Nous prescrivîmes à l'instant des lotions et des applications froides assidues, et le baume de copahu solidifié par q. s. de magnésie pour être donné en bols dans du pain à chanter, à la dose de 8 grammes dans chaque journée au moins.

Mais, par suite d'une négligence que les médecins de nos hôpitaux n'ont que trop souvent à déplorer, surtout dans les salles consacrées au traitement des maladies chroniques, nous ne pûmes obtenir que notre prescription fût exécutée convenablement. Le baume de copahu ne fut administré que le troisième jour de l'entrée, et la dose fut plus faible que nous ne l'avions ordonnée; les lotions et les applications d'eau froide furent elles-mêmes assez mal exécutées.

Ayant examiné les parties génitales le 24 juin, nous constatâmes un écoulement purulent de l'urèthre et du col de l'utérus (caractères pathognomoniques de la *blennorrhagie*).

Le cinquième jour de l'administration du copahu, des vomissements et un mouvement fébrile forcèrent à suspendre le remède, et furent suivis de l'apparition d'une *roséole* qui se montra d'abord en larges taches d'un rose vif sur le devant de la poitrine, puis successivement sur les membres supérieurs et inférieurs (le visage restant intact). Cette éruption parcourut ses périodes en trois ou quatre jours; déjà, le troisième jour, les taches pâlissaient et la desquammation furfuracée s'opérait à la poitrine, tandis qu'elles étaient encore vives aux cuisses.

L'ophthalmie avait rapidement perdu de son intensité. Le copahu fut repris le 1er juillet, puis cessé de nouveau et définitivement au bout de quatre jours, la diarrhée étant très-abondante et la malade fort dégoûtée du remède.

Le 7 juillet, le chémosis avait complétement disparu, il n'y avait plus d'écoulement puriforme, les yeux s'ouvraient spontanément et étaient beaucoup moins sensibles à la lumière, quoique encore injectés et larmoyants; mais les cornées, qu'on avait crues intactes, offraient de chaque côté, près du bord adhérent à la sclérotique, une ulcération avec un petit staphylôme de l'iris, en haut à gauche, et en bas à droite, où ce staphylôme, plus considérable que du côté opposé, avait le volume d'une grosse tête d'épingle. Heureusement, le champ de la vision était resté libre.

Quoique le succès obtenu soit ici beaucoup moins complet que dans le cas précédemment rapporté, on voit cependant que cette cruelle ophthalmie qui, traitée par les antiphlogistiques ordinaires, cause tant de douleurs, ne dure pas moins de deux à trois mois et entraine si souvent la perte de l'œil, a encore été réduite au point de ne se prolonger que quinze à seize jours, et n'a entrainé que des désordres réparables. — L'important, d'ailleurs, pour le succès de cette médication énergique, est la possibilité de l'appliquer à une époque rapprochée du début du mal.

L'oreille peut, dit-on, devenir, comme l'œil, le siége d'une inflammation blennorrhagique, dont la surdité et l'écoulement par le conduit auditif externe sont les symptômes les plus remarquables. Un cas de ce genre s'est offert à moi dans l'hiver de 1839.

Un homme avait contracté une blennorrhagie au commencement de novembre. Au bout de huit jours, d'après les conseils d'un médecin, il prit un bain, des boissons émollientes, un régime rafraîchissant. Presque aussitôt l'écoulement uréthral disparait, et en même temps survinrent des bourdonnements dans l'oreille droite, puis un écoulement léger du conduit auditif externe, avec surdité de ce côté. Cet état de choses persistait depuis environ trois semaines, lorsque ce malade vint me consulter le 10 décembre. Du pus jaunâtre un peu liquide sortait du fond du conduit auditif externe du côté droit, les bourdonnements et la surdité s'étaient accrus. Le canal de l'urèthre exploré offrit encore un léger reste de suintement tachant très-faiblement la chemise. Je prescrivis le baume de copahu en bols avec la magnésie et le poivre cubèbe, de manière que le malade prît 30 grammes du mélange en deux jours, une seule dose chaque matin à jeun, trois heures avant le déjeuner. Néanmoins l'otorrhée persista. Des injections diverses, un vésicatoire derrière l'oreille ne purent la tarir (l'écoulement uréthral avait cédé); il fallut en venir à un traitement mercuriel régulier dont je ne pus constater les effets, le malade qui jusque-là était venu me voir régulièrement, ayant cessé ses visites, sans que j'ose affirmer que cet éloignement doive être regardé comme un indice de guérison.

Il est même des auteurs qui ont admis la métastase possible d'une blennorrhagie sur la muqueuse des fosses nasales; bien plus, sur celle des bronches.

On lit à ce sujet une observation curieuse extraite des *Annales de Montpellier*, dans le tome XII (1806) de la *Bibliothèque médicale*, p. 117 :

« Un marin, d'un tempérament sanguin, contracta, le 30 germinal an X, une blennorrhagie syphilitique qui fut arrêtée au bout de trois jours par des injections d'acétate de plomb liquide. Dès lors, cessation de tous les symptômes locaux; mais le 10 floréal, malaise général, gêne considérable dans la respiration, efforts violents pour tousser, etc.; la nuit, augmentation de l'oppression, crachats sanguinolents; le lendemain, céphalalgie profonde, pommettes vivement colorées, chaleur au gosier, oppression telle que le malade est forcé de se tenir assis; chaleur brûlante à la peau, pouls plein et tendu, etc. — Saignée, tisane adoucissante, potion pectorale. — Le soir, une seconde saignée. — M. Forcade (auteur de l'observation) apprend que le malade s'est supprimé une gonorrhée par des injections, et il se propose de la rétablir. Le 12 floréal, à peu près mêmes symptômes que la veille, excepté que les crachats, au lieu d'être sanguinolents, étaient d'un jaune verdâtre. — Injection d'ammoniaque liquide dans le canal de l'urèthre; le lendemain, écoulement muqueux par ce canal; diminution des symptômes inflammatoires relatifs à la respiration, et leur cessation au bout de huit jours; le malade est ensuite soumis à un traitement mercuriel méthodique. »

6° *Inflammations articulaires et douleurs rhumatismales, suites de blennorrhagies.*

L'observation suivante, empruntée à la même source que nous venons de citer en dernier lieu (*Biblioth. médic.*, t. XII, p. 116), est très-propre à servir de transition entre le paragraphe précédent et celui-ci :

« *Observation sur une métastase de gonorrhée*, par M. Yvan, chirurgien de l'Empereur, etc. — Un capitaine invalide, âgé de quarante ans, d'une constitution grêle, gagne, sur la fin de brumaire an VII, une gonorrhée dont l'écoulement, après avoir été très-abondant, se supprime tout à coup le 12 nivôse suivant. Dès lors, ophthalmie considérable aux deux yeux. — Petit-lait, collyre, pédiluves. — L'ophthalmie diminue le 21 nivôse; douleur dans l'articulation du pied droit. A la fin du mois, l'ophthalmie cesse, l'écoulement ne se rétablit pas, la douleur du pied droit est accompagnée d'un gonflement qui s'aggrave de jour en jour.

L'articulation du genou et celle du côté droit deviennent malades. L'extrémité inférieure gauche participe aussi aux douleurs, mais ne se gonfle pas. Le 21 pluviôse, on emploie les antiphlogistiques et on en continue inutilement l'usage pendant deux mois. Les douleurs augmentent et l'état du malade approche du marasme. L'inoculation d'une matière gonorrhéique récente, à laquelle M. Yvan eut recours à diverses reprises depuis le 20 floréal jusqu'au 3 prairial, rétablit l'écoulement; les douleurs du malade furent en diminuant, ainsi que les gonflements articulaires; il reprit peu à peu son embonpoint ordinaire, et recouvra entièrement la santé. L'écoulement a continué longtemps, et M. Yvan a cru devoir le respecter. »

Cette observation est curieuse sous plus d'un rapport : d'abord, quand on considère la succession des symptômes (blennorrhagie, ophthalmie, arthrite), il est difficile de se refuser à admettre une véritable *métastase.*

L'inutilité du traitement mercuriel, les difficultés qu'a présentées l'inoculation qu'il a fallu essayer à plusieurs reprises, les bons effets du rétablissement de l'écoulement uréthral, sont des points fort dignes de remarque.

M. *Baude,* dans un mémoire inséré dans les *Bulletins de l'Athénée de médecine*, en 1825, a cherché à expliquer par les lois ordinaires de la *révulsion* les cas regardés par d'autres auteurs comme des exemples de *métastase.* Il a rapproché plusieurs observations intéressantes : les unes, prouvant que, sous l'influence d'une affection rhumatismale (ou supposée telle), une ancienne blennorrhagie peut se reproduire, c'est ce que les auteurs ont décrit sous le nom de blennorrhagie *rhumatismale;* les autres, que des affections articulaires et des douleurs d'apparence rhumatismale peuvent survenir à l'occasion d'une blennorrhagie, et c'est ce que les auteurs ont regardé comme des exemples de *métastase.*

Ces observations ont été recueillies à l'hôpital Saint-Louis, où les faits de ce genre ne sont pas rares.

Swediaur, qui, le premier, paraît avoir placé dogmatiquement l'inflammation articulaire au nombre des accidents de la blennorrhagie, dit en avoir vu six ou huit exemples dans sa pratique. Selon lui, elle affecte surtout les jeunes gens qui, à la suite de débauches, ont gagné une blennorrhagie aiguë. L'affection articulaire qui se montre au genou ou au calcanéum survient du huitième au seizième jour de la blennorrhagie ; l'écoulement uréthral est en même temps diminué ou supprimé.

Swediaur, sans oser se prononcer absolument, est néanmoins porté à croire que cette maladie est plutôt de nature *goutteuse* que métastatique.

M. *Lagneau,* au contraire, regarde l'*arthrocèle* qui survient dans de pareilles circonstances comme l'effet d'une *métastase* due à toutes les causes qui peuvent supprimer l'écoulement blennorrhagique, et conseille, comme base première du traitement, les tentatives propres à rappeler l'écoulement uréthral.

Si nous avons pu jusqu'à un certain point approuver ces tentatives dans un cas aussi grave et aussi alarmant que l'*ophthalmie* blennorrhagique, nous nous garderons bien d'en admettre la convenance dans l'affection rhumatismale ou articulaire. Dans tous les cas que nous avons observés, soit que la maladie eût son siége au talon, comme cela est assez commun, soit qu'elle occupât le genou, soit qu'elle envahît l'épaule, nous avons toujours vu le traitement antiphlogistique au début, et plus tard, quand le mal ne cédait pas complétement, les bains de vapeur, amener une guérison assez prompte, que l'écoulement blennorrhagique reprît ou non son cours.

D'ailleurs, cela n'empêche pas que nous ne soyons porté à penser, avec M. Lagneau, que l'arthrocèle est dans ce cas réellement *métastatique*. Nous ne connaissons aucun fait authentique qui prouve que le rhumatisme puisse devenir une cause de *blennorrhagie*, et, dans tous les cas cités par

M. Baude lui-même, les malades avaient été primitivement atteints de blennorrhagie vénérienne. Cette maladie paraît pouvoir attaquer les individus des deux sexes; jusqu'ici, pourtant, je n'ai eu occasion de l'observer que sur les hommes.

En résumé, l'affection articulaire qui succède à la blennorrhagie ne présente pas de caractères spéciaux; son histoire rentre dans celle du rhumatisme aigu. Mais lorsqu'elle passe à l'état chronique, et alors, le plus ordinairement, elle se concentre sur une seule articulation, celle du genou de préférence, elle offre, surtout sous le rapport thérapeutique, des particularités que nous indiquerons lorsque nous aurons à décrire l'arthrocèle qui fait partie des accidents *consécutifs*.

7° *Rétrécissement de l'urèthre par suite de blennorrhagie.* — C'est un fait avéré que, chez presque tous les malades atteints de rétrécissements de l'urèthre, il y a eu une ou plusieurs blennorrhagies antérieures, et souvent une ou plusieurs *blennorrhées*. C'est un fait non moins constant que cette infirmité, si commune de nos jours, était presque inconnue aux anciens; nouvelle preuve à l'appui de l'opinion que nous avons embrassée sur la nouveauté de la *syphilis* en général et de la *blennorrhagie* en particulier.

Nous ne voulons point ici aborder l'histoire des rétrécissements de l'urèthre, qui appartient de droit aux traités des maladies des voies urinaires; nous voulons seulement les indiquer comme conséquences malheureusement trop ordinaires de la blennorrhagie et surtout de la *blennorrhée*.

On sait que dans l'immense majorité des cas, ces rétrécissements siégent en un point assez reculé du canal, souvent même au delà du bulbe et dans la portion membraneuse de l'urèthre, d'où l'on a conclu que la blennorrhagie, en se prolongeant, ne tardait pas à affecter successivement les divers points du canal.

Pourtant il est beaucoup de sujets chez lesquels la blennorrhagie a disparu depuis longtemps lorsque les symptômes du rétrécissement surviennent; il en est aussi un assez grand nombre qui, quoique atteints une ou plusieurs fois d'écoulement, n'ont jamais de rétrécissement uréthral, ni rien qui prouve que le canal ait été affecté à une profondeur plus grande que la fosse naviculaire... ; en sorte qu'il reste à savoir si les circonstances d'organisation de l'urèthre ne sont pas telles que ce canal, une fois affecté d'inflammation dans une portion de son étendue, ne tende à se rétrécir dans un point donné plutôt que dans un autre, sans même qu'il soit besoin pour cela que l'inflammation blennorrhagique se soit propagée jusque-là.

Quoi qu'il en soit, tous les auteurs sont d'accord pour reconnaître l'influence de la blennorrhagie, et surtout de la blennorrhagie chronique ou *blennorrhée*, sur la production des rétrécissements de l'urèthre. Dans toute blennorrhagie on observe, au moins durant la période la plus aiguë, un certain degré d'obstruction du canal, qui rend le jet d'urine plus mince et son expulsion moins libre que de coutume. Cette obstruction tient au gonflement de la muqueuse enflammée et au resserrement du canal déterminé par l'irritation qui existe à la surface de cette membrane. Les faits que j'ai observés ne me laissent aucun doute sur l'existence de ces coarctations spasmodiques passagères du canal de l'urèthre, soit dans ce cas, soit dans bien d'autres encore, quoiqu'il y ait des chirurgiens habiles qui l'aient contestée.

Pour peu que cette inflammation et cette irritation se propagent au col de la vessie, il peut même y avoir momentanément, comme nous l'avons dit plus haut, rétention d'urine.

Mais presque toujours, à mesure que les accidents inflammatoires de la blennorrhagie se dissipent, le cours des urines se rétablit aussi libre qu'auparavant, et ce n'est que plusieurs années après, surtout lorsque la blennorrhagie a été contractée avant l'âge mûr, que le sujet commence à s'apercevoir de quelque gêne et de quelque lenteur dans l'émission des urines.

Il arrive alors parfois qu'un peu de *blennorrhée* reparaît sans nouvelle infection, et il peut exister à la fois non-seulement rétrécissement du canal en un point plus ou moins reculé, mais encore affection de la prostate, qui se tuméfie et sécrète un fluide blanchâtre plus visqueux et plus abondant que de coutume.

Dans d'autres cas, qui ne sont pas fort rares, les malades, ayant été atteints à plusieurs reprises de blennorrhagies qui se sont plus ou moins prolongées, finissent par conserver un petit suintement uréthral incolore, auquel ils ne font plus aucune attention, qui disparaît même parfois tout à fait, pour reparaître en certaines occasions ; et alors, presque toujours, le jet des urines est déjà notablement diminué, les dernières gouttes d'urine ne sont expulsées qu'avec lenteur et difficulté, un rétrécissement de l'urèthre se prépare ou mieux existe déjà, et les accidents de *dysurie* ou de *strangurie* n'attendent pour faire explosion qu'une occasion fortuite, qui heureusement peut ne pas se rencontrer; en sorte que la santé reste quelquefois intacte avec ce germe d'infirmité jusqu'au terme de la carrière.

Mais les choses ne se passent pas ordinairement de la sorte; à l'occasion d'une marche forcée, d'un excès de table, d'excès vénériens ou de toute autre cause, les urines se suppriment tout à coup ou sont rendues avec une difficulté inaccoutumée, et le malade aborde cette série d'incommodités, de douleurs et d'accidents divers qui forment le cortége des rétrécissements de l'urèthre arrivés à un certain degré ; accidents qu'il n'entre point dans notre plan d'exposer ici. Le moyen le plus sûr de prévenir des suites si désagréables est d'empêcher la blennorrhagie de se prolonger, et de la combattre de prime abord par des moyens énergiques, pour peu qu'il n'y ait pas de contre-indication positive.

Quand une fois les premiers accidents d'un rétrécissement uréthral se sont manifestés, et ont été dissipés par les remèdes convenables, il devient indispensable que les malades aient dans la suite des habitudes de tempérance et de sobriété qui les mettent à l'abri d'une récidive, et qu'à la moindre menace du retour de ces accidents, ils usent de bains tièdes, de boissons délayantes et nitrées, et même de bougies bien enduites de pommade à la belladone, et conservées le soir, pendant demi-heure au moins, dans le canal de l'urèthre.

Quelques sujets sont assez heureux pour que le premier traitement les débarrasse complétement et du rétrécissement et de la blennorrhée qui coexistait.

Faut-il croire dans ce cas, avec quelques chirurgiens célèbres, que la blennorrhée était entretenue par une *ulcération* de l'urèthre, dont la présence de la sonde ou de la bougie a facilité la cicatrisation? Admettre même avec eux que l'emploi de ces corps dilatants est le meilleur remède à opposer aux blennorrhées habituelles? Nous reviendrons sur ce sujet à l'occasion du traitement général de la blennorrhagie.

8° *De l'infection syphilitique considérée comme suite de la blennorrhagie.* — A ce sujet se rattachent plusieurs questions graves que nous nous efforcerons de résoudre, et sur lesquelles les auteurs sont loin d'être d'accord.

La première que nous ayons à examiner est celle-ci : Y a-t-il une ou plusieurs espèces de blennorrhagies? autrement, existe-t-il une blennorrhagie *syphilitique* et une blennorrhagie *simple?* et si ces deux espèces existent, comme il n'y a guère moyen de le contester, peut-on les distinguer l'une de l'autre? Le tout se réduit, comme on voit, en dernière analyse, à exposer l'histoire de la blennorrhagie simple ou *non syphilitique;* c'est par là que nous allons commencer ce paragraphe.

De l'uréthrite simple ou inflammation catarrhale de l'urèthre. — « Je soupçonnais depuis longtemps, dit *Swediaur,* qu'il existe des gonorrhées ou blennorrhagies qui ne sont point d'une nature syphilitique ou vénérienne; non pas que j'entende parler ici de la véritable *gonorrhée* ou du flux de semence, ni de l'écoulement de la liqueur des vésicules séminales, ou de celle de la glande prostate, mais des écoulements qui ont été regardés jusqu'ici comme des gonorrhées ou chaudes-pisses syphilitiques. Différentes observations ne tardèrent point à confirmer mes soupçons.

» J'avais vu que des enfants des deux sexes essuient quelquefois pendant la dentition, par les parties de la génération, un écoulement d'une matière puriforme, en tout semblable à une soi-disant gonorrhée. — Dans le cours d'une pratique toujours attentive et assez étendue, j'ai vu plusieurs malades dont les écoulements, quoique très-ressemblants en couleur, en consistance et par les autres symptômes, aux chaudes-pisses syphilitiques, étaient de si courte durée, qu'il ne me paraissait pas vraisemblable qu'ils fussent syphilitiques. J'ai vu, entre autres, un jeune homme qui, à l'âge de dix-sept à dix-huit ans, eut deux ou trois fois des écoulements qui ne pouvaient être syphilitiques, car il n'avait jamais vu de femme. Ces écoulements durèrent trois ou quatre jours et se dissipèrent sans qu'il fit aucun remède.

» Dans d'autres cas, les symptômes qui accompagnaient l'écoulement étaient si doux, ou ils étaient précédés de circonstances telles, qu'on ne pouvait pas les attribuer raisonnablement à une cause syphilitique. En effet, j'ai connu des personnes mariées qui vivaient dans la plus parfaite intelligence, dont l'une était affectée pendant plusieurs jours d'un pareil écoulement sans que l'autre s'aperçût du moindre mal. Étant, par ma profession, intimement lié avec quelques-unes de ces familles, je me suis convaincu non-seulement que les deux époux étaient très-fidèlement attachés l'un à l'autre, mais que leur situation à la campagne et les personnes qu'ils fréquentaient rendaient une infection syphilitique sinon impossible, au moins tout à fait invraisemblable.

» Un des médecins les plus éclairés de l'Europe, mort depuis peu, avec lequel j'ai été lié d'amitié, ayant lu les observations précédentes, dans la première édition de ce traité, m'en communiqua une précieuse. Il avait eu dans sa jeunesse plusieurs chaudes-pisses, dont il était radicalement guéri depuis plusieurs années. Il se maria dans la suite, et vécut très-heureux avec sa femme pendant seize ou dix-sept mois. A cette époque il se trouva affecté d'un écoulement, accompagné des symptômes ordinaires d'une chaude-pisse. Comme il n'avait rien à se reprocher, il commença par soupçonner sa femme et il exigea d'elle qu'elle se soumît à une inspection et à des recherches; mais il ne découvrit alors, ni dans la suite, aucun indice de maladie. Les symptômes, après dix ou douze jours, se dissipèrent peu à peu d'eux-mêmes chez lui, et le quinzième jour l'écoulement avait entièrement cessé. Le même accident lui est arrivé deux ou trois fois depuis, et l'écoulement n'a jamais duré au delà de quelques jours. Sa femme a constamment joui d'une bonne santé jusqu'à un âge très-avancé, et rien n'a troublé cet heureux mariage, dont est issue une nombreuse postérité. J'observerai seulement que cette femme est morte, à l'âge de soixante-huit ou soixante-dix ans, d'un cancer de l'utérus qui était survenu depuis environ dix ans.

» Pouvais-je ne pas être convaincu, par ces observations réunies, que certaines espèces d'écoulements devaient leur origine à une cause soit externe, soit interne, différente du virus syphilitique?

« ...... Je résolus, en 1782, de faire sur moi-même une expérience décisive. Je me déterminai à m'injecter dans l'urèthre une portion d'une liqueur très-âcre, et à en attendre le résultat.

» Dans cette vue, je pris six onces d'eau, et j'y ajoutai autant d'ammoniaque qu'il en fallait pour donner à ce mélange une saveur très-piquante et comme brûlante. Je fis cette injection à huit heures du matin, en comprimant l'urèthre d'une main au-dessous du frein, pour empêcher la liqueur de pénétrer au delà, et pour qu'elle se portât exactement à l'endroit qui est communément le siége de la chaude-pisse syphilitique.... Une douleur vive suivit l'injection. Le lendemain matin, au réveil, il existait un écoulement de matière puriforme, de la même couleur jaune-verdâtre que celle des chaudes-pisses virulentes; l'émission des urines était très-douloureuse; des érections pénibles eurent lieu dans la nuit qui suivit. L'écoulement continua pendant cinq jours, la douleur alla toujours en diminuant. Mais une nouvelle inflammation d'une portion plus reculée du canal et que l'injection n'avait pu atteindre succéda à la première, et dura aussi six jours avec les mêmes symptômes; une troisième suivit encore celle-ci, paraissant s'étendre jusqu'au col de la vessie.... Heureusement le mal s'arrêta là, et Swediaur fut entièrement débarrassé des symptômes de ces trois chaudes-pisses à la fin de la sixième semaine.

» On peut, dit l'auteur, ajouter aux observations et à l'expérience que je viens de rapporter un fait curieux que le docteur *OEttinger* a consigné, il y a quelques années, dans une dissertation publiée à Tubingue. Ce médecin raconte qu'une personne qui avait avalé de l'huile d'olive dans laquelle une certaine quantité de croton rouge de Turquie avait été trempée pendant quelque temps, s'aperçut bientôt après d'un écoulement de l'urèthre qui avait toutes les apparences d'une chaude-pisse. Le poivre, la gomme-résine de gaïac, de certaines bières, produisent souvent des écoulements semblables. »

Quel est le praticien de nos jours qui n'a pas eu occasion de répéter quelques-unes des observations de Swediaur?

Pour ma part, j'ai eu bien des fois l'occasion d'observer sur des petites filles ces écoulements inflammatoires des parties génitales externes, que l'on croit liés à la dentition, et qui donnent ordinairement d'assez vives inquiétudes aux parents, frappés de la ressemblance qu'ils offrent avec des écoulements d'une autre nature.

Ces sortes d'écoulements s'observent encore fréquemment à la suite de tentatives de viol, sans que l'auteur du délit présente aucun indice d'écoulement.

Chez les enfants du sexe masculin, ces écoulements spontanés ou traumatiques sont beaucoup plus rares et siégent rarement dans l'urèthre. Le plus ordinairement, ils constituent un catarrhe analogue à celui qu'on a appelé *chaudepisse bâtarde* et qui provient de l'inflammation de la face interne du prépuce.

Ordinairement, ces écoulements sont de courte durée et n'ont point de caractère contagieux.

Plus d'une fois, j'ai vu chez l'adulte se reproduire, sans aucune infection nouvelle, des catarrhes de l'urèthre qui avaient, aux yeux mêmes des malades, la plus grande ressemblance avec les blennorrhagies syphilitiques qu'ils avaient contractées antérieurement, et dont ils étaient depuis longtemps délivrés. Ces catarrhes venaient quelquefois sans cause connue, d'autres fois ils semblaient liés à quelque excès de table, de marche (surtout par un temps froid et humide) ou de femme. Le coït, à la fin des règles ou des lochies, ou bien encore pendant le cours d'une simple leucorrhée, leur avait quelquefois donné lieu. Mais, en général, ces écoulements étaient bénins et de courte durée; ils ne s'étendaient guère au delà de la seconde semaine tout au plus, et disparaissaient souvent dès la fin de la première.

Un jeune homme auquel j'avais pratiqué l'opération du phimosis, pour le délivrer d'une irritation chronique fort incommode du prépuce, jointe à un peu de suintement incolore, suite d'une ancienne blennorrhagie passée à l'état de blennorrhée depuis plusieurs années, vit, à l'occasion de la tuméfaction inflammatoire qui succéda à l'opération, tous les accidents de la blennorrhagie aiguë se reproduire. Plus de six semaines s'écoulèrent avant que les choses fussent remises sur l'ancien pied. Du reste, il put sans résultat fâcheux cohabiter avec sa maîtresse avant la fin de l'écoulement. Quelques années plus tard, au contraire, la même personne, mariée à une femme fort chaste, communiqua à celle-ci une blennorrhagie syphilitique bien caractérisée, et sur laquelle j'aurai l'occasion de revenir plus tard. Ce monsieur qui, bien entendu, avait gagné *en ville* une nouvelle blennorrhagie, avait cependant eu le soin de s'abstenir de tout commerce avec sa femme jusqu'à ce que l'écoulement nouveau, combattu énergiquement par le baume de copahu, eût paru dissipé ou du moins réduit à un suintement léger et incolore presque inappréciable. Il était arrivé alors à la cinquième semaine au moins, et la blennorrhagie avait été combattue dès les premiers jours de son apparition. Il est évident, d'après cela, que quelle que fût la ressemblance apparente qui existât entre les symptômes de la blennorrhagie que je pourrais appeler *traumatique*, et ceux de la blennorrhagie syphilitique survenue en dernier lieu, il y avait cependant une différence de nature entre les deux maladies : l'une était virulente et *contagieuse*, l'autre ne l'était pas.

Longtemps avant Swediaur, *Astruc* s'était efforcé déjà de distinguer la gonorrhée simple de la gonorrhée *virulente*, comme on en jugera par le passage suivant que nous avons déjà eu occasion de citer :

« Il est facile de même de distinguer les gonorrhées *simples* d'avec les *virulentes*. Les premières arrivent à ceux qui ne sont pas accoutumés à boire de la bière, à ceux qui vont trop longtemps à cheval, à ceux qui s'excèdent dans l'usage des femmes, même de celles qui sont saines; enfin à ceux qui prennent des lavements trop chauds. Elles ne sont point accompagnées d'irritation, elles coulent sans douleur, cessent d'elles-mêmes en peu de temps et n'ont aucune malignité. Les autres se contractent par le commerce avec une femme gâtée; elles causent au commencement une grande difficulté d'uriner, sont longues et opiniâtres, et sont accompagnées, tant qu'elles durent, de signes évidents d'acrimonie et de virulence. » (*Traité des maladies vénériennes*, t. III, chap. Ier.)

Sans doute, dans ce passage, la simplicité et la bénignité de la gonorrhée non syphilitique sont exagérées; sans doute aussi, il y aurait bien à dire sur certaines causes de catarrhe uréthral qui paraissent bien légèrement admises, comme, par exemple, l'usage des *lavements trop chauds*...; mais la seule chose que nous ayons voulu prouver ici, c'est le fait de l'existence d'une blennorrhagie non syphilitique admise par les partisans les plus déclarés de la spécificité des symptômes vénériens.

Le document suivant, extrait d'un mémoire de M. le docteur Guyon, chirurgien en chef à l'armée d'Afrique, est un des plus curieux qu'on puisse ajouter à l'histoire de cette blennorrhagie non vénérienne :

« Beaucoup de soldats et bon nombre d'officiers qui, l'été dernier, faisaient partie d'une expédition dans la province de Constantine, furent atteints tout à coup d'*uréthrites* très-douloureuses, avec difficulté plus ou moins grande d'uriner, parfois même avec suppression complète des urines. L'écoulement était peu abondant. Les accidents se dissipaient ordinairement dans l'espace de quelques jours. On ne pouvait en voir la cause dans un contact vénérien, la colonne à laquelle appartenaient les malades étant, depuis près d'un mois, éloignée de toute population. Médecins, officiers et soldats s'accordèrent à les attribuer aux grenouilles qui remplissaient les eaux qui servaient de boisson, grenouilles dont presque tous les militaires usaient aussi comme aliment. » L'un des chirurgiens de l'expédition, le docteur Larger, ajoute cette remarque, qui lui paraît importante, que ces grenouilles se nourrissaient d'une espèce de cantharides très-répandue sur les plantes baignées par les eaux où l'on allait chercher les grenouilles. Cependant M. Guyon persiste à croire que la cause de ces sortes de blennorrhagies spontanées devait surtout résider dans l'excessive chaleur qui, provoquant une abondante et continuelle transpiration, rendait d'autre part les urines très-rares et très-irritantes [1].

Nous avons vu plus haut que quelques médecins admettaient l'existence d'une blennorrhagie *rhumatismale* : d'au-

[1] Voir le tome IX de la *Gazette médicale* de Paris, an 1841, n° 7, p. 106.

tres, avec plus de fondement sans doute, admettent la blennorrhagie *dartreuse*.

Chez la femme, des écoulements utérins, et parfois des écoulements génitaux externes d'apparence blennorrhagique, peuvent coïncider avec des éruptions dartreuses ou leur succéder.

Chez l'homme, il est beaucoup plus rare de voir un écoulement uréthral accompagner ce genre d'éruption, alterner avec lui ou lui succéder, et cependant nous en avons observé quelques exemples.

Quant au diagnostic des deux formes capitales de la blennorrhagie, la plupart des praticiens reconnaissent aujourd'hui qu'il est beaucoup moins facile à établir que ne le croyaient nos devanciers; car non-seulement, comme le prouvent suffisamment quelques-uns des faits cités plus haut, il est des cas où l'analogie des symptômes est frappante, mais encore il paraît démontré que la blennorrhagie simple elle-même peut, dans quelques occasions, se communiquer par le coït, ou mieux, devenir la cause déterminante du développement d'un catarrhe uréthral chez quelques sujets prédisposés. M. *Cassan* a publié, dans le nº 5 de l'an 1826 du *Bulletin universel des sciences*, une note qui tendrait à prouver par des exemples empruntés aux animaux aussi bien qu'à l'homme, que la blennorrhagie qui est le simple résultat d'excès vénériens entre individus sains, prend facilement un caractère contagieux, et peut offrir des symptômes identiques à ceux de la blennorrhagie syphilitique.

Bien plus, une observation que je crois unique dans la science, et que pour cette raison je me fais un devoir de consigner ici, offre l'exemple d'une blennorrhagie syphilitique qui s'est présentée sous la forme *périodique* et sous le type tierce. S'il n'y a pas eu erreur dans le jugement porté sur la nature de cette blennorrhagie, on pourrait jusqu'à un certain point se rendre compte de la possibilité du fait, en considérant qu'il s'est offert dans un pays où les affections périodiques sont endémiques et habituelles.

Voici d'ailleurs les détails de cette curieuse observation, que nous empruntons à la *Nouvelle bibliothèque médicale* (an 1827, tome Ier, p. 347. Mémoire de M. Fulci, professeur à l'Université de Catane).

« Dans les derniers jours de février, dit l'auteur, je fus consulté par M. de C..., étudiant en droit, jeune homme d'un tempérament nerveux-lymphatique. Le lendemain d'un coït impur, il ressentit des envies d'uriner fréquentes, puis des picotements et de la chaleur à l'extrémité de la verge, des érections douloureuses dans la nuit qui suivit. — Le matin, le malade aperçut à l'orifice de l'urèthre un écoulement de matière jaune et puriforme. »

M. Fulci trouva le frein enflammé et gonflé, les lèvres de l'urèthre saillantes et fortement colorées. Des sangsues furent appliquées au périnée, des émollients prescrits à l'extérieur et à l'intérieur. Le lendemain, le malade se trouvait guéri; mais le troisième jour, les symptômes reparurent à la même heure que la première fois. Nouvelle disparition des accidents le quatrième jour. Dès lors, il fut évident que la blennorrhagie était périodique et se montrait sous le type tierce. En même temps, des renseignements pris sur la femme firent connaître que celle-ci était réellement infectée et même qu'elle était actuellement soumise à un traitement mercuriel. — La maladie revint encore deux fois, mais sous le type quarte; elle disparut en quatorze jours.

Après avoir établi sur des faits incontestables l'existence d'une blennorrhagie catarrhale, il nous reste à démontrer de même l'existence de la blennorrhagie *syphilitique*, déjà révoquée en doute, lors de la première édition de ce *Traité*, par quelques médecins et chirurgiens militaires, et contestée antérieurement par *Benj. Bell* et par d'autres auteurs qui voulaient que la blennorrhagie eût un virus particulier, distinct du virus syphilitique.

Ici les faits abondent, et nous n'aurons que l'embarras du choix. Commençons par *Swediaur*, dont le livre offre un cachet d'expérience pratique qui le rend préférable à beaucoup de traités plus récents.

Après avoir établi qu'il n'est pas rare de voir des symptômes *consécutifs* survenir, surtout dans les grandes villes, chez des sujets qui très-certainement n'ont eu d'autre symptôme primitif qu'une *blennorrhagie,* l'auteur rapporte une observation faite sur lui-même et qu'il croit propre à venir en aide à cette assertion :

« .... Je pris à l'âge de vingt-quatre ans, dit Swediaur, pour la première fois, une chaude-pisse sans la moindre apparence de chancres. L'écoulement ayant été imprudemment arrêté par l'usage des purgatifs, il s'ensuivit une suppression totale des urines. Je fis appeler un chirurgien de mes amis, qui, me voyant hors d'état de supporter plus longtemps la douleur que la distension de la vessie me causait, eut recours à la sonde; mais l'instrument, parvenu à l'approche de la vessie, rencontra un obstacle qui l'empêcha de pénétrer plus avant...; le passage fut enfin forcé avec le moins de violence possible. Cet effort fit sortir quelques gouttes de sang de l'urèthre, et fut suivi d'une copieuse évacuation d'urine. Au moyen d'un traitement convenable, je fus délivré en peu de jours de ce terrible symptôme; l'écoulement reparut, et au bout de trois semaines je crus être radicalement guéri. Mais quelques semaines après je fus éveillé pendant la nuit par une douleur au milieu du sternum, que je pris pour une douleur rhumatismale : la même douleur devint, au bout de quelques jours, plus forte, et fut accompagnée de la tuméfaction de l'os même. Je commençai alors à soupçonner la nature du mal : j'eus recours au mercure, et je me trouvai bientôt soulagé; je fus parfaitement guéri en cinq semaines de temps. Je demande maintenant à tout homme impartial qui aura réfléchi sur cette observation, s'il n'est pas raisonnable de croire qu'en forçant le passage pour la sonde, on blessa quelque vaisseau, ce qui donna lieu à l'absorption : en sorte que je fus infecté dès cet instant, et ensuite guéri de la même manière que si l'infection eût eu lieu par le moyen d'un chancre. »

Plus d'une fois nous avons eu occasion d'observer des malades qui n'étaient d'abord affectés que de blennorrhagie, et chez lesquels des chancres se formaient aux parties génitales une ou deux semaines plus tard ; alors on pouvait supposer que la blennorrhagie et les chancres étaient le résultat d'une seule infection dont les effets multiples ne s'étaient pas développés en même temps. Mais nous avons vu aussi des bubons se montrer plusieurs semaines après l'apparition de la blennorrhagie, et déjà il y avait plus de probabilité pour une infection secondaire due au virus blennorrhagique lui-même; enfin, des *roséoles*, des éruptions *papuleuses*, des ulcérations consécutives de l'isthme du gosier, des périostoses même, développées un mois, six semaines, plusieurs mois après l'apparition d'une simple blennorrhagie, ne permettaient plus, ce nous semble, aucun doute sur l'existence d'une syphilis constitutionnelle amenée par le seul fait de l'écoulement considéré comme symptôme primitif.

Si l'on ajoute à ces observations que nous regardons comme parfaitement sûres, celles plus probantes encore de symptômes primitifs divers contractés par plusieurs individus ayant puisé le mal à une source commune, blennorrhagique ou autre, il nous semble qu'il n'y a pas moyen de contester l'existence de la blennorrhagie réellement *syphilitique*. Feu *Cullerier* avait recueilli plusieurs faits de ce genre; M. *Lagneau* en a consigné quelques-uns dans son *Traité des maladies vénériennes*; nous en reproduisons ici un petit nombre comme exemples.

« M..., négociant d'une ville maritime, voyageait depuis deux mois sans avoir exposé sa santé avec aucune femme. Lorsqu'il fut arrivé à Paris, il fit la connaissance d'une jeune fille avec laquelle il cohabita. Après huit jours il me fit appeler, et je lui trouvai le prépuce et le gland couverts de chancres profonds et douloureux. Je visitai aussitôt la jeune personne, qui n'avait qu'un écoulement, encore était-il fort peu abondant. Elle est restée sous mes yeux pendant tout le traitement de M..., et malgré les recherches les plus exactes, il ne m'a pas été possible d'apercevoir d'autres symptômes. »

Ici, les amateurs du nouveau ne manqueront pas de s'écrier que feu Cullerier ne se servait pas du *spéculum*, et que s'il eût connu cet instrument, il aurait pu, sans doute, découvrir par son moyen des *ulcérations du col de l'utérus*. Je me borne à dire ici par avance que j'en doute fort, remettant à parler plus tard de ce nouveau mode d'exploration, quand je m'occuperai de la blennorrhagie chez la femme.

La difficulté ne se trouvera plus d'ailleurs dans l'observation suivante, dont les analogues ne sont pas très-rares.

« Deux sœurs avaient eu communication avec un même jeune homme, à peu de distance l'une de l'autre. Toute liaison était interrompue depuis quelque temps, lorsqu'une d'elles s'aperçut qu'elle avait des excroissances aux lèvres génitales, pour lesquelles elle me consulta : c'étaient des choux-fleurs. Pendant que je la traitais, sa sœur me fit la double confidence du commerce qu'elle avait eu avec ledit jeune homme, et des végétations qui lui étaient aussi survenues aux parties sexuelles. Elles présentaient les mêmes caractères que celles de sa parente, mais elles étaient beaucoup plus nombreuses. Le jeune homme, que j'eus occasion de voir dans le même temps, avait un écoulement bénin, qu'il conservait depuis six mois sans le faire traiter, croyant que c'était un simple échauffement. Il m'assura n'avoir jamais eu d'autre maladie vénérienne. »

M. Lagneau cite encore, comme lui étant propre, l'observation « d'un jeune étudiant en médecine qui contracta, en 1823, des chancres avec une femme, de laquelle un de ses amis gagna, le même jour, une blennorrhagie très-inflammatoire, mais sans aucune complication d'autres symptômes vénériens. Elle n'avait qu'un écoulement sans aucune trace d'ulcérations. Il est à remarquer que l'uréthrite de ce dernier jeune homme, quoique ayant été tout à fait négligée, guérit cependant au bout d'un mois et demi, ce qui, du reste, se voit assez souvent dans ces sortes de maladies; mais peu après cette époque, il parut un énorme chancre à la verge, sans qu'il se fût exposé à une nouvelle infection. »

Les *Annales cliniques* de la Société de médecine de Montpellier (avril 1815) contiennent un mémoire de M. Bouteille, dans lequel se trouvent notamment les deux observations suivantes : 1° *Gonorrhée* supprimée à son début par des injections; un mois après, excoriations superficielles du gland; quinze jours plus tard, ulcère rongeant des amygdales, céphalée et périostose du crâne. Traitement mercuriel suivi d'une guérison complète. 2° Écoulement récent supprimé et suivi de divers accidents inflammatoires, puis retour momentané de la blennorrhagie, enfin apparition de rhagades au pourtour de l'anus.

S'il n'est pas rare de voir ainsi survenir, durant le cours d'une blennorrhagie, des symptômes qui annoncent d'une manière indubitable la nature virulente et réellement *syphilitique* de celle-ci, et la propagation du virus absorbé à un ou plusieurs points de l'économie, plus ou moins distants du lieu primitivement affecté...; il est bien plus commun encore de rencontrer des exemples de syphilis constitutionnelle se manifestant plusieurs mois ou plusieurs années après la disparition de la blennorrhagie. On conçoit à peine qu'il se soit trouvé des praticiens assez peu attentifs et des écrivains assez superficiels pour contester en pareils cas la liaison qui existe entre les accidents consécutifs et le symptôme primitif. On conçoit encore moins comment quelques-uns d'entre eux ont pu être assez malavisés pour plaisanter sur ce qu'ils appelaient *la crédulité* de leurs adversaires, demandant ingénument où pouvait s'être logé le virus pendant tout l'intervalle écoulé entre l'apparition de ces deux ordres de phénomènes? Comme s'ils avaient su nous dire eux-mêmes *où se loge* le virus de la rage pendant les semaines ou les mois qui s'écoulent entre le moment de la morsure produite par un animal enragé et l'époque du développement de la rage confirmée!

Les livres et les journaux regorgent d'observations propres à attester le fait que nous venons de signaler. Nous en avons recueilli nous-même un grand nombre, soit dans les hôpitaux (notamment à l'hôpital Saint-Louis), soit dans notre pratique particulière; mais nous regardons comme superflu de les consigner ici. Une seule de ces observations suffira pour donner une idée de ce mode de développement si commun de la syphilis constitutionnelle; je la choisis dans les faits empruntés à la pratique de la ville, qui, en général, ont sur les autres l'avantage d'être recueillis dans des circonstances bien plus favorables à une observation complète et dégagée de toute obscurité.

M. G....., âgé d'une quarantaine d'années, d'une constitution lymphatique et cependant robuste, me consulta, au commencement de l'année 1834, pour des engorgements durs, peu douloureux, presque sans changement de couleur à la peau, que je pris d'abord pour des anthrax bénins, mais qui se terminèrent par résolution. Le premier se montra à la jambe, le second à la joue; celui-ci dura environ une quinzaine de jours.

Quelque temps après, un nouvel engorgement survint à la face interne du prépuce, près de la base du gland, s'ouvrit et donna lieu à une ulcération assez étendue qui ne me parut pas offrir des caractères bien tranchés.

M. G..., père de famille, homme laborieux et rangé, dont je connaissais depuis longtemps les habitudes sédentaires et sages, ne me paraissait en aucune façon devoir être suspecté. Lui-même affirmait n'avoir eu, depuis longues années, de rapport qu'avec sa femme, restée pure au physique comme au moral.

Cependant, l'ulcération s'étendait, se prolongeait, et malgré les dénégations réitérées du malade, j'eus recours, au bout d'un mois environ, aux pansements avec une pommade mercurielle qui améliora sensiblement la plaie. La cautérisation avec la pierre infernale, répétée deux fois, acheva la cure.

M. G... se croyait entièrement guéri, lorsqu'il vit survenir, vers la fin de l'été, une éruption dont les caractères ne permettaient plus de doute.

Dès lors, j'affirmai à M. G..., qui ne pouvait m'en croire, que très-certainement il était atteint d'une maladie vénérienne constitutionnelle, et que par conséquent il fallait bien qu'il eût éprouvé antérieurement quelque vérole primitive.

A force de fouilller dans ses souvenirs, M. G... finit par se rappeler un léger *écoulement* éprouvé plus de vingt ans auparavant. Cet écoulement avait été si bénin et de si courte durée, qu'il avait à peine frappé son attention, d'autant plus qu'un médecin consulté à cette époque avait pleinement rassuré le malade sur les suites d'une affection qui devait être jugée tout à fait innocente, et qui se dissipa, en effet, d'elle-même en très-peu de temps.

Jamais, depuis lors, M. G... n'avait rien éprouvé qui pût être rapporté à une affection vénérienne, et j'eus toutes les peines du monde à le persuader de la nécessité d'un traitement mercuriel.

Cependant, l'éruption allant toujours croissant et se propageant à toutes les parties du corps, il fallut bien se soumettre, et M. G... se décida à suivre mes conseils.

Au visage, notamment au front, aux ailes du nez, aux commissures des lèvres, existaient de petits tubercules arrondis et de couleur cuivrée. Le cuir chevelu offrait de nombreux tubercules lenticulaires, d'un rouge obscur, mis en évidence par la calvitie du sujet. Le tronc et les membres présentaient çà et là des plaques tuberculeuses analogues, les unes aplaties et se rapprochant de la syphilide *squammeuse*, les autres saillantes et d'une forme *tuberculeuse* plus prononcée, toutes offrant d'ailleurs cette coloration rougeâtre éteinte, généralement désignée sous le nom de couleur *cuivrée*. La paume des mains était le siége de plaques squammeuses arrondies, avec quelques écailles grisâtres, aux plis formés par la peau dans le sens de la flexion. Des tubercules plats ulcérés s'étaient, en outre, développés à l'anus et saignaient à chaque défécation. La face interne des lèvres était tuméfiée, endurcie et occupée par de larges tubercules ulcérés. Enfin, les deux côtés de l'isthme du gosier étaient le siége d'ulcérations grisâtres, allongées, sinueuses et anfractueuses qui occupaient l'intervalle des piliers du voile du palais.

J'employai d'abord un traitement *préparatoire* (sangsues au siége, bains tièdes, purgatifs doux, régime sobre et repos): puis, la liqueur de Van Swieten fut prescrite ainsi qu'une tisane sudorifique. Comme moyens locaux, je conseillai l'usage d'un gargarisme mercuriel opiacé (12 gouttes de laudanum et 40 centigrammes de sublimé pour 400 grammes de liquide environ), et une pommade au protoïodure de mercure pour oindre les tubercules ulcérés de l'anus.

La résolution des tubercules commença peu de temps après, les selles ne furent plus ni douloureuses ni sanguinolentes, les ulcérations des lèvres et du gosier marchèrent vers la guérison, et l'on crut pouvoir abandonner le traitement à la fin du deuxième mois, la bouche commençant à s'affecter et le malade se jugeant guéri. Deux purgations avec l'eau de Sedlitz achevèrent la cure.

Mais un mois ne s'était pas écoulé, que déjà l'éruption reparaissait dans plusieurs points, tant aux lèvres que sur le tégument externe. Le traitement mercuriel fut repris de suite, et cette fois on préféra le protoïodure de mercure, administré sous forme pilulaire.

La guérison était complète au mois de décembre 1834; l'année 1835 s'est écoulée tout entière sans qu'elle se soit démentie un seul instant.

A cette observation, tirée de ma pratique particulière, j'en joindrai une empruntée à celle de M. Lagneau et choisie parmi plusieurs autres analogues, qui prouvent non-seulement que la *blennorrhagie* est assez souvent suivie, au bout d'un temps plus ou moins long, de symptômes de syphilis constitutionnelle, mais encore que la *blennorrhée* existant depuis longues années, ou reparaissant spontanément après avoir paru guérie, peut conserver le caractère contagieux et communiquer aussi la vérole à un individu sain.

«M. ***, âgé de vingt-cinq ans, se marie en 1824, et peu de temps après, sa jeune épouse se plaint d'un écoulement abondant, avec tous les signes d'une vive inflammation aux parties sexuelles. Cet état, qu'on attribua d'abord à l'action purement mécanique des premières approches conjugales, se calma par le moyen des bains, des lotions émollientes, d'un régime convenable et de la continence. Mais après deux mois, un reste d'écoulement non douloureux existant encore, il se manifesta un vaste ulcère à la gorge, lequel présentait tous les caractères des ulcères syphilitiques. Le mari assurait n'avoir jamais été malade, et je vis le voile du palais se guérir par un traitement antiphlogistique un peu persévérant. Cependant, au bout de quelque temps, ce jeune homme fut horriblement tourmenté par une céphalée nocturne, avec inflammation et obscurcissement de la cornée de l'œil gauche, du côté le plus malade de la tête. Désespéré de voir les traitements ordinaires en pareil cas tout à fait infructueux, et pressé d'ailleurs par mes questions, il se décida à m'avouer qu'il avait eu une *blennorrhagie* trois ans avant son mariage, et que la cohabitation répétée avec sa femme, qui était jeune et jolie, avait donné lieu à un retour assez faible de l'écoulement. Cependant, comme il n'était pas persuadé que sa maladie dût son origine à une cause qui lui semblait aussi légère, il différa de faire le traitement que je lui conseillai à cette époque. Ce ne fut qu'un mois après, lorsque la céphalée, qui s'accompagna bientôt de pustules croûteuses et de taches cuivreuses à la face et au cuir chevelu, fut devenue intolérable au point de le priver de tout repos, qu'il commença l'emploi d'une tisane sudorifique antimoniée, de la liqueur de Van Swieten et de frictions mercurielles tous les quatre jours. A peine était-il arrivé à la deuxième onction, que déjà les douleurs de tête étaient apaisées, et ce malade peut aujourd'hui être considéré comme entièrement guéri, après avoir suivi quatre mois ce traitement, pendant la durée duquel la jeune dame fut prise, et ce cas est digne de remarque, de douleurs de tête en tout semblables à celles de son mari.

» Elle a suivi à son tour un traitement à peu de chose près équivalent au précédent, et sa céphalée était déjà guérie, lorsqu'elle fut obligée de suspendre l'usage des remèdes à l'occasion d'une irritation gastrique assez vive ; mais comme elle resta ensuite plus de deux mois sans les reprendre, il lui survint, avec une nouvelle céphalée, des éphélides syphilitiques sur tout le corps ; plus des douleurs nocturnes et une contracture des avant-bras. Tous ces symptômes disparurent à la suite d'une médication prolongée, au moyen des onctions mercurielles associées aux sudorifiques sous forme de tisane et de sirop, et administrées à haute dose. Ces traitements ont été faits en 1824 et 1825, et depuis lors aucun symptôme n'a reparu (1828)[1]. »

Les observations précédentes suffiront, je pense, pour démontrer : 1° qu'il existe une blennorrhagie purement *catarrhale*, et qui n'est ni virulente ni contagieuse, à proprement parler, encore qu'elle puisse survenir à l'occasion du coït exercé dans certaines circonstances, mais qui, en tout cas, n'est point *syphilitique*, et ne peut par conséquent amener à la suite les symptômes de l'infection vénérienne ; 2° que, d'autre part, il y a bien réellement des écoulements virulents

[1] On trouvera dans mes Mémoires académiques sur les Syphilides, 2e édit., *Revue médicale*, 1847 ; — sur la Prophylaxie des maladies vénériennes, *Bulletin de l'Académie*, 1847 ; — sur le Sirop de deutoïodure ioduré, *Bulletin de thérapeutique*, 1844 ; — sur certaines Préparations mercurielles dans les maladies de la peau, *Bulletin de thérapeutique*, avril 1847, etc., plusieurs autres exemples du développement d'accidents consécutifs à la suite de la blennorrhagie.

et contagieux qui paraissent provenir du virus syphilitique, tout comme les chancres, les bubons, les tubercules plats, les excroissances ou végétations, et qui par conséquent peuvent être suivis tôt ou tard du développement des phénomènes *consécutifs* qui caractérisent la vérole dite *constitutionnelle*.

La question soulevée par quelques auteurs, de la possibilité de l'existence d'un virus spécial pour la gonorrhée, annoncé par la spécialité tant des accidents que l'on pourrait appeler du premier ordre, tels que l'*ophthalmie* et l'*orchite* blennorrhagiques, que de ceux du second (ou *consécutifs*), tels que les éruptions ou *syphilides*, par exemple, regardées comme se montrant seulement à la suite des blennorrhagies, nous paraît reposer sur une hypothèse ingénieuse qui pèche elle-même par la base, puisqu'elle ne s'appuie que sur une observation incomplète des faits. — En effet, ainsi que tous les praticiens qui ont eu l'occasion d'examiner un grand nombre de malades, et qui les ont observés sans prévention, nous pouvons affirmer qu'il n'y a rien de spécial dans les phénomènes *consécutifs* de la blennorrhagie. Toutes les formes de la syphilis constitutionnelle (syphilides, ulcérations consécutives du gosier, douleurs ostéocopes, périostoses, carie ou nécrose des os propres du nez, etc.) ont été observées après celles-ci, tout comme après les chancres ou les bubons, et réciproquement. Il n'y a pas longtemps que, sous nos yeux mêmes, chez un malade atteint depuis un mois environ d'un chancre primitif, s'est développée une éruption de syphilide *squammeuse*. La papule syphilitique, la *roséole*, peuvent aussi bien survenir à la suite de chancres qu'à la suite d'un simple écoulement, etc.

Une question bien autrement importante à résoudre serait celle qui a trait au diagnostic différentiel de la blennorrhagie syphilitique et de celle qui ne doit être regardée que comme un catarrhe accidentel de l'urèthre; malheureusement, tous les praticiens modernes s'accordent à reconnaître aujourd'hui que tous les signes distinctifs indiqués par les auteurs sont incertains et insuffisants [1].

On peut bien dire, d'une manière générale, que la blennorrhagie, développée trois à cinq jours après un coït impur, qui s'accroît successivement jusqu'à présenter tous les phénomènes que nous avons décrits, et qui se prolonge pendant plusieurs semaines ou plusieurs mois, doit être regardée comme *syphilitique*... ; et cependant on voit des écoulements inflammatoires contractés dans des circonstances qui semblent éloigner toute idée de virus, offrir des symptômes, une marche et des périodes analogues... ; plus souvent encore, on voit de longues années s'écouler après des blennorrhagies que tout concourait à faire juger de nature vénérienne, sans qu'il survienne aucun accident qui puisse indiquer la présence d'un virus. Mais, comme dans ce cas-là même il n'est pas rare, ainsi que nous en avons cité plus haut des exemples, de voir se déclarer dans l'âge mûr ou même dans l'âge de retour, des symptômes de syphilis constitutionnelle dont on ne peut trouver la source qu'en remontant jusqu'à une blennorrhagie contractée dans la jeunesse et dont le malade même a, pour ainsi dire, perdu le souvenir; on conçoit qu'il devient on ne peut plus difficile de porter un diagnostic et un pronostic assurés sur une maladie qui néan-

[1] Dans son système de réformation, M. *Ricord* avait tranché la question du diagnostic pour la blennorrhagie comme pour le chancre, par l'*inoculation*. Il admettait (ou si l'on veut, il supposait) que dans la blennorrhagie *vénérienne*, dans celle à la suite de laquelle pouvaient se développer des accidents syphilitiques *consécutifs*, il existait un chancre uréthral *larvé* dont l'inoculation seule pouvait révéler la présence. Mais qu'est devenu aujourd'hui cet élément de diagnostic si certain, alors que le chancre *infectant*, le seul qui puisse entraîner à sa suite le développement d'accidents secondaires, est déclaré ne pouvoir s'inoculer? Il n'y a plus moyen de discerner la blennorrhagie syphilitique de la blennorrhagie simple dans le système de M. *Ricord*.... à moins de retourner la proposition et de dire maintenant que si l'inoculation du pus blennorrhagique produit un chancre, cela prouve que la blennorrhagie n'est point vénérienne... puisqu'il n'y a plus maintenant que le chancre mou qui s'inocule et que celui-là *ne donne jamais la vérole*.

moins s'offre à nous tous les jours dans la pratique. Nous verrons plus loin qu'il y a, selon nous, à tirer de cette obscurité et de ces difficultés une conclusion thérapeutique tout autre que celle qu'ont cru devoir établir les auteurs dont nous avons déjà plus d'une fois invoqué le témoignage à l'appui de quelques-unes de nos assertions.

De la blennorrhagie externe (blennorrhagie fausse, blennorrhagie du gland et du prépuce, *balanite*, etc.). — Il arrive assez souvent, principalement chez les sujets dont le prépuce est long et étroit, et dont le gland, habituellement recouvert, se découvre difficilement, que des causes analogues à celles qui déterminent la blennorrhagie catarrhale, produisent une irritation sécrétoire de la membrane interne du prépuce. Alors, si le gland ne peut être mis à nu, et si l'orifice du prépuce est très-étroit, la matière fournie par l'inflammation de cette membrane peut être assez abondante, assez opaque, assez *puriforme* pour simuler un écoulement réellement blennorhagique.

Tantôt la balanite existe seule, tantôt elle est jointe à la blennorrhagie uréthrale, et plus souvent encore à des chancres de la face interne du prépuce et de la base du gland.

Dans beaucoup de cas, l'inflammation catarrhale de la face interne du prépuce et de l'extérieur du gland est exempte de toute complication. Quelques auteurs inclinent, en pareil cas, à regarder ce symptôme comme vénérien ; mais la plupart des praticiens de nos jours s'accordent à le considérer et à le traiter comme un état inflammatoire simple.

Le plus ordinairement on observe la blennorrhagie *externe* à la suite des excès vénériens, de la cohabitation avec une personne malpropre, ayant ses règles, un écoulement lochial ou leucorrhéique, du coït exercé dans un état d'ivresse et lorsque déjà toutes les parties sont animées par la pénétration dans les voies circulatoires d'émanations alcooliques, etc.

Quelques individus y sont beaucoup plus sujets que d'autres, soit qu'une conformation vicieuse (*phimosis*) les y dispose, soit que des habitudes de débauche et de malpropreté en favorisent chez eux le développement.

Cette inflammation survient ordinairement dès le second ou le troisième jour qui suit le coït; de la démangeaison, une cuisson légère, se font sentir dans les parties qui en sont le siége; mais jamais on n'observe cette sensation brûlante déterminée par le passage des dernières gouttes d'urine à la fosse naviculaire, sensation qui a servi à caractériser et à dénommer, dans le vulgaire, la véritable blennorrhagie ou *chaude-pisse.*

L'intérieur du prépuce et le gland se gonflent et rougissent; assez souvent il s'y développe une petite éruption vésiculeuse miliaire, et il s'y forme par suite des excoriations plus ou moins larges, superficielles, quelquefois couvertes de pseudo-membranes légères.

Les parties enflammées fournissent un écoulement abondant, d'abord blanchâtre, puis jaunâtre ou même jaune-verdâtre, qui tache le linge et exhale une odeur repoussante.

Si l'orifice de l'urèthre peut être mis à nu, on distingue très-bien qu'il ne sort rien par cet orifice, et que la pression de la verge exprime la matière puriforme amassée entre le gland et le prépuce.

Le repos, des bains locaux émollients à l'eau de son, de guimauve, d'herbes émollientes, des compresses imbibées de ces liquides sur la partie, des injections de même nature entre le gland et le prépuce, le soin de tenir la verge relevée, suffisent ordinairement pour amener en peu de jours la résolution de l'inflammation, et l'écoulement lui-même ne tarde pas à disparaître. Mais quand le gonflement est considérable, quand il y a lieu de soupçonner la présence de chancres à l'intérieur du prépuce, il ne faut pas hésiter, dès qu'on a modéré la violence des accidents inflammatoires par les moyens sus-indiqués, à pratiquer l'opération du phimosis. Elle aura toujours dans ce cas les résultats les plus avantageux, tant pour le présent que pour l'avenir. Quant à la crainte de voir, dans le cas de chancres, la plaie résultat de l'incision se convertir en ulcération chancreuse, cette crainte est le plus souvent sans fondement; et si d'ailleurs elle paraissait devoir se réaliser ultérieurement, on arrêterait bientôt les progrès de cette ulcération par les mêmes moyens que ceux indiqués pour les chancres préexistants.

TRAITEMENT GÉNÉRAL DE LA BLENNORRHAGIE.

Plusieurs méthodes sont en usage pour le traitement de la blennorrhagie vénérienne, savoir : la méthode *astringente* ou abortive ; la méthode *perturbatrice* ou spécifique ; la méthode antiphlogistique, et la méthode antisyphilitique. Nous passerons successivement en revue chacune d'elles avec tout le soin que comporte le sujet.

1° *Méthode abortive.*

Supprimer dès le début l'écoulement blennorrhagique est, au premier abord, une tentative qui paraît peu rationnelle, quand on admet, d'une part, l'identité du virus de la blennorrhagie et de celui de la vérole proprement dite, et qu'on considère, d'autre part, la gravité des accidents que l'on a vus survenir à la suite d'une pareille suppression. Pourtant, nous n'hésitons pas à le dire, cette méthode nous paraîtrait préférable à toutes les autres si elle était plus sûre dans ses résultats, et surtout si le temps en avait sanctionné les avantages. Mais, outre qu'à ma connaissance elle a échoué plus d'une fois, elle n'a encore été mise à l'épreuve que par un nombre trop restreint de chirurgiens pour qu'on puisse sagement la prescrire comme méthode générale. Les raisons, d'ailleurs, qui pourraient militer en sa faveur et qui me porteraient à l'adopter moi-même, si des succès répétés venaient justifier les promesses faites en son nom, sont faciles à saisir.

En effet, tout le monde est d'accord sur la tendance qu'ont, dans notre pays surtout, les écoulements blennorrhagiques à se prolonger pendant un laps de temps considérable; tout le monde redoute les suites fâcheuses que peut avoir cette prolongation (rétrécissements de l'urèthre, orchite, chances d'ophthalmie par inoculation, chances de communication par le coït, etc.); enfin tout le monde aussi, ou peu s'en faut, est porté à reconnaître aujourd'hui que l'existence d'une blennorrhagie non virulente et non syphilitique est indubitable, tandis qu'il est également démontré qu'on ne peut la distinguer à des signes assurés de celle qui reconnait pour cause un vice syphilitique, en sorte que le précepte célèbre : *Dans le doute, abstiens-toi*, trouve ici une incontestable application.

Mais, dira-t-on, vous ne pouvez affirmer que la blennorrhagie que vous avez sous les yeux ne sera pas ultérieurement suivie d'accidents consécutifs. Cela est vrai; mais dans le doute, *je m'abstiens*, et je ne vois pas grand inconvénient à attendre, pour agir, la première manifestation de ces accidents, surtout lorsque je m'attache à combattre et à dissiper le symptôme existant.

M. Lallemand, de Montpellier, dont nous sommes loin assurément de partager toutes les opinions, et que pour cette raison même nous appelons volontiers en témoignage, émet ici un sentiment en tout conforme au nôtre.

Nous empruntons le passage suivant à un extrait des *Éphémérides de Montpellier*, contenu dans le tome III, 1826, de la *Revue médicale*, à la page 298 :

« M. Lallemand est de l'opinion des médecins qui croient que la blennorrhagie peut être vénérienne. Il se fonde sur ce qu'on voit tous les jours des hommes qui, ayant connu la même femme, l'un gagne des chancres et l'autre un simple écoulement, et sur ce qu'il n'y a pas d'autre moyen d'expliquer les pustules, les exostoses et les autres symptômes consécutifs qui se développent quelquefois, après un long temps, chez des sujets qui n'ont jamais eu qu'un écoulement. Malheureusement, il est très-difficile, pour ne pas dire impossible, de distinguer celui qui est vénérien de celui qui ne l'est pas. A défaut de signes directs, le plus sûr est de remonter à la source, et de prendre des renseignements sur l'homme ou sur la femme qu'on soupçonne infectés. Il est vrai, dit M. Lallemand, qu'on pourrait prendre le parti de considérer toutes les blennorrhagies comme vénériennes, et les traiter en conséquence; *mais on ferait, sur cent, quatre-vingt-dix-neuf traitements inutiles.* » Tout en regardant ce chiffre comme exagéré, je crois, avec M. Lallemand, que la proportion est assez forte pour qu'on doive s'abstenir.

Quant aux dangers de la suppression de la blennorrhagie, l'expérience journalière apprend qu'ils ont été beaucoup exagérés, et que, dans beaucoup de cas, c'est à une simple propagation de l'inflammation (*orchite*), ou à une véritable inoculation (*ophthalmie*) qu'ils doivent être rapportés; en sorte que, bien loin de les multiplier, on diminue, au contraire, les chances d'accidents en se hâtant de tarir la source de laquelle ils dérivent.

Swediaur lui-même, qui, comme nous l'avons vu plus haut, croit aux dangers possibles de la suppression de la blennorrhagie, admet cependant les avantages des remèdes propres à supprimer, dès le début, l'écoulement blennorrhagique, et se plaint seulement de ce que cette pratique n'a point encore reçu la sanction d'une expérience suffisante. Il indique d'ailleurs comme familières à quelques médecins anglais, à l'époque où il écrivait (1801), les injections suivantes faites dans ce but et appliquées dès l'apparition des premiers symptômes : eau de chaux, solution de sublimé, d'acétate de plomb et d'opium, de muriate, d'ammoniaque et d'opium, de cuivre ammoniacal, de sulfate de cuivre, etc.

« Si par le moyen des injections, dit-il, on parvient à calmer l'irritation ou à arrêter les progrès de l'inflammation, et que l'écoulement devienne plus épais pendant leur continuation, on parviendra bientôt à détruire la maladie, en observant d'en prolonger l'usage au moins six à dix jours après que l'écoulement a disparu; car si on cesse trop tôt d'employer ces injections, l'écoulement et l'inflammation augmentent. Il est nécessaire, dans ce cas, de faire les injections un peu plus fortes, et de les répéter plus souvent. — Je n'ai point acquis assez de preuves, par mon expérience, des bons effets de cette méthode et de ces remèdes, pour les recommander avec assurance. Quelques-uns de mes malades, à qui j'en avais proposé l'essai, ont refusé de s'y prêter, effrayés par l'idée des dangers qu'ils croyaient que leurs amis avaient courus en faisant usage des injections, et les autres n'ont pas voulu en continuer l'emploi à cause du malaise ou de la douleur qu'ils ressentaient et qu'ils attribuaient à l'usage qu'ils en avaient fait. »

Swediaur pense d'ailleurs que ces injections réussissent quelquefois, non simplement en contrariant l'action du virus syphilitique, mais probablement aussi en changeant ou en détruisant en même temps la nature du virus même.

M. Ribes, dans un mémoire que nous avons déjà eu occasion de citer plus haut, exprime également une opinion favorable sur cette méthode.

« .... J'ai attaqué, dit-il, la gonorrhée, soit récente, soit ancienne, avec le baume de copahu à forte dose. J'ai employé aussi, quand la maladie est commençante ou qu'elle est sans douleur, *les injections avec la dissolution de sulfate de zinc*, fréquemment avec succès et toujours sans inconvénient. »

Le docteur Reich, de Berlin, pensant que la syphilis constitutionnelle ne survient après la gonorrhée que lorsque celle-ci est accompagnée d'érosion ou d'ulcération du canal (opinion qui, après avoir été tour à tour adoptée et rejetée par divers praticiens, est derechef préconisée par M. Ricord), et regardant la suppression, ou du moins la modération des accidents de la période inflammatoire, comme le moyen le plus sûr d'empêcher cette ulcération, proposa en 1811 une méthode astringente qui consistait tout simplement dans le soin de baigner la verge six, huit et dix fois le jour, et la nuit, chaque fois que le malade se réveille, dans un verre d'eau froide additionnée, dans certains cas, de 2 grains de sulfate de zinc. (Voir le tome XL de la *Bibliothèque médicale*, p. 113, année 1813). Ce moyen, d'ailleurs fort innocent, est loin, comme on le comprend aisément, de jouir de l'efficacité que l'auteur a cru pouvoir lui attribuer.

Benjamin Bell est, comme on sait, le principal fauteur du traitement astringent par les injections. Dans le *Traité de la gonorrhée virulente* qu'il publia à Edimbourg, en 1793, et qui fut traduit à Paris par Bosquillon, en 1802, l'auteur anglais s'efforça de démontrer la spécialité du virus de la gonorrhée et les différences qu'offrent ce virus et celui de la vérole. Recommandant les injections astringentes à toutes les époques à peu près de la gonorrhée, mais de préférence pourtant dans la gonorrhée bénigne, et après la période inflammatoire, Benjamin Bell fit une véritable révolution dans le traitement habituel de la blennorrhagie.

En France pourtant, ses idées ne furent jamais très-goûtées, et la crainte soit de provoquer les rétrécissements du canal de l'urèthre, soit de déterminer la répercussion du virus, et par suite, des accidents de vérole constitutionnelle, ou au moins des inflammations du testicule, de l'œil, etc., retint toujours la généralité des praticiens.

En 1818, un chirurgien militaire, M. Malvani, proposa à la Société de médecine de Paris, dans un mémoire appuyé de trente-neuf observations recueillies dans l'espace de neuf années, le traitement de la gonorrhée par les injections astringentes, après la cessation de la violence des accidents inflammatoires. L'auteur assurait n'avoir pas vu une seule fois survenir d'accidents consécutifs, quoiqu'il n'eût jamais employé le mercure.

M. Lagneau, chargé de faire un rapport sur ce mémoire, blâma la méthode de l'auteur; et aujourd'hui encore il ne conseille les injections que dans la blennorrhagie passée à l'état chronique, ou dans la *blennorrhée*.

M. Serre, de Montpellier, a publié en 1835 un mémoire sur l'efficacité des injections avec le nitrate d'argent cristallisé, dans le traitement des écoulements anciens *et récents* de l'urèthre. La dose de caustique qu'il emploie varie de 1 à 2 centigrammes par 30 grammes d'eau. Dans ce mémoire, d'ailleurs, on ne trouve qu'une seule observation précise à l'appui des avantages de l'injection au début de la blennorrhagie, et même cette observation n'est pas propre à l'auteur. « Un jeune homme, dit-il, se présenta à un médecin, et voulut se faire guérir promptement d'une blennorrhagie commençante. Une humeur visqueuse s'écoulait en très-petite quantité du canal de l'urèthre, et agglutinait les lèvres du méat urinaire; au bout de trois jours et à l'aide de trois injections, le malade fut guéri, sans avoir éprouvé autre chose qu'une légère cuisson. Pendant le traitement il se livrait à des excès de tout genre. » M. Serre ajoute qu'il tient pour sûr que quelques étudiants en médecine ont été guéris de la même manière et en aussi peu de temps. Mais ce qu'il n'ajoute pas, et qui ressort pourtant de la lecture de quelques-unes des observations qu'il rapporte, c'est que des douleurs vives, le pissement de sang, sont quelquefois survenus à l'occasion de ces injections cathétériques, et ont forcé de suspendre le traitement [1].

De simples injections avec l'extrait de Saturne, 5 centigrammes pour 30 grammes de liquide (eau blanche), doivent être sans contredit d'un usage moins dangereux; elles au-

[1] Je renvoie aux Mémoires publiés par MM. *Debeney*, de Paris, et *Leriche*, de Lyon, ceux qui voudraient employer la méthode, selon moi, incertaine et dangereuse, des injections abortives au nitrate d'argent conseillé par M. *Leriche*, à la dose de 1 gramme sur 30 grammes d'eau, une injection par jour (1844), et par M. *Debeney* (dont le premier travail fut l'occasion des expériences de M. *Leriche*, mais qui a publié une brochure plus explicite en 1846), à la dose de 70 centigrammes à 1 gramme et même 1 gramme et demi sur 30 grammes d'eau distillée. Suivant ce

raient, dit-on, réussi à arrêter des blennorrhagies commençantes, entre les mains de quelques praticiens; mais c'est surtout contre la *blennorrhée* ou blennorrhagie chronique que ces injections ont été prescrites.

« On les fait avec les solutions de sulfate de zinc (2 à 4 grammes pour 500 grammes d'eau), d'alun (6 à 12 ou 15 grammes), de sulfate de cuivre (1 à 2 grammes), d'acétate de plomb (15 grammes), d'extrait de ratanhia (6 grammes), de sublimé (25 à 50 centigrammes), de nitrate d'argent (1/2 gramme à 1 gramme), de potasse caustique (1 gramme), en ajoutant au véhicule, dans l'occasion, 6 grammes de laudanum liquide de Sydenham, ou 1 gramme d'extrait gommeux d'opium. Les injections d'eau de Cologne étendue d'eau, de décoction d'angusture, de vin miellé, de gros vin et d'eau commune, d'eau de mer, d'eau à la glace et d'oxycrat, ont aussi fort souvent mis fin à la maladie. Les injections, de quelque nature qu'elles soient, doivent être affaiblies d'abord, si elles sont un peu actives, avec une certaine quantité d'eau, afin d'essayer la sensibilité du canal, et d'arriver avec ménagement au degré de force propre à déterminer une excitation modérée de la membrane de l'urèthre. Il faut les pratiquer (*sauf celles au nitrate d'argent*) quatre ou cinq fois dans les vingt-quatre heures; et dès que l'écoulement est arrêté, on diminue chaque jour d'une, jusqu'à ce qu'on ait terminé.

» Les injections ne peuvent nuire qu'autant qu'on les emploie pendant l'état inflammatoire de la blennorrhagie. Quand l'écoulement est indolent et qu'il a passé à l'état chronique, ce moyen est très-convenable, et la crainte des rétrécisse-

dernier, qui peut être regardé comme le véritable auteur de la méthode, lorsque la blennorrhagie est prise tout à fait à son début, l'*avortement a lieu par une seule injection* dans les quatre cinquièmes des cas. (*Exposé pratique de la méthode des injections caustiques dans le traitement de la blennorrhagie chez l'homme*, par le docteur A. DEBENEY, brochure in-8°. Paris, 1846, chez Baillière.) On trouvera enfin dans la *Gazette de Lyon* (an 1859) le procédé perfectionné de M. *Diday*.

ments de l'urèthre, pour une époque plus ou moins éloignée, est tout à fait chimérique[1]. »

Cette dernière assertion me paraît un peu hasardée : non que je croie avec certains praticiens que les injections amènent nécessairement les rétrécissements du canal, mais je ne pense pas non plus qu'elles soient toujours innocentes sous ce rapport. Plus d'une fois j'ai vu, à la suite d'injections un peu actives et dont la dose n'avait pas été peut-être assez ménagée, un resserrement spasmodique du canal se déclarer subitement, et devenir le principe d'un rétrécissement durable, le jet des urines ne reprenant jamais, à dater de cette époque, le volume qu'il avait auparavant. Sans doute, cet accident doit être rare entre les mains des praticiens prudents ; mais combien les malades, impatients de se délivrer d'une incommodité dégoûtante, n'ont-ils pas de tendance à enfreindre les règles qu'on leur prescrit et à outre-passer les limites qu'on leur impose !

Il y a d'ailleurs quelques ménagements et quelques précautions à observer dans la pratique des injections, ordinairement confiée, comme je le disais tout à l'heure, aux malades eux-mêmes.

On se sert d'une petite seringue d'étain dont la canule est entourée d'un peu de filasse, de coton ou de linge, de manière à remplir exactement le méat urinaire, et tandis que l'on injecte lentement, d'une main, une petite portion du liquide qu'elle contient, on comprime le canal de l'urèthre avec les doigts qui soutiennent la verge, de manière que l'injection ne pénètre pas beaucoup au delà du gland. Dans le plus grand nombre de cas, en effet, comme nous l'avons dit plus haut, la source de l'écoulement réside dans la fosse naviculaire, et cette partie, d'ailleurs, est celle dans laquelle on a le moins à craindre qu'il s'établisse un rétrécissement consécutif. Si cependant il y avait lieu de soupçonner qu'une portion plus reculée de l'urèthre pût être le siége de la blen-

[1] LAGNEAU, *Dictionnaire de médecine en 25 vol.*, 2e édit., t. V.

norrhée, on devrait faire pénétrer plus avant la matière de l'injection. On a conseillé alors avec raison de placer sous le périnée un tampon de linge destiné à comprimer le canal dans ce point, pour que le liquide ne le dépasse pas.

Après avoir injecté une suffisante quantité de liqueur, en évitant de distendre douloureusement le canal, on retire la seringue et l'on retient la portion de liquide en comprimant avec les doigts de la main restée libre les lèvres de l'orifice de l'urèthre. C'est alors surtout qu'on juge du degré convenable de l'injection; pour peu qu'elle cause de douleur marquée, elle est trop active et doit être étendue d'eau; tout au plus le malade doit-il éprouver un très-léger sentiment de cuisson.

L'eau froide pure est souvent assez active, sans qu'il soit besoin d'y rien ajouter. Aux personnes que cette assertion étonnerait, il nous suffira de rappeler que la sensibilité spéciale de l'urèthre ne peut être jugée par analogie, puisque, dans l'état normal, cette sensibilité n'est point éveillée par le passage de l'urine, liquide évidemment doué de propriétés stimulantes, tandis que le sang, liquide en apparence fort inoffensif, la monte au ton de la douleur, comme les chirurgiens ont souvent l'occasion de s'en assurer, à la suite de l'opération de la taille, par exemple.

Après que le liquide injecté a séjourné environ une minute, on le laisse sortir, et l'on injecte de nouveau une autre portion.

Les injections doivent être répétées au moins quatre fois dans la journée, continuées pendant plus d'une semaine, et abandonnées seulement par degrés et en réduisant leur nombre et leur durée. Il est prudent de continuer pendant plusieurs jours encore de faire une injection, de préférence le matin, car c'est surtout à cette époque de la journée que se manifeste le suintement uréthral dans la blennorrhée.

Mais un précepte bien plus important encore, et dont l'infraction fait bien souvent échouer le traitement le mieux dirigé, c'est d'éviter soigneusement tout ce qui peut amener l'érection, et, à plus forte raison, l'éjaculation. Plus d'une fois nous avons été obligé, chez les jeunes gens, de renoncer aux injections, parce que le contact de la seringue et les attouchements nécessaires en pareil cas amenaient infailliblement l'érection et provoquaient parfois des manœuvres nuisibles.

Et ce n'est pas seulement pendant la durée du traitement, mais encore pendant un certain temps après la guérison (une ou deux semaines au moins), que la *continence* la plus rigoureuse doit être observée, si l'on ne veut pas s'exposer à voir reparaître un écoulement qui ne cédera plus peut-être avec la même facilité que la première fois. Cette règle, d'ailleurs, on le sent bien, ne s'applique pas seulement au traitement par les injections, mais encore à toutes les autres méthodes; mais on conçoit que l'écoulement aura d'autant plus de tendance à se reproduire, qu'il aura été plus tôt arrêté dans son cours. Par conséquent, c'est surtout après la cure de la blennorrhagie par les méthodes *abortive, astringente* ou *perturbatrice* que l'observation du précepte est de rigueur.

Il est bien vrai que certains sujets ont le privilége de guérir malgré toutes les imprudences et tous les excès auxquels ils se livrent, mais ce n'est pas sur de pareilles exceptions que l'homme sage doit régler sa conduite.

Combien, d'ailleurs, de débauchés et de libertins sont punis sévèrement, soit dans le présent, soit dans le futur, de cette vie déréglée qu'ils ne peuvent assujettir à aucun frein, même lorsqu'il s'agit de leurs plus chers intérêts!

Nous avons cité plus haut les astringents les plus usités; on pourrait en employer beaucoup d'autres que nous jugeons superflu d'indiquer.

Quelques personnes ont voulu leur substituer les opiacés; je connais même un jeune médecin qui s'est plongé dans un état de *narcotisme* de quelques heures de durée, en laissant séjourner dans l'urèthre un petit trochisque fait avec 10 cenligrammes d'extrait aqueux d'opium. Ce remède avait pour but de combattre une blennorrhée qui n'en persista pas moins pendant plusieurs mois encore, et qui ne disparut même entièrement que lorsque, quittant la vie d'étudiant, ce jeune homme retourna dans sa province, où des changements hygiéniques salutaires furent le principal mobile de la guérison.

A côté du traitement de la blennorrhagie *par les injections*, on peut placer, peut-être, celui de la *blennorrhée* par les bougies, encore qu'il n'y ait d'autre analogie entre ces deux procédés que celui de l'introduction d'un corps étranger dans l'urèthre, liquide dans un cas, solide dans l'autre. Il est bien certainement quelques sujets qui ont été guéris, par l'usage des *bougies*, d'écoulements chroniques qui avaient résisté à beaucoup d'autres méthodes. Mais il en est aussi plusieurs chez lesquels ce procédé a échoué comme les autres. Il a été surtout conseillé par les chirurgiens qui, croyant à l'existence d'une ulcération de l'urèthre, dans la blennorrhagie qui se prolonge, supposaient, à l'aide de ce procédé, se mettre en garde contre le rétrécissement ultérieur du canal attribué à la rétraction de la cicatrice. Le premier effet du séjour de la bougie est d'augmenter l'écoulement et de le ramener à un état subaigu qui peut avoir quelquefois des résultats favorables.

En somme, on voit que nous n'adoptons point le procédé des injections *abortives*, et notamment de celles au nitrate d'argent, bien que nous ne les ayons jamais expérimentées personnellement, mais nous avons été souvent consulté par des individus chez lesquels, pratiquées par d'autres chirurgiens, elles avaient augmenté le mal, bien loin de le supprimer.

Nous adoptons au contraire les injections *résolutives* (surtout concurremment avec la médication interne dont il va être question tout à l'heure) employées au déclin de la blennorrhagie, ou du moins après la période inflammatoire suraiguë, et surtout dans la *blennorrhée*, contre laquelle tous les autres remèdes seraient impuissants.

Quant à la matière des injections, nous ajouterons à toutes celles que nous avons signalées plus haut l'*alcoolé tannique*, préparation spéciale sur laquelle nous reviendrons avec détail en traitant des écoulements de la femme, et que nous avons aussi appliquée à la blennorrhée de l'homme. Chez ce dernier, nous prescrivons de vingt à soixante gouttes d'alcoolé pour le quart d'un verre d'eau; cette dose peut être, au besoin, élevée beaucoup plus haut.

2° *Méthode perturbatrice ou spécifique.*

Nous avons ici principalement en vue le traitement par le *baume de copahu*, regardé comme simplement perturbateur et révulsif par quelques médecins, et comme réellement *spécifique* par le plus grand nombre. Malgré ma répugnance pour l'*éclectisme* (mot pompeux trop souvent destiné à déguiser la niaiserie d'une irrésolution que quelques-uns prennent pour le *doute philosophique*....), je suis assez porté à croire que le baume de copahu agit à la fois des deux manières. L'expérience prouve, en effet, d'une part, qu'il guérit d'autant plus vite et d'autant plus sûrement que ses effets dérivatifs sur la muqueuse gastro-intestinale sont plus marqués; et, d'autre part, que les autres substances stimulantes et purgatives ne sauraient le remplacer.

M. Bayle a publié, dans le premier volume de sa *Bibliothèque de thérapeutique* (1828), l'analyse détaillée des travaux les plus importants sur l'action thérapeutique du baume de copahu. Le passage suivant est extrait du *résumé* placé à la suite de cette analyse :

« Le baume de copahu est le médicament le plus utile qu'on connaisse contre la *blennorrhagie* ou *gonorrhée*, soit qu'on l'emploie à une époque avancée pour supprimer l'écoulement, soit qu'on en fasse usage dès le début pour arrêter le progrès du mal. La première méthode était celle de Theden, Hunter, Chopart, etc.; la seconde, celle qui consiste à traiter la blennorrhagie aiguë par le copahu, vient de l'Amérique, et a été indiquée par Pison, Jacquin, Swediaur, etc. Tombée ensuite dans l'oubli, malgré son efficacité incontestable, elle a été de nouveau publiée et propagée par MM. Ansiaux, Ribes, Delpech, qui l'ont appuyée de nouveaux faits. Ces auteurs portent la dose du copahu depuis 3 gros par jour jusqu'à même 1 ou 2 onces (10 à 15, 30 ou même 60 grammes).

» M. Ansiaux, celui de ces derniers auteurs dont les travaux sont les plus anciens, a fait usage du baume de copahu sur vingt-quatre malades atteints de gonorrhée aiguë : vingt-deux ont été guéris, un ne l'a pas été, et un autre a vu augmenter la maladie sous l'influence du traitement.

» M. Ribes a obtenu tant de succès avec ce médicament, qu'il le regarde comme un *spécifique* de la gonorrhée. Il a également guéri par son usage plusieurs maladies qui avaient succédé à la suppression de l'écoulement blennorrhagique, savoir : plusieurs cas d'engorgement consécutif des testicules, un gonflement des corps caverneux simulant le priapisme, plusieurs catarrhes récents de la vessie, et plusieurs néphrites, deux céphalalgies, deux ophthalmies, une expectoration muqueuse abondante, deux cas de gonflement consécutif du genou, une irritation de la membrane muqueuse du larynx.

» M. Delpech a fait usage du médicament en question sur plus de quatre cents malades atteints de blennorrhagie ; il a obtenu de grands succès, mais malheureusement il n'a point indiqué la proportion des guérisons. Il a réussi, comme M. Ribes, contre le catarrhe vésical, dont il a publié deux observations, ainsi que contre le gonflement consécutif des testicules. »

Voici comment s'exprime M. Fizeau à l'occasion du mémoire de M. Ansiaux, de Liége, sur lequel il fut chargé de faire un rapport à l'Athénée de médecine, dans la séance du 14 novembre 1812 [1].

[1] Ce rapport est inséré dans le tome XXXIX de l'ancienne *Bibliothèque médicale*, à la page 63.

« Les observations de M. Ansiaux ont pour but de prouver qu'on peut supprimer et guérir, *même dans son principe,* la gonorrhée vénérienne par le moyen d'une potion dont le baume de copahu forme la base, et que Choppart recommande dans le traitement de la gonorrhée chronique [1]. C'est une nouvelle méthode de traitement que le hasard a fait découvrir, et dont l'efficacité a été ensuite confirmée par des observations assez nombreuses. »

La première observation recueillie par M. Ansiaux, la seule que nous reproduirons, d'après le rapport, est la suivante :

« Un jeune homme robuste eut une gonorrhée qui fut accompagnée de symptômes inflammatoires, et suivie de rétrécissement de l'urèthre. On fit usage de bougies, l'écoulement ne s'étant arrêté qu'au bout de six mois. Quatre ans après, il eut une nouvelle gonorrhée qu'on traita suivant la méthode de Bell. On augmenta progressivement l'activité des injections (n° 1, 7, 18, 24), en se conformant à la méthode indiquée par l'auteur (Bell et Bosquillon, *Traité de la gonorrhée virulente,* tome I, p. 557). Enfin, on vint à la dissolution de 1 grain de muriate suroxygéné (*deutochlorure* de mercure) sur 10 onces d'eau, que Bell regarde comme le moyen le plus efficace (5 centigrammes sur 300 grammes); mais on n'en obtint pas plus d'effet que des autres injections. On doubla, on quadrupla même la dose de muriate suroxygéné sans produire la plus légère douleur. L'écoulement continuait après cinq semaines de ce traitement, lorsqu'on

[1] Voici la formule de cette potion, telle qu'on la trouve dans Choppart (*Traité des maladies des voies urinaires*, p. 510) :

Eau distillée de menthe. . .	ãã ℥ ij (60 grammes.)
Esprit-de-vin.	
Baume de copahu	
Sirop de capillaire.	
Eau de fleur d'oranger. . . .	℥ j (30 gr.)
Esprit de nitre dulcifié.	ʒ ij (6 gr.)

Mêlez. Prenez deux cuillerées à bouche de cette potion le matin, une à midi et une autre dans la soirée. Continuez-en l'usage pendant douze jours.

employa la potion de Choppart, qui réussit complétement. Au bout de quelque temps ce jeune homme contracta une nouvelle gonorrhée qu'il guérit en peu de jours par le même moyen employé *dès le deuxième jour* de la maladie, sans avoir consulté de médecin. Il se maria, et devint père ; sa femme et son enfant jouissaient ainsi que lui d'une bonne santé, lorsqu'il gagna une quatrième gonorrhée qui fut encore guérie avec la même facilité par le même moyen, employé également dès le début.

» Nous avons nous-même, ajoute le rapporteur, essayé le traitement de M. Ansiaux sur un assez grand nombre de malades, et nous avons obtenu à peu près les mêmes résultats. M. Cullerier, qui, à notre invitation, a bien voulu l'employer sur un plus grand nombre de sujets, n'a pas eu des succès aussi marqués ; mais l'indocilité paraît y avoir contribué pour beaucoup. Nous sommes fâché que le temps ne nous ait pas permis de vous présenter le détail de ces expériences, et surtout de vous parler des effets du même moyen dans la leucorrhée, que M. de Jaer, collègue de M. Ansiaux, a traitée avec succès par ce remède, et que MM. Cattet et Lacombe, dans leur compte rendu des consultations gratuites (*Biblioth. médicale*, tome XXV, p. 202), disent aussi avoir combattue avec avantage par un opiat composé à parties égales de baume de copahu et de sucre, avec addition de neuf à dix-huit grains de safran par once (1,2 gramme à 1 gramme sur 30).

» Nous terminerons en concluant que la méthode de M. Ansiaux est très-bonne, et peut être employée avec succès et sans inconvénients, c'est-à-dire qu'on peut, avec la potion recommandée par Choppart dans les gonorrhées chroniques, supprimer et guérir une gonorrhée aiguë, même dès le commencement ; mais nous pensons qu'il est prudent d'y joindre un traitement général (*mercuriel*), pour peu qu'on ait raison de craindre que la gonorrhée ne soit vénérienne. »

M. Ribes, cité plus haut, a publié ses observations dans la

Revue médicale (tome IX, 1822). Cet estimable praticien eut l'occasion, dès l'année 1804, de constater les avantages du baume de copahu, donné à haute dose, dans la gonorrhée. Un jeune homme de l'École polytechnique atteint depuis un mois de cette affection, ayant pris 1 once entière de baume de copahu dans la même journée (30 grammes), au lieu de la prendre à doses fractionnées en plusieurs jours, comme M. Ribes l'avait prescrite, fut délivré ce jour même de sa gonorrhée, qui ne reparut pas depuis. Il en fut quitte pour des coliques et une abondante purgation. En 1808, M. Ribes eut encore un exemple analogue sous les yeux. Un officier de l'état-major, alors à Valladolid, prit en sa présence, par suite d'un défi, 2 onces de baume de copahu pur en une seule dose (60 grammes). Comme le précédent sujet, il fut purgé et complétement délivré d'une gonorrhée qui coulait abondamment.

« Vers la fin de 1804, raconte encore M. Ribes, le hasard m'offrit l'avantage de découvrir dans le baume de copahu une nouvelle vertu que j'étais loin de soupçonner. Une personne notable des départements fut envoyée à Paris pour assister à une grande solennité qui devait être célébrée le 2 décembre. A son arrivée dans la capitale, il eut commerce avec une femme gâtée, et au bout de huit jours il se déclara une gonorrhée très-abondante. Trois semaines après son accident, sortant d'une maison où il avait passé la soirée, et s'en retournant à pied par un temps de neige et de pluie, il s'arrêta au coin d'une rue pour uriner. Il n'eut pas plutôt commencé, qu'il fut saisi d'un froid subit et glacial, et il éprouva au même instant une vive douleur au testicule droit. Il eut beaucoup de peine à se rendre chez lui, et passa une nuit très-agitée. Le lendemain, il avait le testicule très-gonflé; il ne restait de la gonorrhée qu'un peu de suintement. Un jeune homme qui suivait mes cours, et qui était de sa connaissance, lui fit une forte saignée, le mit au bain, lui appliqua un cataplasme sur la partie souffrante, et lui conseilla le repos et la diète. Au bout de quinze jours, le testicule avait beaucoup diminué et l'écoulement s'était un peu rétabli. Le malade commençait à sortir, lorsqu'un jour, étant forcé d'assister à l'audience d'un ministre, il resta longtemps debout, ce qui le fatigua beaucoup. Il rentra chez lui avec de la fièvre, et l'écoulement cessa complétement. Le testicule gauche devint très-douloureux, se gonfla considérablement ; le testicule droit, qui d'abord avait été très-affecté, quoiqu'il eût beaucoup diminué de volume, conservait encore un peu plus de grosseur que dans l'état naturel. Le malade en fut effrayé. Le jeune homme qui lui donnait des soins, se trouvant aussi un peu embarrassé, me pria de venir l'aider de mes conseils. Je me rendis à son désir. Je trouvai le testicule dans l'état que je viens d'indiquer ; l'orifice de l'urèthre était rouge. Notre malade s'inquiétait beaucoup ; il était pressé de retourner dans son département.

« Je voulais combattre les nouveaux accidents par les mêmes moyens qu'on avait d'abord employés ; mais le mode d'action gonorrhoïque existait toujours ; je craignis qu'il ne continuât à entretenir l'engorgement du testicule et n'empêchât la résolution ou du moins ne la retardât un certain temps, malgré tous les moyens que je pourrais lui opposer. Je pensai qu'en détruisant tout à fait ce mode d'action par un moyen que je regarde comme spécifique, la cause de la fluxion étant enlevée, il me serait plus facile alors de combattre l'inflammation locale. Ce ne fut pas sans quelque crainte que je m'y déterminai, mais enfin je fis prendre un gros (3 grammes) de baume de copahu le matin, un à midi et un le soir. Le malade alla cinq ou six fois à la selle. Le lendemain, il prit la même dose, et dans la soirée, à mon grand étonnement, le testicule droit était rendu à son état naturel. Le gauche était beaucoup moins douloureux qu'il ne l'était la veille, et son volume était tellement diminué, que le malade en était transporté de joie. Malgré la répugnance qu'il avait pour ce médicament, il voulut non-seulement en continuer l'usage, mais encore en augmenter la dose; je lui en fis alors prendre 2 gros le matin et 2 le soir (6 grammes). Au bout de douze jours, les testicules furent complétement dégorgés; les épididymes mêmes étaient revenus dans leur état naturel, ce qu'on obtient rarement par les antiphlogistiques. Le malade partit peu de temps après parfaitement guéri, sans avoir employé d'autre moyen que le baume de copahu.

» Je ne tardai pas, poursuit le même auteur, à trouver de nouvelles occasions d'administrer le baume de copahu. Le succès inattendu que j'obtins de l'usage de ce médicament, non-seulement contre la gonorrhée, mais encore contre la fluxion du testicule, l'accident le plus ordinaire qui survient après la disparition de cet écoulement, me portèrent à donner plus d'extension à mes observations. »

Depuis la publication des travaux que nous venons de citer, le baume de copahu est devenu d'un usage général dans le traitement de la blennorrhagie à toutes les périodes. Malheureusement, on n'a trouvé que de nos jours le moyen de déguiser ce médicament héroïque sous une forme propre à masquer son odeur et sa saveur, véritablement difficiles à supporter.

La magnésie, proposée d'abord pour favoriser la solidification du baume, qui ne prend que difficilement la consistance pilulaire ou opiatique, lui ôte bien certainement une partie de son activité. Les *mixtures* et les *opiats* vantés par un charlatanisme mercantile sont loin d'avoir les effets merveilleux qu'on leur attribue, et exigent d'ailleurs de petites manipulations qui ne les rendent pas d'une administration aussi simple et aussi facile qu'on le donne à entendre.

Pour les personnes dont le goût et l'odorat ne sont pas très-susceptibles, le mieux, sans aucun doute, est d'avaler le baume de copahu pur et sans aucun mélange; et aujourd'hui, grâce aux *capsules*, devenues d'un usage vulgaire, on peut facilement en prendre ainsi 30 à 40 grammes en deux ou trois jours. Je préfère administrer la dose entière le matin à la fractionner en deux ou trois prises dans la journée. De cette manière on évite la prolongation et la répétition de l'état nauséeux, des rapports, du malaise gastrique qui suivent presque immédiatement l'ingestion du médicament, et qui persistent pendant plusieurs heures après cette ingestion. Une fois la matinée écoulée, ces incommodités se dissipent, surtout si l'on a soin de ne faire qu'un très-léger déjeuner (du thé ou du chocolat au lait, par exemple) et de ne le prendre que trois heures après la dose de copahu. On peut ensuite dîner avec appétit et sans que la digestion se ressente de l'administration du remède. Il est prudent toutefois de mettre de la modération et de la sobriété dans son régime, de ne boire que de l'eau très-faiblement rougie, de s'abstenir des ragoûts, des épices, du café à l'eau, des spiritueux, et d'éviter, d'autre part, les aliments relâchants et laxatifs, tels que les épinards, la salade, les pruneaux, les crèmes, etc. Des œufs, un peu de viande rôtie ou bouillie, des compotes de fruits ou des confitures au dessert, voilà les aliments qu'il faut prendre de préférence.

Ordinairement, quand on a pris le baume de copahu deux ou trois jours de suite, survient une purgation plus ou moins abondante. Les selles sont liquides, jaunes, odorantes, excitent parfois un sentiment de cuisson à l'anus. Je conseille alors, en général, de prendre un jour de repos, et si la diarrhée ne persiste pas, de recommencer de nouveau, le surlendemain, à prendre le baume de copahu, dont on consommera encore 30 grammes en trois matinées.

C'est ordinairement par cette seconde prise du médicament que l'écoulement est tari ou du moins grandement diminué; ce qui n'empêche pas de recourir une troisième et même une quatrième fois au baume pris de la même manière, toujours en mettant un jour d'intervalle entre chaque dose de 30 grammes.

On a vu par les observations que j'ai citées plus haut que le copahu avait été donné avec succès à des doses plus élevées, et que quelques personnes avaient réussi à se délivrer de l'écoulement dès la première dose du remède; je n'ai jamais été si heureux, et j'ai d'ailleurs eu rarement recours à cette méthode, que je regarde comme sujette à inconvénients. Je me suis toujours bien trouvé, au contraire, de celle que je viens de décrire, et je l'ai rarement vue échouer, surtout quand elle était appliquée à des blennorrhagies qui avaient déjà quelques semaines d'existence. Employée plus tôt, et même dès le premier jour de la blennorrhagie aiguë, je ne l'ai presque jamais vue supprimer brusquement l'écoulement; mais dans plusieurs cas elle l'a réduit beaucoup et a singulièrement abrégé sa durée. Ainsi, maintes fois il m'est arrivé, à l'aide d'un traitement d'une à deux ou trois semaines au plus, de guérir des blennorrhaghies qui, très-certainement, abandonnées à elles-mêmes, ou traitées par la méthode *antiphlogistique* (ce qui, pour moi, est à peu près la même chose), se seraient prolongées pendant plusieurs mois.

Pour rendre l'action du médicament sur la bouche et sur l'estomac moins désagréable, il est bon, aussitôt après qu'on l'a avalé, de boire par gorgées un grand verre d'eau sucrée aromatisée avec l'eau de fleurs d'oranger, de mâcher une ou deux pastilles de menthe, et même de se rincer la bouche et de se gargariser avec de l'eau à laquelle on ajoute un peu d'alcoolat de menthe. Chaque capsule (contenant, en général, 75 centigrammes de baume) doit être successivement avalée dans une cuillerée d'eau, jusqu'à épuisement de la dose.

Plusieurs auteurs ont avancé que le baume de copahu n'agissait pas toujours comme laxatif, et qu'il n'en guérissait pas moins sûrement la blennorrhagie. C'est un cas exceptionnel qui ne s'est pas offert à moi jusqu'ici, bien que j'aie eu à traiter un nombre de malades considérable, et j'ai toujours vu le remède peu efficace chez les sujets qu'il ne purgeait que très-médiocrement.

Si, après trois ou quatre doses de 30 grammes de baume administrées comme je l'ai dit, et malgré les effets purgatifs obtenus, l'écoulement persiste, il vaut mieux suspendre le remède quelque temps que d'insister outre mesure sur son administration. On finirait par amener des accidents d'entérite qui tendraient à se prolonger, et peut-être néanmoins l'écoulement ne disparaîtrait-il pas. Dans ces cas, il est préférable de laisser reposer le malade pendant une semaine ou deux, puis on recommence l'usage du médicament, qui manque alors rarement son effet, surtout en y joignant l'usage des injections astringentes.

Dès que l'écoulement est complétement disparu, qu'il n'y a plus de trace de suintement uréthral, je cesse le remède, lors même que le malade n'aurait pris que la première dose de copahu; mais je lui recommande bien de s'observer et de revenir à l'usage du remède, si un peu d'humeur blanchâtre reparaissait les jours suivants; car alors, si l'on ne se hâtait pas, il pourrait arriver que l'écoulement revînt aussi abondant et avec le même cortége inflammatoire que devant.

Il ne faut pas non plus trop se presser de recourir aux grands bains tièdes, si généralement conseillés dans le cours de la blennorrhagie; car il me paraît bien démontré qu'ils augmentent l'écoulement et en favorisent le retour.

Je crois inutile de rappeler ici les formules destinées à l'administration du médicament sous la forme de pilules, de bols, de conserve ou d'opiat, bien que ce dernier mode ait été bien souvent mis en usage.

On emploie de préférence, aujourd'hui, pour donner au baume de copahu la consistance d'opiat, un mélange de poudre de cubèbes, de sucre et de safran.

On prend avec la pointe d'un couteau une masse d'opiat grosse comme une forte noisette, on la pose sur un petit carré de pain à chanter que l'on vient de tremper rapidement dans un verre d'eau sucrée, et que l'on a placé sur une assiette ou sur du papier blanc; puis on enveloppe l'opiat dans le pain à chanter, et on en forme un bol que l'on avale sans le mâcher, après quoi l'on boit quelques gorgées d'eau sucrée.

On recommence aussitôt, jusqu'à ce qu'on ait pris environ le tiers d'un pot contenant 30 grammes de baume et en avalant chaque fois un peu de liquide pour faciliter l'ingestion et la dissolution du médicament.

On a conseillé il y a quelques années d'administrer le baume de copahu en *lavement*. Ce procédé, qui paraît avoir eu d'heureux résultats entre les mains de M. Velpeau, n'a pas bien réussi à ceux qui y ont eu recours après lui.

Le *cubèbe*, que nous avons indiqué comme accessoire dans la formule de l'opiat, a été introduit il y a une trentaine d'années dans la matière médicale, par les médecins anglais, comme succédané du baume de copahu. Quelques-uns même n'ont pas hésité à le considérer comme supérieur à ce dernier.

En 1820, M. A. Roche lut à l'Athénée de médecine une note *sur l'emploi de la poudre des cubèbes dans le traitement de la blennorrhagie*. Cette note, insérée dans le tome LXVII de la *Bibliothèque médicale*, à la page 279, nous fournit les renseignements suivants :

« Le cubèbe ou poivre à queue est le fruit du poivre-vigne (*piper cubeba* L.); il croît particulièrement à l'île de Java, où les habitants le désignent sous le nom de *coumoucous*, et l'emploient dans les maladies de l'enfance.... John Crawfurd, chirurgien de la compagnie des Indes au Bengale, vient de vanter la poudre de cubèbe comme le spécifique de la blennorrhagie. D'après sa recommandation et celle des autres médecins européens qui exercent leur art dans les Indes, les médecins de Londres ont tenté des essais avec cette poudre, et plusieurs d'entre eux m'ont assuré en avoir obtenu des effets presque merveilleux, par la promptitude avec laquelle elle arrête l'écoulement sans laisser aucune suite fâcheuse. La manière de la préparer est extrêmement simple : il suffit de la délayer dans un véhicule aqueux quelconque. Il n'est peut-être pas inutile de dire ici que, si l'on ne fait pas pulvériser les cubèbes en sa présence, les apothicaires de Londres donnent sous le nom de cette substance une poudre sophistiquée, qui ne produit aucun des effets qu'on lui attribue; ce qui peut servir à expliquer pourquoi entre les mains de quelques médecins ce médicament n'a eu aucune action [1]. On le donne à la dose de 3 à 4 grammes, répétée trois fois par jour. C'est dans les premiers jours de la maladie, lorsque les symptômes inflammatoires sont le plus prononcés, qu'elle réussit le mieux.... Lorsque la blennorrhagie est chronique, les cubèbes n'ont plus qu'une action infidèle, inconstante, et sur laquelle on ne peut compter. Leur effet est extrêmement prompt; un chirurgien m'a assuré avoir vu une blennorrhagie au troisième ou quatrième jour de l'invasion céder à une seule dose de cette poudre pour ne plus reparaître.... On prétend qu'elle n'a aucune action curative sur les femmes [2].

A cette note sont jointes neuf observations particulières, toutes en faveur de l'efficacité du remède.

Pourtant il est aujourd'hui peu employé seul, si ce n'est par M. Ricord; mais les praticiens le joignent très-souvent au baume de copahu, lorsque ce baume doit être incorporé à des substances pulvérulentes, comme nous en avons donné plus haut un exemple. Pour ma part, je l'ai toujours trouvé assez infidèle.

3° *Méthode antiphlogistique.*

Quelques médecins militaires, imbus des doctrines du Val-de-Grâce, ont beaucoup vanté, il y a une vingtaine d'années, la méthode antiphlogistique contre la syphilis en général et

[1] Je suis loin de vouloir assimiler les pharmaciens de Paris aux apothicaires de Londres, ces industriels dont l'esprit de lucre dirige forcément toutes les opérations...., tant est contagieuse et pénétrante l'atmosphère qui les environne! Mais je ne serais pas éloigné de croire pourtant que la détérioration ou les sophistications du remède ont pu nuire plus d'une fois aux effets qu'ont cherché à en obtenir les médecins français. Les remarques faites par M. Vauquelin, qui a analysé les cubèbes (*Bulletin de la Faculté*, quinzième année, t. VII), viennent à l'appui de cette opinion. L'examen chimique de ce savant est propre d'ailleurs à confirmer l'analogie d'odeur et de propriétés que les médecins anglais avaient observée entre ces fruits et le baume de copahu, ainsi qu'il est relaté dans la note de M. A. Roche.

[2] Feu Delpech disait à peu près la même chose du baume de copahu.

la blennorrhagie en particulier. S'il faut en croire leur rapport, cette méthode offrirait de grands avantages sur les autres, du moins pour la blennorrhagie aiguë et inflammatoire. M. Richond, chirurgien aide-major à l'hôpital de Strasbourg, publia, en 1824, un mémoire sur le traitement de cette maladie par les sangsues et les adoucissants, suivis de l'administration de la teinture d'iode, après la cessation des accidents inflammatoires.

« Pour diminuer, dit-il, l'inflammation uréthrale et calmer les douleurs qu'elle détermine, il ne faut pas se borner à l'usage des boissons émollientes, du régime sévère et des bains locaux ou généraux. Ces moyens sont utiles sans doute, mais ils agissent lentement et ne doivent être considérés que comme accessoires. La meilleure manière d'arriver promptement au but qu'on doit se proposer est d'appliquer *des sangsues* vis-à-vis du point du canal qui est le plus douloureux; quand ce point, comme il arrive le plus souvent, correspond à cette partie qui entre dans la composition de la verge, on ne doit pas hésiter à les appliquer sur cet organe. Cinq ou six suffisent ordinairement pour soulager de la manière la plus prompte [1]. »

J'ai essayé de ce procédé, et j'ai vu ou bien le résultat de la saignée locale à peu près nul, ou, ce qui est pis encore, après un soulagement passager obtenu par ce moyen, une fluxion œdémateuse et inflammatoire du prépuce survenir, et rappeler promptement toute la violence des accidents inflammatoires. J'ai vu aussi plusieurs fois des malades traités par des applications de sangsues au périnée, méthode conseillée par le professeur Lallemand de Montpellier, et bien que généralement le cours ordinaire de la blennorrhagie en ait été faiblement influencé et la durée de l'écoulement peu abrégée, ce mode d'application est bien préférable au précédent et modère, en effet, les accidents inflammatoires.

Quoi qu'il en soit, M. Richond rapporte plusieurs obser-

[1] *Archives générales de médecine*, t. IV, p. 333.

vations particulières propres à montrer les avantages de son procédé, et insiste sur la nécessité de ne commencer l'usage de la teinture d'iode qu'après la cessation de la période inflammatoire. Cette teinture lui paraît agir par un effet révulsif sur la muqueuse gastro-intestinale : il conseille d'en donner progressivement de quinze à trente gouttes, matin et soir, dans une potion gommeuse.

Les faits particuliers qu'il rapporte offrent des exemples de blennorrhagie guérie au vingt-cinquième jour, au trente et unième, au trente-troisième, au soixante et unième, etc., après dix-huit, vingt-quatre, vingt-sept, quarante-six jours de traitement; ce qui, après tout, ne constitue pas une très-grande rapidité, surtout si l'on fait attention à la disposition naturelle aux jeunes gens et surtout aux militaires, qui les porte à dissimuler une guérison incomplète pour s'affranchir plus vite des règles du traitement.

Ce qu'il y a de sûr, c'est que les sangsues et la teinture d'iode (que l'auteur recommande aussi contre les bubons) n'ont été que peu goûtées des praticiens et sont à peu près abandonnées de tout le monde.

Rien de plus commun que de voir des personnes qui ont opposé inutilement pendant plusieurs semaines les boissons délayantes, les bains locaux et généraux, le repos, un régime adoucissant, aux écoulements inflammatoires dont elles sont atteintes, et qui sont obligées pour s'en délivrer de recourir à la méthode perturbatrice ou spécifique, après que celle antiphlogistique a complétement échoué. C'est du moins là ce qu'on observe le plus communément parmi la population de nos grandes villes. Aussi, pour mon compte, je n'hésite point à préférer aux antiphlogistiques la méthode qui fait le sujet du paragraphe précédent; méthode qui aujourd'hui compte d'ailleurs un très-grand nombre de partisans.

4° *Méthode antisyphilitique ou mercurielle.*

Il est un fait incontestable, signalé par tous les adversaires de la nature *syphilitique* de la blennorrhagie, et avoué par la plupart des défenseurs de cette dernière opinion, c'est que l'administration des mercuriaux n'a, le plus ordinairement, aucune action appréciable sur la marche et la durée de la gonorrhée. Bien plus, ils sont évidemment nuisibles par leurs qualités stimulantes, lorsqu'ils sont administrés pendant la violence des accidents inflammatoires.

Néanmoins, beaucoup de praticiens, préoccupés des raisons que nous avons données à l'appui de la nature vénérienne de la blennorrhagie, et rebutés par les difficultés, si ce n'est l'impossibilité, du diagnostic différentiel de la gonorrhée que l'on doit regarder comme syphilitique, et de celle qu'on peut supposer d'une autre nature, n'hésitent pas à conseiller, comme règle de conduite générale, l'administration d'un traitement mercuriel dans tous les cas. Toutefois, par une inconséquence palpable, ils s'accordent assez généralement à regarder ce traitement comme pouvant être plus court, plus léger que dans les autres accidents syphilitiques. Voici comment M. Lagneau s'exprime à ce sujet :

«.... Lorsqu'on est parvenu à calmer les symptômes inflammatoires, il faut, conformément à ce qui a été dit plus haut, administrer les antivénériens, afin de s'opposer au développement d'une infection générale. On peut employer, dans cette vue, les pilules de mercure doux, à la dose de quatre ou cinq par jour, chacune contenant un grain de ce sel; celles d'onguent napolitain, au nombre de dix, dans lesquelles le mercure entre aussi dans la proportion d'un grain par pilule...., ou toute autre préparation dont on continue l'usage pendant l'espace *de dix ou quinze jours* au moins, et trois semaines *au plus* [1]. »

Franchement, s'il existe en effet, en pareil cas, un virus vénérien, croit-on l'avoir déraciné et annihilé par l'administration de 4 grains (20 centigrammes) de calomel continuée pendant dix à quinze jours?

[1] *Traité des maladies vénériennes*, t. I, p. 67.

« Il est bon de prévenir, ajoute l'auteur que nous venons de citer, qu'après *le court* traitement mercuriel dont il vient d'être parlé, la gonorrhée continue quelquefois encore longtemps sans paraître disposée à se tarir. Cette opiniâtreté ne doit pas étonner le praticien exercé, car l'expérience journalière nous démontre que le mercure, au lieu d'arrêter les écoulements gonorrhoïques, comme on le croit vulgairement, a, bien au contraire, la propriété de les augmenter d'abord, ainsi que tous les autres stimulants. On ne peut donc avoir d'autre intention, en prescrivant ce remède, *que de préserver les humeurs d'une infection constitutionnelle*, d'après les motifs de prudence qui ont déjà été exprimés. »

Or j'avoue, pour moi, que cette intention me paraît illusoire et ne saurait en aucune façon être remplie par un traitement aussi insignifiant que celui indiqué ci-dessus.

Ainsi que je l'ai déjà dit à l'occasion de la méthode perturbatrice ou *spécifique,* qui me paraît de beaucoup préférable à toutes les autres, le précepte « Dans le doute, abstiens-toi » est ici comme ailleurs le plus sage et le plus prudent. Nul signe diagnostique certain ne peut nous faire prévoir quelle est la blennorrhagie qui pourra donner lieu à des accidents consécutifs, et quelle est celle qui n'est pas de nature à faire redouter un pareil danger.... Donc, nous devons choisir l'hypothèse la plus favorable au malade, et nous *abstenir* tant que rien ne vient nous indiquer la nécessité d'agir. Or, d'une part, nous le répétons, le traitement mercuriel n'a aucune influence sur la marche de la blennorrhagie, et il n'est peut-être pas déraisonnable de supposer que, même dans le cas d'écoulement réellement vénérien, c'est diminuer les chances d'infection générale, et par conséquent éloigner la possibilité du développement des accidents consécutifs, que de supprimer le plus tôt possible le symptôme local. D'autre part, il n'est pas absolument démontré que les effets préservatifs de ce traitement soient constants, surtout si l'on se borne à un traitement mercuriel aussi insignifiant que celui qui est conseillé par les auteurs. Tout se réunit donc pour nous détourner de l'administration des antisyphilitiques dans la blennorrhagie, et pour attendre que quelque nouveau symptôme vienne en démontrer la nécessité.

Pour résumer en peu de mots le jugement que je crois devoir porter sur les diverses méthodes de traitement conseillées dans la blennorrhagie, je n'hésite point à dire qu'il faut donner la préférence à une méthode que j'appellerai *mixte*, et qui se compose de la combinaison des moyens que l'on peut appeler rationnels ou mieux *symptomatiques*, et de celui que quelques médecins regardent comme uniquement perturbateur, mais auquel beaucoup d'autres, parmi lesquels je me range, attribuent aussi une action *spécifique* : je veux parler de l'usage successif des antiphlogistiques et du baume de copahu.

Je conseille donc, d'une manière générale, de laisser passer la période inflammatoire (qui, le plus souvent, n'a pas moins de deux ou trois semaines de durée) sous l'empire du régime adoucissant; puis d'en venir ensuite à l'administration du baume de copahu à dose suffisante pour arrêter l'écoulement en une, deux ou trois semaines encore.

Ce médicament héroïque, administré plus tôt, non-seulement échoue assez souvent, mais encore peut augmenter l'intensité des accidents inflammatoires; on est alors forcé d'en suspendre l'usage, et quand on y revient plus tard on ne lui trouve plus la même efficacité que chez les sujets qui n'ont point encore été soumis à son action.

Ce que je viens de dire s'applique plus justement encore à la méthode des *injections*, qui réellement ne me paraît convenable que lorsque la blennorrhagie passe à l'état de *blennorrhée*.

5° *Traitement des suites et des accidents de la blennorrhagie.*

En traçant l'histoire rapide, mais exacte, des divers accidents et complications de la blennorrhagie (ophthalmie, orchite, inflammation du col de la vessie, inflammation du prépuce et du gland, etc.), déjà nous avons indiqué les moyens de traitement applicables à chacun de ces cas. Il nous reste à dire quelques mots seulement sur les indications que peuvent présenter la prolongation indéfinie de l'écoulement sous la forme de *blennorrhée*, et les diverses lésions des organes génito-urinaires qui peuvent être observées à la suite de cette maladie.

Un assez grand nombre de sujets, surtout dans nos grandes villes, où se trouvent réunies tant de conditions défavorables à la santé, où il est si difficile que des individus jeunes encore et dans l'âge des passions se résignent à toutes les privations que rendent nécessaires les règles d'un traitement bien entendu; un assez grand nombre de sujets, dis-je, voient persister pendant des mois et des années un écoulement bénin, presque incolore, tout à fait indolent, qui se suspend même parfois, pour reparaître avec la plus grande facilité. Quand les écoulements de cette nature sont joints à un peu de diminution dans le volume du jet de l'urine, quand d'ailleurs ils ont résisté aux moyens de traitement ordinaires (sobriété, continence, injections astringentes, baume de copahu à l'intérieur, astringents divers, cubèbes, alun, cachou, etc.), il est prudent d'explorer le canal avec une sonde ou une bougie, pour s'assurer s'il n'y a pas de rétrécissement de l'urèthre, de gonflement de la prostate ou quelque autre lésion locale qui entretienne l'écoulement. Quelques chirurgiens, même sans recourir à cette exploration attentive, emploient volontiers les bougies emplastiques ou les bougies dites de gomme élastique (que l'on peut enduire de cérat opiacé ou de pommade avec la belladone). Le malade introduit lui-même ces bougies aussi profondément qu'il peut sans rencontrer d'obstacle, et les conserve en place dix à vingt minutes le matin et autant le soir. L'écoulement, d'abord augmenté et épaissi, ne tarde pas à diminuer, puis disparaît dans quelques cas. Dupuytren avait assez de confiance dans ce traitement, qu'il croyait surtout propre à amener la cicatrisation (sans rétrécissement) des ulcérations uréthrales qui pouvaient être jointes à la blennorrhée. J'avoue que mon opinion est qu'il admettait plutôt l'existence de ces ulcérations par conjecture que d'après une vérification rigoureuse du fait.

Des onctions sur le périnée et sur la face inférieure de la verge avec l'onguent mercuriel, surtout lorsque de petites indurations existent le long du canal, ont encore été conseillées.

Des vésicatoires volants aux aines, aux cuisses, au périnée, ont été employés, mais m'ont paru peu efficaces.

Je dirai la même chose du moyen bien simple, mais bien peu actif, proposé, je crois, par *Casimir medicus*, et qui consiste à raser à plusieurs reprises les poils des parties génitales.

L'électricité même et le galvanisme ont été appliqués à la cure de la blennorrhée, et paraissent avoir eu quelque succès.

Chez les individus dont le prépuce est long et étroit, la persistance de la blennorrhée entretient ordinairement dans ces parties une irritation chronique qui ne disparaît que lorsqu'on pratique l'opération du phimosis.

Il est rare qu'une blennorrhée, même prolongée, laisse après elle de la difficulté dans l'accomplissement des fonctions génitales. Cependant on peut observer chez quelques sujets irritables, et surtout chez ceux qui ont été plusieurs fois affectés de blennorrhagie, une sensibilité morbide du prépuce, du gland, de l'urèthre, qui rend le frottement douloureux, un rétrécissement du canal qui gêne l'éjaculation ou la retarde, une atrophie de l'un des testicules qui succède au gonflement inflammatoire de cet organe; une oblitération, par suite d'ulcération, de l'un des canaux éjaculateurs; une *impuissance* temporaire ou durable, due soit à une lésion physique, soit, plus souvent encore, à l'influence d'une imagination alarmée.... Nous ne faisons ici qu'indiquer toutes ces circonstances ; elles rentrent, pour la plupart, dans la pathologie générale ou spéciale des organes génitaux et urinaires, que nous n'avons nullement l'intention d'aborder dans cet ouvrage. En nous occupant plus loin des suites de la syphilis considérée dans son ensemble, peut-être nous aurons occasion de revenir sur quelques-unes de ces circonstances, qui se rattachent d'une manière plus directe à l'objet principal de ce manuel.

Ajoutons, pour terminer, que l'usage des bains de vapeur, le séjour aux eaux minérales thermales, le changement de climat et d'habitudes, ont plus d'une fois amené la guérison de la *blennorrhée* et de ses suites chez des personnes qui avaient inutilement épuisé jusque-là toutes les ressources de la pharmacie.

Historique.

Nous nous sommes assez longuement étendu, dans notre premier chapitre, en traitant de l'origine de la maladie vénérienne, sur les discussions qui se sont élevées au sujet de l'ancienneté de la blennorrhagie, pour n'avoir point à y revenir ici.

Tout en admettant comme très-probable, si ce n'est comme absolument démontré, que des écoulements blennorrhagiques déterminés par le coït ont pu être observés longtemps avant l'apparition de la syphilis, nous ne pouvons cependant nous refuser, d'autre part, à l'authenticité et à l'unanimité des témoignages historiques qui établissent que la blennorrhagie *vénérienne* n'a été observée qu'un certain temps après l'époque de cette apparition. La distinction que j'ai cherché à établir plus haut entre les blennorrhagies *syphilitiques* et les inflammations catarrhales simples du canal de l'urèthre rendra raison de ce qu'il peut y avoir de contradictoire, en apparence, entre ces deux assertions.

Ce n'est qu'à dater de 1540 ou même de 1545, plus de quarante ans par conséquent après l'invasion de la syphilis, que des descriptions précises de la blennorrhagie syphilitique se trouvent dans les auteurs.

Brassavole, dans son livre *De morbo gallico*, composé en 1551, est le premier qui ait fait mention de ce symptôme, au témoignage d'Astruc. Après lui, *Fernel*, en 1555, et *Fallope*, en 1560 (*De morbo gallico*, ch. XXIII), l'ont décrit d'une manière authentique.

Cependant, *Jacques de Béthencourt*, dans un livre publié à Paris en 1527 (*Nouveau carême de pénitence*), avait parlé de la gonorrhée qui succède au coït, un assez grand nombre d'années auparavant ; soit que la gonorrhée qui s'est offerte à lui fût bien la gonorrhée syphilitique, ce qui me paraît le plus probable, soit que ce fût une blennorrhagie non vénérienne, comme on en pourra juger par le passage suivant, rapporté par Astruc :

« Un jeune homme, dit J. de Béth., au chapitre *Des pustules*, qui depuis un an et demi rendait perpétuellement par la verge une sanie virulente, mal qu'il avait gagné *à un mauvais commerce*, vint me consulter. Il avait eu recours, mais inutilement, à plusieurs médecins et chirurgiens, dont les uns le purgèrent en lui prescrivant un régime de vivre, et les autres lui firent des fomentations et des injections. Comme la verge était dans une érection douloureuse, je soupçonnai *un ulcère*, et je lui conseillai d'éviter les injections pour deux raisons : premièrement, de peur d'augmenter l'inflammation, et en second lieu, etc. — Le malade guérit par le moyen des remèdes dessiccatifs. »

« Néanmoins, ajoute *Astruc*, ces témoignages d'anciens médecins, qui sont en petit nombre, et même *uniques*, montrent manifestement que cette espèce de gonorrhée virulente était rare de leur temps ; mais qu'ensuite elle devint insensiblement plus fréquente, et enfin si commune vers l'an 1545 ou 1550, que les médecins de ce temps-là dont les écrits nous restent commencèrent dès lors unanimement à la compter parmi les symptômes les plus ordinaires de la vérole. »

§ V. *Excroissances et végétations vénériennes.*

Les petites saillies verruqueuses ou végétantes qui s'observent à l'anus et aux parties génitales, et que l'on désigne sous les noms de *verrues, poireaux, crêtes de coq, condylomes, choux-fleurs,* etc., sont le plus ordinairement des indices de syphilis confirmée, quelquefois des phénomènes vénériens *primitifs*, quelquefois enfin de simples accidents locaux dus à une cause irritante quelconque, telle que choc, froissement, écoulement acrimonieux, etc. Les modernes sont même, pour la plupart, disposés à n'admettre que cette étiologie et à refuser aux végétations le caractère syphilitique. Il y a une réponse péremptoire à cette opinion, c'est qu'on ne les voit se développer que sur des sujets qui ont ou qui ont eu la vérole. Voici, d'ailleurs, quelles sont les différentes formes qu'elles présentent :

1° Les *poireaux* sont de petites éminences dures, d'un blanc jaunâtre, qu'on observe le plus ordinairement à la face externe ou interne du prépuce, et qui n'ont guère que le volume d'une tête d'épingle de petite dimension. On les observe surtout chez les individus qui ont été antérieurement atteints de syphilis, et, en particulier, de blennorrhagie, dit-on. Le plus ordinairement on ne leur oppose que des moyens locaux, tels que les cathérétiques, l'alun calciné, l'acide nitrique, etc. S'ils résistent, on les enlève d'un petit coup de ciseau et on cautérise ensuite avec la pierre infernale. Quelquefois ils disparaissent d'eux-mêmes, à l'aide des seuls moyens de propreté ou de quelques lotions salines, alcalines, savonneuses, etc. ; mais ils sont très-sujets à se reproduire et à se multiplier.

2° Les *verrues* sont de petites excroissances plus analogues que les précédentes à ces éminences calleuses qui salissent fréquemment la peau des mains et que le vulgaire désigne sous le nom de *poireaux*. Comme celles-ci, elles ont une surface épidermoïque durcie et fendillée, et une base vasculaire qui naît de la superficie du derme. Elles acquièrent un volume qui ne dépasse guère celui d'un grain de chènevis et ont à peu près le même siége que les excroissances que nous avons tout à l'heure décrites. On y oppose de même, le plus souvent, un traitement purement local, soit qu'elles se soient montrées à la suite d'autres accidents vénériens *primitifs*, soit qu'elles n'aient été précédées d'aucun autre symptôme. L'excision avec des ciseaux et la cautérisation de la petite plaie avec le nitrate d'argent les détruisent; mais elles se reproduisent fréquemment au voisinage.

3° Les *choux-fleurs* sont de petites excroissances fongueuses, granulées et végétantes, rouges, saignant assez facilement, qui surviennent le plus souvent aux environs de la base du gland, sur la face interne du prépuce. Elles constituent quelquefois un symptôme *primitif*, et se montrent alors une ou deux semaines après le coït; dans d'autres cas, on les voit se manifester *consécutivement* chez des sujets qui ont déjà eu des chancres ou un écoulement.

Dans le temps de mon internat à l'hôpital Saint-Louis (avril 1819), j'ai recueilli l'observation suivante de végétations de cette nature, développées primitivement. Elles tombèrent et disparurent sous l'influence d'un traitement interne par le muriate d'or :

Un sapeur-pompier de la ville de Paris, âgé de trente-deux ans, affirmant n'avoir jamais eu de maladie vénérienne, fut admis dans le service de M. Biett le 13 avril 1819. Il portait depuis plusieurs mois à la verge des végétations qui étaient survenues quinze jours environ après un coït impur, et dont il désirait être débarrassé. Ces excroissances ne lui causant point de douleur, il avait continué, malgré leur présence, de se livrer au coït.

Le gland mis à découvert, on voyait près de sa base, sur la face interne du prépuce, un assez grand nombre de petites végétations granulées, rouges, d'un aspect assez analogue à celui de la framboise et d'un volume qui variait depuis celui d'une tête d'épingle jusqu'à celui d'une lentille et au-dessus. Elles adhéraient à la membrane interne du prépuce par un pédicule assez étroit; une exhalation assez abondante s'opérait à leur surface.

Le 16 avril, on commença l'usage du muriate d'or, donné chaque jour, à la dose d'un sixième de grain, en deux prises, d'après la formule suivante :

℞ Poudre de lycopode.	*gr.*	xij.
Muriate d'or.	*gr.*	j.

Mêlez et divisez en douze prises, une matin et soir, en frictions sur la langue.

Au bout de quelques jours, le muriate d'or fut élevé à la dose d'un quart de grain.

Le 6 mai, les végétations les plus petites commencèrent à se flétrir, à noircir et à se détacher. Cette destruction continua successivement dans les autres, et peu à peu il n'en resta plus de traces. La guérison était complète le 20 mai ; le malade sortit le 22, après quarante jours environ de séjour à l'hôpital ; il avait pris en tout à peu près 8 grains (40 centigr.) de muriate d'or avalé avec la salive.

Chez un autre malade, des végétations analogues à celles que nous venons de décrire, mais plus nombreuses et plus volumineuses encore, coexistaient avec une blennorrhagie qui datait d'un mois environ. Au dire de ce jeune homme, qui éprouvait pour la première fois les atteintes de la maladie vénérienne, les végétations avaient commencé à paraître vers la fin de la première semaine de la blennorrhagie, c'est-à-dire de dix à douze jours après le coït infectant : en sorte que, dans ce cas comme dans le précédent, on pouvait les regarder comme *primitives*, quoique coïncidant avec un autre symptôme vénérien.

On traite les *choux-fleurs* tantôt par des applications astringentes, cathérétiques ou mercurielles, telles que la poudre de sabine, d'alun calciné, de calomel...; mais ces topiques agissent lentement, et l'opération (excision avec des ciseaux courbés sur le plat et cautérisation avec la pierre infernale) est plus sûre et plus expéditive. Il est prudent, d'ailleurs, de la faire précéder et suivre d'un traitement antivénérien, sans quoi l'on s'expose à voir les végétations se reproduire avec opiniâtreté.

4° On donne le nom de *crêtes de coq* à de petits prolongements de la muqueuse génitale extérieure ou de la portion fine de la peau qui y est contiguë, minces, allongés, aplatis, à bords frangés, se rapprochant beaucoup, en effet, pour la couleur, la forme et l'épaisseur, de l'aspect général des crêtes de coq. Quelquefois très-nombreux et très-saillants, ces petits prolongements se rencontrent assez souvent aux environs de l'anus, au pli des cuisses, à la face interne du prépuce; ils sont presque toujours l'indice d'une syphilis *consécutive* et réclament ordinairement des moyens locaux (l'excision et la cautérisation), combinés avec le traitement général.

Les *condylomes* sont de petites saillies tuberculeuses et arrondies qui tirent de cette forme, ainsi que les condyles articulaires, le nom qu'on leur a donné. Ce nom a été emprunté aux auteurs grecs et latins, sans qu'il soit bien sûr que nous donnions aujourd'hui le nom de *condylomes* à des tumeurs de même nature que celles que les anciens appelaient ainsi. Il est facile de comprendre d'ailleurs que dans un temps et des lieux où les mœurs et coutumes de la philosophie païenne avaient singulièrement propagé les habitudes infâmes de la *pédérastie*, les maladies cutanées de l'anus, et notamment les petites tumeurs, les petits engorgements vaguement indiqués sous le nom de *condylomes*, devaient être assez communs. C'est ainsi qu'il faut entendre les passages des écrits des historiens, des poëtes et des médecins de l'antiquité grecque ou romaine que l'on a pris, bien à tort, selon nous, pour des indices de l'existence à cette époque des maladies réellement syphilitiques. De nos jours encore, les mêmes causes renouvellent les mêmes effets, et les *condylomes* de l'anus se remarquent surtout chez ceux qui se livrent à de honteuses pratiques. Aussi se rencontrent-ils très-rarement chez les malades de la ville, tandis qu'on les voit assez souvent chez les sujets tirés de la lie de la société qui encombrent les avenues de nos hôpitaux.

Un de ces individus, à figure blafarde et lymphatique, infecté par contact direct et n'ayant jamais eu d'autre maladie vénérienne, nous a présenté ainsi dernièrement, autour de l'anus, des tubercules plats végétants et ulcérés, et de petites tumeurs arrondies et aplaties, presque sans changement de couleur à la peau (*condylomes*), dont l'origine remontait à plusieurs mois.

Dans cette région, surtout chez les femmes, il arrive quelquefois que les excroissances et les végétations condylomateuses se développent par suite de l'irritation chronique entretenue par la présence d'une petite ulcération sinueuse (dite *rhagade*) cachée dans les plis de l'anus, et qué l'on découvre à la base même de la végétation. Ces petites ulcérations elles-mêmes, qui forment ainsi le principe du mal, sont ordinairement au nombre des accidents vénériens *consécutifs*, mais peuvent aussi, dans quelques cas, être la suite de l'application directe sur le lieu malade du virus syphilitique.

La cautérisation de cette fissure et l'excision de la végétation guérissent les accidents locaux, mais ne dispensent point d'un traitement mercuriel général.

Il n'est pas toujours aussi facile qu'on pourrait le croire de distinguer les excroissances vénériennes de celles qui peuvent être rapportées à de simples causes d'excitation locale. Il peut même arriver qu'à l'anus des *hémorrhoïdes* anciennes simulent assez bien, au premier abord, des végétations en crêtes de coq ou des condylomes...; mais nous aurons plus tard à nous occuper de ce diagnostic différentiel en examinant la syphilis successivement dans les diverses régions qu'elle affecte.

Bornons-nous ici à faire remarquer que, pour notre part, sauf quelques rares exceptions (peut-être bien encore plus apparentes que réelles), nous n'avons jamais observé de *végétations* que chez les sujets affectés actuellement ou antérieurement de syphilis, et que cela nous suffit pour rejeter l'opinion de ceux qui leur contestent le caractère syphilitique.

CHAPITRE DEUXIÈME.

DE LA SYPHILIS PRIMITIVE CHEZ LA FEMME.

§ Ier. *Des chancres.*

Le siége ordinaire des chancres primitifs chez la femme est la muqueuse qui tapisse l'entrée des parties génitales extérieures, savoir : la face interne des grandes lèvres, les petites lèvres, la fourchette et le commencement du vagin. Ces parties étant d'une texture plus fine encore que celles où se montre chez l'homme le même symptôme, les chancres sont le plus souvent plus superficiels et à caractères moins fortement dessinés chez la femme ; il faut aussi beaucoup plus d'attention pour les découvrir au milieu des replis et des lacunes de la muqueuse génitale.

Ils se présentent le plus ordinairement sous la forme de petits ulcères ronds, creux, à surface légèrement grisâtre, d'une étendue qui varie depuis celle d'une tête de petite épingle jusqu'à celle d'une lentille, d'un centime et davantage. Souvent il existe un chancre unique profondément excavé à la fourchette de la vulve. La déchirure de cette partie, qu'on observe après l'accouchement, devient ainsi fréquemment, chez les femmes infectées, un véritable ulcère syphilitique. D'autres fois, plusieurs petits ulcères ronds, et comme faits avec un petit emporte-pièce, se remarquent à l'entrée du vagin. Quelquefois une petite ulcération grisâtre entoure l'orifice de l'urèthre ou siége au-dessous du méat urinaire. Assez souvent c'est la face interne des grandes lèvres ou la surface des petites lèvres qui est affectée, et alors il n'est pas rare de voir un chancre unique, mais d'une étendue plus considérable. Enfin, dans quelques cas, les parois du vagin sont semées d'ulcérations à une hauteur assez élevée, le col de l'utérus lui-même peut être ulcéré... ; mais nous remettons à parler des maladies de cette partie lorsque nous examinerons les symptômes de la syphilis dans chacune des régions principales qu'ils affectent.

Nous dirons ici seulement, d'une manière générale, que, l'attention ayant été fixée d'une manière particulière dans ces derniers temps sur les affections du col de l'utérus, et l'emploi du *spéculum* étant devenu habituel dans les salles de nos hôpitaux, on a été porté naturellement à exagérer la fréquence et surtout à apprécier un peu arbitrairement la nature des altérations de couleur et de texture que peut offrir le museau de tanche.

Tout à l'heure, en parlant de la blennorrhagie et de la leucorrhée chez la femme, il nous faudra revenir sur cette question, qui est encore loin d'offrir toute la clarté et toute la certitude désirables.

Quant aux *chancres* proprement dits, nous les croyons réellement rares, du moins ne nous est-il que très-rarement arrivé de rencontrer sur le museau de tanche ces ulcérations rondes, creuses, grisâtres, que l'on voit si souvent sur la muqueuse de la vulve [1]. Une fois, entre autres, chez une

[1] M. Boyer (*ouv. cité*, p. 92) émet une opinion bien plus absolue : « Je ne pense pas, dit-il, que le col de l'utérus puisse être attaqué de chancres, ou du moins je n'en ai jamais vu, malgré le grand nombre de femmes que j'ai examinées. Les ulcérations que l'on trouve sur cette partie n'ont *aucune ressemblance* avec les ulcérations syphilitiques, et si des femmes qui en offraient ont infecté des individus, c'est qu'elles avaient

femme qui avait en même temps des chancres primitifs et récents à la vulve, les deux lèvres du museau de tanche étaient envahies par une ulcération grisâtre et irrégulièrement arrondie qui avait un aspect tout à fait analogue à celui des chancres de la muqueuse génitale externe. La texture plus serrée des parties, la finesse plus grande de la membrane, doivent imprimer des modifications à la forme et à l'aspect des ulcères syphilitiques qui se développent au col de l'utérus, et il est naturel qu'on y observe des ulcérations superficielles ou même *aphtheuses* analogues à celles qui se montrent à la face interne des lèvres et qui m'ont le plus souvent paru des symptômes de syphilis constitutionnelle. Nous dirons ailleurs quels sont les caractères qui peuvent faire distinguer les aphthes *vénériens* de la bouche des aphthes ordinaires et des excoriations. Bornons-nous, quant à présent, à faire remarquer qu'en effet, chez plusieurs femmes affectées ou non d'écoulements utérins, on voit sur les lèvres du museau de tanche des ulcérations d'un rouge obscur, à surface granuleuse, à forme arrondie, qui me paraissent devoir être assimilées aux ulcérations syphilitiques. On peut aussi rencontrer sur les bords mêmes et aux commissures de l'orifice du col de petites ulcérations enfoncées qui ressemblent assez aux chancres des commissures de la bouche; enfin, comme nous en avons cité un exemple remarquable, on peut voir le méat utérin envahi, soit dans sa cavité, soit sur le bord de l'une des deux lèvres qui en forment l'entrée, par un ulcère creux ou par un petit ulcère à base saillante dont l'aspect est tout à fait celui des chancres de la vulve. Pour notre part, nous possédons plusieurs observations incontestables de *chancre utérin*, mais nous préférons en emprunter une déjà ancienne à notre éminent collègue M. Ricord :

une vaginite. » Il y a des cas où il n'est pas permis de dénier ainsi le caractère syphilitique à des ulcérations grisâtres et arrondies ou même à de simples rougeurs excoriées et granulées, toutes superficielles qu'elles paraissent.

« Une fille de la police, en traitement depuis plus d'un mois (à l'hôpital des Vénériens) pour une ulcération saillante, mais peu étendue, de la commissure gauche des lèvres du museau de tanche, ayant en même temps un peu de catarrhe utérin opaque légèrement purulent, sans sécrétion vaginale très-prononcée, fut examinée au spéculum le jour de sa sortie. La vulve fut trouvée saine, ainsi que les parties voisines et le vagin; le col de l'utérus était sain aussi et d'un volume normal, seulement l'ulcération de l'orifice n'était pas complétement cicatrisée, il restait un point de l'étendue de la tête d'une grosse épingle, qui nous parut pourtant près de se cicatriser; les mucosités que laissait échapper l'utérus étaient transparentes. La malade fut considérée à tort comme guérie, et je la renvoyai. Un étudiant en médecine, de mes élèves, qui l'avait connue et qui depuis longtemps n'avait pas vu de femmes, eut au moment de sa sortie des rapports avec elle, et contracta un *ulcus elevatum* (chancre) à la base du gland et un bubon. La malade revint à l'hôpital le surlendemain; nous l'examinâmes avec soin au spéculum, et nous ne trouvâmes rien à l'extérieur ni à l'entrée de la vulve; le vagin était encore sain, mais le col de l'utérus était rouge; il semblait un peu gonflé, la cicatrice de l'ulcération rompue, et celle-ci, doublée d'étendue, sécrétait une matière puriforme. La malade fut gardée à l'hôpital et renvoyée plus tard parfaitement guérie [1]. »

Généralement, les chancres m'ont paru plus légers et d'une guérison plus facile chez la femme que chez l'homme. Presque toujours il suffit pour obtenir cette guérison de quelques cautérisations avec le nitrate d'argent et des lotions émollientes ou résolutives répétées assidûment. Ce n'est que dans les cas où ils ont été négligés, où ils ont une forme inflammatoire, où ils sont profonds et étendus, qu'ils offrent

[1] *Mémoires et observations*, par PHILIPPE RICORD, D. M. P., chirurgien de l'hôpital des Vénériens de Paris, etc. Brochure in-8°. Paris, 1834, p. 10.

une durée et une résistance comparables à celles que l'on rencontre assez communément dans les chancres primitifs chez l'homme. Plusieurs circonstances dans le détail desquelles nous ne jugeons pas nécessaire d'entrer, mais parmi lesquelles la disposition naturelle des parties doit tenir le premier rang, rendraient facilement raison au besoin de cette différence, constatée par une observation qui nous paraît incontestable. Il n'y a guère d'exception que pour les chancres du méat urinaire; ceux-ci, même petits et d'apparence très-superficielle, résistent ordinairement fort longtemps, ce qui tient sans doute à l'irritation entretenue par le passage et le séjour de l'urine.

Les chancres primitifs des grandes lèvres sont assez souvent accompagnés d'une tuméfaction ou même d'une *induration* inflammatoire plus ou moins étendue. Quand cette induration est limitée au point qu'occupe l'ulcère, il est plus difficile encore que chez l'homme de distinguer le *chancre mou* (avec inflammation) de M. Ricord, de son chancre *induré* proprement dit.... Mais nous avons déjà fait remarquer que cette distinction n'avait pas, à nos yeux, l'importance qu'il a cru devoir lui attribuer.

La cautérisation nous paraît ici plus nécessaire que chez l'homme, d'abord parce que la forme du chancre est plus rarement inflammatoire et parce qu'il est ordinairement plus superficiel, ensuite parce que la disposition des parties favorise davantage l'absorption du virus, et qu'il y a évidemment utilité à tarir le plus tôt possible la source de celui-ci. Nous ne sommes plus, en effet, au temps où l'on croyait devoir considérer la plupart des symptômes vénériens primitifs, et notamment les chancres et les écoulements, comme des émonctoires accidentels destinés par la nature à donner issue au virus et à l'éliminer hors de l'économie... : aujourd'hui, au contraire, ces phénomènes sont bien plus justement considérés comme des foyers d'infection qui, tant qu'ils existent, offrent une voie à l'absorption du virus et à sa pénétration dans les humeurs du corps. C'est même là un argument assez fort contre la pratique des inoculations proposée comme moyen d'aider le diagnostic, cette pratique tendant à multiplier les chances d'une infection générale.

Plusieurs médecins qui s'occupent aujourd'hui d'une manière spéciale de la maladie vénérienne s'accordent à regarder celle-ci comme primitivement *locale*[1]; ils reconnaissent même qu'elle peut rester telle chez quelques sujets, qui sont ainsi tout naturellement et sans l'intervention de l'art à l'abri des phénomènes constitutionnels ou consécutifs. Mais bien des observations ont prouvé que la destruction la plus hâtive possible du phénomène primitif ne suffisait pas pour mettre sûrement à l'abri de l'infection vénérienne. Ce point sera débattu avec tout le soin convenable dans un autre chapitre de cet ouvrage.

Outre la cautérisation, qui se pratique ordinairement avec la pierre infernale, on se sert, tant comme moyen de propreté et de détersion, que comme remède topique, de bains généraux, de bains de siége, de lotions et d'injections avec des liqueurs émollientes, astringentes, spécifiques, telles que l'eau de sureau, de guimauve, l'eau chlorurée, l'eau blanchie par l'addition de l'extrait de Saturne, l'eau alumineuse, etc., etc.

Il est facile de comprendre que ces topiques doivent varier suivant l'état des parties, et que lorsqu'il y a de la douleur et de l'inflammation on doit s'en tenir aux simples lotions émollientes très-fréquemment renouvelées.

On conçoit à peine que dans nos hôpitaux spéciaux, *les bains*, ce moyen de traitement si utile dans les maladies vénériennes de toute espèce, aient été donnés jadis avec une telle parcimonie, que chaque malade ne pouvait en prendre

[1] C'est du reste l'opinion que *Hunter* avait déjà soutenue au milieu du siècle dernier, en proposant, pour prévenir l'infection des humeurs, de cautériser le chancre au début ou de l'enlever, pour le réduire ainsi à l'état d'ulcère simple.

que fort rarement dans le cours du traitement. A l'hôpital des Vénériens, les localités étaient telles, qu'avant la translation des femmes à Lourcine, beaucoup de malades étaient complétement privés de ce remède salutaire.

Comme nous l'avons fait en traitant de la syphilis de l'homme, nous remettons à parler plus tard de la question de la nécessité d'un traitement général dans le cas de chancres primitifs, nécessité qui nous paraît à nous suffisamment démontrée pour que nous croyions devoir agir en conséquence.

M. Lagneau (*Dictionnaire de médecine* en 24 vol., 2e édit., t. VII, 1834), en insistant comme nous sur la nécessité d'un traitement mercuriel, a imprimé à la cautérisation un blâme qui ne nous paraît nullement mérité : les inconvénients qu'il lui attribue ne nous semblent point fondés, et si nous ne craignions à notre tour de tomber dans un peu d'exagération, nous affirmerions que jamais la cautérisation, rationnellement et méthodiquement appliquée, ne peut donner lieu à des bubons, comme l'en a accusée l'auteur que nous venons de citer dans le passage suivant :

« Je saisirai cette occasion, dit M. Lagneau, pour dire un mot du danger qui peut résulter de la cautérisation pratiquée pour faire cicatriser les chancres primitifs, et dans la vue de détruire en même temps le virus qu'on suppose n'avoir pas encore été porté par l'absorption jusque dans l'économie. Ce procédé plaît à beaucoup de gens, et surtout aux malades; mais, indépendamment de ce qu'*il donne souvent lieu à l'apparition des bubons,* il est bien aisé d'en sentir l'insuffisance, si l'on se rappelle que les chancres ne se manifestent, le plus souvent, que quelques jours après l'application du virus, c'est-à-dire après un temps d'incubation plus ou moins long, pendant lequel une partie de cette matière a déjà été introduite dans la circulation. Il m'est pourtant arrivé d'avoir recours à ce moyen dans des circonstances où les malades étaient en voyage, *ou dans d'autres cas infiniment rares;* mais je ne les dispensais pas pour cela de la nécessité d'un traitement antivénérien, proportionné au degré présumé de l'infection, et comme si les ulcères se fussent guéris après un laps de temps beaucoup plus considérable. »

§ II. *Des bubons.*

Les bubons sont moins communs et moins graves chez la femme que chez l'homme. Ils siégent le plus souvent dans les régions inguinales, quelquefois sur le pubis même, au voisinage du ligament rond. Tantôt ils existent seuls, et constituent, comme nous l'avons dit, les bubons *d'emblée;* tantôt ils sont joints à un chancre ou à un écoulement; et alors, le plus ordinairement, ils sont dus, non pas à une simple irritation sympathique, comme on est trop souvent porté à le croire de nos jours, mais bien plutôt à une infection propagée le long des vaisseaux absorbants qui se rendent des parties génitales aux glandes de l'aine; chez l'homme, au contraire, il n'est pas rare d'observer des bubons purement sympathiques.

Le 26 mars, j'ai reçu à l'hôpital un exemple bien caractérisé, ce me semble, de bubon *d'emblée*. Une femme qui affirmait n'avoir jamais eu aucun mal vénérien autre que le poulain actuel portait dans l'aine gauche un bubon du volume d'une petite pomme, indolent, datant d'environ trois semaines. Les parties génitales, examinées avec le plus grand soin, ne nous ont offert aucune trace de mal vénérien. Le vagin n'était point rouge et n'offrait qu'un écoulement muqueux légèrement lactescent, provenant de l'utérus, qui nous parut habituel et tout à fait innocent; le col de l'utérus lui-même était sain et *virginal* (c'est-à-dire qu'il avait l'aspect caractéristique de l'utérus des femmes qui n'ont point eu d'enfants). Nous rappellerons un peu plus loin le succès d'une inoculation pratiquée avec le pus d'un bubon *d'emblée,* dans nos salles de l'hôpital Saint-Louis, bubon par conséquent auquel on ne pouvait contester le caractère syphilitique.

Il est bien remarquable d'ailleurs que les *bubons* ne suivent pas du tout les modifications que présente l'altération locale avec laquelle ils peuvent coexister. Ainsi, chez un grand nombre de femmes qui offraient des indices violents d'irritation aux parties génitales, tels que chancres nombreux et enflammés, urétro-vagino-métrite aiguë avec tuméfaction inflammatoire des petites et des grandes lèvres, éruption considérable de tubercules plats enflammés ou ulcérés, il ne survenait point de bubon. Au contraire, nous en avons vu se développer chez des femmes qui ne présentaient qu'un chancre fort petit et tout à fait exempt d'inflammation, à l'une des petites lèvres, ou un écoulement entièrement indolent. Très-certainement les choses ne se passeraient pas ainsi, si, au lieu d'être, comme nous le croyons, un indice de la propagation du virus, le bubon n'était qu'un engorgement *sympathique* dû à l'irradiation de l'inflammation génitale.

Chez une de nos malades, le bubon, qui coexistait avec une *vaginite* profonde, que nous ne découvrîmes que par le moyen du spéculum, s'était ouvert spontanément avant l'entrée de la malade. Cette ouverture se transforma en un vaste ulcère syphilitique, à fond grisâtre et excavé, à bords dentelés et épais, que les lotions chlorurées et des pansements avec une pommade au protoïodure de mercure opiacé ont promptement amélioré et mis en voie de guérison. Chez un autre sujet, un bubon suspubien, d'un volume médiocre, s'était rapidement formé à la suite du développement d'un chancre récent à la vulve. Deux applications de sangsues, des cataplasmes émollients, des bains de siége, amenèrent la résolution; des lotions avec une solution de sublimé laudanisée étaient faites en même temps sur les parties où siégeait le chancre, qui se cicatrisa rapidement. Un traitement intérieur par le protoïodure de mercure fut joint aux moyens extérieurs que nous venons de mentionner. Cette malade est sortie guérie après vingt-trois jours de séjour, malgré nos efforts pour la retenir plus longtemps à l'hôpital.

On a proposé l'*inoculation* comme moyen de diagnostic

des bubons sympathiques et des bubons réellement vénériens. La plupart des expérimentateurs qui ont essayé ces inoculations, entre autres M. Cullerier, n'ont rien obtenu de l'inoculation du pus des bubons qu'il paraissait le plus naturel de regarder comme syphilitiques. M. Ricord, au contraire, dit être parvenu à obtenir la pustule caractéristique toutes les fois que le bubon était joint à un chancre ou à un écoulement vaginal qui prenait sa source dans des ulcérations du col de l'utérus. Nous avons vu cette inoculation réussir même dans le cas où il n'existait aucun autre symptôme de syphilis que le bubon lui-même. Le plus grand nombre des bubons chez la femme se terminant par résolution, les cas où l'inoculation est praticable sont singulièrement restreints. Toutefois, chez une malade affectée de bubon d'*emblée* à l'aine droite, et chez laquelle ce bubon se termina par suppuration, nous avons obtenu, comme M. Ricord, à l'aide de l'inoculation, les pustules chancreuses caractéristiques, bien que ce célèbre expérimentateur se refuse opiniâtrément à l'existence de ce que nous appelons, avec la plupart des syphilographes, *bubon d'emblée*. Nous reviendrons plus loin sur ce sujet, en traitant de l'inoculation, à l'occasion de la nature de la maladie vénérienne et de la cause virulente qui produit les divers symptômes de cette maladie.

Quant au traitement, nous n'avons presque jamais vu échouer chez la femme le repos, les sangsues, les applications émollientes et résolutives, lorsque le bubon était récent et peu considérable. D'ailleurs, ce traitement est identique avec celui que nous avons conseillé contre les bubons du sexe masculin : rappelons seulement encore une fois que les bubons du sexe féminin doivent presque toujours être considérés comme indices véritables de syphilis, et par conséquent qu'ils réclament presque tous l'emploi des mercuriaux à l'intérieur.

Si, malgré l'usage des moyens indiqués, le bubon prend la voie de la suppuration, nous avons recours de bonne heure à l'application de la potasse caustique ou à l'instrument tranchant, suivant que l'inflammation a une marche plus ou moins aiguë, que le foyer est plus ou moins bien circonscrit, que nous sommes appelé à une époque plus ou moins avancée. Le premier procédé réussit plus sûrement à concentrer la suppuration et à hâter la résolution et la cicatrisation ultérieure; le second expose davantage aux décollements ultérieurs de la peau et à la prolongation de la suppuration. La cautérisation par le sublimé, après vésication, est encore la meilleure.

Quand, un certain temps après l'ouverture, celle-ci prend les caractères d'un véritable ulcère vénérien, ce qui n'est pas rare, nous mettons en usage les pansements faits avec charpie enduite de la pommade suivante :

℞ Cérat opiacé. . . . . } āā ℥ ß (15 grammes.)
Pommade au protoïodure[1]. . }

En très-peu de jours, l'amélioration est très-marquée et l'ulcère ne tarde point à marcher vers la cicatrisation.

§ III. *Des tubercules plats.*

Ce phénomène primitif est plus commun chez la femme que chez l'homme. Le bord libre des grandes lèvres en est fréquemment le siége; assez souvent aussi ils se répandent sur la peau de la région voisine, au périnée et au pli de la cuisse, par exemple, et même aux environs de l'anus. Chez une femme que nous avons observée récemment et qui avait été infectée par son mari, atteint d'un écoulement, la face externe de la grande lèvre droite et la région voisine du pli de la cuisse étaient occupées par une bande de tubercules plats et humides, légèrement érodés à leur surface (*pustules muqueuses*), dont l'origine remontait à environ trois semaines. Ces tubercules avaient à peu près, dans leur plus grand déve-

[1] Celle-ci se compose, comme on sait, d'un gramme de protoïodure de mercure sur 30 d'axonge ou de cérat simple : ce dernier excipient est préférable, en ce qu'il rend la préparation plus facile et favorise l'absorption du médicament.

loppement, le volume et la forme d'une lentille : l'intérieur de la vulve était parfaitement sain. C'était la première fois que la malade (âgée de trente et quelques années) était atteinte de syphilis.

Ces tubercules peuvent d'ailleurs coexister avec d'autres symptômes, notamment avec un écoulement; ils s'observent parfois aux environs de l'anus chez les femmes qui se sont livrées à d'indignes caresses.

Ils peuvent s'enflammer, s'excorier, s'ulcérer, végéter et changer de forme. Ainsi nous avons vu ces tubercules, devenus saillants et confluents, occuper toute l'étendue du bord des grandes lèvres, et simuler assez bien des excroissances *condylomateuses;* nous les avons vus, dans quelques cas, se couvrir accidentellement à leur surface d'une petite éruption vésiculeuse. Assez souvent ils sont groupés, réunis, accumulés, et forment des masses qui obstruent l'entrée de la vulve ; très-fréquemment leur surface s'ulcère superficiellement et fournit une sécrétion glaireuse et odorante.

Pour M. Ricord, on sait que le *tubercule plat* est toujours un phénomène secondaire. Dans les cas, assez nombreux chez la femme, où ce symptôme, en raison de l'absence de tout autre indice de mal vénérien et en raison de son rapide développement à la suite du coït, pourrait être regardé comme *primif,* M. Ricord *suppose* l'existence d'un chancre méconnu par l'observateur, ou admet que l'un des tubercules existants a précédé les autres, et n'était en réalité qu'un *chancre primitif,* bien qu'à l'époque de l'observation actuelle il ait pu revêtir une physionomie qui le rende difficile à distinguer des autres *plaques muqueuses* coexistantes : c'est ce qu'il nomme la conversion *in situ*. Nous aurons l'occasion plus tard d'exposer le système de M. Ricord, et nous pourrons nous convaincre plus amplement que *les suppositions* n'y font pas défaut. Or celle-ci n'est pas plus admissible que bien d'autres. La *papule muqueuse* ou tubercule plat est bien certainement un phénomène *primitif* dans beaucoup de cas, et l'on ne peut pas contester davantage que, même comme phénomène *consécutif*, elle ne soit susceptible de se communiquer par contagion, comme cela s'observe, par exemple, dans la famille d'une nourrice infectée par un nourrisson, et comme nous l'a démontré d'ailleurs l'inoculation artificielle.

Plus encore que chez l'homme, les tubercules plats constituent chez la femme un symptôme bénin et de courte durée, quand on leur oppose les moyens convenables, les soins de propreté, les lotions émollientes, détersives, résolutives, les onctions avec une pommade au *précipité blanc* (1 gramme sur 30 d'excipient graisseux). Même sans recourir aux caustiques, on voit les tubercules plats primitifs se résoudre dans l'espace de quinze jours, trois semaines, un mois, six semaines tout au plus, sous l'influence de la médication externe que nous avons indiquée, et à laquelle, d'ailleurs, nous ne négligeons jamais de joindre le traitement intérieur par le protoïodure de mercure, ou mieux, notre sirop de deutoïodure ioduré. Mais il est certain que la cautérisation à la pierre infernale hâte beaucoup la résolution.

C'est surtout avec cette forme de syphilis (soit qu'elle fût *primitive*, mais alors un peu ancienne, datant de plusieurs mois, par exemple, soit surtout qu'elle fût *consécutive*) que nous avons vu coexister ces ulcérations arrondies et granulées des lèvres du col de l'utérus, que nous regardons comme des ulcères *vénériens*.

§ IV. — *De la blennorrhagie.*

Cette affection est infiniment plus complexe chez la femme que chez l'homme, et l'on trouve beaucoup de points obscurs dans l'histoire que les auteurs en ont tracée. M. Ricord s'est attaché à dissiper cette obscurité ; mais peut-être a-t-il, à son tour, trop précisé et trop généralisé des assertions qui sont loin, à mes yeux du moins, d'être encore suffisamment démontrées. Je me hâte de reconnaître, toutefois, que son travail m'a été d'une grande utilité dans ce que j'ai publié sur ce sujet important.

Nul doute qu'à dessein ou par défaut d'expérience, le nom de *blennorrhagie* n'ait été jusqu'ici, par la plupart des médecins, appliqué à des écoulements divers, qui prennent leur source dans différentes parties de l'appareil génital de la femme.

Un grand nombre de faits qui me paraissent bien observés me portent à donner plus spécialement le nom de *blennorrhagie* chez la femme, comme chez l'homme, aux écoulements *primitifs*, et ordinairement aigus dans leur première période, qui ont leur siége d'élection dans le *canal de l'urèthre*, mais qui peuvent coexister avec une inflammation plus ou moins passagère de la muqueuse de la vulve, et surtout qui s'accompagnent d'un écoulement durable du col de l'utérus : en sorte que l'écoulement blennorrhagique est ordinairement un écoulement *uréthro-utérin*.

Ce serait, sans doute, un grand pas de fait pour éclairer l'histoire de la blennorrhagie chez la femme que d'arriver à bien préciser le siége ou au moins le point de départ de cette affection; mais bien des difficultés existent qui rendent cette précision presque impossible à obtenir.

Aussi, la plupart des auteurs modernes sont en opposition avec l'assertion que je viens d'énoncer, et M. Ricord lui-même, qui est celui dont l'opinion se rapproche le plus de la nôtre, considère comme des *blennorrhagies* les écoulements qui proviennent *du vagin* ou du col de l'utérus sans attacher la même importance que nous à *l'uréthrite* comme signe diagnostique.

« Quand j'ai recherché, dit-il (*Mémoire* cité, p. 20), dans la blennorrhagie chez la femme, quels étaient les rapports qui pouvaient exister entre les causes particulières et le siége précis, je n'ai rien trouvé de constant. En effet, ainsi que nous avons pu nous en convaincre, quelle qu'ait été la cause de l'écoulement, *la vulve, l'urèthre, le vagin* et *l'utérus* ont pu être isolément ou concurremment affectés. *Cependant*, il est vrai de dire que l'*urèthre*, chez la femme, est plus souvent pris seul, ou en même temps que le reste des organes de la génération, lorsque la blennorrhagie est le résultat d'un coït impur. »

M. Lagneau (*Dictionn. de méd.*, 2e édit., t. V, 1833) est bien plus opposé à notre manière de voir. Selon lui, la blennorrhagie chez la femme « est caractérisée par un écoulement muqueux, opaque, puriforme, et *exclusivement* fourni, dans le plus grand nombre de cas, par la membrane qui tapisse *le vagin* et son orifice. *Quelquefois* pourtant la matière provient aussi de l'intérieur du canal de l'urèthre, et même de la portion de la membrane muqueuse qui recouvre le col de l'utérus, le clitoris et tout le *pudendum*. »

M. Cullerier (*Dictionn. de méd. et de chir. prat.*), sans être aussi exclusif que M. Lagneau, émet pourtant sur le siége le plus ordinaire de la blennorrhagie chez la femme une opinion qui se rapproche beaucoup de la précédente.

Cette dissidence, de la part d'observateurs aussi éclairés, serait bien faite pour nous ébranler, si nous ne pouvions, jusqu'à un certain point, l'expliquer par un concours particulier de circonstances très-propres à rendre le diagnostic difficile en pareil cas.

Dans nos hôpitaux, il est très-rare de voir la blennorrhagie simple chez les femmes ; et dans la pratique civile, outre que les occasions de l'observer à loisir ne sont pas non plus très-communes, on a souvent négligé l'examen des parties au début.

Pour nous, nous donnerons d'abord un exemple bien caractérisé de la blennorrhagie *uréthrale* chez la femme, puis nous examinerons successivement l'inflammation catarrhale des parties génitales externes, analogue à la *balanite* ou à la blennorrhagie *bâtarde* de l'homme, le catarrhe du vagin ou la *vaginite*, le catarrhe utérin ou la *leucorrhée*, genres divers d'écoulements, qui tous ont été réunis et confondus à tort sous le nom de *blennorrhagie* ou gonorrhée, dans la plupart des écrits spéciaux sur la maladie vénérienne.

1° *Blennorrhagie uréthrale ou vraie.*

L'observation suivante, que j'ai déjà publiée dans la *Revue médicale* (tome I, 1834), donnera une idée fort juste de cette affection :

« Madame ...., à laquelle je donnais des soins depuis plusieurs années, eut l'imprudence de cohabiter avec son mari, que je tenais éloigné d'elle depuis six semaines à cause d'une blennorrhagie vénérienne que j'avais combattue, dès la deuxième semaine, par le baume de copahu administré sous la forme d'opiat. Il n'existait plus qu'un léger écoulement blanchâtre, tachant à peine le linge et parfois à peine appréciable. Dans le cours de la semaine qui suivit cette imprudente cohabitation, madame .... crut s'apercevoir d'un peu d'écoulement blanchâtre, auquel elle fit d'abord peu d'attention, ayant eu déjà antérieurement quelques atteintes passagères d'une légère leucorrhée. Bientôt un peu de cuisson se fit sentir en urinant, et madame ...., commençant à soupçonner la nature de son mal, me fit appeler. S'étant observée avec soin, elle put me donner les renseignements suivants :

« Une douleur cuisante bien prononcée et parfaitement localisée se faisait sentir en urinant; des taches nombreuses, arrondies, isolées, peu étendues, verdâtres, existaient sur le linge, bien différentes de ces taches étalées et blanchâtres qui s'étaient montrées dans les leucorrhées précédentes; un peu de sang même avait coulé à plusieurs reprises, mais la malade avait fort bien reconnu qu'il ne provenait pas des voies ordinaires. J'examinai alors les parties avec soin : je trouvai du pus entre les petites lèvres; l'orifice de l'urèthre était enflammé et tuméfié, il laissait sourdre une matière purulente dont on augmentait beaucoup la quantité en pressant par le vagin sur la face inférieure de l'urèthre. Le vagin au contraire et la partie voisine des grandes lèvres n'offraient ni rougeur, ni tuméfaction, ni écoulement, et n'avaient que l'humidité qui leur est naturelle. » Je laissai passer une semaine encore sous l'empire des bains, des lotions émollientes, des boissons adoucissantes; puis j'eus recours au baume de copahu, qui mit fin assez promptement à l'écoulement.

Ce fait, dont je prenais note en 1830, ayant fixé mon attention d'une manière particulière, j'ai eu depuis plusieurs occasions de répéter la même observation dans des circonstances analogues. Il y a quelque temps, j'avais sous les yeux, à la fois, deux femmes atteintes de blennorrhagie uréthrale, datant chez l'une d'une quinzaine de jours, et chez l'autre d'une dizaine de jours seulement. La première ne souffrait presque plus en urinant; elle était grosse de plusieurs mois; le vagin était humide et un peu leucorrhoïque. Je voulus l'examiner au spéculum; mais, n'ayant à ma disposition qu'un spéculum *bivalve*, je ne pus arriver jusqu'au col de l'utérus. Dans la semaine qui suivit mon examen, un petit *chancre*, siégeant au-dessous de l'orifice de l'urèthre, vint s'ajouter à la blennorrhagie. Peu après je perdis cette femme de vue. Chez la seconde malade, il existait quelques phénomènes inflammatoires, du prurit, de la cuisson en urinant. Examiné au spéculum, le col de l'utérus nous parut sain. Une inoculation faite à la cuisse avec le pus provenant de l'urèthre ne produisit rien.

Voici encore un exemple de blennorrhagie simple :

Une femme âgée de cinquante-trois ans, ayant cessé d'avoir ses règles depuis quatre ans et n'ayant jamais eu de flueurs blanches depuis cette époque, contracta, à la suite d'un rapprochement suspect, un écoulement qui datait de trois semaines lorsque je l'examinai. Cet écoulement s'accompagnait de souffrances vagues dans les régions génitale et pelvienne : la malade avait éprouvé en outre, dans la première semaine, des cuissons en urinant. Une matière laiteuse sortait assez abondamment de l'orifice de l'urèthre lorsqu'on appuyait sur la partie inférieure du canal avec le doigt introduit dans le vagin. Celui-ci était resté sain et *exempt de sécrétion;* mais le méat *utérin* fournissait un écoulement blanchâtre et lactescent assez analogue à celui observé au méat urinaire. Le col de l'utérus était un peu rosé, d'ailleurs petit, globuleux et *virginal* (cette femme n'avait jamais eu d'enfants). Quinze jours d'un traitement simplement antiphlogistique (nitrate de potasse à l'intérieur, bains de siége et injections émollientes) amenèrent la guérison.

Malheureusement, des cas aussi clairs et aussi simples ne sont pas très-communs. Rarement, dans nos hôpitaux, les filles viennent pour une maladie aussi bénigne, à moins qu'elles n'y soient forcées par une volonté étrangère. Presque toutes, par suite de la débauche et de l'excitation quotidienne des parties génitales, ont des écoulements vaginaux ou leucorrhéiques qui viennent obscurcir le diagnostic : en sorte que l'on conçoit, ce me semble, qu'il puisse y avoir divergence d'opinions, en pareil cas, sur le siége réel de la blennorrhagie.

Quoi qu'il en soit, le résultat de notre observation personnelle (auquel nous pouvons ajouter le témoignage de M. Philippe *Boyer* (*Traité de la syphilis*) est tout en faveur de l'écoulement uréthro-utérin comme caractéristique de la blennorrhagie. Mais l'écoulement uréthral cesse dès la deuxième, troisième ou quatrième semaine de la blennorrhagie, et l'écoulement *utérin* seul persiste; peu à peu, il cesse d'être purulent et ne peut plus être distingué de la simple leucorrhée ou flueurs blanches.

La blennorrhagie est toujours beaucoup plus bénigne chez la femme que chez l'homme, exempte de presque tous les accidents et complications que nous avons eu à décrire en faisant l'histoire de cette dernière, a une durée plus courte, et cède plus facilement encore à la méthode perturbatrice ou *spécifique* (par le baume de copahu) que nous avons mise au premier rang dans le traitement de cette affection. Les auteurs qui ont émis une assertion entièrement opposée à la nôtre (Delpech, entre autres) entendaient parler surtout des écoulements utérins, qui habituellement montrent, en effet, beaucoup plus de résistance que les écoulements réellement blennorrhagiques, et même persistent le plus souvent à un certain degré après toute espèce de traitement.

Quant au vagin, que l'on a cru à tort le siége principal de la blennorrhagie (d'où le nom de *vaginite* donné à la maladie par quelques modernes), il participe assez rarement aux écoulements génitaux, dont la source principale est toujours le col de l'utérus. Tout au plus rencontre-t-on de la rougeur et de l'humidité à l'entrée de ce canal, quand la muqueuse de la vulve est enflammée, ou bien, au contraire, au fond du vagin, dans le voisinage du col de l'utérus; et encore, le plus ordinairement, cette rougeur est passagère et cède promptement au repos et aux moyens de propreté. Il y a cependant des cas où la muqueuse vaginale est elle-même affectée, mais ce sont des cas exceptionnels et sur lesquels nous nous expliquerons un peu plus loin.

2° *Inflammation catarrhale des parties génitales externes* ou *blennorrhagie fausse.*

Il n'est pas rare d'observer chez les petites filles, à l'époque de la deuxième enfance, c'est-à-dire de deux à quatre ans, ou dans le temps de la deuxième dentition, c'est-à-dire de sept à dix ans, de petits écoulements qui tachent le linge et qui inspirent toujours quelque inquiétude aux parents. Ces écoulements prennent ordinairement leur source dans la muqueuse génitale externe, c'est-à-dire à la face interne des grandes lèvres, à la surface des nymphes et à l'entrée du vagin. Ces parties sont légèrement rougies, une mucosité jaunâtre et visqueuse s'en écoule et s'étend en filaments glaireux quand on les écarte. Un peu de prurit et de cuisson s'y fait sentir, et le frottement, la marche, le contact de l'urine augmentent un peu la douleur. Du repos, des lotions et des applications émollientes, quelques bains, triomphent ordinairement en peu de jours de cette légère inflammation catarrhale, qui est très-sujette à se reproduire chez quelques sujets. Le travail de la dentition, des attouchements imprudents, le froid humide, une marche prolongée par un temps chaud, la présence de vers ascarides, telles sont quelques-unes des causes les plus connues de cette affection, qui peut aussi survenir spontanément et sans cause bien appréciable.

De même que dans l'autre sexe la chaude-pisse *bâtarde* accompagne quelquefois la blennorrhagie ou les chancres, de même aussi chez la femme on peut rencontrer cette inflammation extérieure jointe à la blennorrhagie uréthrale, à la vaginite, à des chancres même (quoique plus rarement), et alors elle est beaucoup plus intense que dans le cas simple que nous avons signalé ci-dessus. Toutes les parties extérieures de la vulve, les grandes, les petites lèvres, le clitoris, le méat urinaire, l'entrée du vagin, sont alors le siége d'une tuméfaction œdémato-inflammatoire qu'il faut combattre par la saignée, la diète, les bains de siége, les lotions et les applications souvent renouvelées d'eau de sureau, de guimauve, etc. Un écoulement purulent abondant baigne la vulve et en agglutine les parois; mais au bout d'une ou deux semaines tous ces accidents inflammatoires se dissipent et permettent d'observer à loisir les symptômes primitifs auxquels ils s'étaient surajoutés.

De même aussi qu'il arrive que le seul moyen de combattre avec succès une irritation chronique de ces parties chez l'homme est la circoncision ou l'incision du prépuce, il y a des jeunes filles chez lesquelles la résection des petites lèvres tuméfiées et allongées devient nécessaire.

Cette sorte de blennorrhagie *bâtarde* est dans beaucoup de cas le résultat des tentatives de viol exercées sur les petites filles. Il est alors fort difficile, sur la seule inspection des parties, de se prononcer sur la question de savoir si l'auteur de l'attentat a communiqué à l'enfant un écoulement contagieux, ou s'il ne s'agit que d'une inflammation en quelque sorte traumatique. Ce cas, dans les expertises médico-légales, demande une grande réserve, surtout si l'on n'a pas pu examiner le délinquant.

3° *Vaginite* ou *blennorrhagie vaginale.*

Un certain nombre des malades de nos hôpitaux sont atteintes de catarrhes aigus ou chroniques du vagin, qui pour la plupart tiennent, sans aucun doute, aux habitudes et à la profession de courtisane que plusieurs de ces femmes exercent d'une manière patente ou cachée. Assez souvent ces écoulements vaginaux sont unis à une véritable *leucorrhée* (écoulement utérin). La muqueuse vaginale est rouge et sécrète abondamment un fluide jaunâtre puriforme si la maladie a encore un certain degré d'acuité, ou blanc-jaunâtre si elle est chronique et habituelle. Dans ces cas, tantôt le col de l'utérus, examiné au spéculum, est intact, tantôt il participe, par sa surface, à la rougeur du vagin, tantôt enfin il est érodé, taché, granulé, excorié ou même réellement ulcéré. (Voir plus haut ce que nous avons dit des *chancres* de l'utérus.)

Chez une femme dont l'écoulement existe, d'après son dire, depuis quinze à dix-huit mois, et qui offre des traces de chancres aux parties génitales, quoique ce symptôme se soit passé inaperçu pour elle, le col de l'utérus est rouge et offre, sur les deux lèvres du museau de tanche, une ulcération de forme arrondie, d'un rouge un peu foncé, assez superficielle, quoique d'un aspect légèrement grenu; c'est une ulcération *vénérienne* consécutive : la malade a, de plus, des ulcères consécutifs aux amygdales.

Chez une autre femme, dont l'écoulement date aussi de plusieurs mois, une large ulcération inflammatoire, rouge et grenue, occupe la lèvre antérieure du museau de tanche et la partie voisine du col, qui est dans un état de prolapsus et d'antéversion (c'est-à-dire que le museau de tanche est dirigé en arrière et la face antérieure de l'utérus en avant et en bas), comme cela se voit chez la plupart des femmes adonnées au coït; cette femme a, de plus, des *tubercules plats* à l'entrée des parties génitales.

Une troisième malade qui, outre l'écoulement vaginal, a un lichen syphilitique, offre aussi de la rougeur à l'orifice du museau de tanche et une ulcération granuleuse sur la lèvre antérieure du col, autre exemple d'ulcère vénérien *consécutif*.

Chez une autre femme, la lèvre inférieure du museau de tanche présente de très-petites granulations rougeâtres non érodées, jointes à une leucorrhée et à un reste de vaginite.

Une malade examinée en même temps offre des granulations érodées sur les deux lèvres du col, sans écoulement vaginal ni utérin et sans aucun autre symptôme vénérien; mais cette femme est mariée à un homme qui a eu des maladies vénériennes, et elle a donné le jour à un enfant que nous avons actuellement sous les yeux et qui a dans le conduit auditif externe un ulcère évidemment syphilitique.

Quelques autres femmes ont une leucorrhée, c'est-à-dire un écoulement muqueux utérin, mais sans lésion appréciable du col. Enfin, chez plusieurs malades, comme nous l'avons dit tout à l'heure, l'écoulement vaginal est le seul phénomène qui existe, et il suffit qu'il soit bien démontré que la *vaginite* peut se rencontrer seule, pour que cette affection soit étudiée à part et considérée comme une affection spéciale, ainsi que l'ont fait plusieurs observateurs modernes, mais en exagérant beaucoup la fréquence et l'importance de cette affection.

C'est bien à tort, en effet, que quelques auteurs ont voulu faire de l'écoulement vaginal le véritable caractère de la blennorrhagie, et qu'ils ont été jusqu'à proposer de désigner désormais celle-ci sous le nom de *vaginite*. Dans la blennorrhagie, la vaginite est, au contraire, l'exception, et ne se rencontre guère que comme complication temporaire et comme effet de l'inflammation vulvo-uréthrale ou du catarrhe utérin lui-même, qui est, comme nous l'avons déjà dit, le phénomène le plus durable de la blennorrhagie. Chez les femmes de mauvaise vie, notamment, on voit souvent le fond du vagin, aux environs du museau de tanche, rouge et sécrétant; mais, après quelques jours de continence, de repos et de soins de propreté, cette légère *vaginite* se dissipe, et il ne reste plus que l'écoulement utérin [1].

Aussi, j'adopterais assez volontiers l'opinion exprimée sur le siége d'élection de la blennorrhagie par M. Ph. Boyer (*Traité de la syphilis*). Quoiqu'il propose de donner à la blennorrhagie chez la femme le nom de *vaginite*, on pourra voir par le passage suivant, emprunté à la page 58 de son livre, que notre collègue ne s'éloigne pas autant de notre manière de voir que pourrait le faire juger la dénomination imposée par lui à la blennorrhagie du sexe féminin :

« Le vagin, dit-il, est le seul des organes génitaux de la femme qui soit affecté dans les inflammations syphilitiques primitives; l'*urèthre*, qui chez elle ne fait pas une partie essentielle des organes de la génération comme chez l'homme, *participe à cette inflammation dans tous les cas;* de sorte que, pour être exact, on devrait nommer cette affection *uréthro-vaginite*. Cependant, comme c'est dans le vagin que se passent les principaux phénomènes, à cause de sa grande surface et que l'inflammation de l'urèthre ne s'observe que dans les premiers moments, j'ai préféré le nom de vaginite. » C'est ici qu'est l'erreur.

Comme plusieurs des médecins qui ont observé plus par-

[1] La stase sanguine qui s'opère dans la partie inférieure et déclive du vagin, par l'effet de la congestion des organes du bassin qui accompagne la grossesse, amène assez fréquemment un certain degré de rougeur et d'écoulement muqueux vaginal qu'il ne faudrait pas regarder comme un indice d'écoulement vénérien. Cette stase est si prononcée dès les premiers temps de la grossesse, que l'un de mes amis, M. le docteur Jacquemin, affirme pouvoir reconnaître l'état de gestation à la simple vue de la légère coloration que la turgescence veineuse donne à l'entrée du vagin, bien longtemps avant qu'aucun des signes caractéristiques de la grossesse puisse être fourni par les procédés ordinaires.

ticulièrement les femmes de nos hôpitaux, M. Boyer s'en est, je crois, laissé imposer par la fréquence d'une affection qui est, en effet, assez commune chez cette classe de malades, pour des raisons que nous avons déjà indiquées, mais qui ne se retrouvent plus dans la pratique civile. L'existence de l'*uréthrite*, indépendante de tout écoulement vaginal, est pour moi un fait démontré et incontestable : seulement, l'écoulement uréthral (coïncidant toujours avec un écoulement qui prend sa source dans la cavité du museau de tanche, le plus souvent à l'exclusion du vagin), ne se prolonge guère au delà de trois ou quatre semaines et dure quelquefois moins encore.

Quoi qu'il en soit, lorsque la vaginite est à l'état aigu, que le vagin est rouge et sensible, les émollients, les bains de siége, les lotions et les applications d'eau de guimauve et de sureau, les injections de même nature, doivent être employés. Quelquefois, les parties génitales externes, en particulier les nymphes, l'entrée du vagin, le méat urinaire, sont tellement enflammées, rougies, boursouflées et œdémateuses, que le repos au lit est indispensable et qu'il peut être nécessaire même de recourir à la saignée du bras ou aux sangsues, qu'il faut appliquer de préférence aux aines ou à l'hypogastre, pour que les petites plaies qui résultent des morsures ne soient pas en contact avec la matière de l'écoulement.

Mais, dans le plus grand nombre des cas, ce n'est pas sous cette forme que se présente le catarrhe vaginal ; et l'écoulement, quelle que soit sa couleur, est à peu près indolent ; alors on conseille généralement les astringents : les lotions, les injections avec l'eau blanchie par l'addition de l'acétate de plomb, un tampon de charpie trempée dans la même eau et placé à demeure dans le vagin, pour être renouvelé une ou deux fois dans les vingt-quatre heures ; la décoction de ratanhia, de noix de galle, employées de la même manière, sont alors fort utiles. On peut d'ailleurs se servir des diverses solutions que nous avons indiquées comme pouvant être usitées en injections dans le traitement de la blennorrhagie de l'homme.

Si des ulcérations non inflammatoires existent au col de l'utérus, la cautérisation de ces ulcérations avec le nitrate d'argent, répétée à quelques jours d'intervalle et suivie de l'application d'un tampon imbibé d'eau blanche sur le col, peut être mise en usage.

Il n'est pas rare, malheureusement, surtout lorsqu'il s'agit d'écoulements chroniques, de voir le catarrhe suspendu ou diminué par les divers topiques que nous avons indiqués se reproduire peu de temps après qu'on a cessé le traitement, particulièrement chez les femmes qui recommencent de nouveau la vie débauchée qui a donné lieu, une première fois, à l'écoulement vaginal.

Mais, lorsque la vaginite est aiguë, surtout lorsqu'elle est la suite d'une uréthro-vaginite réellement *blennorrhagique*, la guérison complète est beaucoup moins difficile à obtenir, pour peu qu'on trouve de docilité et de persévérance chez la malade.

Nous reviendrons plus loin sur l'usage du *spéculum* et sur les divers procédés en usage en pareil cas, lorsque nous nous occuperons de l'étude générale de la syphilis, successivement considérée dans les diverses localités qu'elle affecte.

4° *Leucorrhée* ou *catarrhe utérin*.

« — *Pete a muliere,* disait BAGLIVI, *an tempore mensium fluor ille albæ materiæ adsit; si dicat quod sit, significato eidem quod morbus, à quo divexatur, sit gonorrhæa gallica; si vero durante menstruatione fluor albus evanescat et eadem finita denuo regrediatur, pro certo habeas mulierem fluore albo uterino laborare* [1]. » Il est bien vrai que, chez un certain nombre de femmes sujettes à la leucorrhée, cet écoulement se suspend pendant la durée des règles, ce qui se

[1] *Prax. med.*, lib. II, c. VIII, § 3.

conçoit, puisque très-probablement ce sont les mêmes vaisseaux qui laissent exhaler tour à tour le sang menstruel et la matière des flueurs blanches; mais, outre qu'il y aurait des cas où il faudrait attendre près d'un mois pour obtenir ce caractère différentiel, il est évident qu'il ne pourrait plus avoir la même valeur chez les femmes qui n'ont pas seulement un écoulement utérin, mais encore un certain degré de catarrhe vaginal. Je ne sache pas d'ailleurs qu'aucun praticien se soit occupé de vérifier ce signe diagnostique, encore qu'il annonce évidemment dans l'illustre observateur que nous venons de citer des idées fort justes sur le siége différent de la *blennorrhagie* et de la *leucorrhée simple*.

Beaucoup de femmes, dans nos grandes villes, sont en effet sujettes à des écoulements blancs passagers ou habituels qui prennent leur source dans l'utérus même et que l'on désigne sous le nom de leucorrhée ou flueurs blanches. Il n'est pas rare de voir chez les femmes qui ont des habitudes régulières ce catarrhe utérin exister seul et sans aucune complication; mais chez les filles de mauvaise vie, qui forment la majeure partie de la population des hôpitaux spéciaux, cette leucorrhée est souvent compliquée d'un certain degré de vaginite.

La leucorrhée peut se présenter sous une forme aiguë, et alors elle constitue réellement une nuance spéciale de *métrite;* mais le plus ordinairement elle est indolente. Beaucoup de jeunes filles dont la menstruation ne s'établit qu'avec difficulté en sont atteintes, au moins passagèrement. Les femmes déjà mères voient aussi assez fréquemment la leucorrhée se montrer temporairement à la suite des époques menstruelles; enfin, cette affection est habituelle chez certaines femmes, seulement elle est alternativement modérée ou très-prononcée, et peut même se suspendre tout à fait pendant quelque temps.

Ces femmes, examinées au *spéculum*, offrent le plus ordinairement un col de l'utérus tout à fait sain, à cela près d'un certain degré de prolapsus utérin qui coexiste assez souvent avec l'écoulement. Par l'orifice du museau de tanche s'écoule en bavant une humeur visqueuse, claire, blanchâtre, opaline ou presque laiteuse, quelquefois même un peu jaunâtre, qui diffère par sa couleur plus claire, sa demi-transparence, sa viscosité, des écoulements vaginaux, ordinairement plus colorés et plus liquides. Les taches que forme sur le linge la matière de la leucorrhée se remarquent plus encore sur la partie postérieure de la chemise que sur l'antérieure; elles sont plus claires, plus blanchâtres, plus étalées que celles de la blennorrhagie uréthrale; elles donnent le plus ordinairement au linge un aspect analogue à celui qui résulte de l'application d'une solution d'empois.

Dans la blennorrhagie surtout, les taches sont petites, isolées, souvent jaunâtres ou jaune-verdâtre, quelquefois avec un limbe rougeâtre et sanguinolent; on les trouve en assez grand nombre sur le devant de la chemise.

La leucorrhée peut-elle accidentellement provoquer chez l'homme des inflammations de l'urèthre non syphilitiques? La plupart des auteurs le croient; je n'oserais le nier; toutefois je pense que cela peut surtout arriver dans les cas où un catarrhe vaginal se joint à un catarrhe utérin, et lorsqu'il s'agit d'hommes qui, ayant déjà contracté antérieurement une ou plusieurs blennorrhagies vénériennes, restent infiniment plus sujets que d'autres à l'inflammation catarrhale de l'urèthre. — Je tiens de M. Biett le fait suivant :

« Un homme ayant cohabité avec sa femme peu après l'accouchement, et pendant la durée de l'écoulement lochial, fut pris d'une blennorrhagie aiguë; peu de jours après, celle-ci ayant subitement disparu en grande partie, une ophthalmie blennorrhagique intense se déclara. »

J'ai observé un fait plus curieux encore et dont je n'ai pu découvrir un second exemple dans les fastes de l'art; je le reproduis ici tel qu'il a été publié dans la *Bibliothèque médicale* (t. Ier, p. 313, 1829) :

« *Leucorrhée habituelle et indolente. Suppression de l'écoulement par des lotions astringentes. Ophthalmie leucorrhéique intense. Guérison. Plus tard, retour de la leucorrhée.* — Madame H..., âgée de vingt-sept ans, d'une constitution délicate et nerveuse, peut-être même menacée de phthisie pulmonaire, très-abondamment et très-fréquemment menstruée (souvent deux fois dans un mois), était depuis longtemps affectée d'une leucorrhée chronique et habituelle, accompagnée de quelques indices de métrite chronique (maux de reins, douleurs hypogastriques, tiraillements dans les aines, pesanteur dans les cuisses). L'écoulement était abondant, blanchâtre, sans le moindre indice d'irritation ou de phlogose des parties génitales externes ni du vagin.

» Cette femme, mère d'un enfant de quatre ans assez délicat, avait récemment fait une fausse couche de deux à trois mois, attribuée à des chagrins domestiques. Du reste, le mari était sain, la femme était sage, et il n'y avait nullement lieu de soupçonner l'existence d'un principe vénérien. La leucorrhée existait déjà avant le mariage, mais elle avait beaucoup augmenté depuis.

» Voyant la santé de cette femme dépérir de plus en plus, et craignant que les flueurs blanches ne contribuassent, par leur abondance, à épuiser les forces et à augmenter les maux d'estomac auxquels madame H... était sujette, je conseillai à cette dame, qui désirait vivement être délivrée de son incommodité habituelle, de faire chaque jour plusieurs lotions à l'eau froide additionnée de vinaigre rosat. Mon but était de réduire seulement la quantité de l'écoulement, et plusieurs fois ce moyen m'avait paru efficace et exempt d'inconvénients dans des cas analogues [1].

» Je l'employais notamment alors chez une dame ner-

[1] Je fais préparer ce vinaigre par les malades elles-mêmes, en leur prescrivant de laisser infuser au soleil, pendant quarante-huit heures, 60 grammes de roses de Provins dans une bouteille de vinaigre ordinaire. On s'en sert en lotions et en injections, en l'étendant d'eau froide, dans la proportion de deux à quatre cuillerées (et plus) pour un verre d'eau.

veuse, délicate, sujette à la gastralgie, fort mal et fort peu réglée, et qui, atteinte depuis environ trois ans d'une leucorrhée devenue chronique et habituelle, après s'être montrée dans les premiers temps sous la forme *aiguë* (quoique cette dame vécût dans le veuvage), faisait un usage journalier de lotions et d'injections de cette nature avec le plus grand avantage. Le flux, sans disparaître entièrement, était réduit à fort peu de chose, le prurit et l'irritation des parties externes qui l'accompagnaient disparaissaient en même temps, et la santé générale en était sensiblement améliorée. Mais sitôt que l'usage des astringents était suspendu (comme cela arrivait, par exemple, pendant la période menstruelle), l'écoulement se manifestait de nouveau avec les incommodités qu'il traînait à sa suite.

» Madame H... employa le vinaigre rosat à haute dose, tandis que je lui avais conseillé de ne mettre au plus qu'un huitième à un quart de vinaigre dans l'eau dont elle se servirait en lotions..., et presque sur-le-champ la leucorrhée disparut. En même temps, les yeux devinrent rouges, sensibles, pleurants, exhalant, la nuit, un liquide abondant qui collait les paupières et tachait le linge.

» Le 21 juin 1828, sept ou huit jours écoulés depuis l'apparition de l'ophthalmie, qui pendant les premiers jours avait paru intense, la conjonctive était vivement injectée, les paupières rosées et légèrement tuméfiées, avec sentiment d'une cuisson vive et douloureuse. Je commençai à concevoir des inquiétudes sérieuses sur l'issue d'un mal qui paraissait revêtir la forme et prendre la marche de l'ophthalmie blennorrhagique, quoiqu'il fût succédané d'une simple leucorrhée habituelle et indolente, ce qui d'abord m'avait éloigné de l'idée d'une métastase dont les suites pussent être dangereuses. J'eus alors recours à tous les moyens propres à rappeler le flux primitif et à enrayer la marche de l'inflammation secondaire. Je prescrivis en conséquence le repos et l'obscurité, la diète, du bouillon aux herbes pour boisson, l'exposition des parties génitales à la vapeur de l'eau chaude, des applications froides continuelles sur les yeux (des compresses imbibées d'un liquide émollient tiède, employées la veille, avaient paru accroître la fluxion et l'écoulement blennorrhagique). Un vésicatoire au bras avait été appliqué la veille. Les lotions astringentes génitales avaient été supprimées peu après l'apparition de l'ophthalmie.

» Le jour suivant, augmentation de tous les accidents : douleurs vives indéfinissables, cuissons, élancements dans les yeux ; écoulement abondant, dont la matière a laissé sur l'oreiller de larges taches jaunâtres ; la tuméfaction des paupières est plus grande, les yeux sont plus rouges et pleurants, surtout le gauche, qui a été le premier et le plus vivement affecté. La malade n'a pu supporter l'application des compresses sur les yeux, elle s'est bornée à les laver très-fréquemment ; elle a eu plusieurs syncopes, quoique l'écoulement du sang fourni par les sangsues ait été très-léger, en sorte que cet accident paraît plutôt dû à l'intensité de la fluxion et des douleurs oculaires qu'à la perte de sang éprouvée par la malade.

» Je propose une saignée du bras ; mais la malade la redoute, en ce que chez elle cette opération produit une grande faiblesse et une disposition à la syncope qui dure plusieurs jours. Je me borne donc à prescrire de nouveau l'application de seize sangsues au cou, sous les angles de la mâchoire. Elles ne sont pas mises, parce que la malade se sent trop faible pour subir cette application. Une sorte de cataplasme de lait caillé, appliqué froid sur les yeux et souvent renouvelé, procure quelque peu de soulagement.

» Le lendemain, cependant, les symptômes sont encore plus violents ; et, quoiqu'il y ait peu de fièvre et que le pouls n'offre qu'une médiocre résistance, je pratique une saignée du bras de deux palettes ; on continue d'ailleurs les dérivatifs vers les extrémités inférieures, et l'on prescrit deux pilules de cynoglosse pour la nuit.

» Le 24 juin, neuvième jour de l'ophthalmie bien prononcée, il y a un peu de rémission.

» L'œil gauche se dégage un peu, mais le droit, jusque-là moins malade, devient le siége de cuissons et d'élancements plus vifs. La nuit est très-pénible, et le lendemain l'œil droit est vivement enflammé, tandis que la fluxion a diminué du côté gauche. Il n'y a pas sensiblement de fièvre. Une nouvelle saignée de deux palettes est pratiquée; on a soin d'entretenir le ventre libre à l'aide de lavements. Les applications froides de lait caillé et de fraise de veau avec du lait sur les yeux sont continuées.

» Le quatorzième jour, la malade se trouve calme et peu souffrante en comparaison des jours précédents; les paupières sont toujours tuméfiées, rosées, collées par un fluide épais et mucoso-puriforme que délaye un larmoiement abondant; et, malgré des rideaux épais, un garde-vue, un cataplasme en bandeau sur les yeux, la malade, placée le dos tourné au jour, mais, à la vérité, dans une chambre exposée au soleil, est encore obligée de placer sa main au-devant de l'appareil qui protége ses yeux, comme pour se défendre de la perception douloureuse de la lumière. Jusque-là je n'avais point encore employé de laxatifs à l'intérieur, quoique j'aie grande confiance en leur efficacité dans les ophthalmies accompagnées d'exhalation, parce que, d'une part, les antiphlogistiques directs me paraissaient seuls indiqués, et que, d'autre part, la malade, d'ailleurs assez sujette dans son état ordinaire aux coliques et au dévoiement, avait été assez régulièrement à la selle par le moyen des lavements. Mon intention était alors de prescrire la crème de tartre dans du petit-lait; mais, dans la soirée, une légère exacerbation des accidents inflammatoires se manifesta, et heureusement, peu après, les règles, dont l'époque était arrivée, s'établirent et coulèrent comme de coutume avec abondance. Une amélioration très-grande s'opéra sur-le-champ dans le mal d'yeux, et le lendemain je trouvai le gonflement et la rougeur beaucoup diminués.

» Des accidents d'indigestion fort intenses, causés par une très-petite quantité d'aliments (*potage au gras à la semoule, un peu de fraises*), ne provoquèrent qu'un surcroît d'irritation passager et n'interrompirent point les règles.

» Le flux menstruel, au lieu de durer huit jours comme de coutume, s'arrêta au bout de trois jours, ce que la malade attribua avec assez de vraisemblance aux émissions sanguines qu'elle avait subies récemment.

» Une légère recrudescence, mais de peu de durée, s'observa encore à l'œil gauche; après quoi une diminution graduelle s'opéra de jour en jour.

» Du dévoiement ayant persisté à la suite de l'indigestion, on différa encore le laxatif jusqu'à ce que ce symptôme eût cessé. Une once de crème de tartre soluble fut ensuite administrée en deux jours dans une livre de petit-lait, et détermina plusieurs évacuations alvines.

» Le 8 juillet, vingt-cinquième jour, les yeux n'offrent plus de tuméfaction et sont faiblement injectés, quoique toujours fluents et incapables de supporter la lumière. On entretient le vésicatoire du bras, et l'on prescrit un collyre avec l'acétate de plomb et le laudanum à faible dose.

» Le 15 juillet, trente-deuxième jour, l'amélioration a continué de faire des progrès, mais l'écoulement palpébral continue à être abondant et à tacher le linge. On se décide alors à employer contre la *leucorrhée* des yeux le même topique qui a si brusquement supprimé la leucorrhée génitale. Le vinaigre rosat, étendu d'eau dans une proportion réglée par le degré de sensibilité des yeux, est employé en lotions et en applications; à l'instant même, on obtient un résultat des plus satisfaisants : le flux se supprime presque entièrement; les yeux, protégés seulement par des lunettes à verres colorés, deviennent capables de supporter la lumière, et la malade, qui a recouvré sa sérénité et sa gaieté, peut se livrer à diverses occupations. On fait quelques onctions à la nuque avec la pommade stibiée, et l'on purge légèrement à deux reprises avec les pilules de Belloste.

» Pendant plusieurs semaines encore, une irritation chronique des yeux, et en particulier du bord libre des paupières, a persisté, et même plusieurs mois après, lorsque j'eus occasion de revoir cette malade (quoique depuis longtemps les yeux parussent tout à fait sains), l'organe de la vue était encore plus faible et plus délicat qu'avant la maladie. Il était revenu assez récemment un peu de leucorrhée; la santé générale paraissait meilleure que par le passé. »

L'ophthalmie purulente des nouveau-nés, dont nous aurons à parler tout à l'heure, n'est-elle pas elle-même, au moins dans beaucoup de cas, un phénomène morbide qui n'a aucune liaison avec la syphilis?

Quoi qu'il en soit, notons ici en passant que les écoulements utérins eux-mêmes peuvent donner lieu, soit par métastase, soit par contact direct, à des catarrhes oculaires et surtout à des catarrhes de l'urèthre (blennorrhagie) qui n'ont aucun rapport avec la syphilis. J'ai mentionné plus haut le fait d'un homme qai contracta ainsi une blennorrhagie en cohabitant avec sa femme pendant la durée des lochies; j'en ai observé un autre qui, pour la même cause, fut affecté d'un ulcère inflammatoire de la face interne du prépuce, à la base du gland. Quoique ayant un siége analogue à celui des *chancres primitifs*, cet ulcère en différait par plusieurs caractères : il était large, irrégulier, accompagné de rougeur et d'inflammation; une légère escarre s'était formée à sa surface et laissa après sa chute une surface vermeille et bourgeonnante qui se cicatrisa, dans l'espace d'environ deux semaines, sous l'influence du repos, du régime et des pansements simplement adoucissants.

Résumé. — Maintenant que nous avons successivement passé en revue tous les écoulements génitaux de la femme, résumons-nous et portons, autant que cela est possible, un jugement sur le rang qu'ils doivent occuper dans le cadre des maladies vénériennes.

La *blennorrhagie uréthrale,* type et modèle de la blennorrhagie réellement syphilitique et essentiellement contagieuse, doit occuper la première place. Elle coexiste avec une blennorrhagie profonde qui prend sa source dans la cavité du museau de tanche ; en sorte que l'écoulement *uréthro-utérin* est le cachet de la blennorrhagie spécifique. L'écoulement utérin se prolonge seul après la cessation de l'uréthrite, et perdant peu à peu le caractère purulent pour devenir laiteux, puis visqueux et incolore comme la leucorrhée simple, dont on ne peut plus le distinguer à la vue, conserve cependant encore assez souvent à cet état bénin le caractère contagieux. Tous les praticiens ont eu occasion de voir des femmes regardées comme guéries, parce qu'on ne trouvait plus à l'examen fait avec le spéculum qu'un peu de leucorrhée claire et visqueuse, communiquer à l'homme qui venait à cohabiter prématurément avec elles une véritable chaude-pisse.

La *blennorrhagie vaginale* peut coexister avec l'écoulement uréthro-utérin ; on n'a guère l'occasion de l'observer isolée de l'écoulement utérin.

Les écoulements utérins (*leucorrhée* ou lochies) paraissent pouvoir, dans quelques circonstances, acquérir un caractère contagieux, ou du moins devenir la cause du développement, chez l'homme, d'une *blennorrhagie* que l'on ne doit regarder comme réellement *syphilitique* que lorsqu'il existe, outre la leucorrhée, des ulcérations au col de l'utérus pouvant être rapportées à la vérole, ou lorsque la leucorrhée, simple en apparence, était réellement une suite de la blennorrhagie.

Enfin les écoulements qui ne siégent que dans les parties génitales externes, et qui peuvent, jusqu'à un certain point, être assimilés à l'irritation avec flux du prépuce et du gland, désignée chez l'homme sous les noms de *balanite*, *chaude-pisse bâtarde,* etc. ; ces écoulements, dis-je, s'ils existent seuls, ne sont point ordinairement contagieux, mais peuvent se présenter, concurremment avec l'écoulement uréthro-utérin, comme premiers phénomènes de la blennorrhagie syphilitique.

Chez les enfants notamment, on les rencontre privés de tout caractère contagieux et dus à des causes entièrement distinctes du virus vénérien. Si, au contraire, ils sont joints à un catarrhe vaginal, à une blennorrhagie uréthrale ou même à des chancres, ils ne constituent qu'un épiphénomène de la maladie principale.

Quant aux altérations diverses du col de l'utérus (simples rougeurs, granulations, érosions, excoriations inflammatoires, ulcérations granulées) qui peuvent coexister avec les divers écoulements que nous avons décrits dans ce chapitre, et qui se rencontrent même, mais beaucoup plus rarement, sans aucun d'eux, nous y reviendrons en étudiant les phénomènes syphilitiques que peut offrir l'utérus, lors de la description générale et *topographique* de la maladie considérée dans son ensemble. Nous donnerons là le complément de ce chapitre, auquel il faudra rattacher aussi les écoulements qui se montrent dans la syphilis secondaire ou *consécutive*.

§ V. *Excroissances et végétations vénériennes chez la femme.*

Il n'y a rien de bien particulier à dire de ce symptôme considéré chez la femme. Comme chez l'homme, il peut être *primitif* ou consécutif. Les excroissances aplaties en *crêtes de coq* ne sont pas rares aux grandes lèvres, au périnée et aux régions tégumentaires voisines; quelquefois elles existent seules; plus souvent elles sont accompagnées d'autres symptômes, et notamment d'un écoulement vaginal et uréthro-vaginal. Les *choux-fleurs*, les *verrues*, les *poireaux*, s'observent aussi assez souvent sur les grandes ou les petites lèvres, et même à l'entrée du vagin. Les choux-fleurs, les crêtes de coq et les *condylomes* se rencontrent surtout à l'anus; les crêtes de coq, en particulier, y simulent quelquefois assez bien des hémorrhoïdes vides et flasques. Les condylomes coexistent quelquefois dans cette région avec les *rhagades*, petites fissures ulcéreuses qui se rencontrent dans les plis de l'anus, et paraissent être, dans ce cas, la cause première du développement de ces végétations. Les *rhagades*, autant qu'on peut se fier aux renseignements commémoratifs, toujours si obscurs et si difficiles à obtenir chez ce genre de malades, paraissent être le plus ordinairement un symptôme *consécutif*.

La cautérisation avec le nitrate d'argent, l'usage des mèches enduites de pommade au protoïodure ou au précipité blanc, avec mélange par moitié de cérat additionné d'opium ou de belladone, tel est le mode de pansement que nous appliquons habituellement aux rhagades. Le traitement des excroissances et des végétations est le même chez la femme que chez l'homme; presque toujours il faut recourir à l'excision, pratiquée avec des ciseaux bien tranchants et suivie de la cautérisation avec la pierre. La cautérisation avec le fer rouge doit être préférée lorsque les végétations sont nombreuses et volumineuses et pourraient donner lieu, après l'excision, à une véritable hémorrhagie. Nous avons été obligé plusieurs fois de recourir à ce mode de cautérisation après l'ablation de masses végétantes devenues si volumineuses, qu'elles obstruaient toute l'étendue de la vulve.

Souvent nous avons vu, dans nos salles, les excroissances et les végétations, particulièrement les poireaux, les verrues et les crêtes de coq, se développer sous nos yeux chez des femmes qui étaient entrées pour un autre symptôme primitif, tel que des tubercules plats ou un écoulement. Ordinairement, cette pousse consécutive se montre chez des sujets qui n'ont pas commencé de traitement mercuriel, ou chez ceux qui ne l'ont entrepris que depuis peu de temps : le contraire peut cependant avoir lieu, mais c'est un cas exceptionnel.

Il n'est pas très-rare de voir les végétations se reproduire après avoir été enlevées ou cautérisées, surtout quand on a négligé de prescrire un traitement général, ou qu'on s'est trop hâté d'attaquer ce symptôme par des moyens locaux. Il semble, en effet, qu'il faut un certain temps pour épuiser la disposition morbide qui en favorise la production, et que les opérations que l'on tente avant l'expiration de ce temps sont inutiles, puisque le mal se reproduit constamment après avoir été enlevé.

D'autre part, au contraire, nous avons vu plus d'une fois de petites végétations disparaître spontanément et sans traitement aucun; cela nous est arrivé en particulier chez des femmes entrées à l'hôpital au huitième ou au neuvième mois de grossesse, avec des écoulements, des végétations, quelquefois même de petits tubercules plats, et chez lesquelles, un mois ou six semaines après l'accouchement, et sans qu'il eût été fait aucun traitement, on ne trouvait plus de traces des symptômes observés à une époque antérieure. Dans quelques-uns de ces cas, nous avons même pu voir l'enfant nouveau-né rester sain sous nos yeux pendant deux ou trois mois.

Enfin, même en dehors de la parturition, et chez les femmes comme chez les hommes, il y a des exemples de disparition des végétations sous l'influence d'un traitement général.

Beaucoup plus fréquemment, les topiques astringents ou simplement cathérétiques (par exemple la poudre de sabine et l'alun calciné) détruisent ces excroissances sans qu'il soit besoin de recourir à l'instrument tranchant.

CHAPITRE TROISIÈME.

DE LA SYPHILIS PRIMITIVE CHEZ LES NOURRICES ET LES ENFANTS EN BAS AGE.

Dans un travail publié en janvier 1815 dans le recueil périodique de la *Société de médecine de Paris*, feu Cullerier avait cherché à établir les règles les plus propres à guider les praticiens appelés à se prononcer sur l'origine des maladies vénériennes affectant à la fois la nourrice et l'enfant qu'elle allaite.

Voici les conclusions qui servent de résumé à ce travail : « 1° Si les seins de la nourrice et la bouche de l'enfant sont seuls et en même temps malades, on doit rester dans le doute jusqu'à ce qu'on puisse acquérir d'autres éclaircissements; 2° si les seins sont seuls malades et si l'enfant a des symptômes ailleurs qu'à la bouche, il est très-probable que celui-ci a été le premier malade; 3° si l'enfant n'a du mal qu'à la bouche et si la nourrice en a ailleurs qu'au sein, il est très-probable que cet enfant a sucé le virus en suçant le lait; 4° si la nourrice a des symptômes consécutifs et l'enfant des symptômes primitifs, il est très-probable que le mal vient de la nourrice, ou d'une autre personne avec laquelle cet enfant aura été en rapport; 5° si c'est l'enfant qui a les symptômes consécutifs, sa maladie est très-probablement héréditaire[1]. »

Le fait est que cette espèce de problème n'est pas toujours facile à résoudre, et qu'il y a des cas où l'on est obligé de rester dans le doute, au moins jusqu'à ce que des renseignements précis et une observation suffisamment prolongée aient pu mettre sur la voie de la découverte de la vérité.

Bertin, médecin en chef de l'hôpital Cochin et de celui des Vénériens de Paris, publia en 1810 un Traité de la maladie vénérienne chez *les enfants nouveau-nés, les femmes enceintes et les nourrices*.

Suivant cet auteur, le virus peut se communiquer à l'enfant de quatre manières différentes : 1° pendant la génération, le virus étant transmis avec le germe; 2° pendant la

[1] Il ne faut pas oublier ici que l'élément morbide est ordinairement chez le nouveau-né la papule muqueuse ou tubercule plat, *contagieux*, bien qu'étant le produit d'une diathèse congéniale, et, par conséquent, accident *consécutif* ou secondaire.

gestation; 3° pendant l'accouchement, au moyen du contact avec les parties infectées; 4° enfin, après la naissance, par des baisers, par la lactation, la mère ou la nourrice se trouvant infectée, et le sein présentant ou non des symptômes locaux. D'après le même auteur, une nourrice saine, venant d'allaiter un enfant étranger qui est affecté d'ulcères dans la bouche, paraît être susceptible de communiquer la maladie à son nourrisson sans qu'elle en soit elle-même infectée.

Il n'y a que les deux derniers modes d'infection qui doivent ici nous occuper, puisque ce sont les seuls qui puissent donner lieu, chez l'enfant, à des symptômes *primitifs*, savoir : l'infection *au passage* et celle par *la lactation*, le baiser ou autres voies de communication directe.

On a attribué à une affection contractée au passage les chancres des parties génitales, les tubercules plats de ces parties et de l'anus, les écoulements, l'ophthalmie purulente des nouveau-nés. Toutes ces affections ne se développent, en pareil cas, que dans la première ou dans la seconde semaine qui suivent la naissance. Quand, au contraire, l'enfant naît avec des symptômes de syphilis, ces symptômes sont ordinairement de ceux qu'on nomme *consécutifs*, et nous n'avons point à en traiter ici.

Les *chancres* des parties génitales demandent à être surveillés attentivement chez l'enfant, car ils peuvent, dit-on, se terminer facilement par gangrène. Des soins assidus de propreté, des lotions émollientes chlorurées, la cautérisation légère avec la pierre infernale, l'emploi de la poudre de lycopode et des pommades adoucissantes, telles que le cérat ou l'onguent rosat, auquel on peut joindre une faible dose de précipité blanc (6 à 8 grains pour 15 grammes, par exemple), sont ici convenables : jamais, pour notre part, nous n'avons observé ce phénomène primitif chez le nouveau-né.

Des *bubons* inguinaux se joignent quelquefois, dit-on, comme chez l'adulte, à ces ulcérations ou aux écoulements qui peuvent exister.

Les *tubercules plats* des parties génitales et de l'anus, de véritables *pustules* même, peuvent, dit-on aussi, survenir comme effets du contact des parties infectées de la mère, mais ordinairement ce sont des symptômes *consécutifs* et qui remontent à une infection contractée dans le sein même de la mère, pendant le cours de la gestation. Je dirai la même chose des *végétations* et des excroissances.

Les catarrhes divers, et en particulier l'*ophthalmie purulente* des nouveau-nés, ont surtout paru aux auteurs devoir être regardés comme des indices d'une syphilis primitive contractée au passage. Ceci mérite une sérieuse attention, car l'ophthalmie purulente ne laisse pas que d'être une affection assez commune, et on la voit survenir dans beaucoup de cas où il n'y a pas lieu de soupçonner le moins du monde l'existence de la cause spécifique que nous venons de signaler.

Pour mon compte, je n'ai jamais vu de symptômes *primitifs* chez le nouveau-né, si ce n'est lors de l'infection par une nourrice, cas où ces symptômes siégent à la bouche, comme nous allons le dire tout à l'heure.

Les *syphilides* que j'ai souvent eu occasion d'observer chez l'enfant à la mamelle, quoique n'ayant commencé à se manifester que dans les premières semaines qui suivent la naissance (ou plus tard encore), m'ont toujours paru remonter à une infection datant de l'époque de la gestation. J'ai vu aussi ces éruptions (qui sont la forme la plus ordinaire de la syphilis à cet âge) se développer par suite d'une infection postérieure à la naissance; mais alors elles sont généralement plus tardives encore.

Quant à l'*ophthalmie purulente*, j'ai eu un assez grand nombre de fois l'occasion de l'observer, et j'avoue que j'hésite à penser qu'elle puisse jamais être un symptôme syphilitique. Sans doute, j'ai bien vu des nouveau-nés atteints de cette phlegmasie, et dont les mères avaient des écoulements ou même des chancres aux parties génitales. Dans d'autres cas, la mère étant restée saine, le père avait eu antérieurement une ou plusieurs blennorrhagies ; mais combien de fois n'ai-je pas rencontré l'ophthalmie purulente sans qu'il existât aucun de ces antécédents favorables à l'opinion de ceux qui veulent y voir un symptôme de syphilis ! Et pourtant, dans les deux cas, la maladie a présenté à peu près la même marche et les mêmes symptômes. Le plus ordinairement elle a eu une heureuse issue, à l'aide seulement des soins de propreté assidus, des lotions fréquentes avec l'eau de sureau, de guimauve ou de mélilot, sans l'emploi d'aucune médication active. J'en citerai seulement deux exemples : le premier est tiré d'une observation plus étendue que j'ai publiée dans le temps, dans la *Nouvelle Bibliothèque médicale* (t. I, 1829) :

« Madame M..., âgée de vingt ans, primipare, complétement exempte de leucorrhée, accoucha le 19 octobre, au terme de huit mois de grossesse, le dix-neuvième jour d'un rhumatisme aigu fébrile contracté à la suite d'un refroidissement éprouvé au sortir du bain.

» La fièvre de lait survint le troisième jour et vint s'ajouter à l'état fébrile permanent qui accompagnait le rhumatisme. A cette époque, le nouveau-né fut atteint, sans cause connue, de l'ophthalmie purulente. Les paupières étaient tuméfiées et rougies, la conjonctive rouge et boursouflée; un écoulement jaunâtre abondant collait les paupières et se répandait sur les joues. On n'opposa d'abord à cette ophthalmie que des lotions émollientes; puis, sur l'insistance des parents, des vésicatoires derrière les oreilles (je m'en suis dispensé, sans nul inconvénient, dans beaucoup de cas analogues); plus tard, un collyre avec du laudanum. Au bout d'environ six semaines, cette ophthalmie guérit complétement et sans laisser de traces. L'enfant, chétif et délicat dans les premiers mois de son existence, prit plus tard de la force et de l'embonpoint. Ni lui ni la mère n'offrirent aucun symptôme de syphilis. »

Je sais bien qu'on peut répondre que la *blennorrhagie* elle-même peut se montrer tantôt réellement virulente et vénérienne, et tantôt complétement exempte d'indices qui puissent faire soupçonner l'existence d'un virus syphilitique. Aussi, je ne prétends pas nier que l'ophthalmie purulente ne puisse reconnaître une cause vénérienne; mais je dis que, dans l'état actuel de la science, ce phénomène, existant seul, est insuffisant pour caractériser la syphilis, et surtout ne peut être apporté en preuve d'une infection contractée par l'enfant, au moment de son passage à travers les parties génitales de la mère.

Il faut avouer même, avec M. Ph. Boyer, que les circonstances de l'accouchement semblent très-peu favorables à ce qu'un pareil mode de contagion s'exerce; je n'oserais néanmoins affirmer, comme lui, qu'il est impossible, en présence de tant d'auteurs recommandables qui ont cru devoir l'admettre : je me borne à dire que je ne l'ai jamais observé.

Quoi qu'il en soit, dans l'observation relatée ci-dessus, l'ophthalmie purulente ne pouvait en aucune manière être rapportée à un principe contagieux; au contraire, il pouvait y avoir lieu à soupçonner l'action de cette cause dans le second exemple que j'ai annoncé; mais il est à remarquer qu'ici l'ophthalmie purulente, que dès lors on aurait été porté à regarder comme plus grave, a eu une marche plus bénigne et s'est dissipée absolument sans aucun autre remède que l'emploi d'un collyre adoucissant. Voici les faits :

Adèle ***, âgée de dix-sept ans, s'aperçut, au terme de quatre mois et demi de grossesse, d'un écoulement très-abondant, que sa couleur verdâtre lui fit distinguer des flueurs blanches auxquelles elle était sujette. Du reste, cet écoulement fut toujours indolent et ne s'accompagna d'aucun autre symptôme. Quelques lotions d'eau et d'extrait de Saturne, quelques potions où l'on peut supposer qu'entrait le baume de copahu, restèrent sans effet, et la malade accoucha à sept mois de grossesse d'un enfant qui ne tarda pas à être atteint d'une ophthalmie puriforme peu intense et qui se dissipa sans aucun remède spécifique.

La mère avait été examinée au spéculum à l'hôpital du Midi, tant avant son accouchement que depuis, et l'on s'était borné aux lotions et aux injections d'eau blanche. Nous l'examinâmes à notre tour trois mois environ écoulés depuis l'accouchement, et nous trouvâmes, outre l'écoulement qui avait diminué et offrait une couleur d'un blanc jaunâtre, de petites granulations rougeâtres sur les deux lèvres du col. Une cautérisation fut faite avec le nitrate d'argent et un tampon imbibé d'eau blanche appliqué sur le museau de tanche; quelques jours après, les granulations avaient disparu. Un troisième examen, fait plusieurs jours plus tard, offrit de nouveau des granulations légèrement excoriées; le même mode de pansement que la première fois fut mis en usage, et néanmoins une ulcération granulée succéda aux granulations; une vaginite intense s'y joignit, et les accidents ne s'améliorèrent et ne commencèrent à marcher vers la guérison que lorsqu'on se fut décidé à prescrire un traitement intérieur par le *protoïodure de mercure*. Une autre femme, accouchée plus récemment et transportée, comme la précédente, dans notre service, avec son enfant atteint d'ophthalmie puriforme, avait un écoulement vaginal et des chancres; le col de l'utérus n'était point malade, il offrait seulement un peu de rougeur et un aspect froncé et ridé qui nous parut tenir à l'accouchement, datant alors d'un peu moins de deux mois. L'ophthalmie puriforme de l'enfant, encore assez prononcée quand nous la vîmes, se dissipa en moins de six semaines, sans laisser de traces, sous l'influence des seuls collyres adoucissants et sédatifs. Cet enfant jouissait d'ailleurs d'une santé générale très-satisfaisante, et la mère continua de l'allaiter. On mit celle-ci à l'usage du protoïodure de mercure à l'intérieur et des lotions et injections avec une solution de sublimé additionnée de laudanum.

Je ne prétends pas contester le moins du monde les succès obtenus par d'autres chirurgiens à l'aide du nitrate d'argent employé en collyre plus ou moins chargé de sel, ou appliqué directement sous la forme solide qu'on lui donne pour la trousse du chirurgien. Moi-même, j'en ai fait quelquefois usage avec de bons résultats. J'ai vu, notamment dans plusieurs cas d'ophthalmie puriforme des nouveau-nés, la sécrétion purulente se suspendre et l'état des yeux s'améliorer rapidement, après la légère et superficielle cautérisation des *granulations* qu'on observe ordinairement à la face interne de la paupière inférieure, au moyen de la pierre infernale. Mais j'insiste seulement sur ce fait que, dans le plus grand nombre des cas, surtout en ville, il suffit des soins assidus de propreté pour amener la guérison. Ces soins sont d'ailleurs tellement importants, que c'est à leur omission ou à leur administration inintelligente surtout qu'il me paraît naturel d'attribuer la *cécité* qui peut malheureusement survenir dans quelques cas, par suite d'ulcérations et d'opacité de la cornée. Dans une discussion académique qui a eu lieu le 26 novembre 1839, à propos de l'ophthalmie purulente, épidémique et contagieuse de l'armée belge [1], M. *Moreau* a émis absolument la même opinion que moi sur l'ophthalmie des nouveau-nés. Très-rarement grave dans la pratique civile, elle cède aussi bien aux émollients et surtout aux soins de propreté qu'au nitrate d'argent. Même à l'hôpital, où la maladie est plus dangereuse, on la guérit le plus souvent de la même manière, quand les enfants sont soignés à temps et convenablement. M. *Velpeau*, parlant, à la vérité, de l'ophthalmie purulente des adultes, a vanté, au contraire, la solution de nitrate d'argent, comme le remède par excellence, conseillant même, à l'imitation des chirurgiens anglais, d'élever la dose du sel jusqu'à 1/2 gros, 1 gros et même 2 gros par once (1 gramme, 3, 6 à 7 grammes par 30 grammes d'eau distillée).

Restent en définitive, pour le nouveau-né, les chances d'une infection, plus ou moins longtemps après sa naissance, par la nourrice ou par toute autre personne ma

[1] Voir la *Gazette médicale* de Paris, t. VII, numéro 48.

lade lui donnant des soins assidus. Ainsi, la science est assez riche en observations prouvant qu'un enfant sain peut recevoir la syphilis d'une nourrice infectée ou même d'un autre enfant malade. Mais ici, le plus habituellement, il s'agit d'une contagion opérée par des accidents *consécutifs*, c'est-à-dire par le contact de papules muqueuses développées à la bouche ou au mamelon du sujet infectant. On conçoit d'ailleurs que le contact d'une lésion *primitive* pourrait infecter l'enfant comme l'adulte, mais on conçoit aussi combien un pareil fait doit être rare et exceptionnel. Ajoutons à tout ce que nous venons de dire le passage suivant de l'introduction de l'ouvrage de *Bertin* [1] :

« ... Les deux médecins qui m'ont précédé à l'hôpital de Vaugirard et à celui des Vénériens de Paris ont observé, comme moi, que des enfants nés de parents infectés n'ont présenté des symptômes syphilitiques que plusieurs mois après leur naissance et même qu'à l'époque du sevrage, et que ces mêmes enfants avaient offert auparavant l'apparence de la meilleure santé....

» Il me semble essentiel de signaler ici une erreur commise par plusieurs médecins, et dont je parlerai dans le cours de mon ouvrage; c'est de croire qu'un symptôme évidemment reconnu comme vénérien ne l'est pas dans la réalité, parce qu'il s'est dissipé spontanément.

» .... Mais, de ce que certains symptômes vénériens disparaissent chez les enfants sans aucun traitement, ou pendant l'usage de simples délayants, on aurait bien tort d'en conclure, avec quelques médecins, qu'ils ne sont pas d'une nature syphilitique, puisque plusieurs de ces signes peuvent se renouveler et se renouvellent, en effet, dans la suite. N'en est-il pas de même des adultes, qui sont quelquefois d'autant plus menacés d'une infection générale, que certains accidents

[1] *Traité de la maladie vénérienne* chez les enfants nouveau-nés, les femmes enceintes et les nourrices, etc.; par M. BERTIN, médecin en chef de l'hospice Cochin et de l'hôpital des Vénériens. Un vol. in 8°. Paris, 1810.

primitifs se sont plus promptement dissipés sans aucun moyen curatif?

» Il est des enfants assez heureux pour échapper à la contagion, quoique nés de parents infectés. L'hôpital des Vénériens m'en a présenté un certain nombre d'exemples; mais quelques-uns appartenaient à des femmes qui avaient subi pendant leur grossesse un traitement plus ou moins long, ou à des femmes récemment infectées. D'autres, cependant, mais en petit nombre, n'ont présenté, pendant plus d'une année qu'ils ont été soumis à notre observation, aucun symptôme vénérien, quoique leurs mères n'eussent subi avant l'accouchement aucun traitement antivénérien, et que la syphilis fût très-intense et très-invétérée chez elles. Ils ont joui du rare et heureux privilége d'être à l'épreuve de cette maladie, comme on l'a observé quelquefois chez les adultes. »

L'auteur que nous venons de citer croit à la possibilité de l'infection de l'enfant *au passage*, et regarde la nuance grave de l'ophthalmie purulente du nouveau-né (la mère étant malade) comme la suite de cette infection. Mais les exemples qu'il rapporte à l'appui de son assertion ne nous ont paru suffisants ni pour établir le caractère vénérien de l'ophthalmie, ni surtout pour prouver qu'elle avait été contractée au passage.

Les *tubercules plats*, symptôme le plus ordinaire chez l'enfant atteint de syphilis, ont été décrits par M. Bertin sous le nom de pustules *lenticulaires* et *tuberculeuses*; les observations mentionnées dans son ouvrage peuvent toutes être rapportées à la syphilis contractée dans le sein de la mère, et, par conséquent, considérées comme des exemples de tubercules *consécutifs*.

Les *bubons* sont fort rares, et l'auteur que nous citons n'en rapporte qu'un exemple bien avéré.

Bref, on ne pourrait guère s'appuyer, pour soutenir la théorie de l'infection au passage, formulée dans le livre qui nous occupe, que sur l'observation suivante, qui n'est pas encore, à beaucoup près, à l'abri de toute remarque critique :

« Louis Lore, né à l'hôpital des Vénériens, présenta, huit jours après sa naissance, un écoulement par l'urèthre qui donnait au linge une tache d'un vert jaunâtre. — Un ulcère au nombril se manifesta un mois après; et il lui survint, à l'âge de trois mois, des rhagades à l'anus. — Le catarrhe uréthral se termina au bout de six semaines, l'ulcère au nombril se guérit au bout de deux mois. Les rhagades furent le symptôme le plus opiniâtre; elles persistèrent pendant près de quatre mois.

» Sa mère était attaquée de pustules aux grandes lèvres, d'une blennorrhagie très-violente et de poireaux à la fourchette. »

Nous arrivons maintenant au second mode d'infection, celui qui s'opère après la naissance, par suite des rapports qui s'établissent entre la nourrice et le nourrisson. L'observation suivante pourra servir d'exemple : les sujets, mis en traitement sous nos yeux à l'hôpital de Lourcine, étaient guéris lorsque nous publiâmes le fait, dont les analogues ne sont pas rares.

En février 1836, fut reçue à l'hôpital, et placée dans ma division, une mère de famille avec deux enfants, atteints tous trois de syphilis.

La mère, qui présentait toutes les apparences d'une bonne constitution, et qui affirmait n'avoir jamais été malade avant l'époque où s'était montrée la maladie actuelle, racontait, qu'étant venue chercher à Paris un nourrisson qu'elle adjoignit à son propre enfant qu'elle allaitait déjà, ce nourrisson n'offrit aucun symptôme de maladie pendant quatre mois. A cette époque, l'enfant fut vacciné, et, d'après ses préjugés populaires, c'est à la vaccine que cette femme crut d'abord devoir attribuer une éruption générale qui succéda à cette opération. Néanmoins le vaccin avait été pris sur le propre enfant de la malade, qui jouissait ainsi qu'elle d'une bonne santé, et les boutons qu'il produisit sur le nourrisson servirent à pratiquer des vaccinations nouvelles, qui, au dire de la nourrice, n'ont été suivies d'aucun accident ultérieur.

Quoi qu'il en soit, l'éruption développée sur l'enfant étranger paraît bien, d'après la description qu'en fait la malade, avoir eu tous les caractères de la syphilis pustuleuse ou tuberculeuse, avec ulcérations, et elle entraîna la mort du nourrisson au bout de quinze jours : la bouche et la gorge de l'enfant étaient malades comme la peau. Quelques jours avant la mort de celui-ci, la nourrice vit son sein devenir malade ; des ulcérations s'y formèrent ; on voit encore près du mamelon des cicatrices rondes, blanches et déprimées, qui en sont la trace manifeste et indélébile. Plus tard, une éruption tuberculeuse générale, mais plus marquée toutefois aux membres supérieurs, succéda aux symptômes locaux et persiste encore, en partie, aujourd'hui, quoique infiniment amendée.

Ce ne fut que deux mois après l'apparition des premiers symptômes chez la mère que son enfant, qu'elle avait continué d'allaiter, tomba malade à son tour. Cet enfant est âgé aujourd'hui de quinze mois environ : il tette encore. Il présente un chancre bien caractérisé à la commissure droite des lèvres (petite ulcération excavée en forme de croissant) ; une ulcération arrondie et enfoncée occupe chacun des deux côtés de l'isthme du gosier ; les bourses et les cuisses sont couvertes de larges tubercules plats et lenticulaires, dont quelques-uns superficiellement ulcérés.

La sœur de celui-ci, âgée de quatorze ans, qui avait particulièrement soin de lui, lui donnait de la bouillie, en mangeait avec lui et l'embrassait souvent, présente aussi des tubercules plats au périnée, à l'entrée des parties génitales, au haut et en dedans des cuisses ; chez elle il n'y a point eu de symptôme primitif, du moins la malade assure n'avoir jamais eu mal à la bouche, et cette partie, examinée avec soin, n'offre en effet aucune trace de lésion antérieure.

Le père est resté bien portant, à ce qu'il paraît, quoiqu'il ait eu des rapports avec sa femme dans le cours de sa maladie; un autre petit garçon de quatre à cinq ans ne présente non plus aucun mal.

Il est à noter que l'enfant encore à la mamelle, que nous avons dû signaler entre tous les autres, puisqu'il est actuellement le seul qui offre les restes d'un symptôme probablement *primitif* (le chancre de la commissure des lèvres), jouit encore aujourd'hui d'une santé générale bonne et d'une forte constitution, qui se rencontrent assez rarement chez les enfants qui ont apporté en naissant le germe de la maladie vénérienne.

Nous avons prescrit à cette famille le traitement suivant :

1° A la mère, qui continuera de nourrir son enfant, et à la grande fille, une pilule à prendre tous les matins, avec

Thridace.	1 gros (3 grammes.)
Protoïodure de mercure. . .	1 scrupule (1 —)
(M. et d. en 24 pilules.)	

Plus, des lotions avec une solution de sublimé laudanisée.

2° A l'enfant, des bains à l'eau de son tous les jours, et des onctions sur les tubercules avec la pommade suivante :

♃ Axonge ou cérat.	1 once (30 grammes.)
Précipité blanc (protochlorure ammoniacal de mercure). .	12 grains (60 centigr.)
Laudanum.	8 gouttes.
Mêlez.	

A l'observation que nous venons de rapporter, nous en ajouterons une autre empruntée à l'ouvrage de M. Bertin, qui offre ceci de remarquable, que l'enfant a présenté des symptômes primitifs génitaux (*chancre* et *bubon*) fort rares à cet âge, et que ces symptômes paraissent avoir été provoqués par un mode de contagion des plus bizarres.

« Marguerite M..., journalière, âgée de vingt-six ans, n'avait jamais été attaquée de maladie vénérienne. Elle se maria, il y a deux ans, avec un homme qui, comme elle, avait toujours joui de la plus parfaite santé. Elle accoucha d'une fille le 15 mars 1808. Cette enfant fut attaquée, à l'âge de quatre mois, d'un chancre à la partie supérieure et interne de la grande lèvre gauche. La mère, ignorant le caractère de cette affection, ne s'adressa qu'au bout de quinze jours à un chirurgien de Saint-M..., près Paris. Ce chirurgien, peu exercé sans doute dans la connaissance et le traitement de ces sortes de maladies, s'étant assuré, d'ailleurs, de la santé des parents, déclara « que ce n'était rien », et se contenta de prescrire l'application de l'eau végéto-minérale. Quinze jours après l'usage de l'acétate de plomb, le chancre se cicatrisa; mais un bubon considérable se manifesta à l'aine du même côté, et se termina par la suppuration. Bientôt les cuisses et les jambes de cette enfant se couvrirent de *pustules*. Cependant la mère continua à l'allaiter impunément jusqu'au 22 janvier 1809, cinq mois après l'apparition du premier symptôme de la maladie. A cette époque une rhagade se manifesta d'abord au sein gauche, et, peu de temps après, elle fut attaquée d'ulcères à la gorge et d'un engorgement considérable des glandes du col; enfin, des pustules tuberculeuses tout à fait semblables à celles de l'enfant se manifestèrent sur les jambes, les cuisses et les bras, avec des phlyctènes au cou. Cette femme eut recours à un médecin de Paris, qui la traita par les sudorifiques et le sublimé, et n'administra aucun traitement direct à l'enfant. Tous les symptômes *consécutifs*[1] existaient encore chez la mère et l'enfant quand nous fûmes chargés de leur traitement dans le département qui nous est confié. Nous avons, M. Leblanc et moi, administré les sudorifiques et les frictions à la mère; mais l'état cachectique de l'enfant nous a forcés de nous abstenir de tout traitement direct, et de nous borner, par conséquent, au lait mercuriel de la mère. — Tous les deux sont sortis, le 19 juin 1809, avec les apparences d'une bonne santé.

[1] Il paraît que M. *Bertin* n'a pas observé lui-même les symptômes primitifs, ce qui réduit beaucoup l'importance du fait, surtout si, comme il y a lieu de le supposer, il n'en a eu connaissance que par les renseignements fournis par la mère.

« — *Réflexions.* — Je n'ai rien négligé pour me procurer, sur le mode d'infection de cette enfant, les renseignements les plus positifs. J'ai souvent interrogé la mère; j'ai fait venir le père;... j'ai questionné les parents et les voisins (à la campagne);... tous m'ont répété ce que m'avait déjà dit la mère, savoir : Que cette enfant était confiée à une tante attaquée de syphilis, qu'elle l'embrassait souvent, qu'elle lui présentait quelquefois le sein pour apaiser ses cris; enfin, qu'elle lavait les parties génitales de cette enfant avec de l'eau qu'elle avait mise auparavant dans sa bouche pour la tiédir. La mort récente de cette tante ne m'a pas permis de confirmer, par son propre aveu, tous ces renseignements, et de m'assurer de son état... » (Ouvrage cité, p. 77 et suiv.)

La syphilis primitive qui se contracte dans les rapports du nourrisson avec la nourrice, *et vice versa*, se manifeste en général par des ulcères caractéristiques (arrondis ou sinueux, excavés, grisâtres) qui viennent aux environs du mamelon chez la femme et aux lèvres (de préférence aux commissures) chez l'enfant. Dans le premier cas, on voit parfois les ganglions et les vaisseaux lymphatiques du sein s'engorger, et même de véritables bubons axillaires se former. Ces ulcérations sont précédées de la forme élémentaire papuleuse, tuberculeuse ou aphtheuse. Quelquefois aussi l'excoriation seule en marque le début.

Lorsque la nourrice et le nourrisson sont malades à la fois, le traitement intérieur appliqué à la première suffira pour le second; les moyens locaux devront être employés chez tous les deux. Lorsque le nourrisson a déjà un certain âge, dix mois par exemple, et surtout lorsqu'il a acquis un âge plus élevé, et qu'il est sevré, il devient indispensable de le traiter directement, soit par notre sirop, à petites doses, soit par l'iodure de potassium, à la dose, par exemple, de 25 centigrammes dans un verre d'eau sucrée fractionné dans le cours de la journée.

Une pommade analogue à celle dont nous avons indiqué

ci-dessus la formule devra être appliquée aux tubercules plats que l'enfant présente souvent aux environs de l'anus et aux parties génitales, ainsi qu'aux ulcères du sein, à moins que ceux-ci ne soient accompagnés d'inflammation et de tuméfaction, cas où il faudrait s'en tenir, pendant les premiers jours au moins, aux lotions et aux applications émollientes. On baignera et on lavera l'enfant avec soin, on saupoudrera de lycopode les parties excoriées ; on pourra laver les ulcérations, même celles des lèvres, avec la solution de laudanum et de sublimé dont nous avons parlé plus haut. Le traitement général, par le protoïodure de mercure, et bien mieux encore, par notre *sirop de deutoïodure ioduré*, conviendra très-bien pour la nourrice, et il est inutile d'y joindre ces tisanes sudorifiques, lourdes et échauffantes, qui ont si peu d'efficacité dans nos climats. Une boisson douce, telle que la décoction légère de chiendent, l'infusion de violette ou de bourrache, est bien préférable.

En résumant ce chapitre, nous dirons que les symptômes *primitifs* de la maladie vénérienne sont fort rares chez le nouveau-né ; que le plus souvent les indices de la syphilis ne se développent qu'assez tardivement après la naissance, quoique l'on cite çà et là quelques exemples d'enfants nés avec des *chancres* ou avec des écoulements [1] ; que l'*ophthalmie purulente*, qui semble faire exception à cette règle, n'est point, à beaucoup près, un symptôme caractéristique ; que l'infection du nouveau-né *au passage*, quoique admise par des auteurs dignes de foi, n'est point encore basée sur des faits bien démontrés ; que celle qui s'opère dans les rela-

[1] *Doublet* a vu un enfant naître avec un chancre à la fourchette. M. *Gilbert* a vu une fille affectée de chancre au vagin et de bubons ulcérés accoucher d'un enfant qui avait au vagin un petit ulcère de la largeur d'une lentille. Plusieurs observateurs ont vu des enfants apporter en naissant des excroissances et des végétations aux parties génitales. Dans tous ces cas, d'ailleurs, il est probable que les symptômes dits *primitifs*, à cause de leur forme et de leur siége, étaient pourtant les indices d'une syphilis constitutionnelle contractée pendant la gestation.

tions qui s'établissent entre la nourrice et le nourrisson se manifeste ordinairement par des ulcérations qui se forment aux environs du mamelon chez la première, et aux commissures des lèvres ou sur un autre point de la bouche chez le second.

Nous aurons à revenir plus tard sur les divers points litigieux du sujet. Ainsi le fait signalé déjà par *Bertin*, il y a environ quarante ans, de nourrices restées saines, bien que nourrissant des enfants infectés (et *vice versa*), est regardé comme la règle absolue par quelques chirurgiens de nos jours, surtout lorsqu'il s'agit de symptômes *consécutifs*.... Je suis loin, je le déclare, de partager cette opinion beaucoup trop absolue, bien que j'aie eu sous les yeux plusieurs des exemples qui lui servent de preuves : c'est-à-dire des nourrices saines nourrissant des enfants atteints de *syphilides* sans contracter la maladie, et réciproquement des nourrissons restés sains, bien que la mère qui les allaitait fût elle-même en proie à des accidents consécutifs. On a cherché à ces faits une explication dans la conservation de l'intégrité de la peau du mamelon chez la nourrice, dans l'absence d'ulcérations buccales chez l'enfant, dans la *syphilisation* diathésique antérieure de la mère la mettant à l'abri d'une contagion nouvelle (contagion qui pourrait au contraire s'opérer sur une nourrice étrangère), enfin dans diverses hypothèses plus ou moins ingénieuses, mais dont aucune, selon moi, ne s'élève au delà d'un degré plus ou moins haut de *probabilité*.... En sorte que la prudence commande toujours, en dernière analyse, l'application du célèbre axiome : « *In dubio, abstine.* »

Historique.

La syphilis des *nouveau-nés* n'a pas été étudiée aussi bien ni aussitôt que la même maladie chez l'adulte.

Il résulte des recherches auxquelles s'est livré M. Bertin à ce sujet que ce n'est réellement qu'à la fin du siècle dernier, époque de l'établissement de l'hôpital de Vaugirard, que la description de cette affection a été faite avec exactitude.

Toutefois, dès les premiers temps de l'invasion de la syphilis, quelques auteurs avaient signalé l'existence de la maladie dans l'âge le plus tendre.

JACQUES CATANÉE avait vu des nourrices infectées par leurs nourrissons : « *Vidimus plures infantulos lactentes, tali morbo infectos, plures nutrices infecisse.* » Telles sont les propres paroles de cet auteur, qui pensait (à tort, selon nous) que le lait d'une nourrice pouvait communiquer le mal, lors même que celle-ci n'en présentait aucun symptôme apparent. Nous parlerons de ce mode d'infection, admis par beaucoup d'autres écrivains, lorsque nous étudierons la syphilis *consécutive* ou constitutionnelle chez le nouveau-né.

GABRIEL FALLOPE, pour exprimer l'état cachectique que présentent parfois les enfants de femmes infectées, disait qu'ils naissaient à demi cuits, *semicocti*.

BOTAL appliquait aux enfants des frictions mercurielles déjà conseillées à cet âge, ainsi que chez les femmes enceintes, par *Nicolas Massa*. Mais Botal avait été guidé par l'exemple d'une femme qui, d'elle-même et sans l'avis d'aucun médecin, avait guéri son enfant infecté par cette méthode. Il conseillait d'ailleurs fort judicieusement de suspendre le traitement dès que la bouche commençait le moins du monde à s'affecter.

RIVIÈRE (dix-septième siècle) rapporte l'observation d'un enfant malade traité, dès l'âge de quinze jours, par le précipité blanc, donné à la dose de 2 grains tous les deux jours.

BOERRHAAVE admettait comme nous l'infection de l'enfant par la génération et l'allaitement ; *Van Swieten* y ajoutait l'infection au passage, lorsque l'enfant était retenu quelque temps au milieu de parties infectées de chancres ou d'écoulement, pendant le travail de l'accouchement.

LEVRET pense que le traitement de la femme enceinte ou

de la nourrice est toujours suffisant pour guérir l'enfant, et que le traitement direct de celui-ci est dangereux. A défaut de nourrice, il conseille l'allaitement par une chèvre à laquelle on fait subir des frictions mercurielles. *Fabre* partage ses opinions. On sait aujourd'hui combien ce traitement est infidèle et combien il est difficile d'ailleurs que les chèvres le supportent.

Consultés en 1775 par les administrateurs de l'hôpital d'Aix, les docteurs régents de l'ancienne Faculté de Paris donnaient la préférence aux *fumigations mercurielles* pour le traitement de la maladie vénérienne chez les nouveau-nés : pratique, selon nous, inadmissible.

Cette méthode pernicieuse avait pourtant été déjà rejetée par Augier Ferrier, qui, en praticien judicieux, avait déclaré que les enfants ne pouvaient la supporter : « *Pueri suffitum sine noxa non ferunt.* » Du reste, les docteurs régents établissent dans leur réponse que ce n'est ordinairement qu'au bout de dix jours à un mois que les signes de l'infection se manifestent chez le nouveau-né, et parlent, entre autres symptômes, de l'*ophthalmie.*

Rosen décrit avec plus de détail et d'exactitude que ses prédécesseurs les signes qui caractérisent la syphilis des nouveau-nés.

Bell pense avec sagesse que l'on ne peut pas toujours compter sur le traitement indirect, et que l'enfant peut prendre sans danger du mercure à l'intérieur.

On doit à Doublet (1781) la description la plus exacte des symptômes de la syphilis des nouveau-nés, et la méthode de traitement la plus sage et la mieux sanctionnée par l'expérience.

Il faut joindre à cette liste l'ouvrage de M. Bertin lui-même, dont presque tous les écrivains postérieurs ont adopté les principes.

Quant aux opinions des auteurs modernes, nous les discuterons plus loin. Disons par avance, sous le rapport du traitement, qu'outre l'application des pommades au précipité blanc aux syphilides des nouveau-nés, nous avons fréquemment administré aux très-jeunes enfants notre *sirop de deuto-ïodure ioduré,* ne comptant guère sur l'efficacité, pour l'enfant, des remèdes administrés à la nourrice seule.

LIVRE DEUXIÈME.

DE LA SYPHILIS CONSÉCUTIVE

OU CONSTITUTIONNELLE.

En traitant de l'origine de la maladie vénérienne, nous avons déjà eu occasion de faire remarquer que l'on s'était grossièrement trompé de nos jours en avançant que les auteurs qui ont parlé de la syphilis, dans les premiers temps de son existence, n'avaient fait mention que de *pustules* et autres affections cutanées plus ou moins générales, comme caractérisant la vérole. La plupart, au contraire, n'avaient pas manqué de signaler les symptômes génitaux, et notamment les *chancres,* comme constituant le début de la maladie; en sorte qu'il est faux de dire (comme n'ont pas craint de le proclamer quelques novateurs de notre époque) qu'on se soit plu à composer, au siècle d'*Astruc,* un tableau de fantaisie, en rassemblant des symptômes divers pour en faire une maladie unique.... Les écrivains anciens, ainsi que les auteurs modernes, avaient reconnu, dès le début de l'invasion de la syphilis, la liaison qui existe entre les symptômes *primitifs* et les phénomènes *consécutifs,* et avaient eu soin, dans leurs descriptions, d'indiquer l'ordre dans lequel ces symptômes se succèdent les uns aux autres.

Dès l'an 1497, NICOLAS LEONICENO (*Lib. de morbo gallico*), et dans les premières années du siècle suivant, plusieurs autres auteurs, notamment JACQUES DE CATANÉE (*Tract. de morbo gallico*), avaient indiqué cette marche et cette succession, comme on en pourra juger par le passage suivant du livre II du Traité des maladies contagieuses de *Jérôme Fracastor*, qui résume les traits principaux de la syphilis à peu près dans l'ordre que ses prédécesseurs avaient suivi dans leurs relations presque contemporaines de l'apparition du fléau :

« ..... Lorsque le mal commença à se faire sentir parmi nous, voici quels accidents se manifestaient ordinairement. Il venait à la plupart des malades DES CHANCRES AUX PARTIES HONTEUSES.... Il s'élevait ENSUITE sur la peau des pustules avec croûte... qui, d'abord petites, augmentaient jusqu'à acquérir la grosseur et la forme d'une coque de gland... ; tantôt sèches et petites, tantôt grosses et humides, pâles chez les uns, dures et rougeâtres chez les autres ; lorsqu'elles s'ouvraient, elles se convertissaient en ulcères rongeants.... — Ceux dont les parties supérieures étaient attaquées avaient des fluxions malignes qui rongeaient tantôt le palais, tantôt la trachée-artère, tantôt le gosier, tantôt les amygdales. Quelques-uns perdaient les lèvres, d'autres le nez..., d'autres les parties honteuses. Il venait à un grand nombre, dans les membres, des tumeurs goinmeuses..., des douleurs nocturnes insupportables... ; les malades étaient maigres et défaits, etc. »

J'ai rapporté ailleurs (Mém. académ. sur les *syphilides*) les curieuses observations de *Gaspard Torella*, célèbre écrivain tout à fait contemporain de l'apparition de la vérole à Rome, au quinzième siècle, observations recueillies par l'auteur lui-même, et qui montrent bien la filiation des accidents génitaux primitifs et des éruptions secondaires. C'est donc bien à tort, je le répète, que quelques auteurs ont supposé que la syphilis avait pu se présenter d'abord sous la forme d'*éruption*. Cette forme, toujours consécutive, a dû appeler plus que toute autre l'attention des premiers observateurs; elle a pu même être regardée par quelques-uns comme primitive, lorsque la filiation des accidents avait été méconnue; mais toujours les praticiens attentifs et éclairés ont signalé les symptômes génitaux que nous appelons *primitifs* comme précédant le développement des éruptions cutanées générales et leur servant de point de départ.

JEAN DE VIGO (*Chir. pract.*, lib. V, c. 1) mentionne expressément les *exostoses* et les *caries*, en 1514 : « Avec les pustules, ou du moins *après qu'elles avaient paru*, le malade ressentait des douleurs, tantôt au front, tantôt aux épaules, aux jambes..., et LONGTEMPS APRÈS survenaient des *squirrhes osseux*..., puis l'os se corrompait, etc. »

En 1532, NICOLAS MASSA (lib. I, *De morbo gallico*, c. 7) décrit ainsi, de la manière la plus exacte, la succession des premiers symptômes de la syphilis : « Il paraît très-souvent à la verge des *ulcères* malins, calleux, opiniâtres, et il vient des pustules autour des parties honteuses.... Cela est suivi de *tumeurs aux aines*, etc. »

Ce n'est pas que j'ajoute une foi entière aux *périodes* fixées par ASTRUC[1], ni que je regarde comme bien démontré l'ordre dans lequel il croit, d'après le témoignage de divers auteurs, que se sont successivement produits les différents symptômes vénériens; car il est fort possible que ce qui avait échappé à quelques-uns ait plus particulièrement fixé l'attention des autres, sans qu'il soit pour cela absolument prouvé que le symptôme nouveau indiqué par ces derniers n'ait pas pu exister avant d'être signalé dans les livres. Mais toujours est-il qu'en somme l'ordre de succession et la liaison des symptômes *primitifs* ou génitaux, et des symptômes *consécutifs* ou de la vérole confirmée ont été reconnus et signalés

[1] *Traité des maladies vénériennes*, 3e édit., in-12, liv. I, c. XIII.

par les observateurs dès l'origine de la maladie vénérienne. Peu importe après cela que certains phénomènes aient été omis par quelques écrivains ou rangés à tort dans le cortége de la syphilis par quelques autres, pourvu que les plus communs et les plus constants, tels que les *chancres* génitaux, pour les symptômes primitifs, et les affections cutanées (improprement dites *pustules*), pour les symptômes consécutifs, se retrouvent dans les descriptions de tous les auteurs et dans l'ordre de succession qui leur est propre.

Nous ne nous arrêterons donc pas plus longtemps sur l'*historique* de la syphilis constitutionnelle ou *consécutive*, et nous passerons de suite à la description particulière de chacun des phénomènes qui la caractérisent, en commençant par ceux que nous avons déjà signalés comme pouvant se présenter sous la forme de syphilis *primitive*, savoir : les *ulcères* ou chancres consécutifs, les *bubons* ou engorgements glandulaires consécutifs, les *tubercules plats* consécutifs, les *écoulements* consécutifs, enfin les *excroissances* et les *végétations* de même nature.

Après quoi nous aurons à étudier les symptômes qui ne se montrent jamais que sous la forme consécutive, savoir : les affections cutanées ou *syphilides* et les lésions du système muqueux, les maladies des os (douleurs *ostéocopes*, *périostoses*, *exostoses*, *caries*), et quelques autres symptômes plus rares et moins caractéristiques, tels que la chute des poils, les névroses, la paralysie, etc. ; enfin les lésions viscérales et la cachexie syphilitique.

Le sexe et l'âge impriment des modifications moins importantes à la syphilis *consécutive* qu'à la syphilis primitive. Aussi pourrons-nous dans ce chapitre réunir en une description commune l'histoire de la maladie dans les deux sexes. Nous ajouterons seulement quelques remarques particulières sur les affections de l'utérus et sur la syphilis *consécutive* de l'enfant.

Nous n'avons pas cru devoir adopter la division renouvelée par M. Ricord (d'après *Fernel* et autres), de la syphilis *consécutive* en plusieurs périodes, dites *secondaire*, *de transition* et *tertiaire*, correspondant à des lésions de plus en plus profondes des tissus de l'économie... d'abord parce que ces divisions, toujours un peu arbitraires, ne sont pas fondées, comme on l'a dit, sur une succession régulière et invariable, chez tous les sujets, des diverses formes d'accidents syphilitiques... ensuite, parce que l'ancienne et importante distinction de la syphilis en *primitive* et *consécutive* nous a paru suffisante.

CHAPITRE PREMIER.

DE LA SYPHILIS CONSÉCUTIVE CHEZ L'HOMME.

§ Ier. *Des ulcères consécutifs.*

Ces ulcères se forment sur le tégument externe ou sur le tégument interne, à l'entrée des cavités tapissées par les membranes muqueuses.

Parmi les premiers, les uns succèdent aux éruptions que nous aurons à décrire plus loin sous le nom de *syphilides*, particulièrement à celles qui ont la forme *tuberculeuse*, *bulleuse* ou *pustuleuse*. D'autres se produisent à la suite des *gommes* développées dans le tissu cellulaire sous-cutané; quelques-unes ont une forme première furonculaire (*carbunculi* de certains auteurs); certaines succèdent à des abcès, et notamment à des *bubons* abcédés; les autres, enfin, se forment à la peau de prime abord et sans altération antécédente du tissu cutané; ce sont les plus rares. L'observation suivante, recueillie dans les salles de l'hôpital Saint-Louis, en offrira un exemple remarquable, d'autant plus que, s'il faut s'en rapporter au témoignage du malade, qui m'a semblé tout à fait digne de foi, la syphilis avait chez ce sujet une origine dont la possibilité a été contestée par plusieurs auteurs, et notamment par le célèbre *John Hunter*.

Un vigneron âgé de quarante-trois ans, reçu à l'hôpital le 8 juin 1835, affirmait n'avoir jamais eu, non plus que sa femme, aucune maladie vénérienne, lorsque le 22 janvier 1832, au bout de dix-neuf ans de ménage, un enfant de la capitale, reçu comme nourrisson, vint apporter chez eux le poison de la grande ville.

Cet enfant (du sexe féminin) paraissait bien portant, sauf un écoulement sanguinolent qui existait aux parties génitales. Au bout de trois semaines environ, survint une éruption aux fesses, puis aux lèvres, au nez et dans d'autres parties du corps. Cette éruption fut suivie d'ulcérations, les ulcérations des lèvres gagnèrent l'intérieur de la bouche, et l'enfant succomba dans l'espace d'environ deux mois.

Quelques jours après l'apparition des ulcérations de la bouche du nourrisson, le sein de la nourrice s'ulcéra aussi, et bientôt le lait se supprima.

Un médecin appelé prit des renseignements sur les parents de l'enfant apporté de la ville, et ces renseignements vinrent confirmer la nature et l'origine supposées du mal.

Une pommade appliquée sur le sein guérit les ulcères; mais il se manifesta presque aussitôt une éruption qui devint générale, et s'accompagna de végétations aux parties génitales et à l'anus. Un traitement, probablement mercuriel, mais suivi avec peu de régularité, fut alors mis en usage : la malade se décida plus tard à entrer à l'hôpital des Vénériens de Paris, où elle obtint une guérison qui ne s'est point démentie depuis deux ans.

Le mari fut infecté à son tour, par suite des communications qu'il eut avec sa femme : des chancres à la verge et un bubon furent les premiers symptômes observés; plus tard, des tubercules et des ulcérations se formèrent sur diverses parties du corps, et le malade, après avoir subi plusieurs traitements mercuriels irréguliers, vint se faire recevoir, en juillet 1834, à la maison de santé de Charenton. Il y fit un nouveau traitement par la liqueur de Van Swieten, le sirop de Cuisinier, puis les frictions mercurielles. Il sortit au bout de neuf à dix mois sans être complétement guéri. Deux mois plus tard, le mal ayant fait de nouveaux progrès, le malade fut admis à l'hôpital Saint-Louis, portant sur divers points du tronc et des membres des ulcérations arrondies et grisâtres, à bords découpés et taillés à pic, entremêlées de cicatrices blanches et déprimées, traces des ulcères antérieurs.

L'affaiblissement de la santé générale et la susceptibilité des entrailles ne permirent pas de continuer l'usage du protoïodure de mercure, qui fut d'abord essayé.

Lorsque je vis le malade, les ulcérations du tronc et des bourses étaient cicatrisées; au scrotum, les cicatrices étaient irrégulières et formaient des bourrelets très-prononcés.

La jambe gauche était le siége de plusieurs ulcérations larges, profondes et rebelles, offrant tous les caractères syphilitiques. Trois de ces ulcères, notamment l'un à la partie externe et les deux autres à la partie interne de la jambe, avaient un fond excavé et grisâtre, des bords indurés, irréguliers et dentelés; leur étendue surpassait celle d'un ancien écu de six livres. J'essayai une médication externe qui se composa de pansements avec l'onguent mercuriel d'abord, puis avec le protoïodure uni au cérat laudanisé, et de bandelettes agglutinatives destinées à rapprocher les bords des ulcères. Une amélioration des plus marquées fut rapidement obtenue : ces ulcérations, qui n'avaient cessé jusque-là d'empirer et de s'étendre, marchèrent évidemment vers une cicatrisation régulière; quinze jours ne s'étaient pas écoulés que les bords, affaissés, recollés et régularisés, le fond vermeil et au niveau des bords, la surface ulcérée réduite de près de moitié, annonçaient une prochaine guérison.

Celle-ci fut en effet obtenue, mais elle ne se soutint malheureusement pas : à peine les ulcères furent-ils fermés, que la peau s'entr'ouvrit de nouveau dans plusieurs points; le travail d'ulcération n'était précédé d'aucune altération des téguments. Un point se perforait, puis l'ulcère s'agrandissait rapidement en conservant la forme ronde, et bientôt la jambe avait pris un aspect presque aussi hideux qu'auparavant. Lorsque je voulus essayer un traitement intérieur, il survint du dévoiement..., et peu après je cessai de voir le malade. J'avais tenté d'inoculer le pus des ulcères à la peau du bras avant d'employer les pansements mercuriels, et l'inoculation n'avait eu aucun effet; résultat conforme à celui obtenu, en pareil cas, par les autres expérimentateurs, mais dont nous n'avons pas pu suivre assez longtemps l'effet pour en bien constater le défaut de succès; car, en pareil cas, la période d'*incubation* peut se prolonger plusieurs semaines, et *peut-être* davantage. Toutefois, si l'inoculation de certains accidents *consécutifs* du sujet malade à un sujet sain est mise aujourd'hui hors de doute, celle du sujet malade à lui-même est toujours contestée, et paraît même à tout jamais impossible à ceux qui admettent la théorie moderne de la *syphilisation*.

Chez une jeune fille que j'observais à l'Hôtel-Dieu, en 1821 (j'étais alors interne dans les salles de M. Récamier), nous vîmes se former, au milieu de la période la plus grave d'une pleuro-pneumonie qui menaçait de devenir funeste, des ulcérations syphilitiques consécutives au siége. Ces ulcérations succédèrent à une inflammation avec excoriations d'abord superficielles des téguments, dont on ne reconnut la nature que lorsque les ulcères eurent pris une forme bien tranchée. Cette inflammation, d'ailleurs, amena une dérivation salutaire, qui opéra la guérison de la phlegmasie de la poitrine. La malade avait contracté, environ trois semaines auparavant, un écoulement inflammatoire dont elle n'avait pas parlé jusque-là. Lorsqu'elle s'en plaignit pour la première fois, nous trouvâmes la vulve tuméfiée et enflammée, un écoulement puriforme s'y opérait; des excoriations étendues et comme formées par l'application d'un vésicatoire existaient au pli de la cuisse et s'étendaient jusqu'aux environs de l'anus, avec rougeur vive de toute la peau du voisinage. Malgré l'emploi assidu des lotions et des applications adoucissantes, les excoriations se convertirent en ulcères larges et profonds; un autre ulcère semblable, profondément excavé, à fond grisâtre, à forme circulaire, à bords taillés à pic, se montra au bas de la région sacrée. Un pansement méthodique avec un mélange de cérat et d'onguent mercuriel améliora rapidement l'état de ces ulcères; mais la malade voulut sortir avant d'être guérie, espérant sans doute trouver à l'hôpital des Vénériens des soins plus complets. Lors de sa sortie, les pansements mercuriels étaient mis en usage depuis une quinzaine de jours; l'inflammation de la vulve avait disparu; il ne restait plus que quelques ulcérations superficielles aux environs de l'anus; l'ulcère sacré était devenu vermeil et marchait vers la guérison. La malade avait fait à l'Hôtel-Dieu un séjour de trente-quatre jours.

Les ulcères consécutifs peuvent ainsi se montrer indifféremment sur les différentes parties du corps, et à leur début on n'aperçoit quelquefois aucune autre altération de la peau que l'ulcération même; d'autres fois, un point rougit et s'indure légèrement, puis s'ouvre et se convertit en un ulcère, qui fait des progrès plus ou moins étendus, en conservant en général la forme ronde, le fond creux et grisâtre, les bords taillés à pic (comme si la perte de substance eût été faite avec un emporte-pièce), ou bien dentelés, irréguliers, découpés, mais toujours indurés...; traits auxquels il est impossible de méconnaître l'*ulcère syphilitique*. Ce genre d'ulcération détruit ordinairement la peau dans toute son épaisseur; en sorte qu'une cicatrice blanche et déprimée (généralement arrondie) lui succède, mais ne s'étend point au delà, ce qui forme un signe distinctif accessoire de l'ulcère vénérien et de l'ulcère *cancéreux*. Il y a pourtant à cette règle quelques rares exceptions, que nous aurons à signaler en parlant de la syphilis rongeante du visage.

On voit assez souvent les ulcères cutanés consécutifs se former entre les orteils; mais alors ils succèdent en général à des *tubercules plats*. Ils peuvent aussi se rencontrer à la base des ongles, soit des mains, soit des pieds, et sont alors étroits et sinueux; c'est ce qu'on désigne sous le nom d'*onglade* syphilitique.

Généralement le nom d'ulcère s'applique à une solution de continuité entretenue par une cause interne, locale ou générale, qui diffère de la plaie par la tendance qu'elle a à suivre une marche chronique et même à faire des progrès plus ou moins étendus, tant que la cause qui l'a produite ou qui l'entretient n'est pas détruite : « Il y a, dit avec raison le professeur Richeraud, entre la plaie et l'ulcère cette différence caractéristique et notable que la première, produite par une cause externe, tend essentiellement à la guérison, y arrive par la succession naturelle de ses périodes, lorsque rien n'en dérange la marche et n'en intervertit le cours : c'est une maladie aiguë tendant à une solution heureuse. L'ulcère est, au contraire, une affection chronique, produite ou entretenue par une cause interne; la solution de continuité n'est plus ici la maladie principale, elle n'est que le symptôme d'une affection interne, locale ou générale, disposition intérieure à laquelle l'ulcère est dû, ou qui empêche la cicatrisation. » Ainsi, qu'un ulcère syphilitique consécutif se montre à l'isthme du gosier, on le verra, dans la plupart des cas, persévérer, s'accroître, s'étendre, détruire le voile du palais, attaquer les os eux-mêmes, si la cause interne générale dont il est l'effet n'est pas combattue par des moyens appropriés. Que des varices, des callosités dues à la stase des liquides et à l'induration des tissus, entretiennent un ulcère à la jambe, tant que ces causes locales subsisteront, l'ulcère persévèrera, s'étendra, s'aggravera; mais ce n'est pas seulement sous le rapport de la cause qui les produit ou les entretient que les ulcères constituent des solutions de continuité d'une nature spéciale, ils ont encore un mode de formation, une physionomie, une marche, des effets, une terminaison, un traitement qui leur sont propres et qui en font des affections morbides bien distinctes des autres solutions de continuité, ainsi que des suites ordinaires de l'inflammation, entité morbide à laquelle on a voulu les rattacher dans ces derniers temps, et que l'on a même proposé de désigner sous le nom spécial d'*inflammation ulcéreuse*.

La nature du travail morbide qui préside au grand phénomène de l'*ulcération* est encore, dans la plupart des cas, un mystère; tout ce que l'on peut savoir, c'est qu'il y a quelque chose de particulier et de distinct dans ce travail, même lorsqu'on le voit précédé ou accompagné des phénomènes ordinaires de l'inflammation. Suivant M. Andral (*Précis d'anat. pathol.*), les lésions qui précèdent cette résorption moléculaire partielle des tissus qui constitue l'ulcération sont les suivantes : 1° État d'*hyperémie* [1] sans altération de nutrition ou de sécrétion, le plus souvent active, *sthénique*, mais quelquefois aussi asthénique, comme dans les ulcères *atoniques* des membres inférieurs chez les vieillards, chez les individus qui travaillent debout et exposés à l'humidité, etc.; 2° diverses *altérations de nutrition* : induration ou ramollissement des tissus persistant plus ou moins longtemps et suivis ensuite d'ulcération; 3° *sécrétions morbides* : pus, matière tuberculeuse, véritables corps étrangers dont la nature tend à provoquer l'expulsion moyennant un travail d'ulcération; 4° *gangrène* : la chute des escarres gangréneuses des tissus cutanés, muqueux, parenchymateux, laisse après elle des ulcérations plus ou moins susceptibles de cicatrisation. Mais quelle que soit la lésion qui ait précédé l'ulcéra-

[1] M. *Andral* donne ce nom à l'accumulation insolite du sang dans les réseaux capillaires. Il en distingue de quatre espèces, savoir : une *hyperémie* ou congestion sanguine *active*, une *passive* ou asthénique, une *mécanique* ou par obstacle à la circulation, enfin une *cadavérique*.

tion, on ne peut y voir la cause de l'ulcération elle-même, du moins dans la plupart des cas, car on ne peut, par artifice, déterminer à volonté des ulcérations en cherchant à provoquer ces diverses lésions, et l'on ne voit nullement, par exemple, le degré, l'intensité, la durée d'une congestion sanguine active, d'une irritation inflammatoire, se proportionner au degré, à l'intensité, à la durée de l'ulcération qui peut en être la suite.

Nous pensons devoir, avec le professeur Marjolin (*Nouv. Dict. de médecine,* art. Ulcère), rapporter tous les ulcères à deux grandes divisions, savoir : ceux qui sont entretenus par une cause locale, ceux qui sont l'effet d'un vice interne. Les premiers sont plus spécialement du ressort de la chirurgie : nous les indiquerons très-brièvement ; nous parlerons un peu plus longuement des seconds.

I. *Ulcères locaux.*

Ces ulcères ont leur siége à l'extérieur ou sur les membranes muqueuses voisines de la peau. C'est à tort sans doute que, dans la classification anglaise des maladies de la peau, on n'a pas rangé les *ulcérations* au nombre des formes élémentaires qui ont servi de base à la classification de ces maladies. En effet, quoique dans la plupart des cas la forme ulcéreuse soit secondaire et qu'elle puisse succéder aux formes *tuberculeuses, pustuleuses,* etc., il est de fait aussi qu'il y a une forme ulcéreuse primitive, et que l'on voit des ulcères se former sur des points qui ne présentent qu'une simple congestion sanguine, qu'un peu de rougeur, un peu d'induration, sans qu'on voie se développer ni pustule, ni tubercule, ni bulle qui précède l'ulcération. Cela est vrai de quelques ulcères locaux, de quelques *noli me tangere,* par exemple, de quelques *dartres rongeantes idiopathiques,* sans apparence de scrofules, etc.; mais l'est encore bien plus de plusieurs ulcères du second ordre, des ulcères vénériens, par exemple, soit consécutifs, soit surtout primitifs, que l'on voit souvent se former de prime abord sur un point légèrement rougi ou légèrement induré de la peau ou des portions de membranes muqueuses voisines des téguments. Quoi qu'il en soit, les espèces le plus généralement admises parmi les ulcères locaux sont décrites sous les noms suivants : ulcères *fistuleux, fongueux, calleux, variqueux, verruqueux, cancroïde, phagédénique,* etc. Quant aux ulcères *vermineux,* on ne peut les compter au nombre des espèces distinctes, puisque la présence des vers ne tient qu'à une circonstance accidentelle, la malpropreté, qui fait que des larves d'insectes peuvent être déposées à la surface de l'ulcération.

II. *Ulcères liés à un vice interne.*

Nous en admettons cinq espèces, savoir : les ulcères *vénériens*, *scrofuleux*, *cachectiques*, *scorbutiques*, *cancéreux*. Ces ulcères ne tiennent plus seulement, comme ceux de l'ordre précédent, à des circonstances locales que des moyens locaux peuvent combattre, mais encore à une disposition morbide générale, à un *virus,* à une altération humorale, enfin à une cause interne qui réclame un traitement approprié. Le mot *dartres* n'ayant plus de signification précise dans le langage de la pathologie cutanée, nous n'avons pas cru devoir mentionner ici, sous le nom d'*ulcères dartreux,* les excoriations superficielles qui succèdent au *lichen,* à l'*eczema* (*dart. squamm. sèche et d. sq. humide*), les ulcérations plus profondes qui peuvent succéder aux bulles du *rupia* ou aux pustules de l'*ecthyma,* non plus que les ulcérations du cuir chevelu qui s'observent dans la *teigne* ou la pseudo-teigne, ces diverses ulcérations ne pouvant être considérées isolément et détachées de la maladie cutanée à laquelle elles appartiennent.

Les ulcères vénériens secondaires ou *consécutifs* peuvent survenir dans tous les points de la surface du corps, mais se montrent de préférence aux membres inférieurs, aux environs des parties génitales, aux ailes du nez, aux commissures des lèvres, sur leur bord libre, à la langue, à l'isthme du gosier, au voile du palais, entre les orteils, etc. Comme les ulcères primitifs, on les voit quelquefois offrir la forme ulcéreuse élémentaire, sans autre altération préexistante des téguments, si ce n'est un peu de rougeur et de dureté; d'autres fois ils succèdent aux formes *papuleuse*, *tuberculeuse* ou *pustuleuse*, dont nous parlerons plus loin sous le nom de *syphilides*. Ces ulcères ont aussi des caractères qui les font toujours sûrement reconnaître par le praticien exercé, caractères qui se tirent, comme le dit justement M. le professeur Richerand (*Dictionnaire des sciences médicales*, art. Ulcère), de la considération de quatre circonstances principales, savoir : des signes commémoratifs, du siége, du mode de développement, de l'aspect particulier de l'ulcération bien développée, laquelle affecte souvent une forme arrondie ou ovalaire, présente des bords dentelés et taillés à pic, un fond grisâtre, une auréole cuivrée, d'un rouge comme éteint, etc. Lorsque ces ulcérations succèdent à des *tubercules* cutanés, on les voit tantôt se couvrir de croûtes épaisses, verdâtres, fort adhérentes, tantôt sillonner les téguments en les parcourant en lignes spirales ou simulant des lettres, des chiffres, etc. L'ulcère vénérien, s'il vient à guérir spontanément, se reproduit avec opiniâtreté tant qu'on ne lui oppose pas le traitement dirigé contre la cause qui l'entretient. La confiance que nos prédécesseurs et même nos contemporains déjà un peu avancés dans la carrière avaient dans le remède spécifique était telle, qu'ils n'hésitaient point dans les cas douteux à recommander, comme le moyen le plus sûr d'éclairer le diagnostic, l'emploi de l'onguent mercuriel dans les pansements. J'ai pu, plus d'une fois, constater la solidité de ce précepte et l'efficacité du remède, notamment chez une femme couchée dans l'une des salles de médecine d'un grand hôpital, que l'on avait un peu négligée, la regardant comme atteinte de cette affection épidémique si singulière, qui a régné à

Paris en 1829, et qui sévissait surtout sur les extrémités, dont elle déterminait la rougeur, le gonflement, etc. La malade en question portait depuis longtemps déjà des *tubercules plats* largement ulcérés aux faces correspondantes de chacun des orteils des deux pieds. Il me fut facile de reconnaître la nature syphilitique de ces ulcérations, dont le siége et l'aspect ne laissaient rien à désirer. A l'instant même je prescrivis des pansements avec un cérat mêlé à parties égales avec de l'onguent mercuriel, et ces ulcères, qui depuis des mois entiers étaient, sans le moindre succès, pansés avec du cérat simple, guérirent en moins de deux semaines par le topique mercuriel : dès les premiers jours on pouvait apercevoir, pour ainsi dire à vue d'œil, les plaques tuberculeuses se résoudre, les ulcérations prendre un aspect vermeil, etc.

Les *ulcères scrofuleux,* qui ont quelque analogie avec les ulcères vénériens, succèdent fréquemment à l'ouverture des tubercules sous-cutanés qui ont passé à la suppuration; d'autres fois, plus superficiels, ils sont bornés aux téguments, et, dans ce cas, ordinairement la forme *tuberculeuse* (ce mot étant pris dans le sens où il est usité dans le langage actuel de la pathologie cutanée) a précédé l'ulcération. Ainsi, dans beaucoup d'exemples du *lupus* ou *dartre rongeante scrofuleuse,* on voit la peau se tuméfier, rougir, et présenter des saillies oblongues, des *tubercules* aplatis, d'un rouge foncé, luisant, violacé, qui s'ulcèrent, se couvrent de croûtes verdâtres, envahissent successivement les parties molles voisines, et les détruisent tant en largeur qu'en profondeur. La forme *pustuleuse* ou *bulleuse* peut aussi se rencontrer comme élément de l'ulcération. D'autres fois encore, l'ulcère scrofuleux est la suite de l'ouverture d'abcès liés à une affection du périoste ou des os eux-mêmes. Les bords des ulcères scrofuleux sont généralement d'un rouge violacé, souvent ils sont décollés ; un pus séreux et de mauvaise nature est fourni par l'ulcération, qui ne cause ordinairement que peu ou point de douleur; de plus, on trouve réunis sur le sujet les principaux traits de la constitution scrofuleuse qu'il n'est point de notre objet de retracer ici.

Les *ulcères cachectiques*, quelquefois simulant les ulcères vénériens, sont des ulcères atoniques liés à une altération générale de la constitution, dans laquelle le teint se décolore, les parties s'œdématient facilement, le sang devient fluide et noirâtre, etc.; altération qui s'observe chez les sujets soumis à des influences débilitantes, telles que la misère, la malpropreté, un mauvais régime, un air humide et malsain, le séjour prolongé dans un hôpital, une maladie grave qui a détérioré la constitution, etc. Ces ulcères se voient parfois à la suite de certaines formes *pustuleuses* ou *bulleuses* de maladies cutanées. Bateman en a fait mention dans son *Abrégé*, en parlant de l'*ecthyma luridum* et *cachecticum* et du *rupia escharrotica*. Des pustules volumineuses, croûteuses, entourées d'une rougeur livide, des ampoules ou bulles remplies d'une sérosité purulente de mauvaise nature, précèdent alors ces ulcérations grisâtres, saignantes, fongueuses, quelquefois gangréneuses, que l'on observe surtout aux membres inférieurs chez des enfants mal soignés, chez des vieillards, etc., et dont on peut amener la guérison et prévenir le retour par des applications toniques et désinfectantes, les *chlorures de soude et de chaux* par exemple, et surtout par tous les moyens hygiéniques et médicamenteux propres à améliorer l'état cachectique du corps.

Le scorbut est parfois une complication de certains ulcères *syphilitiques*, cachectiques, atoniques, calleux, variqueux, etc. Les phénomènes divers (gonflement et saignement des gencives, pétéchies, ecchymoses, hémorrhagies, etc.) qui accompagnent la diathèse scorbutique, et qui tous annoncent une altération profonde de l'hématose, font distinguer la diathèse scorbutique de la cachexie syphilitique. Les ulcères, en ce cas, offrent une surface fongueuse, sanieuse, grisâtre et noirâtre, fournissant avec facilité des écoulements de sang noirâtre plus ou moins considérables. Ils peuvent facilement devenir gangréneux et demandent à être réprimés par des topiques actifs de la classe des toniques, des désinfectants et même des caustiques (quinquina, charbon en poudre, chlorures de soude et de chaux, acide muriatique, cautère actuel), en même temps qu'on cherche par les ressources de l'hygiène et de la thérapeutique à combattre l'état morbide général. La cachexie scorbutique peut se joindre à la cachexie syphilitique et constitue une fâcheuse complication, d'autant plus redoutable en pareil cas, qu'elle s'accompagne souvent d'une susceptibilité très-grande de la muqueuse gastro-intestinale qui peut très-facilement se ramollir et s'ulcérer sous l'influence des médicaments actifs et s'oppose complétement à l'emploi des mercuriaux, qui ne pourraient que favoriser et accroître la cachexie scorbutique. Il faut alors, par un régime bien ordonné, par quelques toniques méthodiquement et graduellement administrés (bouillon, lait de chèvre, lait avec addition de quelques gouttes de teinture de mars tartarisée, quinquina, s'il est bien supporté, laudanum en lavements pour procurer du sommeil et modérer l'irritabilité de l'intestin, etc.), par l'influence d'un air pur, l'insolation, etc., s'efforcer de remédier à la diathèse scorbutique avant d'en venir aux remèdes indiqués par la présence du mal vénérien.

Quant aux *ulcères cancéreux et cancroïdes,* ils sont généralement faciles à distinguer des ulcères syphilitiques; ces ulcères offrent un aspect différent, suivant qu'ils débutent par la peau ou qu'ils succèdent à une tumeur squirrheuse sous-cutanée, dont les progrès finissent par amener l'ulcération cancéreuse. Dans le premier cas, on les voit tantôt se présenter avec les phénomènes que nous avons indiqués plus haut à l'occasion du *noli me tangere,* tantôt ils succèdent à un bouton, à un tubercule, à une verrue que le malade excorie avec ses ongles, ou qui est accidentellement ou spontanément rompue; l'ulcération, d'abord superficielle, souvent recouverte d'une concrétion croûteuse, finit par s'étendre en largeur et en profondeur, sans respecter les os eux-mêmes, s'accompagnant des douleurs pungitives ou lancinantes propres à la maladie dont elle est le symptôme, et revêtant toutes les apparences du cancer ulcéré. On donne proprement ce dernier nom à l'ulcère formé par l'ouverture d'une tumeur squirrheuse; cet ulcère, d'un aspect hideux, a des bords durs et renversés, un fond grisâtre et sanieux; il est entouré souvent d'une rougeur érysipélateuse entretenue par l'ichor âcre qui en découle; des veines variqueuses en partent; les tissus sous-jacents et environnants sont indurés, les glandes lymphatiques voisines s'engorgent, des douleurs pungitives et lancinantes s'y font sentir, etc. Le fond et les bords de l'ulcère sont formés par un tissu dense, d'un blanc légèrement grisâtre ou bleuâtre, homogène, d'un aspect *lardacé,* que l'on a désigné sous le nom de tissu squirrheux. A la surface de l'ulcération même existe une sorte de détritus putrilagineux qui exhale une odeur *sui generis;* quelquefois on y voit pulluler des végétations fongueuses formées de tissu squirrheux ou de tissu *encéphaloïde,* seconde espèce d'altération anatomique propre au cancer, qui, comme son nom l'indique, présente un tissu blanchâtre, mou, parsemé de vaisseaux, assez analogue à la substance cérébrale.

L'ulcère *cancroïde,* comme l'ulcère cancéreux, est ordinairement unique, quelle que soit d'ailleurs son étendue, qui peut être considérable, tandis que l'ulcère vénérien tend toujours à se multiplier. Il se reconnaît en outre à son aspect blafard, fongueux, végétant, bien différent de la couleur et de la forme de l'ulcère syphilitique.

Enfin la *radesyge* donne lieu à des ulcères rongeants et croûteux qui ne sont pas sans analogie avec la syphilide serpigineuse ulcérée. (Voir la première partie de cet ouvrage.) Les ulcères vénériens consécutifs qui attaquent les orifices muqueux sont plus communs encore que les ulcères cutanés et ont un siége d'élection caractéristique.

A la bouche, ils occupent de préférence les commissures

des lèvres, la pointe ou les bords de la langue, la voûte palatine, l'isthme du gosier; à l'anus, ils forment de petites scissures enfoncées, qui, cachées dans les plis de l'orifice externe du gros intestin, remontent sur la muqueuse jusqu'à une hauteur de quelques lignes à un pouce et plus, et sont dites *rhagades*, du mot grec ῥαγάς, qui signifie fissure, déchirure.

Tantôt ces ulcères coexistent avec d'autres phénomènes vénériens, les *syphilides*, par exemple; tantôt ils sont les seuls indices de l'existence de la maladie.

Nous reviendrons sur les caractères distinctifs et sur les diverses formes qu'ils présentent, quand nous étudierons successivement la syphilis dans les diverses régions du corps; cette étude est surtout intéressante à la bouche, où il y a assez souvent des ulcérations d'une tout autre nature, et où les ulcères syphilitiques eux-mêmes se montrent, aux lèvres en particulier, sous deux nuances fort différentes, savoir : les ulcères profonds ou ulcères proprement dits, et les excoriations plus superficielles ou *aphthes vénériennes*.

Le col de l'utérus nous offrira de l'intérêt sous ce rapport.

Une nouvelle théorie tend à établir que, lorsque la communication de la syphilis a lieu par des lésions consécutives ou *secondaires*, le phénomène initial (qui a assez souvent son siége à la bouche chez l'enfant et chez l'adulte) est un *chancre induré* comparable, de tout point, au *chancre primitif induré*, que la nouvelle école s'opiniâtre à regarder comme le seul symptôme primitif réellement infectant, réellement syphilitique. Nous pensons, nous, avec M. Auzias-Turenne, que c'est là une analogie forcée. Le symptôme initial, qui suit la contagion secondaire, est ordinairement une *papule* ou un *tubercule plat* qui, le plus souvent en effet, s'ulcère ultérieurement, mais qui n'est pas pour cela un chancre analogue au chancre *primitif*.... pas plus que les ulcères *consécutifs* qui succèdent aux formes tuberculeuses ou pustuleuses, dus à une infection ancienne et que l'on pourrait dire *spontanées,* pour les distinguer de celles que provoque la contagion *secondaire.* Nous reviendrons plus loin sur ce sujet, en traitant de ce mode de contagion.

Bornons-nous, en attendant, à rapporter ici quelques observations propres à donner une juste idée des ulcères muqueux consécutifs siégeant dans diverses parties du corps. Ces ulcères sont assez souvent précédés de la *papule* ou *plaque muqueuse.*

Ulcères de l'isthme du gosier coexistant avec une syphilide squammeuse, guéris sous l'influence d'une maladie aiguë : — Un laboureur, âgé de vingt-six ans, entra à l'hôpital Saint-Louis, le 18 août 1835. Il avait été atteint, neuf mois auparavant, d'une chaude-pisse qui disparut au bout de cinq semaines, probablement au moyen du baume de copahu ; mais, en même temps, de petits ulcères se formèrent au gland et on employa alors, à l'intérieur, pendant quelques semaines, la liqueur de Van-Swieten; puis, les ulcérations persistant, on les cautérisa avec la pierre, et on eut recours à l'*essence* et à la tisane de salsepareille à l'intérieur.

La guérison fut enfin obtenue après trois à quatre mois de maladie; mais bientôt la gorge se prit, des ulcères s'y formèrent, et l'on mit le malade à l'usage du sirop de Cuisinier. Des boutons se montrèrent aussi autour du nez et au menton, et le genou droit se tuméfia et devint douloureux. Ces dernières affections se dissipèrent avec le temps, mais le mal de gorge persista.

Il y a deux mois, survinrent dans la paume des mains et à la face palmaire du poignet gauche, des plaques squammeuses qui existent encore aujourd'hui.

Lorsque le malade fut soumis à notre examen, nous trouvâmes les amygdales, la luette, les piliers postérieurs du voile du palais tuméfiés et engorgés; des ulcérations arrondies, à bords irréguliers, à fond grisâtre, occupaient les deux côtés de l'isthme du gosier.

La prononciation et la déglutition étaient gênées et douloureuses. Plusieurs plaques squammeuses lenticulaires, quelques-unes de l'étendue d'une pièce de 10 sous à 1 franc, occupaient la face du poignet gauche. Ces plaques sèches et dures, offrant quelques points presque *cornés,* avaient une coloration livide, rouge-obscur ou cuivrée, et étaient recouvertes de quelques petites écailles grisâtres. La plante des pieds offrait une éruption analogue.

L'état inflammatoire du gosier nous força de différer le traitement spécifique et nous nous bornâmes aux antiphlogistiques.

Néanmoins, une angine tonsillaire intense, accompagnée d'une fièvre vive, se développa et nécessita les sangsues et un éméto-cathartique. Un érysipèle à la face avec fièvre succéda à la résolution de l'angine efficacement provoquée par ce dernier remède, mais il se dissipa au bout de peu de jours.

Sous l'influence de cette maladie aiguë, la syphilide squammeuse-cornée se dissipa, l'induration et la tuméfaction des parties qui composent l'isthme du gosier cédèrent; les ulcérations elles-mêmes marchèrent vers la cicatrisation, et le malade sortit guéri, après six semaines environ de séjour à l'hôpital. Cette guérison se soutiendra-t-elle? Cela n'est pas probable. Je crois néanmoins qu'en pareil cas, il faut attendre, avant de recourir aux mercuriaux, que de nouveaux symptômes viennent en démontrer la nécessité; quand il n'y a rien d'apparent, ne rien faire, me paraît une règle des plus sages, surtout dans les maladies vénériennes, où il n'est pas du tout démontré qu'un de ces traitements qu'on appelle *de précaution,* puisse, en effet, jouir d'un effet préservatif bien assuré. D'ailleurs, ces sortes de guérisons *spontanées* ou mieux, par un effort critique de la nature, ne sont peut-être pas aussi rares qu'on se l'imagine. Nous avons eu occasion, dans la première partie de cet ouvrage, de signaler des cas analogues dans la pathologie cutanée spéciale.

Hors le cas de tuméfaction inflammatoire, les ulcères du

gosier cèdent, en général, assez promptement au traitement spécifique, surtout quand ils occupent, comme c'est le plus ordinaire, l'intervalle des piliers du voile du palais ou la surface des amygdales; les ulcères du palais, proprement dits, du voile et de la partie supérieure du pharynx, cèdent beaucoup moins facilement; ils offrent surtout une grande résistance, quand déjà la constitution générale est altérée et quand des essais de traitement ont déjà été faits infructueusement. Il y a même des cas où l'ulcère gagne de proche en proche l'entrée du larynx et devient mortel, soit d'une manière lente, en amenant une sorte de phthisie laryngée, soit d'une manière rapide et presque subite, en provoquant un œdème de la glotte. Dans un cas de ce genre qui s'est offert pendant mon séjour à l'hôpital de Lourcine, dans le service de M. Robert, la malade a été arrachée à une asphyxie imminente par l'opération de la *trachéotomie*.

Chez un très-grand nombre de malades, j'ai vu les ulcères du gosier le plus ordinairement joints à d'autres phénomènes vénériens, et notamment aux *syphilides*, guérir assez rapidement sous l'influence d'un traitement local et général qui se composait du mercure à l'intérieur, et d'un gargarisme avec le sublimé et le laudanum, formulé, par exemple, ainsi qu'il suit :

♃	Eau de laitue	300 grammes.
	Miel rosat.	50 —
	Sublimé.	0 40 centigrammes.
	Laudanum	gt. viij à xij.
	Mêlez.	

La cautérisation avec le nitrate d'argent modifie puissamment ces ulcérations et en arrête les progrès.

Bien entendu qu'un régime sévère et doux, le lait, les bouillies, les aliments mous et légers, doivent seuls être permis, au moins pendant les premiers temps du traitement.

Ulcérations de la face (destruction du nez) coïncidant avec des ulcérations de la gorge. — Un journalier, âgé de quarante ans, entra à l'hôpital Saint-Louis, le 25 août 1835, atteint d'une syphilis consécutive qui avait amené la destruction de toute la partie solide du nez. Ce malade avait eu un chancre au gland en 1821 (traitement par la liqueur de Van Swieten et les frictions mercurielles); en 1825, après plusieurs années de bonne santé, était survenue une affection consécutive de la bouche, qui, à ce qu'il paraît, prise d'abord pour le scorbut, avait été ensuite reconnue comme vénérienne et avait amené la chute des dents et la destruction du voile du palais. En 1833, une égratignure que le malade se fit au nez devint l'occasion du développement d'un ulcère qui détruisit cette partie; en même temps la voûte palatine se perfora, les os propres du nez se nécrosèrent..., cependant la guérison fut obtenue à l'aide d'une poudre vendue par un charlatan. Mais au bout de quelque temps un bouton tuberculeux survint à la joue, près de la commissure gauche des lèvres; ce bouton s'ulcéra, et l'ulcération envahit tout le voisinage.

Entré à l'hopital, trois mois environ écoulés depuis l'apparition de ce nouveau symptôme, voici quel était l'état du malade : il n'existait plus aucune saillie qui pût rappeler la présence du nez, la peau affaissée et cicatricée dans ce lieu ne présente plus, comme trace de narine, qu'un petit trou irrégulier d'une ligne et demie de diamètre, par lequel l'air peut encore pénétrer dans les fosses nasales. L'olfaction est complétement abolie, la voix est nasonnée, mais bien plus intelligible que chez les malades qui ont la voûte palatine largement perforée.

La lèvre supérieure tuméfiée, violacée et livide, est recouverte, ainsi qu'une portion de la joue gauche, de croûtes verdâtres et raboteuses, sous lesquelles existent des ulcères grisâtres, à bord indurés, baignés d'un pus ichoreux qui exhale une odeur fétide et caractéristique. Une coloration cuivrée de la peau et quelques saillies tuberculeuses environnent les croûtes.

Presque toutes les dents sont tombées; celles qui restent

sont noires et cariées. Vers le tiers postérieur de la voûte palatine existe une perforation qui pourrait recevoir un petit pois.

L'isthme du gosier est occupé par une large ulcération grisâtre, recouverte d'un pus tenace et jaune verdâtre, qui a détruit le voile du palais et s'étend à la partie supérieure et postérieure du pharynx.

Ce sujet faible, amaigri et cachectique, n'offrait guère de chances favorables à un traitement quelconque, et nous le perdîmes bientôt de vue, après avoir fait, avec le pus de l'ulcère de la lèvre, une inoculation au bras, laquelle ne produisit aucun effet, ainsi qu'on pouvait s'y attendre.

Nous avons eu sous les yeux, à l'Hôtel-Dieu, en 1821, une jeune fille non réglée, quoique âgée de dix-sept ans environ, qui nous présenta une ulcération grisâtre, profonde et étendue de l'isthme du gosier. Ce large ulcère avait détruit une grande partie du voile du palais et paraissait s'étendre aux environs du larynx; la voix était enrouée, il y avait de la toux et de l'expectoration, la déglutition était gênée et douloureuse. Cette fille rejetait non-seulement toute idée d'infection vénérienne, mais même toute possibilité de rapport sexuel. Plus tard, voyant que ses dénégations n'avaient point ébranlé notre conviction, elle nous raconta que la seule circonstance qui pouvait expliquer le développement de sa maladie était la suivante : elle avait gardé quelque temps un petit garçon qu'elle embrassait souvent sur la bouche, et elle avait appris, depuis, que cet enfant avait des chancres dans cette partie et que déjà il avait infecté une autre jeune fille avant elle.

La faiblesse et la mauvaise santé du sujet rendaient le traitement fort difficile. On employa d'abord les bains de *sublimé*, qui ne produisirent aucune amélioration, et l'on toucha fréquemment l'ulcère avec un mélange de miel rosat et de laudanum. Un ulcère croûteux se montra à la tempe. On eut alors recours aux frictions, mais elles furent mal supportées :

toutefois, après douze jours durant lesquels un peu moins de 30 grammes d'onguent mercuriel avaient été consommés, l'ulcère de la gorge était presque entièrement cicatrisé, et la déglutition était redevenue libre, l'enrouement avait presque disparu. Mais la salivation força de suspendre le traitement, et bientôt l'ulcère se rouvrit; plus tard, des tubercules rongeants et croûteux, laissant après eux des cicatrices, se montrèrent sur divers points du corps, et la malade sortit de l'hôpital sans être guérie, après un séjour de plus de trois mois.

Dans l'observation suivante, on verra naître les ulcères du gosier, en même temps qu'on aura un exemple des difficultés et des longueurs du traitement chez certains sujets lymphatiques. En outre, cette observation offrira le cas assez rare de bubon constitutionnel, survenant fort longtemps après l'époque de l'infection, ainsi qu'un exemple de végétations *consécutives*. Pour tous ces motifs réunis, nous n'avons pas cru devoir la passer sous silence.

Angine syphilitique ulcéreuse. Roséole; bubon constitutionnel; végétations consécutives. — Un jeune garçon, âgé de seize ans, pâle, bouffi, d'une constitution éminemment lymphatique, contracta, en avril 1824, un chancre et un bubon qui guérirent au bout d'un mois environ de traitement par des pilules dont le malade ignore la composition. Au commencement du mois de juillet suivant, il survint quelques taches sur la peau, et un mal de gorge opiniâtre qui existait depuis environ quinze ou vingt jours lorsque j'eus occasion de voir le malade.

L'isthme du gosier était assez fortement rougi, mais cette rougeur avait une teinte obscure qui différait sensiblement de la rougeur franchement inflammatoire; cependant quelques légères concrétions membraniformes se voyaient sur les amygdales, et la déglutition était douloureuse. On remarquait, en outre, au front, au cou et sur le haut de la poitrine, des taches arrondies, à peu près lenticulaires, d'un rouge obscur et cuivré, qui s'effaçaient et se reproduisaient tour à tour avec une légère desquammation furfuracée. Je voulus d'abord pour satisfaire aux doctrines dominantes de l'époque (c'était alors la grande vogue de la médecine *physiologique* et des traitements dits *rationnels* contre la syphilis), je voulus, dis-je, me borner aux antiphlogistiques. Je traitai donc cette angine par les sangsues et les dérivatifs. Un soulagement momentané, bientôt suivi d'une exaspération évidente du mal, fut tout le résultat que j'obtins de cette médication. Plusieurs ulcérations se formèrent sur le voile du palais et sur les amygdales, de petits engorgements glandulaires se montrèrent à la nuque et sur les côtés du cou. Je recourus alors à un traitement spécifique général et local qui détermina l'amélioration la plus prompte et la plus marquée (liqueur de Van-Swieten à l'intérieur, gargarisme avec addition de sublimé et de laudanum). Le 14 octobre, après deux mois environ de traitement, la guérison paraissait proche, le bord des arcades du palais offrait seul encore quelques restes d'ulcération, mais ces points étaient rosés et de bon aspect : depuis longtemps l'exanthème syphilitique avait disparu. Vers la fin du mois, la poitrine s'affecta, il survint de nouveau de la rougeur au gosier, on cessa le traitement mercuriel et l'on recourut aux boissons pectorales secondées de l'application d'un vésicatoire au bras.

Au commencement de l'année suivante, je fus rappelé près de ce jeune homme, qui m'assurait ne s'être point exposé à une nouvelle infection; cependant il était revenu du mal au gosier et un bubon volumineux s'était développé à l'aine gauche. (Repos, sangsues et cataplasmes sur le bubon, puis onctions mercurielles à la face interne de la cuisse, emplâtre de *Vigo cum mercurio* sur le bubon, pilules de Belloste à l'intérieur, gargarisme avec le sublimé et le laudanum.)

Le 15 mars, le bubon avait pris la voie de la résolution et était beaucoup diminué, le mal de gorge avait disparu. Mais le prépuce s'était enflammé et tuméfié, un écoulement puriforme sortait de son orifice naturellement étroit. On cessa les onctions mercurielles et l'on prescrivit les bains locaux et les injections adoucissantes entre le prépuce et le gland.

L'inflammation du prépuce ayant cédé, on put, le 25 avril, découvrir le gland, et l'on vit à la face interne du prépuce plusieurs végétations rouges, à surface granulée (*choux-fleurs*). L'excision et la cautérisation furent mises en usage avec succès. Le bubon persista.

Enfin, il fallut encore pendant plusieurs mois recourir alternativement aux mercuriaux et aux toniques anti-scrofuleux pour obtenir une entière guérison, en sorte que la santé ne fut complétement rétablie qu'après environ dix-huit mois à dater de mes premières visites.

Phthisie ulcéreuse, laryngée et trachéale. — Nous avons déjà dit que les ulcères de l'isthme du gosier pouvaient s'étendre à l'épiglotte, aux lèvres de la glotte, aux ventricules et à la face interne du larynx, d'où les accidents de la phthisie laryngée, de l'œdème de la glotte, l'aphonie, l'asphyxie, etc.

Bien plus, la profondeur de la trachée elle-même peut être envahie, et alors le mal profond peut persister après la guérison de l'ulcère du gosier, à moins qu'il ne puisse arriver aussi que des ulcères consécutifs se développent sur la muqueuse trachéale, sous la seule influence de la cachexie syphilitique, et sans que le mal ait gagné de proche en proche en partant de l'isthme du gosier pour arriver successivement aux voies respiratoires. L'observation suivante, empruntée au *Bulletin de la Société médicale des hôpitaux* (tome IV, n° 3, p. 223), est un exemple remarquable de cette sorte d'ulcère syphilitique consécutif de la trachée.

Ulcération syphilitique de la partie inférieure de la trachée; rétrécissement de la trachée par la cicatrice; suffocation; trachéotomie; mort; autopsie.

Par le docteur Vigla, médecin de la maison municipale de santé.

« Le 25 octobre 1858, le nommé F..., âgé de trente-six

ans, valet de pied de la maison de l'Empereur, entre à la Maison municipale de santé, service de M. le docteur Vigla.

» C'était la troisième fois depuis le mois de janvier que nous avions l'occasion de voir ce malade.

» La première fois, il était entré dans le service le 9 janvier, pour une sciatique assez rebelle. Sorti le 15 février, il rentrait le 17 mai pour la seconde fois, et présentait alors un ictère simple, mais d'une ténacité remarquable, et qui finit cependant par se modifier sous l'influence de douches froides.

» C'était un homme d'une taille élevée, d'un embonpoint ordinaire, aux cheveux noirs, au teint brun et présentant toutes les apparences de la force et d'une santé robuste, santé qui, depuis plusieurs années, ne s'était démentie que par l'existence de la sciatique et de l'ictère dont nous venons de parler.

» Lors de sa troisième entrée, il était facile de constater un changement notable dans l'aspect extérieur de notre ancien malade. Il était pâle et sensiblement amaigri; assis sur son lit, il respirait avec peine; l'inspiration surtout était difficile et bruyante, et présentait ce caractère de ronflement trachéo-laryngien que l'on trouve dans l'œdème de la glotte.

» Voici, du reste, ce que le malade me raconta sur le début de sa maladie :

» Il y a deux mois, il avait été pris d'un rhume assez intense, accompagné d'un peu d'étouffement. L'inspiration était souvent pénible et bruyante, surtout lorsque le malade montait un escalier. La toux était accompagnée d'une expectoration peu abondante; mais à plusieurs reprises les crachats avaient été striés de sang, sans qu'il y eût eu jamais de sang pur. En outre, le malade avait des transpirations nocturnes, quelquefois assez abondantes; l'amaigrissement était notable. L'appétit était resté bon, les digestions faciles; il n'y avait pas de diarrhée.

» Cet état persistait depuis six semaines sans modifications appréciables, lorsque la gêne de la respiration devint en quelques jours beaucoup plus considérable. L'inspiration, qui n'était bruyante que par instants, le devint d'une façon continue, et le malade fut dans l'impossibilité de faire quelques pas ou de causer un peu sans être pris d'accès de suffocation.

» A ces symptômes, qui m'ont été indiqués par le malade avec beaucoup de précision, je dois joindre les suivants, qu'il me fut donné d'observer le jour même de l'entrée.

» Le malade était assis sur son lit, il respirait, je l'ai dit, avec effort, et tous les muscles de la poitrine entraient en contraction pendant l'inspiration. Ce premier temps de la respiration était bruyant et offrait le caractère du ronflement trachéal plus encore que le sifflement. La voix était altérée, elle était nasonnée; mais cet état existait chez le malade depuis cinq ou six ans déjà, époque à laquelle il avait eu un mal de gorge suivi d'une perforation du voile du palais. Nous connaissions donc déjà et le timbre altéré de la voix et la cause de cette altération, seulement, il me sembla que la voix était, en outre, un peu rauque. Le malade ne trouvait aucune différence. Il n'existait de douleur nulle part, ni dans le larynx ni dans la poitrine. La toux était peu fréquente, avec un timbre un peu guttural; l'expectoration était peu abondante, les crachats étaient muco-purulents, petits, déchiquetés et nageant dans un liquide clair; en un mot, ils ressemblaient assez aux crachats de la phthisie.

» Du côté de la poitrine, la percussion donnait partout une sonorité normale; à l'auscultation, il était impossible de percevoir le murmure respiratoire, qui était couvert par les bruits laryngiens de l'inspiration. Pas d'altération du côté des gros vaisseaux.

» Le larynx n'était pas douloureux à la pression; on n'y percevait, au toucher, ni saillie, ni déformation, ni craquements. Le doigt, porté par la bouche, arrivait jusqu'à la face supérieure de l'épiglotte, qui était saine, mais il ne pouvait atteindre plus loin.

» Le cou ne présentait pas de déformation; on ne trouvait pas de tumeur comprimant le larynx.

» Le malade disait avoir eu des chancres il y a douze ans; il y a six ans, il avait été pris d'un mal de gorge qui, après avoir persisté pendant un mois, avait déterminé la perforation du voile du palais. Du reste, pas d'autres signes de syphilis, pas de taches, ou du moins le malade ne se souvenait pas d'en avoir eu; pas d'engorgement ganglionnaire. Cependant, l'absence de lésions du côté du poumon, la force même du sujet, éloignaient l'idée d'une laryngite tuberculeuse, tandis que l'existence de chancres antérieurs et la perforation du voile du palais semblaient indiquer une origine syphilitique.

» Le diagnostic fut porté : ulcérations syphilitiques du larynx avec un peu d'œdème de la glotte. Et bien qu'il n'y eût pas d'asphyxie, malgré la gêne de respiration, M. Vigla prévint M. Demarquay de la possibilité d'une trachéotomie. Puis le malade fut mis à l'iodure de potassium, 1 gramme par jour. Une amélioration assez sensible se manifesta bientôt. La dose de l'iodure de potassium fut portée à 2, 3, puis 4 grammes par jour. La respiration devint beaucoup plus facile, le malade put sortir, monter un étage sans être trop oppressé; cependant, une conversation un peu longue ramenait la dyspnée et l'inspiration bruyante.

» L'état général devenait aussi meilleur, et le malade se trouvait si bien qu'il reprenait sa gaieté et que, le 24 novembre, on l'entendit chanter, assuré qu'il était d'une guérison prochaine.

» Mais le 25 novembre, à quatre heures de l'après-midi, sans causes appréciables, le malade fut pris d'étouffements plus violents que ceux qu'il avait eus jusqu'à ce jour. Il présentait alors tous les signes d'un œdème de la glotte parfaitement confirmé. L'inspiration était des plus pénibles, l'expiration se faisait avec plus de facilité : le malade commençait à se cyanoser; le pouls était petit, fréquent, les extrémités froides.

» Des sinapismes furent immédiatement appliqués aux membres inférieurs, puis on administra 2 grammes d'ipéca et une potion éthérée après les vomissements. Il était alors évident que si cet état persistait après le vomitif, il ne restait plus qu'une ressource pour sauver le malade : faire la trachéotomie.

» En effet, les symptômes persistant avec leur même intensité et leur même caractère, on fit prévenir M. le docteur Demarquay, qui reconnut aussi l'urgence de la trachéotomie. N'ayant pas assisté à l'opération et ne pouvant en rendre compte d'une façon exacte, je transcris ici une note que je dois à l'obligeance de M. Demarquay lui-même, et dans laquelle ce chirurgien relate les différentes phases de l'opération, son résultat négatif, et, enfin, ses impressions personnelles en présence d'un résultat aussi inattendu.

« Le 25 novembre, à dix heures du soir, je fus appelé » dans le service de M. Vigla pour y voir un homme traité » depuis quelque temps pour une maladie des voies respira- » toires. Quand je le vis, il avait un violent accès de suffo- » cation; il était assis sur son lit, s'agitant sans cesse; sa » figure était pâle, ses extrémités froides et violacées, ses lè- » vres cyanosées; le pouls petit, mais très-fréquent, les bruits » du cœur tumultueux; l'inspiration fréquente, énergique et » surtout bruyante; le bruit respiratoire était masqué dans » les deux poumons par les bruits d'inspiration qui se pas- » saient dans les parties supérieures des voies respiratoires. » D'après les antécédents du malade, je ne doutai pas que » j'avais affaire à un œdème de la glotte, et je me suis mis » en mesure de pratiquer la trachéotomie.

» Avant de commencer l'opération, j'ai voulu m'assurer » de l'état de sensibilité du malade.

» J'explorai par le pincement les membres supérieurs et » inférieurs, et le malade indiquait nettement la sensation de » pincement. Néanmoins, il supporta très-bien le premier » temps de l'opération sans remuer et sans accuser de dou-

» leur. Pour prévenir une perte de sang considérable, j'allai » avec précaution, écartant les veines. Enfin j'arrivai sur la » trachée qui fut incisée dans l'étendue des quatre premiers » anneaux; une grosse canule double fut introduite, l'air » pénétra avec bruit dans les voies respiratoires; mais aus- » sitôt le malade tomba dans une syncope qui dura au moins » dix minutes, et pendant laquelle je fus obligé de faire faire » la respiration artificielle; et bien que le malade eût perdu » peu de sang, craignant qu'une certaine quantité de ce » liquide ne fût tombée dans la trachée, je fis des aspirations » avec la bouche appliquée sur la canule avec une sonde de » gomme élastique introduite dans la trachée, mais sans rien » amener. Mon malade finit enfin, après cette scène pénible, » par revenir à lui; il rendit par la canule quelques muco- » sités mêlées de sang. J'espérais alors qu'une respiration » plus large allait ramener le calme et faire cesser les phé- » nomènes d'asphyxie : il n'en fut rien; la respiration resta » bruyante, et tous les symptômes signalés avant l'opération » persistèrent. Je pensai alors que la canule était mal placée, » je l'ôtai et j'explorai avec mon doigt la trachée-artère; je » ne trouvai rien. Je remis la canule avec soin, le malade ne » se trouva pas mieux. Craignant que quelques caillots ne se » fussent arrêtés dans les bronches, j'introduisis profondé- » ment une sonde en gomme élastique avec laquelle j'excitai » les bronches : le malade ne rendit rien. Après une heure » et demie de tentatives infructueuses, je dus quitter mon » malade sans avoir en rien modifié son état. Comme j'étais » certain d'avoir agi suivant les règles de l'art, je fus con- » vaincu que l'obstacle, dans ce cas, devait être placé dans » la trachée, près des bronches, ou peut-être dans une tu- » meur située dans le médiastin et comprimant les voies res- » piratoires. »

» Telle est la note de M. Demarquay.

» La gêne de la respiration persista toute la nuit, et l'in- terne de garde dut rester près du malade. Il remarqua, chose assez rare, je crois, dans la trachéotomie, un emphysème du tissu cellulaire occupant le cou, la partie supérieure de la poitrine et inférieure de la face. Cet emphysème persistait encore le lendemain matin, 26 novembre.

» La canule placée le soir étant jugée trop petite, fut remplacée par une plus volumineuse, mais sans soulagement pour le malade. Toute la journée se passa dans le même état. Le soir, à sept heures, la respiration était devenue de plus en plus pénible. La plaie ayant saigné un peu, il était sans doute tombé une certaine quantité de sang dans la trachée, car chaque effort de respiration était accompagné de râles trachéaux humides, indiquant dans les bronches la présence d'un liquide que le malade ne pouvait rejeter. Puis, presqu'aussitôt le malade mourut.

» *Autopsie faite trente-six heures après la mort.* — Après avoir constaté que la trachéotomie a été faite avec précision, on enlève d'une seule pièce tout l'arbre aérien.

» Le larynx, fendu à sa partie antérieure, offre entre les deux cartilages aryténoïdes une cicatrice ancienne déjà ; les replis aryténo-épiglottiques, les cordes vocales présentent leur épaisseur ordinaire. En continuant à fendre la trachée-artère, on rencontre, au niveau du onzième anneau de la trachée, un point où ce conduit se rétrécit d'une façon notable. Ce rétrécissement porte surtout sur la moitié gauche de la trachée. Il occupe une étendue de 0,028^{mm}. Supérieurement, il commence brusquement, formant un repli saillant à l'intérieur, et qui correspond exactement à l'extrémité inférieure de la canule à trachéotomie. Inférieurement, au contraire, la trachée reprend insensiblement son calibre.

» Au-dessus et au-dessous du rétrécissement, la circonférence de la trachée est de 0,058^{mm}, tandis qu'au niveau du rétrécissement cette circonférence n'est plus que de 0,027^{mm}.

» Ce rétrécissement est formé par du tissu cicatriciel, dans l'épaisseur duquel se trouve la moitié gauche de six anneaux de la trachée. Ces cartilages sont contournés et brisés; leur moitié droite, au contraire, est saine. Au côté gauche de la trachée, au niveau même du rétrécissement, se trouvent deux ou trois ganglions lymphatiques hypertrophiés. Enfin, de la partie supérieure du rétrécissement, on aperçoit sous la muqueuse des faisceaux de fibres musculaires longitudinales très-développés, et qui se portent dans l'une et l'autre division bronchique. Chacune de ces divisions est manifestement dilatée, car leur calibre est presque égal à celui de la trachée.

» La muqueuse a sa couleur rosée normale; il n'existe pas d'ulcération. Enfin, on trouve dans les bronches quelques mucosités colorées par le sang.

» Le tissu cellulaire du médiastin est le siége d'un emphysème assez considérable.

» Les plèvres ne présentent aucune adhérence. — Point de tubercules dans les poumons. »

Nous ne faisons qu'indiquer ici les ulcérations consécutives du système muqueux, décrites sous le nom d'*ozène* et *rhagades*, nous y reviendrons en faisant la description topographique des symptômes vénériens, et aussi pour l'ulcère de la pituitaire, en parlant des maladies consécutives des organes des sens.

Nous ne terminerons cependant pas ce paragraphe sans mentionner une médication topique fort ingénieuse employée avec succès par un praticien du midi contre *les ulcères syphilitiques anciens de la bouche et du nez*, et dont nous avons nous-même obtenu d'assez bons résultats. Nous empruntons à la *Revue médicale* (1836, t. Ier, p. 402) un extrait du mémoire de M. J. Venot, publié par le *Journal de la Société de Bordeaux*.

« *Première observation.* — M. Adrien B..., ancien officier de marine, vint me consulter au mois de mars dernier pour des *aphthes* persistants et douloureux, qui le fatiguaient depuis un an, et dont il avait en vain cherché à se débarrasser par tous les moyens. Ces *aphthes*, pour répéter ici le nom que le malade donnait à son affection, étaient deux ulcérations profondes et opiniâtres qui, situées sur les tonsilles, en avaient déjà presque complétement dévoré la substance. M. B..., atteint pendant sa vie pénible et anxieuse de marin, de diverses maladies vénériennes, m'avoua les avoir traitées assez lestement. Cependant l'automne précédent il avait fait usage d'un prophylactique sévère et s'était soumis aux soins du docteur Clémot, à Rochefort, qui avait employé le sirop de Larrey et les frictions mercurielles, sans préjudice des gargarismes et des collyres réclamés par les symptômes consécutifs dont M. B... offrait encore les pénibles traces. Je me déterminai à tenter sur ce malade, qui me semblait dans les conditions voulues, le cinabre-tabac de Maurice. Dans ce but, je fis rouler dans du cinabre porphyrisé des feuilles de sauge imprégnées d'une eau fortement gommée; ces feuilles ainsi chargées de sulfure de mercure furent desséchées à l'air libre, puis je prescrivis à M. B..., qui, par habitude, fumait beaucoup, de remplacer son Maryland par la simple préparation que je viens d'indiquer; seulement je déterminai le nombre de pipes qu'il devait consommer dans la journée. Il en fuma d'abord deux, puis trois, mais il ne dépassa pas quatre dans les douze heures, cette quantité répondant à peu près à un demi-gros de cinabre. Une décoction d'orge miellée servait de gargarisme après chaque pipe. Aucune tisane ne fut prescrite au malade, qui du reste n'était pas trop favorablement disposé pour les remèdes. Au bout de huit jours le *mal de gorge* avait sensiblement diminué, l'aspect des chancres était satisfaisant. Le régime sévère dont M. B... avait contracté l'habitude ne fut pas négligé; des bains généraux, un exercice doux et modéré servirent d'auxiliaire à ce traitement, qui, en moins d'un mois, amena la cicatrisation parfaite de ces ulcérations.

» Un tel succès m'étonna et servit de motif à de nouveaux essais.

» *Deuxième observation.* — Je donnais depuis six mois des

soins à un Espagnol affecté de symptômes vénériens concomitants. Un bubon ouvert dans l'aine gauche suppurait depuis longtemps; des érosions fâcheuses à la voûte palatine et au sommet du staphylum étaient liées à cet état diathésique. Ce jeune homme, lassé de traitements entrepris déjà sous les ordres de plusieurs médecins, ne trouvait aucun amendement à sa position. Depuis qu'il avait recouru à mes avis, j'avais cru devoir remplacer chez lui les méthodes tentées sans succès, par le traitement de M. Chrestien; mais l'hydrochlorate d'or, employé selon toute la rigueur des préceptes iatraleptiques, ne produisit, pendant un usage de trois mois, aucun changement notable dans l'état du malade. Ce fut alors que la guérison si soudaine de M. B... m'inspira l'idée d'une seconde tentative. Je mis M... au tabac-cinabre, et en fort peu de jours j'eus le bonheur d'observer les heureux effets de ce moyen. Le voile du palais se détergea, la voûte palatine elle-même, excoriée sur divers points, se nettoya et prit une teinte plus normale. Seulement une ulcération plus profonde que les autres avait lésé la table osseuse; il y avait gonflement, boursouflement, exsudation dans ce point situé près du bord alvéolaire à gauche. Je touchai légèrement cette partie avec un pinceau chargé d'une solution concentrée de nitrate de mercure, et bientôt le mal cessa. Restait le bubon qui, sérieusement compliqué par un décollement cutané, a exigé des soins spéciaux. Le malade a fumé du cinabre longtemps encore après la guérison des ulcères de la bouche.

Troisième observation. — Mademoiselle J. C... me consulta, au mois d'août dernier, pour un ozène évidemment vénérien qui datait de quinze mois environ, et qui avait son siége dans la cavité nasale droite. La narine gauche paraissait du moins saine dans toute son étendue, jamais aucune douleur ne s'y était manifestée, et l'ichor brûlant qui par intervalles rougissait l'aile du nez et la lèvre à droite, n'avait pas encore coulé à gauche. Je n'énumèrerai pas tous les moyens, soit topiques, soit généraux, mis en usage sur cette personne, que le charlatanisme avait su exploiter lui-même par un de ses adeptes les plus adroits. Après un examen attentif du cas dont il s'agit, je me décidai pour le tabac-cinabre et je le proposai à la malade, non pour être fumé à la pipe, mais pour être aspiré en fumigations. — Mademoiselle J. C... se soumit à ce traitement ; soir et matin, elle répandait dans un creuset de fer rougi une dose de feuilles de sauge cinabrées, dont la fumée était dirigée vers la narine malade, préalablement rafraichie et nettoyée par une injection émolliente. Pendant quelques jours ces fumigations parurent amender le mal et causer une notable amélioration ; mais tout à coup, le dix-septième jour de l'emploi du moyen, l'affection s'exaspéra et prit un développement nouveau. Tout le nez s'enflamma extérieurement ; la narine gauche, jusque-là intacte, devint douloureuse et rouge à son orifice ; un liquide rare et inodore s'écoulait par l'une et l'autre de ces ouvertures. La malade eut de la céphalalgie, de la fièvre. Il fallut recourir à la saignée générale, supprimer les fumigations et lotionner le nez avec des décoctions adoucissantes. — Cette recrudescence inflammatoire céda promptement, le nez se dégagea et une abondante sécrétion de mucus épais fut mouchée. Des croûtes sèches et se détachant péniblement des parois nasales suivirent cette sorte de coryza de résolution, et c'est alors seulement qu'il me fut permis de comprendre toute l'étendue et la gravité du mal. Une perforation ronde et de cinq à six lignes de diamètre existait sur la portion cartilagineuse de la cloison, à un pouce environ du double orifice des narines.

» La malade souffrait peu ; je crus convenable de la soumettre de nouveau aux fumigations de cinabre, auquel j'associai dans une proportion quasi homœopathique l'acétate de morphine exactement mêlé. Cette reprise du moyen fut des plus heureuses. La malade en a continué l'usage jusqu'aux derniers jours de novembre, époque à laquelle il était facile d'apprécier la cicatrisation arrondie des bords de la perforation.

» J'ai revu tout récemment mademoiselle J. C... ; elle est en plein état de guérison.

« *Quatrième observation.* — Un ouvrier chapelier avait des chancres sur la langue (bord libre). Le voile du palais et le fond du pharynx offraient des taches grises, syphilitiques. Les amygdales étaient tendues et douloureuses, leur surface rouge et excoriée. Les organes génitaux présentaient des traces récentes de lésions aiguës, surtout à la couronne du gland et à la face muqueuse du prépuce. Cet homme avait été soumis à la cautérisation des chancres primitifs dont la métastase était évidente. Je prescris des moyens généraux, le deutochlorure en bols, des lotions, des gargarismes avec la liqueur de Van Swieten, le collyre de Lanfranc, etc.; le mal augmente d'intensité. Au bout de trois semaines je cesse le traitement spécifique. Le malade use du tabac-cinabre dans les conditions que j'ai indiquées. Le huitième jour, ptyalisme abondant, teinte cyanosique des gencives, fuliginosité des dents. (Gargarisme légèrement aluminé, pédiluves irritants.) Les symptômes de la buccite augmentent. (Sangsues aux mastoïdes, diète absolue, gargarisme chloruré.) — Le calme renait, la salivation se supprime, la bouche reprend son état antérieur ; les chancres persistent, mais sont amendés, surtout sur la langue. — Un mois après, les ulcérations persistant, le malade reprend avec modération la pipe de cinabre; il y a bientôt un mieux si sensible qu'il double et triple à mon insu la dose du remède. — Amélioration toujours croissante, et guérison à la fin du troisième mois à dater des premières fumigations. »

§ II. *Bubons et autres phénomènes décrits à l'occasion de la syphilis primitive, mais qui se montrent aussi sous la forme de syphilis consécutive.*

Nous aurions à passer en revue successivement, dans ce paragraphe, les bubons, les tubercules plats, les écoulements, les végétations et les excroissances. Ces dernières n'offrent rien à noter de particulier, soit qu'elles constituent un symptôme primitif; soit que, ce qui est plus commun, elles se montrent au nombre des accidents consécutifs, et la description que nous en avons donnée plus haut suffira dans les deux cas. Nous renverrons l'histoire des tubercules plats consécutifs à celle des *syphilides* dont elle fait naturellement partie; en sorte que nous n'aurons plus ici qu'à parler brièvement des bubons et des écoulements consécutifs. John Hunter niait la possibilité des bubons consécutifs, c'est-à-dire des bubons considérés comme symptôme de syphilis constitutionnelle :

« Le pus dans ces dernières maladies (le *chancre* et la *gonorrhée*) étant absorbé, dit-il, produit généralement un bubon, comme nous l'avons déjà observé; mais on ne voit jamais que l'absorption de la matière d'un ulcère, qui est l'effet de la vérole, c'est-à-dire un ulcère *consécutif*, occasionne un bubon. Par exemple, on n'observe point de bubons aux glandes du cou, lorsqu'il y a un ulcère vénérien dans le gosier; de même lorsqu'il y a des ulcères vénériens sur le bras, ou même des nodus qui suppurent sur le cubitus, il n'y a point de gonflement dans les glandes de l'aisselle, quoique cela puisse arriver, si l'on applique sur un ulcère ordinaire du bras, de la main ou des doigts, la matière vénérienne d'un chancre ou d'une gonorrhée. Aucun gonflement n'a lieu non plus dans les glandes de l'aine lors des nodus ou pustules qui viennent aux cuisses. » (*Ouvrage cité*, p. 308.)

M. Lagneau, au contraire, et plusieurs autres praticiens modernes, admettent que le bubon peut se montrer comme symptôme constitutionnel, soit seul, soit joint à d'autres accidents consécutifs. Le fait est que cela est rare (nous en avons rapporté un exemple ci-dessus), et que le bubon, soit qu'il existe seul, comme dans la vérole d'emblée, soit qu'il se joigne à d'autres symptômes, tels que chancres, écoulement, végétations, doit être presque toujours regardé comme un indice de syphilis récente et *primitive*.

Quant aux *écoulements*, si l'on ne donne ce nom qu'aux flux qui ne sont point liés à l'existence d'autres altérations de tissu, telles que indurations, ulcérations, rétrécissements, etc., il n'est pas encore bien démontré qu'ils puissent survenir comme accidents *consécutifs* (chez l'homme, car ils sont assez communs chez la femme), si ce n'est dans le cas où s'étant déjà manifestés antérieurement sous la forme de syphilis *primitive*, ils reparaissent après un intervalle de temps plus ou moins long, comme dans ce que nous avons appelé la *chaude-pisse à répétitions*.

L'observation suivante offrira quelque intérêt sous ce rapport.

Blennorrhagie reparaissant après un grand nombre d'années; sciatique vénérienne. — M. ***, âgé de quarante et un ans, homme de mœurs austères et d'une chasteté timide, avait, dans un moment d'égarement, contracté à l'âge de vingt ans une blennorrhagie syphilitique qui se dissipa au bout d'environ six semaines, traitée par les boissons délayantes et quelques pilules mercurielles. Depuis lors, M. *** avait éprouvé parfois un sentiment de cuisson à l'extrémité du canal, à la fin de l'excrétion urinaire, lorsqu'il s'était livré à quelque exercice fatigant ou à quelque écart de régime, mais il ne s'était jamais aperçu du moindre suintement uréthral; lorsque, au commencement de mai 1824, après une vingtaine d'années écoulées depuis la terminaison de la blennorrhagie, celle-ci reparut, presque avec la même intensité que la première fois. M. *** n'avait d'ailleurs vu aucune femme depuis un temps fort long.

Des douleurs uréthrales vives, un écoulement abondant et d'un jaune verdâtre, se manifestèrent, et le malade ne sut les attribuer qu'aux excès de table et aux fatigues auxquelles il s'était récemment livré. En même temps, des douleurs assez vives, partant des reins et de l'échancrure sciatique gauche, pour se répandre le long de la partie postérieure de la cuisse jusqu'à la partie externe de la jambe et du cou-depied, se firent sentir. Déjà antérieurement, le malade avait ressenti parfois quelques douleurs sourdes dans la cuisse de ce côté.

Ces douleurs devinrent très-vives, empêchant tout mouvement, causant l'insomnie, arrachant des cris, et laissant à peine quelques intervalles de calme entre chaque élancement douloureux qui traversait, comme un éclair, les points déjà indiqués du membre inférieur gauche. L'écoulement diminua d'abord notablement, puis se rétablit comme auparavant. A la fin de mai il était abondant, mais indolent. La sciatique, au contraire, persévérait avec la même intensité. Des sangsues, l'opium à l'intérieur, des embrocations calmantes procurèrent un grand soulagement. Dans le mois de juin, le mal persistant, quoique amendé au point que le malade pouvait faire un peu d'exercice, on fit sur le membre des onctions mercurielles et l'on donna à l'intérieur des pilules de Belloste; la salivation survint et fit interrompre le traitement; les pilules seules furent reprises après la cessation de cet accident, qui ne dura que quelques jours.

A la fin de juillet, la guérison était complète : la sciatique et l'écoulement avaient disparu.

§ III. *Symptômes consécutifs proprement dits, ou affections qui ne se montrent jamais sous la forme primitive.*

Syphilides. — La description que nous avons à tracer ici des syphilides doit différer un peu de celle que nous avons ébauchée à l'occasion des *maladies de la peau.* Là, nous avions surtout à envisager le phénomène, en tant qu'affection cutanée, et à insister sur les caractères qui le distinguent des autres maladies de la peau, en même temps qu'à décrire les diverses formes qu'il revêt et la place qui doit être assignée à chacune dans une classification méthodique. Ici, sans négliger ce point de vue, qui est de la plus haute importance pour le praticien, puisque c'est sur lui que repose la certitude du diagnostic, il faut que nous insistions davantage sur les relations qui existent entre les syphilides et les autres symptômes dont la réunion compose le tableau un peu complexe de la maladie vénérienne consécutive.

Préoccupés de la considération de la source commune à tous ces phénomènes et à toutes les nuances des *syphilides*, les auteurs qui ont composé des écrits spéciaux sur la vérole ont toujours eu une grande tendance à réunir en une description commune et sous un seul nom générique les diverses formes que présente la syphilis cutanée. Jadis, on les comprenait à peu près toutes sous le nom de *pustules*, nom conservé dans la moderne classification de M. Alibert[1]; tandis que MM. Cullerier et Rattier proposaient de les réunir sous celui de *papules*[2], terme générique qui, comme le précédent, a au moins l'inconvénient de donner une idée fausse de la lésion élémentaire de quelques-unes de ces formes. Ce n'est point ici le lieu de reproduire ce que nous avons dit ailleurs sur les avantages d'une classification qui repose sur la considération des formes élémentaires; nous nous bornerons (en renvoyant, pour les détails, à notre Mémoire académique sur les *syphilides*, 2e édition, Paris, 1847,) à dire qu'il n'est pas permis, dans l'état actuel de la science, de donner au mot *pustule* ou au mot *papule* une signification arbitraire, sans quoi l'on s'exposera infailliblement à retomber dans la confusion que les travaux de Willan, de Bateman et de Biett ont si heureusement dissipée. Nous serions exposés, par exemple, à voir se reproduire les prétendues dartres vénériennes, indiquées par la plupart des auteurs, sans aucun caractère précis qui puisse les faire distinguer des autres maladies de la peau connues aussi sous le nom de *dartres*.

Il faut bien savoir, au contraire, quoi qu'en aient dit quelques écrivains modernes qui semblent prendre plaisir à dé-

[1] *Monographie des Dermatoses*, 2e édit. Paris, 1835, tome II, p. 365.

[2] *Dictionnaire de médecine et de chirurgie pratique*, tome XV, art. *Syphilides*. Paris, 1836.

précier les lumières que leur a fournies leur propre expérience; il faut bien savoir, dis-je, que les *syphilides* ont des signes propres, auxquels tout praticien exercé ne peut se méprendre, et que, pour arriver à bien apprécier ces signes, la méthode la plus sûre et la plus facile est de classer en diverses espèces les formes principales de la syphilis cutanée de manière à les mettre en regard de chaque forme de maladie cutanée qui s'en rapproche et dont il faut apprendre à la distinguer.

Ainsi, pour prendre un exemple qui fasse sur-le-champ sentir tout ce que cette méthode a d'avantageux dans la pratique, je suppose qu'on ait sous les yeux la forme la plus commune de la syphilis cutanée, la syphilide *tuberculeuse*, et que ces tubercules, comme cela se voit très-souvent, soient répandus sur diverses parties du corps. La première question à se faire est celle-ci : Quelles sont les maladies de la peau classées dans l'ordre des *tubercules?* Il n'y en a que deux dont l'aspect se rapproche de celui des *syphilides*, savoir : la *radesyge* et le *lupus* scrofuleux. Mais le *lupus* est le plus ordinairement borné au visage, ou du moins à quelques points fort rares de l'enveloppe cutanée; il se compose quelquefois d'un tubercule unique, d'autres fois, de plusieurs tubercules rapprochés en un seul groupe; la joue, le nez en sont le siége habituel; ces tubercules sont diffus, aplatis, d'une couleur violacée; ils se montrent assez souvent chez des sujets qui n'ont jamais eu de rapport sexuel; quand ils existent chez l'adulte, ils ont presque toujours commencé avant l'âge de la puberté, etc., etc. Au contraire, la syphilis *tuberculeuse* envahit souvent toutes les régions du corps; elle donne lieu à des saillies dures et d'une coloration cuivrée, disséminées et isolées les unes des autres, sur le front, sur le visage, au col, au tronc, etc.; cette éruption est presque toujours jointe à d'autres symptômes de syphilis constitutionnelle; elle ne date ordinairement que de quelques mois et a suivi, de près ou de loin, une première infection vénérienne, etc., etc.

Je rappellerai à cette occasion un fait que j'ai cité dans l'histoire générale des maladies de la peau, et qui trouve ici naturellement sa place :

« Il se présenta un jour, au traitement externe de l'hôpital Saint-Louis, un adulte qui paraissait d'une constitution robuste et qui nous montra un cercle tuberculeux occupant l'une des fesses. Les tubercules, volumineux et remplissant un espace qu'aurait recouvert la main déployée, ressemblaient beaucoup aux tubercules *syphilitiques;* toutefois, leur coloration, foncée et plutôt violacée que cuivrée, fixa l'attention de M. Biett, qui, avant de partager le sentiment que déjà quelques assistants avaient émis, voulut interroger le malade. Celui-ci assura n'avoir jamais eu de maladie vénérienne, et fit remonter à son enfance l'origine de l'affection cutanée dont il était atteint [1]. Dès lors il n'y eut plus de doute sur la nature du mal, et l'on convint unanimement qu'il devait être regardé comme *scrofuleux,* malgré l'état actuel de la santé générale, et rapporté au genre *lupus*. On conseilla en conséquence un traitement méthodique par les vésicatoires et les caustiques, comme le plus propre à déraciner une maladie de la peau aussi invétérée. »

Une jeune fille nous fut adressée à l'hôpital de Lourcine au printemps de l'année 1839. Agée de dix-huit ans, elle n'avait jamais eu de symptôme de syphilis; les parties génitales étaient saines et le col de l'utérus petit et virginal. Cependant elle présentait à la jambe gauche une éruption suspecte, qui avait motivé son admission dans nos salles. Cette éruption s'offrait sous la forme d'une large bande circulaire rouge-foncé, tuberculo-croûteuse, entourant un espace de peau saine que n'aurait pas entièrement recouvert la main

[1] Ce renseignement commémoratif, joint à la couleur particulière des tubercules et à leur circonscription en un seul point du corps, chose presque inouïe dans la syphilide *tuberculeuse*, qui est ordinairement plus ou moins disséminée sur diverses parties, ne suffisait-il pas en effet pour décider le diagnostic?

déployée : c'était un *lupus* scrofuleux. Des cicatrices enfoncées et adhérentes à l'os annonçaient que celui-ci avait été jadis malade, et que des esquilles s'étaient à cette époque détachées du tibia, ce que confirmait d'ailleurs le récit de la malade. Des bains sulfureux, des frictions avec une pommade au protoïodure de mercure, et surtout deux profondes cautérisations avec le nitrate acide de mercure amenèrent la guérison.

Bien des fois depuis lors, j'ai eu occasion d'observer de ces *lupus* occupant un siége insolite : les fesses, les grandes lèvres de la vulve, la face dorsale de la main et de l'avant-bras, etc.; et toujours, à la forme et à la couleur de l'éruption, à sa limitation à une seule région, à sa ténacité, etc., il m'a été facile de distinguer cette forme *scrofuleuse* des formes *syphilitiques*. (Voir dans la première partie, le chapitre qui traite du *lupus* ou esthiomène.)

La *radesyge*, si rare dans nos climats, simule beaucoup mieux la syphilide tuberculeuse ulcérée que le *lupus serpigineux;* et il n'est pas douteux qu'on n'ait plusieurs fois traité comme *syphilitiques* des sujets affectés en réalité de *radesyge*. Toutefois, les ulcérations croûteuses de la *radesyge* diffèrent sensiblement par la forme et la couleur de la syphilide serpigineuse.

La coloration des bords est plutôt livide que cuivrée, leur surface est irrégulière et fongueuse. On voit survenir dans quelques cas la chute des phalanges comme dans la lèpre. Les topiques mercuriels sont loin de procurer l'amélioration rapide qui se montre constamment dans la syphilide. Enfin, les commémoratifs et les symptômes concomitants achèvent d'éclairer le diagnostic.

Les éruptions syphilitiques, il est vrai, par là même qu'elles ont entre elles des relations de nature intime, ont bien plus de tendance que les maladies cutanées d'une autre espèce à se transformer et à se convertir d'une nuance en une autre; ainsi, par exemple, la syphilide exanthématique passe à la forme papuleuse; celle-ci se convertit en squammes ou même en tubercules; il n'est pas rare non plus de voir des tubercules s'enflammer à leur centre, suppurer, et donner lieu ainsi à la formation de quelques *pustules* accidentelles...; mais ce sont toujours là des exceptions, et jusqu'ici il ne nous est jamais arrivé de rencontrer une éruption syphilitique mixte et indécise. Si les conversions et les transformations que nous venons de signaler avaient lieu dans quelques points, dans d'autres plus nombreux on pouvait retrouver intacts les caractères propres à la forme élémentaire primitive.

Les syphilides ont toutes d'ailleurs une *coloration* spéciale qui les fait reconnaître de prime abord par l'œil du praticien exercé, coloration que l'on désigne vaguement sous le nom de teinte *cuivrée*.

Comme le dit avec raison M. Rayer [1], « les nuances de cette teinte générique peuvent varier depuis le rouge violet jusqu'au jaune terreux. » Plusieurs circonstances peuvent la modifier; la plus commune et la plus générale est l'époque de la durée de l'éruption. Ainsi, au début, les éruptions exanthématiques et papuleuses (*roséole* et *lichen* syphilitiques) offrent assez fréquemment une rougeur claire qui se rapproche assez de celle des éruptions aiguës, mais qui se fonce, s'éteint et s'obscurcit de plus en plus, à mesure que l'éruption vieillit. Ainsi, arrivées à la période de résolution, les plaques squammeuses lenticulaires (*lepra syphilitica*) laissent après elles des maculatures d'un jaune obscur, grisâtre, terreux, qui rappelle le cuivre jaune sali. Les *tubercules* et les *pustules*, au contraire, pour peu qu'ils aient eu de durée et d'opiniâtreté, sont fréquemment suivis de taches livides, d'un rouge obscur et violacé, qui rappelle presque la coloration des ecchymoses ou du *purpura*. Mais, même dans ces cas, si l'on examine attentivement tous les points de l'enveloppe tégumentaire, on retrouve çà et là des lieux où l'éruption a conservé cette coloration rougeâtre éteinte, qui lui est le plus

[1] *Traité théorique et pratique des Maladies de la peau*, 2e édit. Paris, 1835, tome II, p. 374.

ordinaire, qui diffère tant de la rougeur vive des autres maladies de la peau, et que l'on a comparée à celle du cuivre rouge un peu vieilli.

Il n'y a rien à répondre à ceux qui prétendent que cette coloration n'a rien de caractéristique et qu'on peut la trouver dans beaucoup d'autres cas où il n'existe point de syphilis..., si ce n'est qu'ils ont nié sans examen suffisant un caractère qu'ils n'ont pas su apprécier.

Ce n'est pas que nous soyons le moins du monde partisan de ces diagnostics *improvisés*, petite faiblesse d'amour-propre bien pardonnable à certains praticiens, trop remplis d'ailleurs d'excellentes qualités pour n'avoir pas aussi quelques défauts... ; nous avons cité nous-même des cas où la première vue pouvait induire en erreur l'homme le plus exercé; mais ces exceptions n'infirment en rien la règle générale, et nous sommes tout prêt, quand on voudra, à soutenir en public le défi d'être induit en erreur par la coloration d'une maladie cutanée quelconque, pourvu, bien entendu, qu'on nous laisse réunir au besoin tous les éléments que nous jugerons nécessaires pour asseoir convenablement notre diagnostic.

Nous ne décrirons, en particulier, que les formes les plus communes et les mieux constatées, renvoyant au Mémoire déjà cité ceux qui désireraient des détails plus circonstanciés et plus complets.

Énumérées dans l'ordre de leur apparition plus ou moins rapprochée de l'époque où s'est montrée la syphilis *primitive*, ces formes sont :

1° La *roséole* ou syphilide *exanthématique*, caractérisée par de petites taches arrondies ou irrégulières qui se développent d'abord sur la face antérieure du tronc et se propagent ensuite aux membres dont elles occupent surtout la face palmaire et la face interne. Ces taches, plus ou moins analogues à celles de la roséole ordinaire, ne sont point accompagnées de prurit, ne sont pas suivies de desquammation ; leur coloration, assez superficielle, est d'un rouge cuivré obscur ; elles pâlissent et s'effacent au bout de quelques semaines ou de plusieurs mois, avec des alternatives de rémission et d'exacerbation, et se convertissent assez fréquemment en *papules*. On observe beaucoup plus souvent la *roséole* à l'hôpital des Vénériens qu'à l'hôpital Saint-Louis, parce que c'est en général l'éruption qui accompagne la syphilis récente et qui succède au chancre primitif. Elle s'est montrée aussi comme premier phénomène consécutif dans nos expériences d'inoculation des accidents *secondaires*.

2° La syphilide lenticulaire *papuleuse* et *papulo-squammeuse*. Elle simule plus ou moins le *psoriasis guttata* dont les squammes sont détachées et surtout le *psoriasis palmaria* (voir ce que nous en avons dit dans la première partie de cet ouvrage). La syphilide papuleuse peut aussi se présenter sous la forme de petites papules plus ou moins analogues au *lichen*, mais cette forme est moins commune et généralement plus tardive que la précédente.

Les *papules muqueuses* sont, au contraire, le phénomène qui succède le plus rapidement aux accidents primitifs ; elles se montrent même, comme nous l'avons dit, comme premier phénomène local de contagion, soit primitive, soit secondaire, mais nous les reportons à un autre ordre, sous le titre de *tubercules plats*.

3° La syphilide *tuberculeuse*, tuberculo-ulcéreuse, ulcéro-croûteuse et *serpigineuse*, qui peut simuler la *radesyge*, le *lupus* ou même l'*impétigo chronique*.

4° La syphilide *pustuleuse*, à grosses et à petites pustules, qui simule le genre *ecthyma* et le genre *acne*.

5° La syphilide *maculée*, qui simule l'éphélide, les taches du *purpura*, l'*erythema lœve*, le *pityriasis versicolor*. (On trouvera au *Traité des maladies de la peau*, 1re partie de cet ouvrage, le diagnostic différentiel de toutes ces affections.)

6° La syphilide *bullo-ulcéro-croûteuse*, qui simule le *rupia proeminens* et l'*ecthyma luridum* et *cachecticum*.

7° La syphilide *vésiculeuse*, simulant la période dartreuse de l'*eczema*, la *varicelle* et l'*herpes circiné*.

Voici deux exemples d'apparition tardive de syphilide papulo-squammeuse, recueillis, il y a quarante ans, sous les yeux de Biett, dont j'étais alors l'interne.

I. — *Syphilide papulo-squammeuse survenue plusieurs années après l'apparition des symptômes primitifs.*

Un maçon, âgé de cinquante ans, porteur d'une éruption syphilitique qui datait de deux mois environ, fut admis à l'hôpital Saint-Louis le 15 juin 1819. Vingt-six années s'étaient écoulées depuis qu'ayant vu une femme publique, il avait contracté une blennorrhagie et un bubon traités sans mercure. Toutefois il avait eu, il y a deux ans, un gonflement du prépuce avec dysurie, qui avaient été traités par la liqueur de Van Swieten et les bains, quoique le malade ne les regardât pas, lui, comme vénériens, ou du moins quoiqu'il ne pût les attribuer à une affection nouvelle, ayant depuis longtemps vécu sage dans les liens d'un mariage heureux.

Quoi qu'il en soit, la maladie de la peau actuelle offrait des caractères non équivoques.

Des papules *lenticulaires*, d'une couleur rougeâtre terne et *cuivrée*, recouvertes çà et là de quelques petits fragments d'écailles épidermoïques grisâtres, se voyaient, discrètes et isolées les unes des autres (comme les plaques squammeuses du *psoriasis guttata*), sur les membres supérieurs (en grand nombre); sur le tronc, sur le scrotum et sur les membres inférieurs (en nombre beaucoup moindre).

Après quelques jours d'expectation, on mit ce malade à l'usage de pilules mercurielles formulées ainsi qu'il suit :

♃	Deuto-chlorure de mercure . . .	gr. vj.
	Ext. d'aconit	℈. j.

Mêlez et donnez-en vingt-quatre pilules, une à prendre chaque jour.

Les bains simples, les bains de vapeur plus tard, furent aussi mis en usage.

Au milieu d'août, les plaques étaient partout en voie de résolution ; elles n'offraient plus ni saillie, ni écailles ; leur couleur était pâle et plus rosée que cuivrée. On cessa les pilules et on prescrivit des fumigations cinabrées, qui achevèrent la cure. Le malade voulut sortir le 7 septembre, portant encore des maculatures d'un jaune terne, faibles traces de l'éruption antérieure.

II. — *Syphilide squammeuse lenticulaire guérie par les fumigations de cinabre.*

Chrétien, sapeur-pompier [1], âgé de vingt-deux ans, avait été affecté pour la première fois, il y a dix-huit mois, d'une blennorrhagie qui céda en trois semaines à des pilules purgatives.

Cinq mois plus tard, et sans que le malade se fût de nouveau exposé, un bubon se montra à l'aine droite, et fut traité par un emplâtre fondant et des pilules qui paraissent avoir eu pour base le calomel. Au bout d'un mois, le bubon ayant beaucoup diminué, le malade cessa tout traitement. Un an s'écoula sans accident, quoique ce jeune homme eût eu commerce avec plusieurs femmes durant ce laps de temps.

A la fin de mars 1819, une éruption survint, ne tarda pas à envahir toute la surface du corps, et le 6 mai suivant, cette éruption persistant, le malade se décida à entrer à l'hôpital. Il nous assura à plusieurs reprises qu'il n'avait jamais eu d'autre symptôme primitif que la chaude-pisse mentionnée plus haut; on ne voyait actuellement aux parties génitales aucune trace de maladie ; l'aine droite offrait encore quelque reste d'engorgement glanduleux.

[1] A cette époque la garnison municipale de Paris (les pompiers et les gendarmes) envoyait ses malades à l'hôpital Saint-Louis ; aussi avions-nous toujours dans les salles qui lui étaient consacrées un assez grand nombre de vénériens, et surtout d'individus atteints de symptômes *primitifs*.

Le tronc et les membres offraient un grand nombre de plaques lenticulaires isolées, d'un rouge obscur et livide, légèrement saillantes, avec un peu de desquammation grisâtre à leur surface.

Un traitement intérieur, par la liqueur de Van Swieten et l'usage extérieur des bains de vapeur, n'amenèrent qu'une amélioration fort lente; on remplaça ces derniers par les fumigations de cinabre, et dès lors la résolution s'opéra d'une manière beaucoup plus rapide.

Le malade sortit guéri le 28 août, après trois mois et demi de traitement environ. On avait cessé la liqueur de Van-Swieten depuis une quinzaine de jours. La peau offrait encore quelques faibles maculatures dans les points où l'éruption avait été le plus prononcée.

Nous avons choisi ces deux observations comme exemples d'apparition *tardive*, et après *blennorrhagie*, de la syphilide. Mais ce n'est pas ainsi que se passent les choses dans les cas ordinaires : la syphilide apparait dans les deux ou trois premiers mois qui suivent le développement des accidents *primitifs* (ordinairement *du chancre*) et quelquefois avant que ceux-ci se soient dissipés; alors, assez souvent, une céphalalgie plus ou moins intense, de la courbature, un mouvement fébrile, précèdent l'éruption qui, dans beaucoup de cas (ainsi que l'avaient constaté les observateurs des quinzième et seizième siècles), se prononce d'abord au front, au cuir chevelu et au visage. Chez d'autres sujets (particulièrement dans le cas où l'accident primitif est constitué par la *papule muqueuse* ou pustule plate), c'est aux parties génitales mêmes que débute l'éruption, d'où elle se propage de proche en proche aux autres parties du corps. N'omettons pas de noter, à cette occasion, que très-fréquemment la syphilide, qui s'est montrée d'abord sur d'autres régions, s'étend ensuite aux parties génitales, et surtout que, même dans des cas où la syphilis a été contractée par des voies étrangères aux parties génitales, (la bouche, le sein, la main, etc.), l'éruption secondaire a de la tendance à envahir ces parties. Il ne faut donc pas conclure, chez des nourrices par exemple, de la présence d'une éruption syphilitique aux parties génitales, que la syphilis a été contractée par les voies ordinaires et que la nourrice n'a pas été infectée par son nourrisson.

La syphilide *papulo-squammeuse* offre des plaques lenticulaires cuivrées, recouvertes de quelques écailles grisâtres; ces plaques présentent quelquefois un limbe soulevé et blanchâtre, que Biett désignait sous le nom de *liséré épidermique*.

Tantôt disséminée en cercles irréguliers sur quelques points du tronc, l'éruption simule jusqu'à un certain point les anneaux squammeux du genre *lepra*; d'autres fois, répandue en plaques circulaires isolées et disséminées sur le front, les tempes, à la racine des cheveux, sur les membres, elle offre de l'analogie avec les plaques du psoriasis qui commencent à pâlir et qui sont dépouillées de leurs écailles brillantes.

Une troisième variété se rapproche des *psoriasis palmaria* et *plantaria*. Elle forme à la paume de la main ou à la plante du pied de petites saillies cuivrées, recouvertes de petites écailles dures et grisâtres, qui se montrent particulièrement dans les lignes ou sillons dessinés sur les téguments aux lieux où le mouvement des parties est le plus prononcé.

Contrairement à ce que nous avons observé dans toutes les autres formes de syphilide, l'éruption vénérienne est ici beaucoup moins généralement répandue à la surface du corps que l'éruption dartreuse qu'elle simule.

Ainsi, pour ne parler que des exemples que nous avons eus assez récemment sous les yeux, en même temps que nous traitions dans nos salles de l'hôpital Saint-Louis, cet été, plusieurs sujets atteints d'une éruption de *lepra* qui avait recouvert presque toute l'étendue des téguments, depuis la tête jusqu'aux pieds, nous observions un adulte, atteint quatre ans auparavant de bubons primitifs, qui n'offrait sur la peau qu'un cercle de syphilide squammeuse occupant la région antérieure de l'épaule droite. Ce cercle était irrégulier, composé de petites saillies cuivrées, jaunâtres, recouvertes de petites écailles grisâtres, circonscrivant une étendue de peau saine, qui n'était pas tout à fait aussi large que celle de la paume de la main.

La couleur cuivrée et l'irrégularité des plaques, les petites écailles grisâtres qui adhèrent à quelques points de leur surface, différencient la syphilide squammeuse des plaques rosées, bien arrondies et recouvertes de squammes brillantes et argentines du genre *lepra*. Ces caractères se retrouvent presque toujours bien tranchés aux lieux qui sont le siége d'élection du *lepra*, c'est-à-dire au coude et au genou, lors même qu'ils se sont effacés dans les autres régions du corps. Ces lieux, au contraire, restent le plus souvent tout à faits intacts dans la syphilide squammeuse.

Le traitement établit encore une très-grande différence dans la marche des deux affections.

La cure spécifique dissipe l'éruption syphilitique en peu de semaines; tandis que l'éruption dartreuse résiste pendant plusieurs mois, au moins, aux remèdes qui paraissent le mieux appropriés.

La syphilide squammeuse de la paume des mains ne diffère pas moins du *psoriasis palmaria*, comme il sera facile d'en juger par les exemples suivants, que nous avons eus sous les yeux dans le même espace de temps.

Une femme couchée dans la salle Napoléon et un jeune homme placé dans la salle Sainte-Marie (à l'hôpital Saint-Louis) étaient traités de *psoriasis* des mains, en même temps que deux femmes affectées de syphilide squammeuse palmaire étaient en traitement, l'une au pavillon Gabrielle, l'autre à la consultation du dehors. Ces quatre sujets, présentés à la fois à notre clinique de l'hôpital Saint-Louis, nous servirent à établir le diagnostic comparatif des deux maladies.

Chez la première femme atteinte de *psoriasis palmaria*,

une bande de plaques rosées et squameuses entourait les deux tiers environ de la paume de la main, en partant de la face dorsale du premier métacarpien, pour se répandre un peu sur le dos de la main, puis gagner la face palmaire des métacarpiens suivants. Cette bande n'avait guère plus d'un travers de doigt de largeur, et n'occupait qu'une seule main, la gauche.

Le jeune homme avait la face dorsale de chaque main couverte de plaques rapprochées et confluentes, vivement rouges, recouvertes de squammes épaisses, brillantes et nacrées. L'éruption envahissait un peu le poignet, d'une part, et de l'autre, la face dorsale des doigts. Un sentiment de chaleur vive, de fourmillement et de prurit très-prononcé, occupait les régions de la peau affectées.

Chez les deux femmes atteintes de *syphilide palmaire*, la maladie cutanée offrait des caractères bien différents : chez l'une, on voyait éparses çà et là, dans les sillons de la paume de l'une des deux mains seulement, de petites saillies cornées (syphilide *cornée* de Biett), c'est-à-dire recouvertes d'un épiderme endurci et grisâtre, entourées d'une aréole cuivrée; chez l'autre, la paume de chaque main était circonscrite par un cercle irrégulier, composé de petites plaques cuivrées, dont quelques-unes recouvertes de petites écailles grisâtres. L'éruption, d'ailleurs, parfaitement indolente, céda chez toutes deux, en un mois, au traitement mercuriel, topique et général...; tandis que les deux sujets atteints de *psoriasis*, après un espace de temps double, voyaient persister l'éruption faiblement modifiée.

Cette différence entre les résultats thérapeutiques est frappante dans toutes les formes de *syphilides* comparées aux éruptions *dartreuses* qu'elles simulent.

Quant aux autres nuances que peut présenter la syphilide papuleuse ou *lichen syphilitique*, je renvoie à ce que j'en ai dit à la suite du Lichen dartreux, dans le *Traité des maladies de la peau*.

3° *Syphilide tuberculeuse.*

Presque aussi commune que la précédente, cette espèce de syphilis se présente sous des formes infiniment plus variées. Nous les rapporterons aux cinq chefs qui suivent :

Tubercules plats (vulgairement, *pustules plates, muqueuses* ou *lenticulaires*), les seuls qui puissent, dans certains cas, se montrer sous la forme primitive, et que nous avons suffisamment décrits en traitant de la syphilis primitive. Ils occupent le plus ordinairement, comme les tubercules plats primitifs, soit les parties génitales, soit l'anus; mais on les rencontre encore dans d'autres régions où ne peuvent se montrer de phénomènes primitifs, tels que l'intervalle des orteils, par exemple. On peut en observer dans le conduit auditif externe, derrière l'oreille, à l'aisselle, etc.

Nous avons déjà dit que les *tubercules plats* étaient, non sans raison, rattachés à la syphilide papuleuse par plusieurs auteurs qui les ont désignés sous le nom (d'ailleurs assez impropre) de papules *muqueuses*. Non-seulement cette forme de *syphilide* locale peut être le produit de la contagion directe aux parties génitales, à la bouche, au sein, à l'ombilic, à l'oreille, et se montrer ainsi comme phénomène *primitif*, mais encore elle constitue ordinairement le phénomène initial de la contagion et de l'inoculation *secondaires*, contrairement à l'ingénieuse théorie de M. Rollet, de Lyon, qui veut que dans tous les cas de contagion, soit primitive, soit secondaire, le *chancre induré* constitue le premier et le seul élément syphilitique.

La papule ou plaque muqueuse proprement dite, est celle qui se montre aux orifices muqueux, et notamment à la face interne des lèvres, à la langue, à l'isthme du gosier. C'est une sorte d'élevure papulo-tuberculeuse, aplatie, blanchâtre, qui se place au rang des premiers accidents consécutifs, et qui, notamment chez le nouveau-né, siége au bord libre des lèvres, aux commissures de la bouche et devient, en s'érodant ou s'ulcérant, la voie de communication la plus sûre du virus, du nourrisson à la nourrice, surtout lorsque le mamelon de celle-ci offre quelque gerçure ou quelque excoriation.

C'est le phénomène *consécutif* le plus manifestement contagieux... bien que cette contagion ne puisse s'opérer que dans des rapprochements très-intimes.

Tubercules ronds (ou *merisés*), d'un volume plus considérable que les précédents et qui peut égaler celui d'une noisette, ordinairement disséminés en petit nombre sur le front, le cou, le visage. Ces tubercules peuvent rester fort longtemps dans un état d'induration permanent.

Tubercules serpigineux, qui, se groupant en nombre variable, forment sur le tronc des anneaux irréguliers, des segments de cercle, des espèces de chiffres ou de lettres irrégulières, qui s'ulcèrent, se recouvrent de croûtes et labourent la peau, laissant après eux des cicatrices blanches, déprimées, indélébiles.

Tubercules herpétiformes, qui se montrent de préférence au front et aux tempes, à la racine des cheveux, et forment de petits anneaux composés de plusieurs petites indurations tuberculeuses qui s'ulcèrent superficiellement et se recouvrent de petites croûtes très-adhérentes.

Tubercules granulés, qui siégent aux commissures des lèvres et au point de jonction des joues et des ailes du nez, où ils forment de petits groupes de tubercules fort petits et très-rapprochés, qui se fendillent et s'ulcèrent superficiellement dans beaucoup de cas.

Enfin, on pourrait encore appeler tubercules *disséminés*, ces saillies indurées irrégulières, quoiqu'en général arrondies, dont le volume varie depuis un grain de chènevis jusqu'à un gros pois et plus, qui se disséminent sur diverses régions du corps, siégeant cependant de préférence au visage où, comme nous avons déjà eu occasion de le dire, ils offrent quelque analogie avec les tubercules de la dartre rongeante ou *lupus*.

C'est à cette dernière forme que se rapportent les deux observations suivantes :

Une femme, âgée de quarante-trois ans, déjà mère de plusieurs enfants bien portants, fut affectée au mois de mai 1819 d'une éruption qu'elle ne sut d'abord à quoi attribuer. Son mari succomba au commencement du mois suivant, et ce ne fut qu'alors qu'elle apprit que depuis plusieurs mois il était atteint du mal vénérien.

L'éruption se montra d'abord aux environs de la bouche (la malade assure n'avoir eu jusque-là aucun symptôme génital), puis au front, sur les reins, aux environs de l'anus, aux grandes lèvres de la vulve, et bientôt sur les autres parties du corps.

Aucun traitement ne fut employé : l'éruption persista, abandonnant certains points pour en affecter d'autres, et la malade se décida enfin à entrer à l'hôpital Saint-Louis, le 10 août 1819.

La peau offrait alors, dans diverses régions, et notamment au visage, au menton, au cou, des *tubercules* saillants, arrondis, du volume d'un pois à une lentille, d'un rouge pâle, obscur et *cuivré*, entièrement indolents. Dans plusieurs points se montraient des maculatures rougeâtres, traces de tubercules effacés.

A la commissure gauche des lèvres et à l'angle de réunion de l'aile gauche du nez avec la joue, existaient deux petites ulcérations croûteuses.

Un léger écoulement blanchâtre, qui, suivant le malade, ne datait que de peu de jours, s'observait aux parties génitales. Les menstrues étaient abondantes et régulières.

La malade fut mise à l'usage du muriate d'or en frictions sur la langue, deux prises d'un huitième de grain par jour, mêlé à la poudre de lycopode. On n'employa à l'extérieur que des bains simples.

La guérison était complète le 22 octobre, et la malade sortit après deux mois et demi de séjour à l'hôpital. Tout porte à croire qu'il s'agissait dans ce cas d'une communication d'accidents *consécutifs* opérés par la bouche.

Un homme âgé de trente-deux ans contracta, pour la première fois, au mois de mars 1819, des chancres qui survinrent cinq à six jours après le coït et s'accompagnèrent bientôt de bubons. Il fut traité à l'hôpital des Vénériens par la liqueur de Van Swieten, et sortit guéri le 1er mai, après avoir pris trente-deux doses de liqueur.

Peu de jours après sa sortie une éruption apparut sur les mains et les avant-bras, et persista, sans s'étendre beaucoup, pendant plusieurs mois.

Le 30 juillet, le malade entra à l'hôpital Saint-Louis.

Au côté externe et postérieur de chacun des avant-bras existaient des tubercules arrondis, durs et rougeâtres, rapprochés les uns des autres, sans se confondre. La lèvre inférieure et le menton offraient chacun un petit tubercule analogue, mais superficiellement ulcéré et recouvert d'une petite croûte ; on en découvrit d'autres sur le dos et les épaules : les uns, d'un rouge livide, les autres, plus pâles et d'un rouge cuivré ; quelques-uns offrant un peu de suppuration à leur sommet.

Des douleurs vagues existaient dans les membres inférieurs et l'on trouva au bas et au côté interne du tibia du côté gauche une petite tumeur ronde, dense, à peu près du volume d'une petite noix, que l'on jugea formée en partie par le périoste, en partie par la tuméfaction de la substance osseuse.

Un traitement par la liqueur de Van Swieten fut mis en usage et amena peu à peu la résolution des tubercules (remplacés par des maculatures un peu livides) et la cessation des douleurs. Au bout d'environ six semaines, il fallut cesser la liqueur qui causait des coliques et du dévoiement.

Plus tard, survint un engorgement douloureux du testicule droit, auquel on opposa des cataplasmes, puis des frictions avec l'onguent mercuriel. Les bains simples furent fréquemment mis en usage pendant la durée du traitement.

Le malade sortit guéri après trois mois et demi de séjour à l'hôpital, n'ayant plus d'autres vestiges de l'affection cutanée que quelques taches pâles et peu apparentes.

Nous avons eu bien souvent occasion d'observer, à l'hôpital Saint-Louis, des exemples graves de syphilide *serpigineuse*.

Nous avons vu des malades dont le tronc (le dos en particulier) était presque partout le siége de tubercules rongeants et croûteux, laissant après eux des cicatrices ou des maculatures livides, en sorte que sur un seul individu on pouvait observer toutes les phases de la maladie : ici, à l'état d'induration tuberculeuse rougeâtre ; là, à l'état d'ulcère rond ou sinueux, à fond grisâtre, à bords indurés, recouvert d'une croûte verdâtre plus ou moins épaisse ; dans un autre lieu, n'offrant plus qu'une maculature rougeâtre obscure, trace de tubercules terminés par résolution ; ailleurs, ayant laissé après elle des cicatrices blanches, rondes et déprimées, traces d'ulcères guéris depuis longtemps.

Parmi ces maladies, les uns avaient déjà fait des traitements mercuriels (mais presque toujours irréguliers et incomplets), les autres n'avaient opposé aucun remède spécifique, ni aux symptômes primitifs (chancres, bubons, chaudes-pisses) qu'ils avaient éprouvés plusieurs mois et souvent plusieurs années auparavant, ni aux symptômes consécutifs qui, outre l'éruption, pouvaient être des ulcérations à la gorge, un *iritis*, des douleurs ostéoscopes, etc.

Toujours nous avons vu la guérison s'obtenir par un traitement méthodique, pourvu que la constitution ne fût point trop altérée et que le malade ne fût pas tombé dans cet état *cachectique* qui ne s'observe que trop souvent chez les sujets atteints depuis longtemps d'affections de ce genre, fréquemment aggravées par une vie misérable ou déréglée, ou par l'usage des recettes empiriques des charlatans.

Comme nous l'avons déjà dit dans la première partie de ce livre (à part la maladie rare que nous avons décrite sous le nom de *radesyge*), la syphilide tuberculeuse n'offre guère d'analogie d'aspect qu'avec l'esthiomène ou *lupus serpigineux* entretenu par le vice scrofuleux, surtout lorsque ce dernier envahit quelque point du tronc ou des membres. On peut cependant avancer, d'une manière générale, que le lupus scrofuleux diffère de l'éruption vénérienne par le siége, la forme, la couleur, la marche et les suites de la maladie cutanée.

Chez un très-grand nombre de sujets, il occupe seulement le visage et même le nez ou les joues en particulier. Ainsi, sur une douzaine environ d'affections de ce genre qui se trouvaient en traitement dans nos salles de l'hôpital Saint-Louis au moment où nous rédigions cet article, un seul individu nous offrait l'exemple d'un lupus affectant les membres supérieurs, et il était assez digne de remarque que, chez ce sujet, le siége d'élection habituel, c'est-à-dire le visage, en était complétement exempt. Chez tous les autres, au contraire, le visage seul était malade.

Les tubercules du lupus sont diffus, aplatis, étalés; ceux de la syphilide sont plus saillants et mieux circonscrits : les premiers, ordinairement en petit nombre et occupant une région peu étendue, ont une couleur qui tire sur le violet et le livide, avec un amincissement tout particulier de la surface de la peau; les seconds, presque toujours disséminés en grand nombre sur divers points du corps, ont une couleur rougeâtre et cuivrée particulière. Les ulcères rongeants qui succèdent aux tubercules du lupus sont irréguliers, recouverts de croûtes adhérentes, et se propagent de proche en proche, laissant comme trace de leur passage des lignes ou des bandes blanches inégales et irrégulières qui ressemblent aux cicatrices de brûlure.

Nous rappellerons enfin que, lorsque le lupus siége à la partie inférieure du tronc ou aux parties génitales, il n'occupe le plus souvent que l'une des fesses ou que l'une des grandes lèvres de la vulve chez la femme. On consultera avec fruit sur ce sujet le mémoire académique de notre collègue le docteur Huguier, sur l'*esthiomène de la vulve*[1].

4° *Syphilide pustuleuse.*

J'ai déjà dit qu'à une certaine époque, on avait à tort donné le nom de *pustules* à toutes les formes de la syphilis cutanée, lors même qu'elles ne consistaient qu'en de simples *taches*. Toutefois, M. Alibert a jugé à propos de conserver ce nom générique, se souciant peu, à ce qu'il paraît, de faire concorder les caractères des espèces avec ceux du genre, dont il donne lui-même la définition suivante :

« La syphilide pustulante.... se déclare par un plus ou moins grand nombre de petites élévations circonscrites et flegmoneuses, communément désignées sous le nom de pustules, *parce qu'elles renferment une matière séreuse ou purulente*[2]. »

Qui s'attendrait, après une définition aussi précise, à voir, trois lignes plus bas, comme première espèce, une syphilide pustulante *squammeuse*, ainsi désignée parce qu'elle donne lieu *à de petites écailles* qui se détachent facilement de la peau! Et plus loin, une syphilide pustulante *ortiée*, qui imite *à s'y méprendre* l'éruption du genre *cnidosis* (urticaire)! Assurément ce ne sont point là des *pustules*, ou, comme le dit si justement M. Alibert, des élévations flegmoneuses qui renferment une *matière purulente !*

La plupart des espèces admises par cet auteur se rapportent à notre syphilide *tuberculeuse*. Nous allons les énumérer successivement, en indiquant le terme correspondant de notre classification :

1° Syphilide pustulante *squammeuse*. C'est aussi notre

[1] J'ai donnai moi-même un compte rendu de ce mémoire dans la *Revue médicale*, an. 1848, tome I, p. 510.

[2] *Monographie des Dermatoses*, tome I, p. 366. *Dermatoses véroleuses*.

syphilide squammeuse, ordre des Plaques squammeuses ou *Lepra syphilitica*.

2° Syph. pust. *crustacée*. Ce sont nos *tubercules* ou notre *ecthyma* (grosses *pustules*) à l'état croûteux.

3° Syph. pust. *pemphygoïde*. C'est le *rupia* syphilitique, ordre des Bulles.

4° Syph. pust. *lenticulaire*. C'est tantôt le *psoriasis* syphilitique ou syphilide *squammeuse*, et tantôt la variété de syphilide *papuleuse* à papules élargies et étalées.

5° Syph. pust. *en grappe*. Ce sont des groupes de syphilide *tuberculeuse*, qui se rencontrent assez souvent au visage, au cou, etc.

6° Syph. pust. *merisée*. Ce sont de gros *tubercules* ronds et isolés les uns des autres.

7° Syph. pust. *miliaire*. C'est tantôt la syphilide *papuleuse* à petites papules, et tantôt la syphilide *pustuleuse* à petites pustules se rapprochant de la forme du genre *acne* (*varus* de M. Alibert).

8° Syph. pust. *ortiée*. C'est tantôt une syphilide *exanthématique* d'un aspect analogue à celui de l'*urticaire*, et tantôt une nuance de *tubercules* que nous avons observée chez l'enfant à la mamelle.

9° Syph. pust. *serpigineuse*. Ce sont des *tubercules* rongeants que nous avons aussi qualifiés de la même épithète (serpigineux).

10° Syph. pust. *scabioïde*. C'est notre syphilide *papuleuse* à petites papules, accidentellement surmontées dans quelques points d'une petite vésicule transitoire.

11° Syph. pust. *varioloïde*. C'est l'*ecthyma* syphilitique, nuance de la syphilide *pustuleuse*, ou la forme à grosses vésicules (analogues à celles de la *varicelle*) de la syphilide *vésiculeuse*.

12° Syph. pust. *tuberculeuse*. Ce sont les *tubercules* syphilitiques de gros volume, au centre desquels se présentent quelquefois des points purulents accidentels et passagers.

D'après ce court exposé, il est facile de voir qu'en conservant au mot *pustule* l'acception rigoureuse que lui donne son étymologie, et que se sont attachés à préciser Willan et Bateman, la syphilide pustuleuse est réellement beaucoup plus rare que ne sembleraient l'indiquer les descriptions données par certains auteurs.

Elle se montre sous deux nuances bien tranchées et bien différentes l'une de l'autre, savoir : la syphilide à grosses pustules ou *ecthyma* syphilitique, et la syphilide à petites pustules disséminées qui rappelle le genre *acne*.

Voici un exemple de cette dernière forme :

Un garçon limonadier, âgé de vingt ans, petit, grêle et délicat, contracta au mois d'avril 1819 des chancres vénériens, qui parurent à la fin de la seconde semaine qui suivit le coït. Soumis à l'usage des pilules d'onguent mercuriel, il négligea complétement d'observer le régime sobre qui lui avait été prescrit en même temps, et se livra au contraire fréquemment aux excès de table et à l'abus des liqueurs spiritueuses. Vers la fin du second mois, la salivation fit abandonner les pilules; les chancres guérirent à peu près à la même époque. Mais, le mois suivant, survint du mal de gorge, et une éruption générale envahit les téguments.

Le malade entra à l'hôpital Saint-Louis au milieu de juillet, trois mois environ écoulés depuis l'apparition des chancres, trois semaines depuis l'invasion de la maladie de la peau.

Une foule de petites pustules miliaires, ayant une base rouge, livide ou cuivrée, un sommet purulent, couvraient les téguments. Très-nombreuses aux membres abdominaux (ce qui n'arrive jamais dans l'*acne*), beaucoup plus rares à la face et aux parties supérieures du corps, ces petites pustules, isolées les unes des autres, s'offraient à tous les degrés. Les unes, naissantes, avaient un sommet pointu, vésiculeux et purulent, entouré d'une aréole d'un rouge cuivreux; les autres, plus avancées, avaient leur sommet sec et très-légèrement écailleux, leur base d'un rouge obscur et livide; d'autres, passées à l'état de résolution, avaient laissé après elles de petites maculatures obscures, ou même, çà et là, de petites cicatricules très-superficielles, mais toujours arrondies.

Sous les angles de la mâchoire existaient quelques glandes engorgées; l'isthme du gosier était rougi, l'amygdale droite était tuméfiée et présentait une ulcération arrondie et grisâtre, mais peu étendue.

Après un traitement un peu irrégulier (à cause de la susceptibilité et de l'irritabilité du malade), par le muriate d'or, précédé de l'usage des antiphlogistiques, et accompagné de celui des bains simples, le malade sortit guéri au bout d'environ trois mois. L'éruption était partout effacée et n'offrait plus que quelques traces légères et fort peu colorées dans quelques points, particulièremant aux membres inférieurs.

La syphilide à *grosses pustules* est plus rare que l'espèce précédente, et donne lieu ordinairement à des boutons peu nombreux qui varient depuis le volume d'une tête de grosse épingle jusqu'à celui d'un pois, celui d'une noisette ou même plus encore. Ces pustules mûrissent lentement, puis se convertissent en croûtes épaisses et d'un brun verdâtre, qui recouvrent souvent des ulcères ronds présentant tous les caractères des ulcères consécutifs. Ces ulcères laissent après eux des cicatrices indélébiles, rondes, blanches et déprimées, qui succèdent à des maculatures livides.

C'est cette forme de syphilide que déterminent les *inoculations* faites avec le pus des chancres primitifs : d'où l'on a conclu à tort que le chancre *spontané* primitif avait aussi habituellement une forme pustuleuse. Quant à l'ulcère *secondaire*, il est ordinairement précédé d'une élevure *papuleuse* ou *tuberculeuse*, et non pas d'une pustule.

Une nuance remarquable de l'*ecthyma* syphilitique est celle dans laquelle les pustules se rapprochent, par le volume et l'aspect, de celles de la petite vérole. Cette syphilide *varioliforme* s'observe parfois chez l'adulte, mais elle se rencontre plus souvent chez l'enfant où, le plus habituellement, des ulcérations arrondies et grisâtres succèdent aux pustules.

5° *Syphilide exanthématique* ou *roséole syphilitique*.

Cette forme est généralement plus hâtive que les précédentes et vient plus fréquemment qu'elles s'ajouter aux accidents *primitifs*. Il ne faudrait pas cependant, comme on l'a dit, proclamer que la *roséole* est toujours le premier phénomène consécutif qui se montre. Les exceptions à cette règle ne sont pas très-rares. D'ailleurs, l'éruption qui débute d'abord sous l'apparence de taches *exanthématiques* peut se transformer, plus ou moins rapidement en *papules* ou en *pustules*. Voici deux exemples de roséole qui se sont offerts à nous dans le mois de juillet 1835. L'un des malades fut admis à l'hôpital; l'autre se présenta à plusieurs reprises au traitement externe. Ce dernier, adulte vigoureux, atteint jadis de divers accidents primitifs (chaude-pisse, chancres, bubons), avait eu pour la dernière fois, il y a deux ans, une blennorrhagie qui n'avait rien présenté de remarquable, et depuis lors la santé n'avait éprouvé aucun dérangement.

Une éruption, presque uniquement répandue sur les membres, et particulièrement sur les inférieurs (bien différente en cela de la roséole simple), existait déjà depuis environ trois semaines, lorsque le sujet se présenta à nous. Des taches nombreuses, irrégulièrement arrondies, d'une étendue qui variait depuis celle d'une petite lentille jusqu'à un centime, sans saillie, desquammation ni prurit, d'un rouge obscur et cuivré, laissant entre elles d'assez grands intervalles de peau saine, caractérisaient admirablement la *roséole* syphilitique. Ces taches avaient une coloration plus fortement empreinte que celle des *exanthèmes* aigus; elles pâlissaient, mais sans s'effacer entièrement sous la pression. Cependant, pour ne rien précipiter, nous engageâmes le sujet, d'ailleurs fort bien portant, à venir nous revoir après l'intervalle d'une semaine. Au bout de ce laps de temps, les caractères de l'éruption étaient tout aussi prononcés que la première fois. Nous nous bornâmes à conseiller l'usage des bains alcalins, désireux de revoir encore le malade ; il se présenta encore en effet une troisième fois, mais depuis lors nous l'avons perdu de vue.

Chez l'autre sujet, la roséole coïncidait avec des symptômes *primitifs*. C'était un jeune garçon âgé de dix-huit ans qui, trois à quatre jours après un coït impur, avait vu paraître, pour la première fois, de petits chancres à la verge, suivis plus tard d'un *phimosis* inflammatoire. Cinq semaines après se montrèrent aux bourses des *tubercules plats* ou pustules muqueuses, et bientôt une éruption générale de roséole syphilitique s'y joignit. Un peu plus d'une semaine encore s'étant écoulé, le malade fut admis à l'hôpital Saint-Louis, environ deux mois passés depuis l'invasion des accidents primitifs (*chancres*).

Alors, une tuméfaction inflammatoire assez considérable du prépuce empêchait de découvrir le gland : des tubercules plats, légèrement ulcérés à leur surface, existaient aux bourses et à la face interne de la cuisse gauche ; quelques engorgements glandulaires se sentaient dans les aines. Des taches nombreuses, analogues à celles de l'observation qui précède, étaient répandues et disséminées sur toutes les parties du corps. On parvint, en violentant un peu le prépuce, à mettre à découvert une ulcération grisâtre et fongueuse du frein, dont le pus fut inoculé dans des piqûres faites aux cuisses avec la pointe d'une lancette, mais sans résultat.

Des bains et des applications émollientes ayant calmé l'inflammation, l'ulcère de la face interne du prépuce et les pustules muqueuses des bourses furent pansés avec un plumasseau de charpie enduit de pommade de protoïodure opiacée. A l'intérieur fut donnée la liqueur de Van Swieten. Le malade était guéri avant la fin de la sixième semaine, et, malgré toutes nos représentations, il voulut sortir quelques jours plus tard.

Il faut prendre garde de confondre la *roséole* produite par l'action du baume de copahu avec la roséole syphilitique. La première a la forme, la marche et la durée des exanthèmes aigus : ce sont de petites taches d'un rose vif, analogues à celles de la rougeole, mais ordinairement plus larges et plus irrégulières, qui se montrent à la poitrine et aux membres supérieurs (quelquefois même aux mains et aux avant-bras seulement). Ces taches pâlissent et s'effacent en trois ou quatre jours. Souvent elles sont accompagnées de prurit, et quelquefois un mouvement fébrile précède leur apparition. Nous renvoyons, pour ce qui concerne les *taches* vénériennes, à la première partie de cet ouvrage.

Nous ne parlerons des autres phénomènes consécutifs, moins communs que les précédents (gommes, *nodus*, contractures musculaires, névroses, etc., qu'en résumant plus loin la marche et les phénomènes de la syphilis; et nous passons de suite aux affections beaucoup mieux connues et qui s'offrent bien plus communément à l'observation, qui siégent dans le système osseux.

§ IV. *Maladies des os.*

Les douleurs ostéoscopes, les exostoses et les périostoses, la nécrose et plus rarement la carie, tels sont les phénomènes de la syphilis consécutive attaquant le tissu osseux.

Toutes les parties de ce système peuvent en être affectées, mais on les observe le plus ordinairement dans les os longs, notamment au tibia, et dans les os plats, ceux du crâne en particulier. Cependant la clavicule, les côtes, le sternum, offrent aussi des exemples d'exostose ou de périostose, de carie et de nécrose. La carie n'étant autre chose que la suppuration des os, on peut voir ces deux dernières affections coexister ensemble dans le même lieu, du moins à une certaine époque de la maladie. D'une part, en effet, lorsqu'une portion d'os est nécrosée, il arrive un moment où un travail d'élimination et du suppuration la détache; et, d'autre part, les progrès de la carie amènent la destruction et l'élimination de quelques fragments de l'os malade. Nous avons observé plusieurs fois la nécrose de quelque portion des os du crâne, notamment du pariétal et du frontal; la carie de l'apophyse mastoïde, la nécrose des os propres du nez, la carie de ces os ou de la cloison, la carie du sternum, celle des côtes, etc. Toutefois, on peut dire, d'une manière générale, que la *nécrose* est surtout le produit de la syphilis, et la *carie* celui des *scrofules*.

En général, les affections des os ne se montrent qu'à une date fort éloignée des accidents primitifs. C'est ainsi que nous avons été témoin du premier développement d'une petite exostose des os propres du nez, chez une grande dame qui, depuis longues années séparée de son époux, avait reçu de lui jadis une maladie vénérienne. Malgré tous nos efforts et ceux de plusieurs autres habiles médecins, la nécrose survint, le nez s'abcéda et se détruisit...; il fallut recourir plus tard à la rhinoplastie !

On a pu voir cependant, chez quelques-uns des malades dont nous avons rapporté l'histoire en traitant des *syphilides*, les douleurs *ostéocopes* et même de petites *exostoses* se montrer à quelques mois seulement de distance des accidents consécutifs. Il est vrai de reconnaître aussi que, conformément à la doctrine de *Fernel* et de *Hunter*, reproduite par M. *Ricord*, la règle ordinaire est que les périostoses et les exostoses ne se montrent qu'après les accidents consécutifs plus superficiels, ce qui les avait fait classer par Fernel au nombre des accidents *quaternaires*, et par M. Ricord au nombre des accidents *tertiaires*; mais cet ordre peut être interverti. Nous avons, entre autres cas bien observés, eu sous les yeux l'exemple d'un adulte que nous avons soigné d'une blennorrhagie, et chez lequel le premier et le seul accident consécutif qui se manifestât (après une année environ) fut une *exostose* du tibia. Jamais cette personne (d'ailleurs soigneuse, scrupuleuse et même timorée) n'avait eu d'autre maladie vénérienne que cette première et unique chaude-pisse. Attaquée de bonne heure par notre *sirop de deutoïodure ioduré* et l'application d'un emplâtre de *Vigo cum mercurio* sur l'exostose, celle-ci (qui occupait le bas du tibia et s'accompagnait de douleurs ostéocopes) guérit assez rapidement. Cette guérison date aujourd'hui de plusieurs années.

Nous n'avons pas ici à nous occuper d'une manière spéciale de ces affections des os décrites dans tous les traités de chirurgie; nous devons nous borner à signaler ce qu'elles offrent de particulier quand elles sont causées par le vice syphilitique.

Les douleurs *ostéocopes* ont, comme on sait, pour principal caractère d'augmenter la nuit, souvent au point de causer l'insomnie. Presque toujours elles coexistent avec quelque autre symptôme consécutif, tel qu'une périostose ou une exostose, une syphilide, des ulcérations au voile du palais, etc. Lorsqu'elles se montrent seules, il ne faut pas trop se hâter de prescrire un traitement mercuriel, car on pourrait bien accuser à tort la syphilis d'une douleur rhumatismale ou nerveuse qui lui est étrangère. Nous avons vu bien des fois, en pareil cas, de grands chirurgiens prescrire beaucoup trop légèrement des traitements par le sublimé. Il n'y a peut-être que lorsque ces douleurs se présentent sous le forme de *céphalée* qu'il est permis d'agir avec un peu de précipitation, si l'on ne retire aucun avantage des moyens applicables aux affections nerveuses ou rhumatismales; car cette forme est pénible pour le malade et peut avoir des suites fâcheuses, comme on en pourra juger par l'observation suivante:

Syphilis constitutionnelle, céphalée, périostose du crâne, opération du trépan; mort. — Une femme âgée d'environ cinquante ans, brune et d'une constitution primitivement très-robuste, mais prématurément vieillie par la fatigue, présenta, en 1830, une céphalée avec exacerbation nocturne, puis une tumeur aplatie, sans changement de couleur à la peau, à la racine du nez. Cette tumeur offrant tous les caractères d'une *périostose* ou *tumeur gommeuse* (indolente, sans changement de couleur à la peau, ayant une consistance molle, quoique rénitente et comme pâteuse, occupant toute la région des os propres du nez), nous cherchâmes, mais en vain, à obtenir l'aveu de l'existence d'une syphilis primitive antérieure; cet aveu ne fut fait que beaucoup plus tard et avec des réticences et des obscurités qui empêchaient de préciser aucune date certaine; tout ce qu'on put savoir, c'est que les accidents primitifs remontaient à une époque éloignée. Au bout d'un temps assez long, la tumeur s'ouvrit, se convertit en un large ulcère grisâtre qui offrit bientôt tous les caractères des ulcères vénériens consécutifs, et guérit sous l'influence d'un traitement mercuriel très-incomplet.

En 1832, la malade avait de nouveau des douleurs ostéocopes crâniennes, et de plus une *périostose* au pariétal droit. Reçue à l'hôpital Saint-Louis, elle commença un traitement par le cyanure de mercure et les sudorifiques; mais le choléra survint, et il fallut évacuer les salles.

Un peu plus tard, un médecin auquel cette femme s'était confiée crut devoir ouvrir la tumeur gommeuse du crâne, qui avait acquis le volume d'un œuf de poule. Cette ouverture étant restée fistuleuse, la malade vint de nouveau me consulter, et je trouvai, en introduisant un stylet par l'orifice fistuleux, que l'os était à nu dans une étendue à peu près égale à celle d'une pièce de 5 fr. Je conseillai un traitement par la méthode de Dzondi (pilules de sublimé fractionnées de manière à arriver graduellement d'un douzième de grain à un quart et un demi-grain dans les vingt-quatre heures), et un ensemble de moyens hygiéniques convenables. Mais déjà le physique et le moral de cette femme étaient profondément altérés, et le traitement fut très-imparfaitement suivi.

Au mois de janvier 1833, des phénomènes cérébraux alarmants se manifestèrent : douleurs profondes et sentiment de pesanteur dans le côté droit de la tête, tendance à l'assoupissement; paralysie du sentiment et du mouvement, incomplète à la vérité, dans le côté opposé de la face; affaiblissement du bras correspondant.

Ces symptômes nous firent craindre la formation d'un foyer de pus au-dessous de la portion d'os nécrosée, et cette crainte ayant été partagée par un chirurgien distingué, celui-ci se décida, sur notre proposition, à pratiquer l'opération du trépan.

Cette opération fut faite en deux temps; trois jours d'intervalle furent mis entre la division des parties molles et l'application du trépan; à l'aide de celle-ci, on enleva la portion d'os dénudée, et l'on reconnut qu'elle était hypertrophiée, mais point nécrosée, ou du moins nécrosée très-superficiellement et seulement dans sa lame la plus extérieure. On ne trouva point de pus sur la dure-mère, et l'on ne jugea pas à propos d'inciser cette membrane : toutefois, le surlendemain (tel est du moins le récit qui me fut fait), l'appareil fut trouvé baigné de pus, et l'on crut qu'il provenait en partie de dessous la voûte osseuse. La malade parut soulagée, ses traits se redressèrent, et tout alla bien les premiers jours; mais la phlegmasie traumatique qui se développa devint mortelle, avec les signes ordinaires de la méningo-encéphalite (douleur correspondant au lieu de l'opération, assoupissement, puis, après une rémission obtenue à l'aide des émissions sanguines, délire, retour de la paralysie, qui s'étendit au membre supérieur gauche).

A l'autopsie, la pie-mère et la surface du cerveau offraient des traces de suppuration dans la région qui correspondait à la perforation du crâne; la substance du cerveau était ramollie dans le même point. En examinant la face interne de la voûte crânienne, on vit, au-dessus du point où le trépan avait été appliqué, une portion déprimée et blanchie d'une étendue à peu près égale à celle de la dernière phalange du petit doigt, et l'on conjectura que là pouvait être la trace d'un foyer dont le produit aurait été évacué par l'ouverture du trépan, le troisième jour qui suivit l'opération.... Je livre cette conjecture aux interprétations du lecteur.

Quoi qu'il en soit, on ne peut s'empêcher de reconnaître que l'opération a été décidée sur des indices peut-être un peu équivoques, et que c'est aux suites directes de cette opération que la malade a succombé.

Dans un cas analogue et qui se présentait cependant avec des phénomènes très-alarmants, nous nous étions bien trouvé, à une époque antérieure, de recourir aux seules ressources de la médecine, sans faire intervenir la chirurgie : peut-être eussions-nous dû ne pas nous décourager si vite et nous décider sitôt à une opération grave dans l'exemple funeste que nous venons de signaler. Il faut d'ailleurs noter ici un exemple d'accidents cérébraux et d'hémiplégie commençante, sans lésion de la substance du cerveau.

La seconde malade dont il s'agit était une femme de quarante-cinq ans, qui avait éprouvé, douze ans auparavant, des symptômes *primitifs* (chaude-pisse et excoriations) traités par un herboriste. Au bout de huit ans s'étaient développés des accidents *consécutifs* dont la gravité s'était toujours accrue jusqu'à l'époque où j'observai la malade. Une céphalée opiniâtre; des tumeurs gommeuses dans la région frontale, actuellement une ouverture fistuleuse dans cette région, qui permettait de reconnaître la dénudation d'une portion du sommet du coronal : telles étaient les altérations apparentes auxquelles étaient venus s'ajouter des accès convulsifs épileptiformes, à la suite desquels la malade restait plongée dans un assoupissement comateux avec paralysie incomplète d'un côté de la face.

Je fus témoin, au mois de février 1826, de deux de ces accès, dont on avait obtenu précédemment la suspension momentanée par l'*acupuncture*. Des sangsues au cou, des sinapismes aux pieds, modérèrent la céphalée et parurent aussi suspendre quelque temps le retour des accidents; mais un troisième accès, des plus violents, ne permit pas de différer plus longtemps un traitement radical. Je décidai, non sans peine, la malade, dont le moral et le physique étaient singulièrement affaiblis, à entrer à l'hôpital Saint-Louis, où Biett voulut bien se charger de la traiter. Une tisane sudorifique, des bains tièdes, des pilules de résine de gaïac et d'extrait d'aconit, contenant un quart de grain de sublimé, composèrent le traitement, qui eut un plein et entier succès.

Entrée à l'hôpital au commencement de mars 1826, la malade sortit guérie le 24 juin. J'ai eu pendant quelque temps encore cette femme sous les yeux, et la guérison ne s'est pas démentie : je l'ai malheureusement perdue de vue à la fin de la même année.

Une troisième malade, que j'ai pu suivre pendant un temps assez long, était devenue *hémiplégique* à la suite d'une syphilis constitutionnelle dont la source première était certainement une infection communiquée par le mari, quoiqu'on n'ait pas pu saisir chez la femme de phénomènes *primitifs* caractéristiques. Il s'était formé successivement des ulcères aux amygdales et au voile du palais, un abcès à la cuisse avec dénudation de l'os, des tubercules syphilitiques ulcérés sur plusieurs points des téguments, etc. La malade paraissait guérie par l'usage des sudorifiques (après des traitements infructueux par le protoïodure de mercure, le sublimé, le muriate d'or), lorsque la céphalée, l'affaiblissement de l'intelligence, l'embarras de la parole, une hémiplégie incomplète, vinrent révéler une affection de l'encéphale qu'on ne pouvait rapporter qu'aux ravages du virus syphilitique. Cette affection persista plusieurs années, avec des alternatives de mieux et de pis. Je suis porté à croire que dans ce cas, comme dans le premier que j'ai rapporté, il n'y avait à proprement parler qu'une *névrose* syphilitique, c'est-à-dire une encéphalopathie sans lésion appréciable aux sens, ou du moins sans lésion que l'on pût rapprocher du *ramollissement* ou de l'hémorrhagie cérébrale.

Dans un cas fort curieux, rapporté par *Joseph Frank*[1], on

[1] Pathologie interne ; dans l'*Encyclop. des scienc. médic.* de M. Bayle, tome III, p. 249.

observa une paralysie du bras, due à l'inflammation de la moelle épinière, par suite des progrès d'une carie vertébrale, elle-même, à ce qu'il paraît, consécutive à un ulcère syphilitique du gosier. Voici le fait :

« En 1798, dit l'auteur, j'ai soigné, dans l'hôpital civil de Vienne, dont j'étais alors médecin en chef, un homme très-maigre qui portait dans la gorge un ulcère syphilitique ancien, répandant une odeur fétide, et qui avait été négligé. Cet homme se plaignait, en outre, d'éprouver de l'engourdissement dans les bras. Dès que j'eus connaissance de ce dernier symptôme, je dis immédiatement au médecin en second, le docteur Weiss, que j'étais presque certain qu'il existait une carie des vertèbres cervicales. Il manquait jusqu'alors la douleur de la nuque, qui se manifesta deux mois seulement après ; mais, en même temps qu'elle apparut, on vit survenir aussitôt la paralysie du bras gauche, et plus tard celle du droit. Une mort subite, ainsi que je l'avais prédit, mit fin à tant de douleurs. A l'ouverture du cadavre, nous avons trouvé les corps des troisième, quatrième et cinquième vertèbres cervicales affectés de carie. L'altération des vertèbres s'étendait jusqu'aux membranes de la moelle enflammée. »

On lit dans les *Mémoires de l'Académie royale de chirurgie*[1] une observation fort curieuse de *paraplégie* complète avec impuissance traitée avec succès, chez un homme âgé de trente ans, par les frictions mercurielles secondées d'un régime très-sévère. Une éruption pustulo-ulcéreuse qui coexistait avait indiqué la nature de la maladie, quoique le sujet en eût dissimulé l'origine. Existait-il dans ce cas une lésion osseuse comprimant la moelle épinière et donnant lieu à la *paraplégie ?* Cela est possible, bien que cette forme de paralysie puisse, comme d'autres (et en particulier l'hémiplégie), exister sans lésion osseuse et constituer une véritable névrose syphilitique. (Voir le livre de M. Prosper

[1] Observation sur une paralysie de cause vénérienne, par M. ROUSTET. Tome III des *Mémoires*, p. 1, dans l'*Encyclop. des scienc. médic.*

Yvaren, d'Avignon, sur les *Métamorphoses de la syphilis*.)

Les tumeurs gommeuses et les *périostoses* se reconnaissent à leur forme arrondie, à leur consistance molle et comme obscurément *fluctuante;* elles sont le plus souvent exemptes de toute inflammation des téguments. On les rencontre sur beaucoup de points divers du système osseux, mais de même que les *exostoses*, elles siégent de préférence dans les lieux où les os sont superficiels et placés presque immédiatement sous la peau, comme à la voûte du crâne, au front, au sternum, à la clavicule, au bas de la face interne du tibia, etc. Elles sont quelquefois accompagnées du gonflement de l'os lui-même, et essentiellement formées par l'accumulation d'une matière demi-fluide et comme gélatineuse que l'on a comparée au suc gommeux qui découle de certains arbres, matière qui soulève le périoste et le détache de la surface osseuse qu'il recouvre.

Ces tumeurs se terminent souvent par résolution; quelquefois elles s'enflamment et s'ouvrent au dehors; alors la nécrose, au moins superficielle, de l'os est à craindre[1].

Les *exostoses* sont de deux espèces : les unes circonscrites, arrondies, d'un volume qui varie depuis celui d'un petit pois jusqu'à celui d'une noisette et plus; les autres diffuses et dues à une hypertrophie qui augmente le volume général de l'os dans une étendue plus ou moins grande.

Nous avons eu dans nos salles, en janvier 1830 (époque où M. le professeur Récamier avait bien voulu nous confier temporairement sa clinique à l'Hôtel-Dieu), un vieillard affecté depuis plusieurs mois d'une exostose du second genre. Elle occupait la partie supérieure du tibia, et donnait à cette partie un volume qui contrastait notablement avec celui du

[1] Les *gommes* ou tumeurs gommeuses proprement dites, longtemps confondues avec les périostoses, sont de petites tumeurs développées dans le tissu cellulaire et liées à la *cachexie syphilitique*. On a cru devoir en rapprocher, de nos jours, certaines tumeurs tuberculiformes découvertes dans les principaux viscères et qui ne sont pas toujours bien manifestement syphilitiques... Nous y reviendrons en traitant de la cachexie vénérienne.

tibia sain. Des douleurs ostéocopes nocturnes occupaient la même région. Ce vieillard affirmait n'avoir jamais eu que des chaudes-pisses, encore remontaient-elles à une époque fort éloignée.

En même temps, nous avions sous les yeux un adulte âgé de quarante-cinq ans, atteint également de douleurs ostéocopes dans les membres, mais sans exostoses appréciables, et chez lequel il avait existé antérieurement une blennorrhagie, un bubon, puis une éruption syphilitique, laquelle avait laissé dans les environs de l'anus des cicatrices blanches, rondes et déprimées, indices de tubercules ulcérés et cicatrisés.

Il n'est pas de praticien qui n'ait eu plusieurs fois l'occasion d'observer ces petites exostoses qui rendent le tibia raboteux et inégal, et que le toucher distingue parfaitement, lors même qu'elles sont encore trop peu volumineuses pour faire une saillie bien sensible à la vue.

Lorsque le vice syphilitique a étendu ses ravages aux os, il est plus difficile à déraciner; toutefois, lorsque le sujet conserve encore une santé générale qui offre quelque résistance, lorsque la syphilis n'est point trop invétérée, lors surtout qu'il n'y a point eu, comme cela n'est que trop ordinaire, des traitements mercuriels incomplets ou dirigés avec peu de méthode, on réussit encore à guérir la plupart des malades, surtout quand il ne s'agit que de périostoses ou d'exostoses, et à plus forte raison de douleurs ostéocopes : la nécrose et la carie sont des phénomènes bien autrement fâcheux, et qui, d'ailleurs, sont au-dessus des ressources de l'art dans les progrès déjà faits à l'époque où le traitement peut devenir efficace.

Une observation (malheureusement rapportée en termes bien concis) que nous empruntons au tome LXIX de l'ancienne *Bibliothèque médicale,* page 269, viendra à l'appui de ces assertions. Elle est extraite d'un journal anglais du mois d'avril 1820 :

« *Carie de l'os frontal*, par G. de Merveilleux, membre du Collége royal des chirurgiens de Londres. — Une femme, âgée de quarante-trois ans, portait deux ulcères à la partie supérieure du front, d'où s'écoulait en abondance un pus épais et blanc. On reconnut, en sondant, que l'os était dénudé et rugueux. La malade se plaignait de grands maux de tête, et avait une exostose à l'un des tibias. On lui fit prendre du mercure, ce qui diminua la douleur de tête, et l'exostose disparut. On fit aussi des lotions avec le sulfate de zinc, mais sans aucun bon effet. On fit subir à cette femme un second traitement mercuriel de sept mois, et il ne s'en forma pas moins une seconde ouverture au front. On découvrit par une incision l'os malade, qui était carié, et dans deux endroits on pouvait introduire un doigt entre la table externe et l'interne. On enleva toute la portion cariée avec le trépan, que l'on appliqua sept fois; il sortit du pus qui était compris entre la face interne de l'os et la dure-mère; cette membrane ne paraissait pas saine. On mit la malade à l'usage de la décoction de salsepareille et au régime lacté. Il se forma des granulations de bonne nature sur la dure-mère, et la malade fut guérie en quelques mois. »

Nous avons eu nous-même sous les yeux, à l'époque où nous étions attaché au service de chirurgie de l'Hôtel-Dieu, sous les ordres du professeur Dupuytren, un exemple assez remarquable de carie du frontal avec nécrose d'une partie de la table externe, dont il fallut, à plusieurs reprises, enlever des portions à l'aide du trépan exfoliateur. La malade, qui avait eu jadis des accidents vénériens primitifs, finit par guérir à l'aide d'un traitement antisyphilitique intérieur joint à la médication chirurgicale appropriée à l'état des parties.

Aujourd'hui, dans la période avancée de la syphilis, et notamment dans les maladies du système osseux, on préfère généralement l'*iodure de potassium* au mercure. Il est certain que ce nouveau remède jouit d'une efficacité incontestable, et qu'il dissipe notamment avec une grande promptitude les douleurs ostéocopes. Il est surtout rationnel d'y avoir recours quand les préparations mercurielles ont déjà été employées sans amener la guérison. La dose assez élevée d'iodure de potassium que contient notre *sirop de deuto-ïodure ioduré* (mis par nous en usage à une époque où l'on n'osait point encore employer cet iodure à forte dose), le rend tout à fait applicable au traitement des maladies osseuses d'origine syphilitique.

§ V. — *Autres phénomènes consécutifs plus rares que les précédents.*

Renvoyant à la description générale des symptômes de la syphilis étudiés successivement dans les diverses régions du corps les altérations matérielles et appréciables de l'œil, du nez, de la bouche, dont nous aurions à faire ici mention, nous nous bornerons à indiquer dans ce paragraphe les *névroses* des sens et la chute des poils, qui ont été attribuées au vice syphilitique.

L'*amaurose*, le bourdonnement d'oreilles, la surdité, l'anosmie ou perte de l'odorat, la dépravation ou perte du goût, ont été mentionnés par quelques auteurs comme pouvant être produits par une syphilis constitutionnelle, indépendamment de toute lésion apparente et caractéristique propre à expliquer le symptôme.

De toutes les névroses attribuées au vice syphilitique, l'amaurose est peut-être la mieux constatée. Nous avions vu jadis, entre les mains du professeur Dupuytren, quelques sujets amaurotiques guérir sous l'influence des préparations mercurielles administrées d'après les probabilités qui semblaient indiquer l'existence d'une cause spécifique.

Depuis lors, nos observations personnelles et surtout celles recueillies par un assez grand nombre d'écrivains modernes sont venues mettre hors de doute pour nous l'existence de l'*amaurose vénérienne*.

Suivant un médecin dont le travail sur les névroses syphilitiques est encore inédit, l'*ophthalmoscope* pendant la vie et l'examen après la mort ont presque toujours fait constater une lésion matérielle appréciable de la choroïde ou de la rétine dans l'amaurose et dans l'amblyopie. Cette lésion est tantôt une simple congestion vasculaire, tantôt une infiltration ou un épanchement de matière *fibro-plastique* au-devant de la rétine ou dans la choroïde ; d'où le conseil d'interposer les dérivatifs et les purgatifs dans le cours du traitement spécifique, qui n'a pas toujours un succès complet dans ce genre d'affections. Les troubles de la vue peuvent, en outre, comme on le conçoit facilement, être le produit d'altérations du cerveau, du nerf optique, des parois osseuses de l'orbite, etc., qui amènent, par compression ou autrement, la gêne ou l'abolition des fonctions de l'œil... Et alors, si l'altération matérielle est encore à un degré curable, l'effet cesse avec la cause. La *surdité* et plus facilement encore les bourdonnements d'oreilles s'observent, soit passagèrement, soit d'une manière permanente, dans la diathèse syphilitique, tantôt comme symptômes concomitants de la *céphalée*, tantôt comme prodromes d'autres accidents secondaires, tantôt comme simples *névroses*, tantôt enfin comme effets de lésions matérielles du crâne, du cerveau ou de l'appareil auditif.

Mais, tandis que l'amaurose existe assez fréquemment seule, le praticien n'ayant alors pour guides que le commémoratif et les effets du traitement, la surdité est presque toujours liée à d'autres accidents qui en révèlent facilement l'origine syphilitique.

Nous ne parlerons des autres névroses attribuées au vice syphilitique qu'à la suite de notre description générale, en traitant de la *cachexie vénérienne*.

Quant à l'*alopécie* ou chute des poils, signalée par Astruc, d'après le témoignage de *Fracastor* et de *Fallope*, comme ayant paru au nombre des symptômes de la syphilis vers l'an 1538, c'est un phénomène qui peut tenir à tant de causes diverses, qu'il est bien difficile de le regarder comme caractéristique. Quoi qu'il en soit, j'ai vu, comme d'autres, quelques malades qui étaient devenus chauves, et dont les sourcils, les cils, la barbe, s'étaient singulièrement raréfiés, soit à la suite d'accidents syphilitiques constitutionnels, soit à la suite des traitements mercuriels réclamés par ces accidents; mais je ne sais pas si, comme l'affirment la plupart des auteurs, cette chute des poils, et quelquefois même des ongles, doit être regardée comme un effet du vice vénérien; encore moins, comme d'autres le prétendent, comme un effet du traitement; je le regarderais plus volontiers comme la suite de l'affaiblissement cachectique du sujet.

Voici d'ailleurs les citations rapportées par Astruc[1] :

« .... Ces soupçons ne peuvent point regarder non plus l'alopécie ou chute des poils, dont la nouveauté est bien attestée par des témoins oculaires et bien instruits. FRACASTOR, livre II, chapitre I, de son traité *De morbis contagiosis,* qui a été composé, comme on l'a déjà dit, vers l'an 1544, marque en termes exprès : « que la chute des cheveux et de tous les poils du corps, et même, en quelques-uns, celle des dents, n'était survenue que depuis six ans », c'est-à-dire vers l'an 1538. »

» BRASSAVOLE, dans son livre *De morbo gallico,* publié à Venise en 1553, assure « que, depuis vingt ans (c'est-à-dire depuis 1533), il a paru d'autres accidents vénériens, qui font douter si la maladie est sur son déclin ou si elle est changée. Ces accidents, continue-t-il, sont principalement cinq : le premier est la *chute des poils,* qui donne aux malades une figure ridicule ; car, on ne peut s'empêcher de rire en voyant des hommes sans barbe, sans sourcils, et sans poils aux paupières; le second est la *chute des dents;* le troisième, celle des *ongles,* qui suit le plus souvent la chute des poils; le quatrième, la *perte des yeux....*; le cinquième, la *gonorrhée.* »

[1] Ouvrage cité, liv. 1er, ch. XIII (tome Ier, p. 338, de l'édition in-12).

» FALLOPE, au chapitre XXIII de son traité *De morbo gallico*, écrit vers l'an 1560 ou 1561, comme il paraît par les chapitres VII et XXIII, s'exprime encore d'une manière plus précise en ces termes : « Durant les quarante premières années (c'est-à-dire avant 1533), il n'y avait point de chute de poils, mais elle a commencé depuis trente ans. » Ce dernier auteur fait aussi mention, dans le chapitre XXIII du même traité, du *tintement* ou bourdonnement d'*oreilles*.

« Je ne sache personne, dit-il, qui, depuis dix ans en deçà, ait fait mention de ce tintement : je suis le premier qui l'ait observé il y a huit ans. Il ne manque guère de se trouver dans la vérole bien confirmée, et il mérite d'autant plus d'attention, que les autres n'en ont point parlé. *D'autres causes que la vérole peuvent aussi le produire.* »

A plus forte raison peut-on en dire autant de l'*alopécie*. Faut-il, avec notre collègue le docteur Bazin, admettre qu'elle reconnaît pour cause, comme la teigne, une mousse ou champignon parasite qui s'attaque au bulbe pileux, et qu'elle est étrangère et à la cachexie syphilitique et à la cachexie mercurielle? C'est un sujet qui demande de nouvelles recherches. Malheureusement et indépendamment de toute théorie, il faut bien reconnaître que cette alopécie est ordinairement incurable.

CHAPITRE DEUXIÈME.

DE LA SYPHILIS CONSÉCUTIVE CHEZ LE NOUVEAU-NÉ.

Nous avons déjà dit, en nous occupant de la syphilis *primitive*, que nous n'avions observé chez le nouveau-né que des symptômes d'une syphilis constitutionnelle dont l'enfant avait puisé le germe dans le sein de sa mère. Nous n'avons pas voulu contester pour cela l'opinion d'auteurs respectables qui disent avoir observé des phénomènes *primitifs* dus à l'infection contractée au passage : nous avons rapporté nous-même un exemple de syphilis chez l'enfant à la mamelle, contractée au sein de la nourrice, laquelle avait été infectée par un autre nourrisson. Il y a d'ailleurs des cas douteux, où il pourrait y avoir lieu de supposer l'infection au passage, encore que la maladie pût s'expliquer aussi par l'existence d'un germe congénial. L'exemple suivant servira à rendre ma pensée plus claire et plus intelligible.

Le 26 mars 1836, nous avons reçu à l'hôpital de Lourcine la mère et l'enfant atteints de syphilis ; voici les renseignements qui nous ont été donnés sur les antécédents :

La mère dit avoir reçu de son mari, il y a trois ans, une maladie vénérienne ; les symptômes primitifs furent un *écoulement* et des boutons, que la malade décrit fort mal, aux parties génitales. Il ne paraît pas que les mercuriaux aient été employés pour les combattre. Des tisanes, une pommade, l'application de la poudre d'alun : tels furent les seuls moyens mis en usage. Il y a quinze mois, il se montra encore à la vulve un bouton qui céda à l'application de l'alun calciné. Le 6 février 1836, cette femme mit au monde une fille. Avait-elle encore à cette époque quelque trace de sa maladie ? c'est ce qu'il est fort difficile de savoir. L'enfant naissant portait à la plante de chaque pied un bouton lenticulaire, qui se dissipa en quelques jours à l'aide des cataplasmes. Quinze jours se passèrent ensuite sans qu'elle offrît aucun indice de mal vénérien ; mais à cette époque une éruption croûteuse se montra au nez et aux lèvres, et les boutons, qui plus tard s'ulcérèrent, survinrent au siége et aux environs des parties génitales.

Cet enfant a actuellement un peu plus de six semaines ; il est chétif et décrépit ; un cercle tuberculeux fendillé et recouvert de croûtes qui simulent assez bien celles de la teigne muqueuse (*impetigo larvalis*) environne la bouche; toute la peau de la région sacrée et de la partie interne des cuisses est semée d'ulcères ronds et grisâtres, dont le plus considérable égale à peine l'étendue d'une pièce de 20 centimes.

La mère, examinée avec soin, n'offre actuellement aucune trace de maladie aux parties génitales, aux parties extérieures; mais le vagin est rouge et fournit un écoulement jaunâtre assez puriforme. Le col est saignant, légèrement excorié et rayonné de gerçures rouges.

L'interprétation la plus légitime du fait est sans contredit l'existence d'une syphilis *consécutive* et congéniale chez l'enfant; mais, d'autre part, la prompte apparition des accidents après la naissance, l'aspect et le siége des ulcères, auraient pu faire naître quelques doutes chez les partisans de l'infection au passage : la persistance d'une vaginite, qui devait exister déjà au moment de la naissance, pourrait suffire à leurs yeux pour rendre compte de ce mode d'infection.

Nous voyons dans ce cas un enfant atteint de syphilis naître d'une femme qui n'offre plus actuellement de symptôme vénérien caractéristique : dans celui que nous allons rapporter, la mère, dont l'enfant était aussi entaché du vice vénérien, assurait n'avoir jamais eu aucun symptôme de ce mal; mais le spéculum fit reconnaître chez elle la présence de *granulations ulcérées* au col de l'utérus qui existaient à son insu. Ce fait remarquable se rapproche de celui que nous avons emprunté plus haut au mémoire de M. Ricord, et qui offrait un exemple de chancre de l'utérus.

La femme dont il s'agit était en traitement à l'hôpital de Lourcine depuis environ deux mois, et quoiqu'elle ne fût pas placée dans notre division, nous avons eu plusieurs fois l'occasion de l'examiner et de l'observer.

Mariée depuis sept ans, cette femme a eu six enfants : les trois premiers sont venus avant terme et ont succombé; les deux suivants sont morts également, quoique nés à terme, mais ils ont vécu quelque temps. Tous deux portaient sur le corps des ulcérations croûteuses jugées de nature vénérienne par les médecins du pays habité par la mère.

Celle-ci affirme pourtant n'avoir jamais eu aucun symptôme de cette maladie; mais elle sait fort bien que son mari a eu, dans sa jeunesse, plusieurs affections vénériennes; il a aujourd'hui quarante ans et se porte bien.

Son dernier enfant, le seul qu'elle ait conservé, a un an environ et tette encore. A l'âge de six semaines, il a été pris d'un écoulement sanguinolent par l'oreille gauche, mais ce n'est que tout récemment qu'il est survenu dans le conduit auditif externe une ulcération qui a déterminé la mère à se faire admettre avec son enfant à l'hôpital.

Le 15 février, cette ulcération occupait toute la moitié inférieure de la conque, s'étendant un peu à la face externe du lobule et se prolongeant, d'autre part, dans la profondeur du conduit auditif; cette ulcération, de couleur grisâtre, saignant facilement, fournissant une suppuration abondante et fétide, était irrégulièrement arrondie; elle nous parut manifestement syphilitique. La santé générale de l'enfant était très-satisfaisante. Les progrès de l'ulcère ayant été très-rapides jusque-là, nous prescrivîmes une pommade au protoïodure de mercure opiacé, qui ne tarda pas à changer l'aspect de l'ulcération; celle-ci dès lors cessa de s'étendre, et bientôt elle marcha vers la cicatrisation.

La mère, examinée au spéculum, n'offrit point d'écoulement apparent, mais les lèvres du museau de tanche étaient le siége de rougeurs granulées et excoriées, qui persistèrent longtemps, quoique attaquées à plusieurs reprises par la cautérisation avec le nitrate d'argent et le tamponnement avec de la charpie imbibée d'eau blanche. On se décida, au bout de quelques semaines, à prescrire à la mère un traitement intérieur par le protoïodure de mercure.

La forme la plus ordinaire que revêt la syphilis consécutive chez le nouveau-né est celle de *papules muqueuses* ou *tubercules plats*, improprement désignés par le plus grand nombre des auteurs sous le nom de *pustules*.

Écoutons à ce sujet M. Bertin (ouvrage cité, chap. v) :

« *Les pustules*, dit-il, sont un des symptômes que j'ai le plus fréquemment observés chez les enfants nouveau-nés que je suis chargé de traiter à l'hôpital des Vénériens. Les auteurs les ont distinguées en différentes espèces. Celles qui se sont offertes le plus souvent à mon observation sont les pustules *saillantes*, *aplaties*, *tuberculeuses*, *croûteuses*, *chancreuses* et *ulcérées*. Ces trois dernières ne doivent être considérées que comme des variétés.

« ..... La tête, la face, la commissure des lèvres, le menton présentent souvent des pustules plates et ulcérées. On observe des pustules croûteuses et chancreuses au cou, aux épaules, à la poitrine, sur les bras. J'ai vu fréquemment des pustules aplaties, tuberculeuses, ulcérées sur le dos, au scrotum, à la marge de l'anus, aux aines, à la face externe et interne des cuisses, aux jambes, aux pieds. Toutes les extrémités sont quelquefois attaquées de pustules rongeantes. »

Quand on rencontre chez le nouveau-né une syphilide réellement *pustuleuse*, celle-ci revêt ordinairement la forme de l'*ecthyma* (grosses pustules) plutôt que celle de l'*acné* (petites pustules). Au moment même où j'écrivais ces lignes, il y avait dans la salle des nourrices de l'hôpital de Lourcine un enfant de neuf mois affecté de syphilide *pustuleuse* varioliforme. Dans beaucoup de points du tronc, des ulcérations arrondies et grisâtres, dont plusieurs confluentes, avaient succédé aux pustules. La mère, qui continuait à nourrir son enfant, était affectée d'écoulement.

Parmi les observations particulières que rapporte l'auteur que nous avons cité plus haut, observations qui ont généralement le défaut d'être beaucoup trop succinctes, la plus remarquable est la suivante (ouvrage cité, p. 89); c'est la seule qui offre un exemple de maladie des os chez le nouveau-né :

« Pierre Ga..., âgé de trente-cinq jours, transporté de

l'hôpital de la Maternité dans notre département, le 1er janvier 1809, était attaqué d'une blennorrhagie ophthalmique très-intense, de pustules tuberculeuses sur presque toute l'habitude du corps, d'une tumeur de la grosseur d'un œuf de pigeon sur le grand trochanter du côté gauche, et d'une *périostose* assez considérable à la face postérieure et supérieure du cubitus.

« La tumeur du grand trochanter augmenta de volume jusqu'à la fin de janvier; dans le cours de février, elle diminua peu à peu, et vers la fin de ce mois elle était entièrement résolue. Voulant examiner la marche de la nature dans ce cas, nous ne prescrivimes aucune application locale. On se contenta d'administrer à la nourrice des frictions mercurielles tous les deux jours. Le 2 mars il n'existait plus aucune trace de cette tumeur. La périostose de l'avant-bras montra plus de résistance à la guérison, et me fit craindre même l'altération de l'os. Les mouvements du bras étaient très-gênés; l'enfant paraissait souffrir; les téguments étaient rouges. Nous appliquâmes des cataplasmes émollients qui calmèrent les symptômes inflammatoires; mais la tumeur restant stationnaire et les pustules ne disparaissant que lentement, nous administrâmes, dans le cours du mois de mars, le m. s. de mercure (sublimé), à la dose d'un douzième de grain, et nous le continuâmes pendant trois mois; au bout de ce temps, tous les symptômes étaient dissipés. »

Il y a beaucoup de variation dans l'époque de l'apparition des accidents de la syphilis chez le nouveau-né. Nous avons déjà dit que celui-ci pouvait naître sain et bien constitué et rester tel pendant plusieurs mois, un an même, et probablement pendant le reste de son existence, quoique provenant d'une mère atteinte de vice syphilitique, surtout lorsque celle-ci n'est affectée que de symptômes primitifs.

Il y a, d'autre part, quelques exemples rares d'enfants qui sont venus au monde avec des phénomènes caractéristiques de la maladie.

Ainsi, *Doublet* a vu naître un enfant avec un chancre à la fourchette; *Cullerier* (oncle) en a vu un autre naître avec des choux-fleurs aux parties génitales, et un mort-né qui portait des pustules. *Bertin* a observé un enfant né avec des végétations à la fourchette. *Gilbert* a communiqué à cet auteur quatre autres observations, que nous rapportons ici à cause de leur brièveté.

Première observation. — Joséphine P..., âgée de vingt-quatre ans, envoyée par ordre de la police à Bicêtre, pendant l'hiver de 1788, pour y être traitée d'un chancre situé au vagin, de deux bubons ulcérés et de la gale, accoucha, peu de jours après son arrivée, d'une fille qui avait au vagin un petit *ulcère* de la largeur d'une lentille.

Deuxième observation. — Angélique Prévôt, âgée de vingt et un ans, entrée à Bicêtre dans le mois de septembre 1791, avait une masse de choux-fleurs en suppuration, située au pourtour de l'anus. Trois semaines après son entrée, la malade accoucha d'un garçon qui présenta, au moment de sa naissance, des *pustules plates,* d'un rouge brun, lenticulaires, disséminées sur le dos, les fesses et les cuisses. Il mourut quelques jours après.

Troisième observation. — Augustine L..., âgée de vingt-huit ans, entrée à Bicêtre au mois de janvier 1792, présentait une exostose au tibia et un ulcère à l'arrière-bouche; elle accoucha, à sept mois environ de sa grossesse, d'une fille très-faible : cette enfant offrait une petite excroissance frangée près de la commissure inférieure du vagin.

Quatrième observation. — Madame V..., âgée de trente et un ans, grosse de six mois, était atteinte d'une syphilis consécutive, caractérisée par des pustules croûteuses sur tout le corps, des douleurs ostéocopes nocturnes qui la privaient du sommeil... Au septième mois de la grossesse, cette dame commença le traitement spécial; il ne fut suspendu que pour son accouchement, qui fut naturel et à terme. Elle mit au jour un garçon grêle et faible, qui présenta en naissant des taches pustuleuses aux fesses et aux cuisses.

Quelquefois, les enfants qui naissent de mères infectées présentent, indépendamment des symptômes caractéristiques de la syphilis, un état de maigreur et de dépérissement, avec rides et flétrissure de la peau, que *Doublet* a caractérisé de la manière suivante : « Ils présentent la miniature de la décrépitude. »

Mais, dans le plus grand nombre de cas, ce n'est que plusieurs jours, plusieurs semaines ou même plusieurs mois après la naissance que les phénomènes de la syphilis apparaissent chez le nouveau-né, comme s'il fallait qu'il eût vécu quelque temps de sa vie propre et indépendante pour que le germe de la maladie qu'il a reçu de ses parents pût porter des fruits.

Dans nos observations, c'est le plus ordinairement de la troisième à la sixième semaine que se sont manifestés les symptômes de la syphilis; mais ils peuvent aussi se montrer avant ou après cette époque.

« Chez une grande partie des enfants soumis à mon observation (dit M. *Bertin*, ouvrage cité, p. 97), les symptômes ne se sont souvent manifestés qu'à un, deux et trois mois après la naissance, et quelquefois plus tard. »

L'*ophthalmie purulente*, dont nous avons parlé à l'occasion des symptômes *primitifs*, est un des phénomènes les plus précoces; elle se montre presque toujours dès la fin de la première semaine; mais nous avons dit combien peu ce phénomène pouvait être regardé comme caractéristique. Le *coryza* chronique, au contraire, est un accident *syphilitique* qui accompagne assez fréquemment les *syphilides* du nouveau-né.

Pour compléter ce chapitre, nous renvoyons le lecteur aux additions dont nous avons fait suivre le livre qui s'occupe du traitement, à la fin du volume.

APPENDICE.

Syphiloïdes.

Comme appendice à l'étude des *syphilides* et des autres accidents *consécutifs* de la syphilis, nous jugeons utile de présenter ici un court exposé des phénomènes cutanés, muqueux, lymphatiques et glandulaires qui peuvent simuler la syphilis, et que nous croyons pouvoir grouper, dans cet appendice, sous le titre général de *syphiloïdes* ou pseudo-syphilis.

En traitant des phénomènes primitifs de la *syphilis* et notamment du chancre, du bubon et de la blennorrhagie, nous avons indiqué les ulcérations inflammatoires, aphtheuses, dartreuses, les engorgements glandulaires inflammatoires, sympathiques ou scrofuleux, les écoulements bénins accidentels... qui peuvent en imposer pour des accidents syphilitiques *primitifs*.

Dans la syphilis *consécutive* et surtout dans les *syphilides*, on rencontre encore plus souvent des exemples d'erreur ou d'incertitude dans le diagnostic. Ainsi, l'*acné disséminée*, le *lichen lividus*, le *psoriasis* dépouillé de ses squammes, le *lupus* serpigineux du siége, du tronc ou des extrémités, les taches du *pityriasis versicolor*, etc., ont plus d'une fois été confondus avec de véritables syphilides.

Les éruptions aphtheuses de la bouche ou des parties génitales, les ulcères scrofuleux des fosses nasales et de l'isthme du gosier, les éruptions pustuleuses ou bulleuses, strumeuses ou cachectiques peuvent mettre dans l'embarras le praticien même le plus expérimenté. Je crois fermement, par exemple, qu'on a plus d'une fois accusé de syphilis *héréditaire* des enfants ou des jeunes gens qui ne présentaient que des *syphiloïdes* dues au vice scrofuleux.

On a depuis longtemps, en effet, signalé la ressemblance et les liens de parenté qui semblent unir les formes scrofuleuses et les accidents syphilitiques. D'autre part, un système moderne a trop facilement mis sur le compte des scrofules les ulcères cutanés ou muqueux, et surtout les engorgements glandulaires dont l'étiologie réelle pouvait devenir une pierre d'achoppement pour des théories beaucoup trop exclusives.

Nous-même, nous l'avouons ingénument, malgré notre longue expérience et notre grande habitude d'observation, nous avons rencontré des éruptions pustulo-ulcéreuses ou tuberculo-rongeantes, des ulcères du gosier avec destruction du voile du palais, des bubons d'*emblée* qui nous ont laissé incertain sur la question de savoir si le mal devait être rapporté à la diathèse strumeuse, à la diathèse syphilitique, ou même à une diathèse spéciale et *sui generis*, étrangère à l'une et à l'autre.

C'est ainsi, par exemple, que certains *ecthymas perforants*, que les éruptions tuberculeuses du *pian* et de la *radesyge* se sont montrés à nous dans des circonstances climatériques, hygiéniques et individuelles telles que nous n'avons pu les rattacher qu'à une diathèse *sui generis*.

Toutefois, le seul parti à prendre dans les cas douteux, c'est de s'attaquer au vice le plus facile à combattre et de recourir de préférence au traitement antisyphilitique, les préparations mercurielles et iodurées pouvant avoir d'heureux résultats, même dans des affections étrangères à la syphilis, et devant surtout montrer promptement leur efficacité, si, contre toute probabilité, le mal se trouvait avoir réellement une cause vénérienne.

Nous avons eu soin de tracer, dans l'occasion, le diagnostic différentiel propre à établir la distinction nécessaire entre les accidents syphilitiques et les *syphiloïdes*; nous n'y reviendrons pas ici, ce diagnostic devant encore se reproduire dans la description générale que nous allons maintenant aborder et qui offrira le tableau résumé de toutes les descriptions particulières qui ont précédé.

Ajoutons, en terminant, que les inflammations pustuleuses et ulcéreuses des téguments de cause externe et purement accidentelles peuvent quelquefois elles-mêmes simuler les phénomènes syphilitiques. Ainsi nous avons vu un praticien expérimenté prendre, à la première vue, les petites ulcérations grisâtres consécutives à l'application d'un emplâtre stibié, pour des ulcères syphilitiques. Ainsi nous avons eu récemment, dans nos salles de l'hôpital Saint-Louis, un jeune ouvrier fleuriste chez lequel un ulcère arrondi du fourreau de la verge et de petites papules excoriées du scrotum simulaient, à s'y méprendre, un *chancre* induré et des *papules muqueuses*. Or ces lésions, purement traumatiques, étaient l'effet de brûlures et d'application du vert de Scheele (arsénite de cuivre) mis en fusion avec d'autres préparations (pour la coloration des feuilles) sur un petit fourneau que ce jeune garçon tenait entre les cuisses.

Nous pourrions multiplier les exemples analogues, mais nous n'avons voulu qu'indiquer ici un sujet dont les développements pourront, je l'espère, trouver leur place ailleurs.

LIVRE TROISIÈME.

DESCRIPTION GÉNÉRALE

DE LA SYPHILIS.

Nous avons étudié successivement, dans les livres qui précèdent, les phénomènes *primitifs* et *consécutifs* de la syphilis, considérés isolément et en détail. Nous allons maintenant reprendre cette étude en masse en traçant l'histoire générale des *causes*, des *symptômes*, de la *marche* et du *traitement* de la maladie vénérienne considérée dans son ensemble[1].

Dans ce livre, nous nous occuperons seulement des *symptômes*, et nous les examinerons successivement dans les régions principales du corps qu'ils peuvent affecter. Dans le livre suivant, nous traiterons de la marche générale et de la cause de la maladie; c'est là que nous indiquerons la théorie qui nous paraît le plus en harmonie avec les phénomènes du mal; nous terminerons par l'exposition du traitement.

[1] Pour ceux qui ne trouveraient pas en harmonie avec les lumières modernes la simple et grande division de la syphilis en *primitive* et *consécutive* établie par les auteurs classiques, nous les engageons à recourir au traité récemment publié en français du professeur de Berlin, *Virchow*, sur la *syphilis constitutionnelle;* ils y trouveront longuement et savamment débattues les questions qui se rattachent aux divisions plus modernes (syphilis *primitive, secondaire* et *tertiaire*).

§ I. *Syphilis des téguments du crâne et du visage.*

Le cuir chevelu est assez fréquemment le siége de syphilides *papuleuse, squammeuse* ou *tuberculeuse,* qui, dans presque tous les cas, sont en même temps répandues sur d'autres parties du corps et notamment sur la nuque, le front, etc. Les croûtes qui les recouvrent peuvent simuler l'impétigo chronique.

Il existe souvent au front et aux tempes, près de la racine des cheveux, de petits cercles papuleux ou tuberculeux *serpigineux* qui, dans quelques cas rares, peuvent simuler l'herpès circiné; c'est la forme la plus tranchée de ce qu'on a appelé *corona Veneris.* Celle-ci peut encore être représentée par des éruptions *papuleuse, squammeuse* ou *tuberculeuse,* qu'il faut prendre garde de confondre avec le *lichen simple,* le *psoriasis,* la *couperose* ou l'*acne* disséminée. (Voir la première partie de cet ouvrage.)

A la face, on voit fréquemment de petits *tubercules* fendillés et grenus occuper le point de jonction des ailes du nez avec les joues et les commissures des lèvres.

Mais des éruptions étendues de *tubercules* ou de *papules* peuvent aussi couvrir les divers points du visage, et alors il y a presque toujours en même temps, sur les autres régions du corps, des vestiges plus ou moins prononcés d'une *syphilide* de même nature. Les grosses pustules croûteuses de l'*ecthyma syphilitique* existent parfois sur le menton, les lèvres, les joues, mais toujours en petit nombre, recouvertes de croûtes plus ou moins épaisses et verdâtres, sous lesquelles se forment des ulcérations arrondies et grisâtres qui détruisent toute l'épaisseur de la peau.

Les maladies de la peau que l'on est le plus exposé à confondre avec les syphilides du visage sont la *couperose* avancée et passée à l'état tuberculeux, le *lupus* ou dartre rongeante, et même dans quelques cas l'*érythème* chronique. Tantôt c'est une syphilide que l'on méconnait et que l'on prend pour une couperose, comme nous l'avons vu chez un homme atteint de tubercules nombreux et disséminés au visage; tantôt c'est une *mentagre* pustulo-tuberculeuse, que l'on regarde à tort comme vénérienne; tantôt c'est un simple *érythème* que des médecins peu exercés en pathologie cutanée prennent pour des taches syphilitiques, etc., etc. Ce point de diagnostic a été étudié avec soin dans la première partie de cet ouvrage.

§ II. *Syphilis des organes des sens.*

1° Les yeux offrent deux espèces bien différentes de phénomènes syphilitiques, savoir : l'*ophthalmie blennorrhagique*, qui est le plus ordinairement un symptôme primitif et que nous avons suffisamment étudiée à l'occasion de la blennorrhagie; et l'*ophthalmie vénérienne* proprement dite, ou *iritis*, qui est toujours un symptôme consécutif.

Cette ophthalmie, que nous avons souvent observée à l'hôpital Saint-Louis, où elle coexiste ordinairement avec d'autres phénomènes consécutifs, et en particulier avec les *syphilides*, est aiguë ou chronique; dans ce dernier cas encore, la marche chronique peut être interrompue de temps à autre par des accidents aigus.

Ainsi, tantôt il y a une injection bien prononcée des vaisseaux de la conjonctive, quelquefois même de petites pustules sur cette membrane ou des ulcérations sur la cornée; tantôt l'extérieur de l'œil est peu altéré, et le symptôme le plus frappant est le rétrécissement et la déformation de la pupille, avec altération de la coloration normale de l'iris et léger trouble de l'humeur aqueuse. Des douleurs sourdes et profondes, ou vives et aiguës, se joignent parfois aux lésions apparentes; la vue est plus ou moins troublée, et ce trouble peut persister après la guérison, si la déformation de la pupille subsiste par l'effet d'adhérences établies entre l'iris et la capsule cristalline. Pour prévenir ces adhérences et la coarctation habituelle de l'iris, on emploie assidûment, dans le traitement de cette affection, les collyres avec l'extrait de belladone. A l'intérieur, on prescrit les pilules de Belloste à dose purgative répétée, le calomel, à dose altérante (10 à 20 centigrammes par jour), comme révulsif et peut-être aussi spécifique, et l'on a recours aux ventouses à la nuque ou aux sangsues, lorsque les accidents inflammatoires sont un peu intenses. Il y a des malades chez lesquels cette ophthalmie syphilitique est très-tenace et se reproduit à plusieurs reprises, malgré le traitement le plus méthodique; il est rare alors d'obtenir une guérison exempte de toute altération consécutive dans la fonction que l'œil est appelé à remplir.

Quant aux névroses de la vue et des autres organes des sens, nous les indiquerons plus loin en traitant de la *cachexie vénérienne.*

2° Les oreilles peuvent être affectées d'écoulement puriforme analogue à la blennorrhagie, par suite d'une contagion directe ou par le fait d'une syphilis constitutionnelle; dans ce dernier cas, des végétations, des ulcérations peuvent coexister avec l'écoulement, et l'ouïe est toujours en même temps plus ou moins altérée.

L'oreille interne peut aussi être atteinte par les ravages du vice vénérien, qui attaque les parois osseuses des cavités creusées dans le rocher et dans l'apophyse mastoïde.

3° Le nez, tant à l'extérieur qu'à l'intérieur, est fréquemment le siége d'accidents syphilitiques. Des exostoses, des caries, des nécroses des os propres du nez, des cornets, de la cloison, s'observent assez souvent dans la syphilis constitutionnelle, et la sortie par les narines des portions nécrosées laisse après elle cet enfoncement hideux du nez, qui défigure les plus beaux visages et offre une empreinte ineffaçable du passage du virus vénérien. Des ulcères rongeants à forme primitivement tuberculeuse ou pustuleuse, ou ulcéreuse de prime abord, peuvent aussi détruire, du dehors au dedans, les parties molles du nez et même les cartilages, d'où résulte un autre genre de déformation plus hideux encore que le premier : il est même de malheureux sujets chez lesquels ces deux genres de destruction se sont rencontrés, en sorte que la chute des parties molles et des parties dures laisse complétement à découvert l'entrée des fosses nasales. La rhinoplastie ou du moins l'application du nez artificiel sont alors les seules ressources qui restent pour pallier la difformité. Toutefois, dans le plus grand nombre des cas, le vice syphilitique détermine la chute des parties dures et l'écrasement du nez, tandis que le vice scrofuleux amène plutôt la destruction des parties molles (par suite des progrès du *lupus*) et la dénudation des cavités nasales.

Nous avons déjà, en parlant des ulcères consécutifs en général, tracé le diagnostic différentiel des diverses espèces d'ulcères qui peuvent affecter le visage, et le nez en particulier : il nous reste à ajouter ici quelques traits locaux à ce diagnostic.

Trois formes principales d'ulcères peuvent occuper le siége que nous venons d'indiquer, savoir : le *noli me tangere* ou l'ulcère *cancéreux*, l'ulcère *cancroïde*, l'ulcère *rongeant* idiopathique et l'ulcère scrofuleux succédant au *lupus*. Le premier occupe de préférence le grand angle de l'œil ou la portion de la joue la plus voisine du nez; tantôt c'est une petite ulcération sèche et croûteuse qui ronge en profondeur et constitue le *noli me tangere* proprement dit; tantôt c'est un ulcère cancéreux qui succède à une excroissance verruqueuse ou à une induration squirrheuse de la peau, et qui occupe à peu près le même lieu, revêtant tous les caractères que nous avons retracés plus haut. L'ulcère *cancroïde* se montre de préférence à la lèvre supérieure et à la joue. L'ulcère rongeant *idiopathique* succède quelquefois à un groupe pustuleux du genre de l'*impetigo*, appelé *impetigo rodens*; il se recouvre d'une croûte jaunâtre, et occupe ordinairement le bout du nez. D'autres fois, il se forme sur les joues et succède à une induration rougeâtre de la peau, plus ou moins analogue aux *tubercules* diffus et mal circonscrits du *lupus scrofuleux.* Celui-ci donne lieu à des ulcérations rongeantes, irrégulières, avec amincissement et coloration violacée de la peau environnante, croûtes épaisses et d'un jaune verdâtre, qui siégent sur le nez ou sur les joues, et font des progrès en largeur et en profondeur.

L'ulcère *vénérien* se distingue des précédents par son *siége :* il se montre surtout aux lèvres, aux ailes du nez; par sa forme élémentaire : il succède à des papules ou à des tubercules cuivrés et croûteux disséminés sur divers points du visage ou encore à de grosses pustules d'*ecthyma;* par ses caractères spécifiques : fond grisâtre, forme arrondie, bords taillés à pic; par sa marche : cicatrisation dans un point, formation de nouveaux ulcères dans d'autres points plus ou moins distants du précédent, etc.

Le coryza chronique, des ulcérations profondes de la pituitaire, connues sous le nom d'*ozène,* peuvent aussi se montrer comme phénomènes consécutifs. Les deux observations suivantes, empruntées à l'intéressant mémoire de M. Cazenave de Bordeaux, nous paraissent des exemples bien caractérisés de ces affections, encore que l'auteur, par un travers d'esprit qui n'était pas rare à cette époque, ait cru devoir attribuer au traitement mercuriel, à la vérité irrationnel et mal dirigé, des accidents que nous jugeons, nous, devoir rapporter à la présence du virus vénérien [1].

Rhinites chroniques suivies d'ozène et de carie prétendus vénériens.

PREMIÈRE OBSERVATION.

Trois chancres sur le gland et un bubon traités et guéris en 1822. Le malade soupçonnant sa non-guérison (et quelques médecins croyant ce même malade sur parole), on le traite pendant trois ans à l'aide de toutes les préparations mercurielles connues et secrètes. En 1830,

[1] *Du coryza chronique et de l'ozène non vénérien.* Ouvrage couronné en 1831 par la Société royale de médecine de Bordeaux; par J. J. Cazenave. Broch. in-8. Paris, 1835.

rhinite chronique d'abord, puis ozène avec écoulement considérable de matières purulentes; chute d'os cariés. Nouvelle administration et abus des préparations mercurielles n'améliorant rien et amenant le déplorable état signalé dans l'observation. Le malade prend le rob antisyphilitique de Boyveau-Laffecteur vers la fin de 1831 sans plus de succès. Arrivée à Bordeaux le 10 avril 1832; cautérisations et guérison non soutenue le 18 août suivant.

« M. N..., ancien élève de l'École polytechnique, est jeune (32 ans), vigoureux et d'un tempérament sanguin prononcé. Se trouvant à Paris en 1822, il y contracta trois chancres sur le gland et un bubon qui furent suivis d'une amygdalo-pharyngite sans ulcération. La liqueur de Van Swieten et les sudorifiques guérirent assez rapidement cette syphilis. Quoi qu'il en fût, le malade conserva des doutes sur sa parfaite guérison, et s'imagina que le virus vénérien était *emprisonné, retenu dans la masse des humeurs*, pour se montrer tôt ou tard et produire d'affreux ravages. Sa tête se monta; la peur, cette mauvaise conseillère, s'en mêla, et le porta à consulter alternativement des médecins et des charlatans. Toutes les préparations mercurielles connues ou secrètes furent tour à tour recommandées : on abusa de tout, parce qu'on pouvait tout se permettre avec un malade qui croyait fermement avoir une maladie vénérienne dont rien cependant, mais absolument rien ne décelait l'existence.

Un voyage fait dans le Midi, en 1823, et des occupations réglées dans une administration de cette contrée de la France donnèrent quelque trêve aux terreurs paniques de M. N..., qui ne tarda pas à en revenir à ses moutons et à réclamer les avis de divers médecins. Les préparations mercurielles, les préparations d'or du docteur Chrestien, divers sudorifiques et quelques remèdes secrets furent successivement mis à contribution. Cette misérable existence, qui n'avait cependant pas altéré la santé d'un sujet qu'on exposait si gratuitement à la perdre, dura jusque vers la fin de 1829, époque à laquelle M. N..., habitant alors une ville de Languedoc, eut des relations avec une femme suspecte. Des boutons ayant paru sur le corps quelques jours après cette cohabitation, il n'en fallut pas davantage pour l'effrayer de nouveau, quoi que fissent des médecins recommandables pour le rassurer.

A des suppositions tout à fait gratuites succédèrent d'affreuses réalités : la perte de l'odorat et du goût se suivirent de près, et succédèrent à un coryza qui datait de six mois; des matières purulentes, sanieuses, infectes, s'écoulèrent jour et nuit des narines avec une telle abondance, que le malade s'en trouvait tout souillé le matin en s'éveillant, et ne pouvait suffire à la grande quantité de mouchoirs de poche qui lui étaient nécessaires. Des fragments d'os cariés tombèrent alors, et l'odeur de *punais* était à son comble. De nouveaux médecins firent consultés, de nouveaux médicaments antisyphilitiques furent prescrits. En désespoir de cause enfin, l'un de ces docteurs proposa les fumigations mercurielles dans les fosses nasales. Tout fut inutile. Le malade, désespéré d'une aussi cruelle position, se retira chez lui, et s'adressa par correspondance à Boyveau-Laffecteur, dont le rob antisyphilitique fut aussi en défaut.

M. N... me fut adressé dans les premiers jours d'avril 1832.

La peau revêtant les côtés, le dos et le lobe du nez, est dure, gonflée et d'un rouge lie de vin ; les pommettes et les paupières inférieures sont tuméfiées et légèrement infiltrées. On remarque un peu au-dessous du lobe du nez une petite ulcération en avoisinant une autre plus profonde qui lui est opposée, et qui a son siége au-dessus de la peau *internarinale*, répondant au bord antérieur du cartilage de la cloison ; le nez, à part sa grosseur anormale, n'est point déformé ; les os carrés sont solidement fixés, et ne peuvent être déprimés par une forte pression ; la voûte, le voile du palais et le pharynx sont dans l'état naturel ; on sent une très-forte odeur de *punais*, même à une grande distance du malade ; l'olfaction est nulle, et le goût, presque éteint aussi, offre néanmoins une singulière anomalie. M. N... goûte l'eau et le lait sucrés, tandis qu'il ne goûte pas du tout la vanille, l'eau de fleurs d'oranger, la teinture d'iode étendue dans un verre d'eau à la dose de cinquante à soixante gouttes, le vin et les aliments dont il se nourrit.

L'exploration des narines et des fosses nasales me fait reconnaître les particularités suivantes : Le cartilage de la cloison et tout le vomer sont détruits de façon à ne plus laisser de limites entre l'une et l'autre fosse nasale, entre l'une et l'autre narine. Ces dernières sont cependant distinctes et séparées à l'extérieur par la peau qui s'étend d'avant en arrière, depuis le lobe du nez jusqu'au-dessus de la lèvre supérieure, peau que j'ai dit être ulcérée et menacée de destruction. Les cartilages latéraux sont conservés, tout le plancher des fosses nasales est intact ; mais les cornets inférieurs de chaque côté, et le cornet moyen du côté droit, me paraissent avoir été totalement cariés et détachés[1]. Le cornet moyen gauche est encore saillant et rugueux comme dans l'état naturel, ce qui m'empêche de reconnaître s'il est ou s'il n'est pas altéré. Il m'est impossible de constater le véritable état dans lequel se trouvent les cornets supérieurs, que je croyais néanmoins avoir été atteints par la carie. Les méats inférieurs et moyens, les seuls que je puisse explorer, paraissent avoir conservé leur état normal ; mais les ouvertures des sinus maxillaires (la gauche surtout), situées dans les méats moyens, sont larges et rugueuses, tandis qu'elles sont ordinairement lisses et très-rétrécies, à moins qu'on ne les examine sur une tête sèche. Les parties moyenne et postérieure de la voûte des fosses nasales sont rugueuses et dénudées, et tout porte à croire que les portions du sphénoïde et de l'ethmoïde, qui constituent cette double surface, ont été ravagées par la carie. Les os carrés du nez sont demeurés intacts.

La voix est altérée, assez fortement *nasonnée ;* la déglutition s'opère on ne peut mieux.

Quoique je fusse à peu près persuadé que les cautéri-

[1] Dans le cours de cette observation, l'auteur me paraît avoir confondu ensemble les termes de *carie* et de *nécrose*.

sations à l'aide desquelles je traite ordinairement l'ozène seraient faites en pure perte, je les essayai sur M. N..., pour voir jusqu'à quel point ma prévision se réaliserait.

Armé d'un porte-caustique chargé de nitrate d'argent, je parcourus les cavités dont j'ai essayé de dépeindre les désordres, sans le moindre résultat favorable. Lorsque je cautérise les personnes porteurs d'un ozène ou répandant une odeur de *punais* sans ozène, le contact du caustique sur la membrane pituitaire est douloureux, occasionne un larmoiement considérable, sollicite sur-le-champ un abondant flux muqueux et de fréquents éternuments. Chez ce dernier malade, au contraire, je promène le nitrate d'argent sur toutes les surfaces nasales sans qu'il éprouve le plus petit picotement, à moins que je ne touche l'intérieur des ailes du nez et l'entrée des narines. Ces cautérisations furent répétées tous les trois jours, sans aucun résultat, depuis le 10 jusqu'au 28 avril. Durant cet espace de temps, des portions d'os cariés se détachèrent, le nez se tuméfia davantage, les pommettes et les paupières furent aussi plus gonflées qu'elles ne l'étaient ordinairement, probablement à cause de la grande humidité qui régnait à cette époque. Pour des motifs que j'expliquerai plus tard, je pris le parti de cautériser toutes les surfaces malades, en les arrosant, pour ainsi dire, avec une solution d'un gros de nitrate d'argent dans un verre d'eau distillée. Je répétai ces injections toutes les vingt-quatre heures, pendant trois mois et six jours, en prenant la précaution de faire pencher le malade un peu en avant et en lui recommandant de ne pas avaler. Dans les intervalles de ces injections, et trois fois par jour, M. N... recevait des fumigations émollientes dans les fosses nasales, pour faciliter la sortie des croûtes, du pus et des matières semi-cartilagineuses qui les encombraient. L'une de ces fumigations, faite immédiatement avant les injections de chaque matin, en favorisait l'action. On remarquera que pendant les deux premiers mois de ce traitement, presque toute la solution de nitrate d'argent, remplissant huit ou neuf seringues à injection, séjournait dans les fosses nasales ou les sinus maxillaires, sans aller dans le pharynx, sans être avalée ou crachée, et sortait peu à peu par les narines, dans la journée ou pendant la nuit. On observera aussi que, voulant savoir à quoi m'en tenir sur le degré de sensibilité des surfaces malades, je les arrosais avec des solutions caustiques de différents degrés de chaleur ou de froid, sans que le malade en eût la conscience: il ne discernait le froid d'avec la chaleur que lorsque le liquide touchait la lèvre supérieure. Après une vingtaine de jours de l'usage de ce mode cautérisant, l'amélioration se prononça, l'excessive odeur de *punais* s'affaiblit graduellement, les matières liquides sortant du nez devinrent plus rares, moins infectes, blanchâtres, plus concrètes, et de consistance presque cartilagineuse. Malgré ce mieux-être, le nez rougit et se tuméfia beaucoup plus qu'il ne l'était auparavant. Quelques applications répétées de sangsues sur les ailes du nez et au niveau des apophyses montantes des os maxillaires amendèrent considérablement cet état.

A dater de cette époque, la carie fut arrêtée et aucune portion d'os ne se détacha. L'exploration la plus minutieuse de toutes les anfractuosités, de toutes les parois nasales, ne permit plus de reconnaître avec le stylet les dénudations et les rugosités observées dès l'abord. La voûte des fosses nasales était sensible alors, et donnait, par l'intermédiaire d'un stylet, la sensation d'une surface lisse et élastique. L'ulcération du lobe du nez et celle de la cloison tégumentaire des narines sont guéries; l'odeur de *punais*, jadis si forte et si repoussante, est à ce point affaiblie qu'il faut avoir son nez sous le nez du malade pour s'en apercevoir. M N... se mouche à peu près comme dans l'état naturel, et les mucosités nasales ont leur consistance et leur aspect normaux; tout le liquide injecté est immédiatement rendu par les narines. Le sens du goût enfin est revenu à l'état proche-normal, et l'olfaction, tout à fait nulle jadis, s'est un peu réveillée.

Quoique M. N.... soit *guéri* d'une maladie dont on a pu priser la gravité, il reste encore une légère odeur, non plus de *punais*, mais fade, très-supportable, et tout à fait analogue à celle des mucosités nasales ordinaires qui ont séjourné quelques heures dans un mouchoir de poche. Pour la faire disparaître complétement et pour consolider la cure, j'ai conseillé la continuation des injections cautérisantes, au moins pendant quelque temps, des fumigations balsamiques reçues dans les fosses nasales, des vêtements de flanelle sur la peau, et une chaussure propre à se garantir de l'humidité pendant l'hiver.

Trois mois après, le mal a reparu.

Deuxième observation.

Ozène ; carie ; perforation de la voûte palatine. — Guérison.

M. F..., négociant de Bordeaux, âgé de quarante-six ans, d'une forte constitution, a fait les dernières campagnes de l'Empire en qualité d'officier d'infanterie, et a plusieurs fois contracté des uréthrites, des chancres sur le gland et des bubons. Son histoire, quant à l'abus des préparations mercurielles, est à peu près celle du malade de l'observation précédente, si ce n'est que les conséquences n'en ont pas été aussi graves.

M. F. ... me consulta pour la première fois vers les derniers jours du mois de septembre 1833, et me dit avoir perdu un petit os que je reconnus être une portion du vomer. Quoique placé à une certaine distance du malade, je sentis une odeur de *punais* très-prononcée, et constatai, à l'aide d'un crochet mousse, d'abord un épaississement de la membrane pituitaire, accompagné d'une difficulté de respirer, avec la voix *nasonnée*, puis l'existence de cinq ulcérations répondant à la cloison nasale, dont trois visibles à l'œil nu (trois dans une narine et deux dans l'autre) et la perte de substance d'une petite portion du vomer. De plus, la membrane muqueuse recouvrant le tiers antérieur médian de la voûte palatine était largement tuméfiée et menaçait de s'ulcérer.

Comme M. F.... était très-persuadé qu'il y avait urgence de lui administrer encore le mercure à haute dose, il m'enjoignit presque de souscrire à ses désirs. Voulant avoir l'air d'abonder dans son sens, je prescrivis des pilules, dans la formule desquelles le mot *mercure* était écrit à peu près pour la forme, car ce médicament n'y entrait qu'à des doses à peu près insignifiantes. Entièrement satisfait de ce côté-là, le malade se soumit à un régime assez sévère, me laissa cautériser la membrane pituitaire autant de fois que je le trouvai bon, et se lava souvent la bouche avec une décoction émolliente. Une quinzaine de cautérisations faites selon le mode dont j'ai parlé dans ce travail, et avec l'un des porte-caustique que j'ai décrits, amendèrent singulièrement l'odeur de *punais*, rendirent l'acte du moucher très-facile et la respiration nasale libre. Une seule injection cautérisante fit complétement disparaître la mauvaise odeur, mais occasionna une céphalalgie intense qui dura près de vingt-quatre heures.

Quoi que j'eusse fait pour m'opposer à l'ulcération de la membrane muqueuse revêtant la voûte palatine, l'accident arriva, et mit à découvert une perforation de cette même voûte, siégeant sur la ligne médiane, et ayant environ treize millimètres de diamètre. A dater de cette époque, les aliments et les boissons passèrent par l'ouverture anormale, et la voix fut fortement *nasonnée*, parce que l'air ne pouvait plus parcourir, comme il le faisait ordinairement, les fosses nasales et leurs divers sinus.

Sachant que la nature fait le plus ordinairement des frais considérables pour l'oblitération de pareilles ouvertures, je cherchai à la seconder en cautérisant fortement et chaque jour avec la pierre infernale les bords de la membrane muqueuse, qui se tuméfièrent et se rapprochèrent graduellement, au point de ne plus permettre le passage des aliments de la bouche dans les fosses nasales d'abord, puis, pendant deux ou trois jours seulement, celui beaucoup plus facile des boissons. Mon honorable confrère le docteur Fasileau, auquel le malade, qu'il connaît, raconta tout ce que je viens de dire le concernant, constata ces faits, et s'assura que M. F. ... n'était plus *punais*.

Quoi qu'il en soit, une très-petite ouverture palatine est restée, et m'a imposé l'obligation de faire placer un obturateur qui remédie on ne peut mieux aux conséquences de cette légère infirmité.

Le mémoire que nous venons de citer contient encore une observation (empruntée à la *Gazette médicale*) d'*ozène* non vénérien guéri par le chlorure de chaux :

« *Observation par M. W. Maclay-Awl, de Sommerset, Ohio.* — M. H. ..., âgé de trente-sept ans, peintre d'enseignes, de bonne constitution et de bonne santé, si l'on excepte ses accès de colique des peintres auxquels il était sujet de temps en temps, était porteur d'un ozène qu'il ne savait à quelle cause attribuer. La maladie avait commencé en janvier 1831 par des accès fréquents et violents d'une douleur aiguë vers les sourcils et la partie inférieure du front, et quelquefois dans les yeux eux-mêmes. Les saignées, les purgatifs, les vésicatoires n'y avaient rien fait, lorsqu'au bout de deux mois le nez s'ulcéra subitement et devint le siége d'un écoulement copieux de matière mucoso-purulente de la plus mauvaise nature. D'abord il n'y eut qu'une narine prise; l'autre ne s'affecta que plus tard, et l'abondance et l'âcreté de l'écoulement, soit de jour, soit de nuit, incommodaient excessivement le malade.

» Il commença, sous la direction de M. Maclay-Awl, à faire usage du chlorure de chaux le 1er mai 1831. Il en mêlait une cuillerée à thé dans un verre d'eau, passait la solution, et en faisait des injections trois fois par jour, le plus haut possible, dans la narine. Les effets de ces injections furent d'abord très-pénibles : elles produisaient des éternuments terribles, et finissaient par causer tant de douleur et d'hémorrhagie, qu'on fut forcé de les suspendre pendant une semaine. Au bout de ce temps on recommença; les effets furent moins violents, et le malade se décida à persévérer. L'écoulement était toujours très-abondant; les injections, faites trois fois par jour, rendaient le service important d'en corriger la fétidité; mais quatre semaines s'étaient écoulées sans qu'on eût pu s'assurer d'aucun changement important. A peu près vers ce temps, l'autre narine commença à donner du pus aussi; après quoi, l'amélioration se prononça d'une manière si puissante et si prompte, que pour la fin de juin la guérison était complète. La maladie n'a pas laissé la moindre trace depuis. »

L'*ozène* est parfois entretenu par des désordres tellement graves des fosses nasales, qu'il finit tôt ou tard par amener la mort du sujet. Chez une de nos malades de l'hôpital de Lourcine, jeune encore, et qui était sortie presque guérie l'année précédente, quoique conservant un reste d'ozène, nous observâmes à l'autopsie les désordres suivants : Un large ulcère rond avec destruction complète de la muqueuse existait à la partie supérieure de la paroi postérieure du pharynx; l'épiglotte était en partie détruite, et l'ulcère se prolongeait dans l'ouverture du larynx jusqu'à la glotte (la voix avait été notablement altérée pendant la vie). L'intérieur des fosses nasales était grièvement affecté : du pus grisâtre et tenace remplissait les méats; la cloison était cariée sur plusieurs points; à gauche, il n'y avait plus de cornet inférieur, et le moyen était lui-même en partie détruit; les cellules ethmoïdales et les cellules même appartenant au sphénoïde contenaient du pus. Plusieurs points de carie existaient à la paroi formée par l'os maxillaire. La fosse nasale droite offrait des lésions analogues, mais à un degré moins intense. La malade, sortie trop tôt de notre hôpital, avait subi en ville plusieurs traitements mercuriels irréguliers. Elle était rentrée très-souffrante et dans un état d'épuisement extrême, vers la fin du mois d'août 1839. Elle succomba le 23 septembre, en proie à tous les accidents d'une entéro-péritonite chronique.

§ III. — *Syphilis de la bouche.*

La bouche est le plus ordinairement le siége d'ulcères *consécutifs;* dans quelques cas pourtant, on peut en rencontrer aussi de *primitifs* non-seulement sur les lèvres, mais encore sur la langue et même dans la profondeur du gosier. Il suffit pour cela que le virus ait été directement déposé sur ces parties, mais on conçoit que c'est surtout la contagion des accidents *consécutifs* qui peut s'opérer par cette voie. D'ailleurs, dans plus d'une circonstance, on ignore si le mal développé par le contact a pour origine un accident *primitif* ou secondaire. Ainsi, nous avons vu une jeune fille chez laquelle des ulcères syphilitiques s'étaient formés à l'isthme du gosier à la suite de l'embrassement forcé qu'elle avait subi de la part d'un soldat qui lui avait enfoncé sa langue dans la bouche. Ainsi, quelques ulcères de la langue peuvent aussi être contractés par le baiser, par l'usage d'un instrument (une flûte, un verre, etc.) passé instantanément d'une bouche malade à une bouche saine. Dans quelques-unes des observations mentionnées dans le cours de cet ouvrage, on a vu des enfants, de jeunes filles gagner des ulcères aux lèvres dans des baisers répétés donnés à des nourrissons dont la bouche était malade. Il faut bien admettre dans plusieurs de ces cas, quoi qu'en aient dit *John Hunter* et quelques auteurs plus modernes, que des symptômes *consécutifs* peuvent se transmettre par contagion et donner lieu ainsi à des symptômes locaux chez le sujet sain, symptômes qui peuvent ensuite se généraliser. On doit même, aujourd'hui que l'attention a été particulièrement fixée sur ce point par le docteur Auzias-Turenne, par M. Rollet, de Lyon, et par d'autres observateurs, considérer la bouche comme une voie de contagion beaucoup plus facile et beaucoup plus commune qu'on ne le croyait il y a quelques années, lorsque la popularisation du système de M. Ricord était venue ébranler la croyance générale à la transmissibilité des accidents *consécutifs* de la syphilis. Si les parties génitales sont la voie commune et vulgaire de la contagion pour les accidents *primitifs*, il est très-probable, en effet, que les accidents *consécutifs*, si communs à la bouche, à la langue, à l'isthme du gosier (sous les formes papuleuse, papulo-tuberculeuse, aphtheuse ou ulcéreuse), se transmettent surtout par le baiser. Il est encore probable que le premier phénomène qui se manifeste aux parties saines du sujet contaminé (langue, bord libre des lèvres, commissures de la bouche, etc.) se présente sous une forme élémentaire analogue à celle de l'accident secondaire du sujet infectant..., et spécialement sous celle du papule ou plaque muqueuse. La période d'incubation dans ce cas est rarement moindre de deux à trois semaines, et peut durer beaucoup plus longtemps, en sorte que, lors de l'apparition (encore plus tardive) des ganglions cervicaux et de la syphilide plus ou moins générale qui succèdent au phénomène local, le malade peut avoir oublié la circonstance où il a puisé le mal, et le médecin peut être exposé soit à méconnaître les caractères de la maladie, soit à la rattacher à des accidents *primitifs* génitaux plus ou moins éloignés, soit enfin à une origine autre que la véritable.

Les ulcères syphilitiques de la bouche se montrent sous deux formes principales : les ulcères proprement dits et les *aphthes vénériens*; ces derniers m'ont toujours paru consécutifs.

J'entends par *aphthes* vénériens de petites taches blanchâtres qui acquièrent ordinairement l'étendue d'une pièce de 20 centimes et plus, siégent à la face interne ou au bord libre des lèvres, et paraissent constituées par des érosions superficielles qui se forment au-dessous de l'épithélium, et laissent une dépression et une sorte de cicatrice blanchâtre que le temps efface entièrement. Ces taches, plutôt déprimées que saillantes, sans inflammation au voisinage, sans prurit, diffèrent beaucoup des *aphthes* proprement dits et des ulcérations inflammatoires et aphtheuses qui succèdent à l'usage immodéré des préparations mercurielles. En effet, les aphthes proprement dits sont ordinairement enflammés ; ils forment de petites élevures blanches que constitue le soulèvement de l'épithélium détaché de la muqueuse par un peu d'exsudation blanchâtre, et s'excorient quelquefois superficiellement ; leur volume ne dépasse guère celui d'une grosse tête d'épingle, à moins qu'ils ne deviennent confluents; leur durée est courte et leur guérison toujours assez rapide.

Un mémoire que nous avons inséré jadis dans la *Revue médicale* nous fournira des exemples bien caractérisés de ces *aphthes* et de ces *ulcérations inflammatoires*, toutes différentes des aphthes et des ulcérations *vénériennes*, et qui, plus d'une fois pourtant, ont été confondues avec elles [1].

Ulcérations buccales. — Aphthes.

Les aphthes, sorte d'affection *vésiculeuse* de la bouche [2], dans laquelle une exhalation concrescible s'opère au-dessous de l'*épithélium*, ne sont ordinairement suivis, même lorsqu'ils sont confluents et étendus, que d'excoriations superficielles qu'il ne convient guère de désigner sous le nom d'ulcérations.

Il n'en est pas de même de certains ulcères quelquefois très-étendus et en apparence très-profonds (apparence qui tient sans doute, en grande partie, à la tuméfaction inflammatoire des parties environnantes), qui se montrent chez plusieurs sujets au fond de la bouche, au-devant de la

[1] Cette affection a paru à Bateman offrir tant d'analogie avec les maladies vésiculeuses de la peau, qu'il a cru devoir mentionner les aphthes dans l'ordre des *vésicules*, et les rapprocher ainsi de l'*eczema*, quoiqu'ils siégent sur les membranes muqueuses. (*Voy.* son abrégé pratique des *Maladies de la peau.*)

[2] Clinique médicale de l'Hôtel-Dieu (*Revue médicale*, 1830. Tome Ier, p. 395).

branche de la mâchoire inférieure, embrassant assez exactement la dernière molaire d'en bas. L'étiologie de ces ulcérations ne m'est pas bien connue; il m'a paru pourtant qu'elles étaient, en général, le résultat d'une fluxion liée à la pousse difficile de la dent de sagesse. Quoi qu'il en soit, il est arrivé plusieurs fois qu'on les a prises pour des ulcères vénériens, lesquels n'ont jamais ni le même siége ni le même aspect; ou qu'on a voulu les traiter par des cautérisations qui, la plupart du temps, sont inutiles ou ne deviennent nécessaires qu'à la fin du traitement, lorsque, ce qui est rare, ces ulcérations ne se cicatrisent point complétement sous l'influence du traitement antiphlogistique (sangsues sous la mâchoire, cataplasmes, gargarismes adoucissants, pédiluves, lavements, régime sévère).

Ce traitement est beaucoup moins efficace et beaucoup moins sûr dans ses effets dans les *aphthes*, lesquels offrent encore ce point de conformité avec les affections vésiculeuses de la peau (*eczema*, *herpes*, etc.), qu'ils nécessitent assez souvent des remèdes spéciaux, et en particulier des applications acides et astringentes.

Huitième observation. — Aphthes. Deux femmes, couchées dans la salle Saint-Lazare à la fin du mois de janvier de cette année, avaient la langue et les parois de la bouche couvertes d'aphthes assez douloureux. L'une de ces femmes était arrivée au dernier degré d'une phthisie pulmonaire, avec diarrhée colliquative; l'autre, accouchée depuis près d'un mois, avait aussi quelques symptômes d'entérite, du dévoiement, un peu de fièvre. Chez toutes deux, on voyait bien distinctement que les aphthes étaient de véritables vésicules formées par le soulèvement de l'*épithélium* séparé du tissu réticulaire de la membrane muqueuse par une exsudation concrète blanche et opaque. De ces vésicules, les unes, confluentes, formaient des plaques blanches assez étendues; les autres, isolées et séparées par des intervalles où la membrane avait conservé son aspect ordinaire, n'avaient guère un volume plus considérable que celui d'une tête d'épingle ordinaire. Chez ces deux femmes, d'ailleurs, il était évident que les aphthes, comme cela arrive quelquefois, n'étaient qu'un épiphénomène lié probablement à l'affection de la muqueuse intestinale. Dans un autre cas que j'ai observé en ville, les aphthes existaient seuls et d'une manière indépendante.

Neuvième observation. — Aphthes. — C'était chez un jeune homme âgé de vingt-cinq ans, pâle, maigre, d'une constitution assez débile, traité et guéri deux ans auparavant d'une maladie vénérienne. Un peu enrhumé depuis un mois, ce jeune homme fut pris à la fin de l'hiver de frissons, de malaise, de céphalalgie, d'un léger mouvement fébrile, auxquels se joignit bientôt une éruption à la face interne des joues, sur la langue, les gencives et le palais, de plusieurs vésicules blanches ayant environ la grosseur d'un grain de chènevis, dont quelques-unes s'excoriaient et laissaient après elles de petites ulcérations très-superficielles, arrondies, grisâtres. Un sentiment d'ardeur et de cuisson très-incommode (tout à fait particulier à ce genre d'éruption, offrant peut-être quelque analogie avec celui que causent l'*herpes* cutané, le *zona*, etc.) existait dans la bouche; les gencives étaient un peu tuméfiées, la langue couverte d'un enduit épais, la sécrétion salivaire légèrement augmentée; quelques légers engorgements glandulaires existaient sous la mâchoire. Pendant plusieurs jours, le mal augmenta, malgré les sangsues appliquées sous la mâchoire, les cataplasmes, les gargarismes adoucissants, les pédiluves, etc. Vers le milieu de la seconde semaine, il commença à décroître; la guérison était à peu près achevée le quinzième jour; un gargarisme légèrement astringent, deux purgatifs doux avaient paru l'accélérer.

Dixième observation. — Aphthes et ulcération buccale. — Une femme, que j'ai eu à traiter en ville dans l'hiver de 1824, m'offrit la réunion des excoriations aphtheuses et de l'ulcération buccale particulière que j'ai indiquée plus haut. Traitée deux ans auparavant, par la liqueur de Van Swieten, de chancres primitifs avec écoulement blennorrhagique, cette femme, d'une constitution un peu rachitique, sujette aux époques menstruelles à avoir des aphthes dans la bouche, avait été affectée, l'année précédente, au mois de décembre, d'un mal de gorge qui, après avoir résisté aux moyens ordinaires, céda à l'usage d'un gargarisme avec addition de sublimé, que l'on fit suivre d'un nouveau traitement complet par la liqueur de Van Swieten à l'intérieur, et les bains de sublimé à l'extérieur. Lorsque je fus consulté pour la première fois par cette malade, au commencement de décembre 1824, elle avait repris d'elle-même l'usage de la liqueur de Van Swieten, pour se débarrasser de croûtes accompagnées de prurit qui se formaient dans le nez, et qu'elle attribuait à un reste de mal vénérien, par une sorte de préoccupation morale très-familière aux individus qui ont été une première fois atteints de ce mal dégoûtant. Depuis quelques jours, elle avait discontinué le remède, parce qu'elle avait cru s'apercevoir qu'il augmentait une affection de la bouche qui lui était survenue et qu'elle attribuait à l'influence des approches de l'époque menstruelle. Sur ces entrefaites, elle s'était fait extraire un chicot de la mâchoire inférieure, et, sous l'empire de toutes ces circonstances réunies, la bouche était devenue le siége des altérations suivantes : 1° ulcération blanchâtre, assez étendue, embrassant la dernière molaire du côté droit de la mâchoire inférieure; quelques petites excoriations couenneuses superficielles sur la face interne de la joue; 2° quelques autres excoriations aphtheuses sous la langue; 3° tuméfaction douloureuse de la joue, engorgements sous-maxillaires, etc. Les jours suivants, de nouvelles vésicules aphtheuses, suivies d'excoriations superficielles avec douleur et cuisson, se formèrent au palais. L'ulcération buccale, dépouillée d'une couenne qui la recouvrait, paraissait étendue et profonde; il existait de la salivation. Les règles survinrent et amenèrent une amélioration assez sensible. Des sangsues appliquées auparavant sous la mâchoire n'avaient guère procuré de soulagement. Une nouvelle éruption aphtheuse se montra aux gencives et au palais après les règles terminées, s'accompagnant d'un sentiment de brûlure et de cuisson fort pénible. Les émollients et les narcotiques ne procurant que peu ou point de soulagement, l'ulcération buccale ayant diminué d'étendue et paraissant beaucoup moins enflammée, on fit usage, avec beaucoup de succès, d'un gargarisme acide et astringent très-usité dans le traitement des aphthes, et composé de miel rosat, de borax et d'acide sulfurique (à la dose d'un scrupule sur 250 grammes d'excipient) ; mais la dose de l'acide sulfurique ayant été élevée à un gros, les dents furent vivement agacées et leur éclat fut sensiblement terni. Cet inconvénient grave des gargarismes acides demande qu'on surveille bien leur action, surtout chez les femmes. Heureusement que chez celle qui fait le sujet de cette observation cet effet ne fut que temporaire, car je crois que la malade m'aurait difficilement pardonné si ses dents avaient été noircies d'une manière durable. L'ulcération buccale diminuée, en partie cicatrisée, devenue vermeille et bourgeonnante, fut touchée à plusieurs reprises avec un collutoire composé de miel rosat, de laudanum et d'acide muriatique, puis cautérisée deux fois avec la pierre infernale. La guérison était complète après environ un mois de traitement.

Onzième et douzième observation.—Ulcérations buccales. — Sur un jeune homme couché dans la salle Sainte-Madeleine, pendant les vacances dernières, les élèves qui suivaient la visite purent bien constater les caractères et la marche de cette ulcération singulière qui embrasse ordinairement la dernière molaire de la mâchoire inférieure. Ce jeune homme affirmait n'avoir jamais eu de maladie vénérienne, et cependant on l'avait reçu comme affecté d'ulcérations syphilitiques de la bouche ; mais c'était un soupçon mal fondé. L'ulcération buccale, d'abord très-large et très-profonde, accompagnée de tuméfaction inflammatoire des parties environnantes, arriva graduellement à une entière guérison, au bout d'environ trois semaines, par le seul emploi des moyens antiphlogistiques, et sans qu'aucune application locale eût été faite sur l'ulcère. Il en fut de même d'un jeune homme que j'observais en ville quelques mois auparavant; mais n'ayant point rédigé ces deux observations d'une manière détaillée, je préfère retracer ici la suivante, recueillie dans ma pratique particulière, dans l'été de 1827, comme propre à bien faire connaître les caractères de ce genre d'ulcération.

Un jeune homme, âgé de vingt-quatre ans, traité deux ans auparavant par la liqueur de Van Swieten d'un chancre du prépuce, et ayant eu à la fin du traitement une salivation qui parut favorisée par quelques excès de table, puis, plus tard, atteint d'une légère angine tonsillo-pharyngée qui persista à un faible degré pendant quelques semaines, enfin, affecté d'une alopécie temporaire (ces derniers accidents, attribués par le malade à l'influence du virus, furent avec raison regardés par le médecin comme des effets du remède), vint me consulter le 7 août 1827 pour un mal dans la bouche qui le faisait beaucoup souffrir, et surtout qui tourmentait vivement son esprit, toujours préoccupé de la persistance d'un reste de virus vénérien non entièrement détruit. Déjà même un de ses amis, étudiant en médecine, qu'il avait consulté, lui avait prescrit un nouveau traitement mercuriel.

Le mal datait d'une huitaine de jours environ; les gencives s'étaient d'abord tuméfiées et étaient devenues douloureuses; une première dent de sagesse avait commencé à pousser à la mâchoire inférieure du côté droit; une ulcération assez large s'était formée dans le voisinage au fond de la bouche; quelques excoriations aphtheuses avaient paru sur l'amygdale gauche.

J'examinai avec soin l'état des parties, et voici quel fut le résultat de cet examen :

Il n'y avait que trois grosses molaires de chaque côté aux deux mâchoires, une quatrième commençait à paraître à la fin de l'arcade dentaire de la mâchoire inférieure du côté droit; la gencive était fortement tuméfiée; à la partie postérieure, et à la région voisine de l'intérieur de la joue, existait une large ulcération qui embrassait et coiffait, pour ainsi dire, la dent de sagesse et la troisième grosse molaire. Cette ulcération, environnée d'une tuméfaction et d'un engorgement fluxionnaire assez étendus, sensibles même à l'extérieur, avait à peu près l'étendue d'une pièce d'un franc : elle était arrondie, un peu allongée, assez creuse et couverte d'une sorte de couenne pseudomembraneuse d'un blanc jaunâtre sale. Sur l'amygdale du côté opposé se voyaient quelques petites excoriations aphtheuses superficielles; les gencives étaient un peu tuméfiées; la bouche se remplissait de salive à chaque instant. La mastication était impossible. Le malade souffrait assez pour ne pouvoir dormir. Il y avait à l'extérieur, au bas de la joue droite et sous la mâchoire, un peu de tuméfaction fluxionnaire.

Je commençai par calmer l'imagination alarmée du malade, en lui affirmant que des accidents tout semblables à ceux qu'il éprouvait se voyaient parfois chez des sujets qui n'avaient jamais contracté de mal vénérien, et je réussis à lui persuader que chez lui le développement de ces accidents s'expliquait très-bien par le travail d'évolution de la dent de sagesse, et peut-être aussi par la susceptibilité que pouvait avoir acquise la muqueuse buccale depuis le traitement mercuriel antérieur.

Des sangsues sous la mâchoire, des cataplasmes, des pédiluves, des boissons laxatives, un gargarisme adoucissant, du laitage pour aliment procurèrent une amélioration notable. L'ulcère se dépouilla de la pseudomembrane qui le recouvrait, devint vermeil, bourgeonnant, et était déjà diminué de moitié, lorsqu'on crut devoir hâter la travail de la cicatrisation par deux applications de pierre infernale.

Au bout de trois semaines environ la guérison était complète, et deux ans et demi se sont écoulés depuis sans aucun accident nouveau.

Chez un autre individu arrivé à la fin d'un traitement antivénérien par la liqueur de Van Swieten, je viens de voir aussi se manifester un léger degré d'ulcération buccale analogue à celle qui fait le sujet de l'observation précédente ; mais je pense que le mal s'arrêtera à ce degré, le traitement ayant été cessé sur-le-champ et des adoucissants ayant été prescrits.

Les *ulcères vénériens* de la bouche ont plusieurs siéges distincts, savoir :

1° *Les lèvres,* et le plus souvent leur bord libre. Tantôt ce sont de petits ulcères excavés et grisâtres qui occupent les commissures ; tantôt c'est un ulcère rond et saillant qui siége au milieu du bord libre de l'une des lèvres ou sur la face interne de l'une d'elles. Ordinairement, l'ulcère se recouvre d'une croûte. L'ulcère *cancéreux,* qui se montre assez souvent aussi sur le bord libre des lèvres, a des caractères que nous avons indiqués plus haut et qui ne permettent pas de le confondre avec l'ulcère vénérien.

Ces ulcères chancreux du bord libre des lèvres sont souvent *primitifs* et dus à un contact direct avec le chancre génital.... Mais, suivant la remarque de M. Rollet, de Lyon, ils peuvent aussi être le produit de la contagion d'accidents *secondaires*.... Nous reviendrons plus loin sur ce point de doctrine, qui offre un grand intérêt. Pour le moment, bornons-nous à faire remarquer que l'ulcère *consécutif* a plus fréquemment une base saillante et papulo-tuberculeuse, tandis que l'ulcère *pirmitif* est plutôt excavé ; ce dernier s'accompagne assez souvent d'une tuméfaction fluxionnaire plus ou moins considérable de la lèvre, laquelle ne s'observe point dans le cas de chancre *consécutif*.

2° *La langue.* — La face supérieure de cet organe, près de la pointe, est assez souvent envahie par un ulcère rond qui se forme de prime abord sur un point induré et qui peut, dans ses progrès, arriver à perforer la langue de part en part. Les bords de la langue offrent aussi quelquefois des ulcères grisâtres et excavés qui ont une forme allongée et irrégulière.

Ces derniers sont ordinairement au nombre des accidents *consécutifs* spontanés, tandis que le premier peut être *primitif* ou encore produit par la contagion secondaire. Le squirrhe et l'ulcère cancéreux de la même partie ne peuvent être confondus avec les ulcères précédents, pour peu que l'on se rappelle les caractères déjà mentionnés, c'est-à-dire une induration étendue et considérable à laquelle succède un ulcère fongueux, à bords renversés, à base squirrheuse, etc. Quant aux follicules et aux papilles boutonnées de la base de la langue, que des ignorants ont quelquefois tourmentés par diverses applications, les prenant pour des lésions morbides, il suffit d'indiquer une aussi grossière méprise pour empêcher de la commettre.

Un traitement mercuriel à l'intérieur, un gargarisme détersif, la cautérisation avec le nitrate d'argent, l'usage d'une pommade légèrement additionnée de précipité blanc s'il s'agit des lèvres, tels sont les moyens thérapeutiques qui doivent être employés dans les ulcères que nous venons de signaler.

3° *Le palais.* — Tantôt ces ulcères se forment sur la muqueuse palatine, et s'arrêtent à l'os; ils sont ordinairement ronds et grisâtres; bien différents des *tubercules* jaunâtres de l'*éléphantiasis* qui se forment aussi quelquefois en ce lieu, et donnent lieu à de petits ulcères (voir l'article *Lèpre* de la première partie). D'autres fois, les os du palais sont d'abord affectés, ou bien l'ulcère commence par la muqueuse nasale, et lorsqu'il apparaît au palais, une *perforation* qui établit une communication morbide entre la bouche et les cavités nasales se produit : d'où l'altération nasonnée et si remarquable de la voix, le passage accidentel des liquides et même parfois des solides dans le nez, pour peu que la déglutition soit opérée sans de grandes précautions; d'où la nécessité, après la cicatrisation de l'ulcère, de l'application d'une lame métallique fixée par des ressorts, que l'on nomme *obturateur*, et qui est en effet destinée à obturer la perforation incurable qui persiste après la guérison. Une malade que nous avions sous les yeux à l'hôpital de Lourcine, en rédigeant cet article, était dans ce cas. Une perforation de la largeur d'un franc environ subsistait au milieu de la voûte palatine; des ulcérations attaquant seulement la muqueuse, et existant entre cette perforation et l'arcade dentaire, étaient guéries. Ces symptômes consécutifs, qui ont cédé à l'usage d'un traitement par des pilules de protoïodure de mercure et un gargarisme avec le miel rosat, le sublimé et le laudanum, existaient depuis sept à huit mois; ils s'étaient montrés deux mois environ après la guérison d'ulcérations primitives des parties génitales, et il a fallu un traitement de plus de deux mois pour les guérir; encore dut-on garder cette malade un certain temps à l'hôpital, et continuer le traitement pour assurer la guérison, car il n'est pas rare en pareil cas, surtout chez les sujets délicats et lymphatiques, comme celui dont il s'agit, de voir le mal se reproduire quand on abandonne trop tôt les précautions hygiéniques et thérapeutiques convenables.

4° *L'isthme du gosier.* — Le voile du palais et les amygdales sont le siége le plus ordinaire des ulcères vénériens consécutifs. Ces ulcères se montrent le plus communément sur les côtés de l'isthme du gosier, entre les piliers du voile du palais et à la surface des amygdales. Ils sont oblongs, à fond grisâtre et plus ou moins excavé, à bords coupés net et bien tranchés; quelquefois ils sont allongés et plus ou moins irréguliers; le plus ordinairement ils se rapprochent de la forme arrondie ou elliptique et ont souvent pour point de départ une *papule muqueuse*.

La luette, le voile lui-même sont aussi sujets à des ulcérations, tantôt petites, grisâtres, assez superficielles; d'autres fois profondes et rongeantes. Ces dernières peuvent détruire le voile du palais tout entier, et alors la voix reste profondément altérée, la parole est quelquefois presque inintelligible pour les gens qui n'ont pas l'habitude de converser avec ce genre de malades. La voix est empâtée, nasonnée, et la parole très-peu distincte.

La partie supérieure du pharynx peut être aussi envahie par l'ulcère vénérien, cet ulcère peut même s'étendre au larynx et amener la phthisie laryngée, parfois même devenir une cause d'asphyxie mortelle... ; mais nous renvoyons pour plus de détails aux observations particulières que nous avons rapportées ci-dessus en traitant des ulcères consécutifs en général.

Un traitement mercuriel à l'intérieur, des gargarismes additionnés de sublimé et de laudanum, des collutoires avec le miel rosat et l'acide sulfurique, la cautérisation avec le nitrate d'argent, les fumigations cinabrées d'après le procédé que nous avons mentionné plus haut, un régime doux et sobre, le lait, les bouillies, les œufs, les aliments mous et qui n'irritent pas la bouche, etc. : tel est l'ensemble de moyens que réclame le genre d'ulcères décrit dans ce paragraphe.

§ IV. *Syphilis de l'anus.*

Les tubercules plats ou papules muqueuses, les crêtes de coq, les *rhagades*, tels sont les phénomènes (ordinairement *consécutifs*) que l'on rencontre à l'anus.

Les *hémorrhoïdes* offrent chez quelques sujets, surtout lorsqu'elles sont vides et flétries, une sorte de ressemblance avec les excroissances vénériennes; pourtant elles n'ont jamais absolument la même forme ni la même consistance, et, en outre, presque toujours les végétations de l'anus sont accompagnées d'autres phénomènes vénériens, tels que des écoulements aux parties génitales, des tubercules plats, etc.

Des écoulements puriformes, des indurations tuberculeuses, et, dans quelques cas rares, des ulcérations, peuvent aussi exister et remonter à une certaine hauteur dans l'intérieur du rectum.

La plupart de ces phénomènes réclament l'emploi des topiques, tels que, par exemple, l'application d'une pommade au précipité blanc, à laquelle on se trouve bien d'ajouter quelques gouttes de laudanum ou quelques grains d'extrait de belladone, lorsqu'on veut en enduire les mèches qui doivent être placées dans le rectum, toutes les fois que le mal s'élève au-dessus de l'anus et se prolonge sur la muqueuse intestinale.

Nous verrons plus loin que les tubercules plats des environs de l'anus peuvent *s'inoculer*, même à l'état d'accident *consécutif*. Ils sont également, sous les deux formes *primitive* et *consécutive*, susceptibles de se communiquer par contact : aussi les indices de la *pédérastie* viennent-ils, dans plusieurs cas, s'ajouter à ce phénomène local.

Les *rhagades* nous ont surtout paru communes chez les femmes ; nous les avons toujours vues naître *consécutivement* à des accidents primitifs, et assez fréquemment pendant la durée de ceux-ci. Ainsi, chez plusieurs malades de l'hôpital de Lourcine, entrées avec des *végétations* ou des écoulements, auxquels nous n'avions, depuis plusieurs semaines, opposé que des médications topiques, des rhagades sont survenues et nous ont décidé à recourir au traitement *mercuriel* local et général. Attaqué de bonne heure, ce symptôme a toujours cédé promptement aux remèdes. Nous avons déjà dit que l'on donnait le nom de *rhagades* à de petites fissures, à de petites ulcérations étroites et allongées, cachées dans les plis de l'anus et qui n'ont ordinairement que quelques lignes à un pouce, un pouce et demi de longueur.

§ V. *Syphilis génitale.*

Je n'ai rien à ajouter ici à ce que j'ai dit précédemment sur les phénomènes, tant primitifs que consécutifs, qui siégent aux parties génitales de l'homme ; mais il est bon de revenir sur ce qui est particulier à la femme, et notamment sur les affections du vagin et de l'utérus qui ont été rapportées au vice syphilitique.

Nous avons vu, dans quelques cas rares, les *végétations*, et particulièrement les petites excroissances dites *poireaux*, se former sur les parois du vagin, et même sur le col de l'utérus.

Les *ulcérations*, soit primitives, soit consécutives, remontent aussi dans ce canal à une grande profondeur chez quelques sujets, et y laissent des cicatrices rondes et déprimées, d'une couleur blanche, analogues à celles que les ulcères vénériens consécutifs laissent sur les téguments.

Mais ce sont surtout les rougeurs, les granulations, les excoriations et les *ulcérations du col de l'utérus*, qui doivent ici fixer notre attention, puisque c'est sous ce rapport surtout que l'étude de la maladie vénérienne offre quelques découvertes nouvelles à constater.

Nous avons eu occasion d'étudier, chez un grand nombre de femmes, les érosions, les excoriations et les ulcérations du museau de tanche. Tantôt ces ulcérations occupent la lèvre inférieure, tantôt les deux lèvres, tantôt la lèvre supérieure seule. Le plus souvent, il n'y a qu'une ulcération dont l'étendue varie depuis celle d'une petite lentille jusqu'à celle d'un centime ou davantage. Il arrive parfois que toute la surface du col est envahie par une large ulcération superficielle et légèrement grenue. Quand ces ulcérations guérissent, on voit se former une très-fine cicatrice à travers laquelle apparaissent encore pendant quelque temps les points rouges non entièrement desséchés, ce qui donne à la surface ulcérée quelque chose de l'aspect poreux que présente la section des baguettes de jonc qui servent à battre les habits.

S'il est facile de regarder comme liées à la leucorrhée de très-petites excoriations enflammées qui se voient assez souvent dans la cavité même du col, au centre de la lèvre inférieure du museau de tanche, il n'est pas toujours aussi aisé de préciser la nature des autres ulcérations plus profondes et plus étendues qu'offrent les deux lèvres indistinctement, ou toutes les deux à la fois, surtout quand aucun autre symptôme vénérien ne coexiste avec elles.

En général, ces ulcérations durent longtemps et nécessitent le repos, les soins de propreté, quelques cautérisations légères et répétées à des intervalles point trop rapprochés. Nous en avons vu s'améliorer rapidement et guérir sous l'influence du traitement spécifique intérieur. Plusieurs semaines s'écoulent presque toujours avant qu'on obtienne cette guérison.

Le plus souvent, les ulcérations du col de l'utérus coexistent avec un certain degré d'écoulement leucorrhéique plus ou moins visqueux et tenace : il y a aussi dans beaucoup de cas un certain degré d'écoulement vaginal au voisinage du col; mais elles peuvent se rencontrer à peu près complétement indépendantes de ces flux génitaux.

D'après un travail publié dans les *Archives de médecine* (février 1836) par M. Marc d'Espine, ancien interne des hôpitaux de Paris, travail dont les conclusions nous paraissent assez en harmonie avec les principaux résultats que nous a fournis notre propre observation, sur cent quatre-vingt-treize examens au spéculum, où il a été tenu compte de la présence et des qualités de l'écoulement utérin (*leucorrhée* proprement dite), l'orifice du col de l'utérus a été trouvé parfaitement sain chez soixante-quinze femmes. Sur soixante et un sujets, il était entouré d'un cercle rouge; sur vingt-sept, la rougeur était *grenue*, mais sans érosion apparente; sur les trente restants, il y avait *érosion* avec ou sans granulations.

L'important, comme on le conçoit facilement, serait d'apprécier la valeur de ces lésions et d'en préciser la nature. Voici comment l'auteur que nous venons de citer s'exprime à ce sujet :

« L'orifice peut être ou parfaitement sain, ou entouré d'un cercle rose, rouge, contrastant plus ou moins avec la couleur naturellement rose-pâle du reste de la muqueuse; ou bien ce cercle est rouge-vif, saignant, ou la rougeur est grenue sans érosion; ou enfin ce cercle est érodé, ulcéré, avec un fond soit lisse, soit grenu.

» Parmi ces ulcérations, que j'ai toutes rencontrées assez souvent pour soumettre à une analyse les faits qui s'y rapportent, quelles sont celles qui sont naturelles, qui résultent d'une phlegmasie chronique, qui sont produites par des causes analogues à celles qui déterminent les flueurs blanches, et quelles sont celles qui tiennent à l'infection syphilitique? Telle est une première question qu'on pourra d'abord nous poser. Elle est embarrassante, et quoique, chez des femmes soignées dans un hôpital de vénériens, l'érosion du col paraisse être le résultat de l'infection syphilitique, il faudrait, pour oser l'affirmer, avoir examiné comparativement, et au spéculum, un nombre assez considérable de femmes saines pour s'assurer qu'elles ne sont pas sujettes à ces mêmes érosions du col. Or c'est ce qui n'a pas été fait, et ce qu'il sera presque impossible de faire. Mais si l'on admet que l'érosion est syphilitique, et que par conséquent toute influence constatée de cette érosion sur l'apparence de l'écoulement utérin tient à un vice blennorrhagique ou syphilitique, et non à la leucorrhée proprement dite, que pensera-t-on des simples granulations, puis des rougeurs vives, puis des rougeurs ternes? A mesure que les lésions seront moins tranchées, à mesure toute idée de syphilis s'éloignera de l'esprit. Où faudra-t-il s'arrêter? C'est ce qu'il est fort difficile de dire; et cette question reste tout entière à résoudre par des faits authentiques pour ceux qui voudront s'occuper de la matière. »

Malgré toute la réserve que doivent nous imposer la gravité et la difficulté de la question, il nous paraît difficile de ne pas admettre que les *rougeurs grenues et ulcérées* des lèvres du museau de tanche sont en effet des phénomènes vénériens qui doivent être regardés comme appartenant le plus ordinairement à la syphilis *consécutive*, ou du moins à une syphilis déjà ancienne : le chancre primitif du col pouvant lui-même, avec le temps, se convertir en une *érosion granulée*, comme nous avons pu le constater.

Nous avons rapporté plus haut l'observation d'une femme qui avouait que son mari avait eu des maladies vénériennes, et dont l'enfant portait dans l'oreille un ulcère vénérien consécutif; elle-même croyait ne rien avoir, et cependant le spéculum fit reconnaître des granulations érodées au museau de tanche, qui, sous nos yeux, ne tardèrent pas à acquérir les caractères des ulcères syphilitiques du col de l'utérus.

Ces rougeurs granulées et érodées se rencontrent fréquemment, dans les salles de l'hôpital de Lourcine, chez les femmes qui portent en même temps d'autres symptômes vénériens, soit primitifs, soit consécutifs, tels que des écoulements purulents, des végétations, des ulcères de l'isthme du gosier, etc. Dans leur plus grand développement et lorsqu'elles sont le mieux caractérisées, elles se présentent sous la forme d'un ulcère arrondi, assez nettement circonscrit, occupant le plus ordinairement une seule lèvre du col de l'utérus, soit l'inférieure, soit la supérieure, mais quelquefois les envahissant toutes deux, et pénétrant plus ou moins profondément dans la cavité même du col. Cet ulcère, dont l'étendue la plus commune ne dépasse guère un centime, quoique nous l'ayons vu, dans bien des cas, plus considérable, est plus ou moins superficiel, d'un rouge obscur, à surface grenue, laisse après lui une cicatrice lisse et mince qui reste d'abord plus rouge que le tissu sain du col, et demeure ainsi quelque temps après la guérison facilement appréciable à l'œil. Il est ordinairement saignant et recouvert d'un voile de muco-pus visqueux et tenace qu'il faut détacher avec le pinceau pour mettre à nu l'ulcération.

Dans les salles de l'hôpital Saint-Louis, où l'on ne traite guère que des *syphilides* déjà un peu anciennes, l'*érosion granulée* du col de l'utérus est beaucoup plus rare.

Quelques observations particulières préciseront davantage le diagnostic de l'ulcère syphilitique de l'utérus.

1° *Ulcère vénérien blennorrhagique du col de l'utérus.*

Une jeune dame, mère d'un enfant de huit ans, douée d'une bonne santé générale, éprouvait depuis un an environ des dérangements menstruels, de la leucorrhée, de la pesanteur dans le bassin, sans que ces accidents l'eussent sensiblement inquiétée. Mais, ayant été adressée par son mari, homme de mœurs suspectes et affecté plusieurs fois d'écoulements, au chirurgien célèbre qu'il avait consulté lui-même dans ces diverses occasions, elle apprit de ce chirurgien qu'elle avait un ulcère, mais que cet ulcère ne reconnaissait point de cause spéciale et céderait uniquement à la cautérisation. Dès lors, de vives inquiétudes assiégèrent l'esprit de cette dame, et son imagination frappée lui fit croire à une augmentation de douleurs qui accrut encore ses alarmes. Deux cautérisations faites avec le nitrate acide de mercure, à six semaines de distance, n'amenèrent aucune amélioration ; alors la malade vint me consulter, se croyant en proie à une affection incurable. L'utérus, examiné au spéculum, m'offrit l'*érosion granulée* circulaire dont j'ai décrit ailleurs les caractères, c'est-à-dire une ulcération superficielle, rouge, légèrement grenue, occupant les deux lèvres du museau de tanche, ulcération circonscrite par un limbe circulaire bien tranché. Je rassurai pleinement la malade en lui promettant une guérison certaine dans l'espace de deux ou trois mois, et en lui révélant d'ailleurs la nature *spécifique* de son mal, ce qui lui ôta désormais toute crainte d'affection cancéreuse.

L'administration de mon *sirop de deutoïodure ioduré* à l'intérieur et deux injections par jour avec l'*alcoolé tannique* (je reviendrai tout à l'heure sur ces deux précieux médicaments) amenèrent une guérison complète et radicale en moins de deux mois, sans qu'il fût besoin de recourir à aucune application caustique.

2° *Suites de blennorrhagie et ulcère granulé du col de l'utérus.*

Une jeune femme, sans enfants, mariée depuis plusieurs années à un homme de mœurs relâchées et qu'elle soupçonnait de l'avoir infectée au retour d'un voyage, présentait un écoulement semi-purulent, *uréthral* et *utérin* (sans inflammation notable du vagin) et un ulcère rond, grisâtre, grenu, bien circonscrit, occupant à peu près toute l'étendue du museau de tanche (d'ailleurs petit et virginal). La maladie datait pour elle de plus d'une année; mais sur ce point nous avons dû nous en rapporter à son dire. Les injections d'alcoolé tannique et l'usage intérieur de notre *sirop de deuto-ïodure ioduré* avaient dissipé tous les phénomènes morbides dans l'espace de cinq semaines. Je conseillai toutefois la continuation des injections, matin et soir, pendant quinze jours, et du sirop pendant un mois. La malade, examinée de nouveau au spéculum au bout de ce temps, était radicalement guérie.

3° *Ulcère vénérien du col de l'utérus.*

Ce cas est un des plus curieux et des plus remarquables que l'on puisse citer relativement au degré d'importance que peut acquérir, dans certaines circonstances données, le diagnostic précis des affections utérines.

Il s'agit d'une nourrice bien portante en apparence et qui, depuis environ deux mois, allaitait sans inconvénient un nourrisson de la ville. Pourtant une éruption squammeuse qui existait autour de la ceinture, et que cette femme attribuait à la pression du corset, avait été découverte par hasard et avait fixé l'attention du médecin de la maison. Une consultation eut lieu pour fixer la nature de cette éruption; mais on resta dans le doute. Appelé à mon tour à porter un jugement, je n'osai pas non plus me prononcer; mais j'insistai sur la nécessité d'examiner le col utérin, vu qu'il existait, de l'aveu de la nourrice, un peu de flueurs blanches et que l'on s'était borné jusque-là à l'examen des parties génitales externes. Le spéculum introduit fit reconnaître un ulcère rond, grenu, bien limité et occupant les deux lèvres du museau de tanche.

Bientôt nous pûmes remonter à l'origine du mal en retrouvant l'amant de cette femme, qui, lui-même, était affecté d'une *syphilide* et qui reconnut avoir pu infecter cette malheureuse en la rendant grosse.

Dès lors elle fut séparée de son nourrisson et soumise à notre traitement spécial par le *sirop de deutoïodure ioduré.* Après deux mois de traitement la guérison était complète; les injections à l'*alcoolé tannique* ayant été négligées dans les premiers temps, l'éruption cutanée avait déjà cédé que l'ulcère du col ne manifestait encore aucune tendance à la cicatrisation; employées ensuite, quoique avec assez de négligence, par la malade, elles eurent pour effet la dessiccation rapide de la surface ulcérée et favorisèrent évidemment la résolution.

Nous avons dit, à l'occasion des chancres primitifs, que la variété superficielle et, pour ainsi dire, *aphtheuse* de ceux-ci, qui s'observe parfois à la bouche et à la muqueuse génitale externe, pouvait aussi être observée sur le col de l'utérus. Nous allons en rapporter un exemple qui, joint à l'observation que nous avons empruntée au mémoire de M. Ricord (laquelle est un exemple de la variété profonde et vraiment ulcéreuse du chancre), mettra hors de doute l'existence du chancre *primitif* de cette partie. Répétons seulement ici que cet ulcère primitif du col de l'utérus, d'un aspect analogue à celui des chancres de la vulve, se rencontre rarement, et que, quant à nous, nous n'avons eu jusqu'ici occasion de l'observer qu'un très-petit nombre de fois d'une manière bien évidente, sur un très-grand nombre de femmes vénériennes: il est vrai que nos salles de l'hôpital Saint-Louis sont peu riches en syphilis *primitives.*

Chancres vulvaires et utérins, vaginite (syphilis primitive récente). — Une fille âgée de vingt et un ans, régulièrement menstruée depuis l'âge de dix-huit ans, et sujette à des flueurs blanches qui, assure-t-elle, se montraient seulement avant et après l'époque des règles, vint se présenter à notre consultation et nous raconta les faits suivants. Quinze jours environ après avoir eu commerce avec son amant, qui était alors affecté de chancres et d'écoulement, et qui entra peu après à l'hôpital du Midi (vénériens hommes), elle sentit quelques cuissons aux parties, s'aperçut d'un écoulement qui tachait le linge, et vit se développer à la vulve ce qu'elle appelle des boutons. Elle se borna à des lotions adoucissantes et à une tisane de chiendent.

Lorsque nous l'examinâmes, le mal datait d'environ quinze jours. La grande lèvre gauche, tuméfiée et douloureuse, présentait plusieurs saillies érodées et blafardes, arrondies, laissant suinter un ichor purulent ; à sa partie supérieure, près de la petite lèvre correspondante, et à sa partie inférieure, tout à fait sur la portion cutanée, un petit ulcère arrondi et grisâtre. A la fourchette, la muqueuse génitale externe était le siége d'une ulcération ronde assez superficielle, de la largeur d'une pièce de 20 centimes environ, ayant aussi un fond grisâtre. La muqueuse vaginale, rougie médiocrement, fournissait une suppuration d'un blanc jaunâtre. Le col de l'utérus, tuméfié, rouge, un peu irrégulier et situé assez bas (la malade se disait enceinte de trois mois), était envahi par une large ulcération grisâtre, arrondie, superficielle, recouverte d'une suppuration tenace et d'un gris jaunâtre, qui occupait toute la lèvre supérieure du museau de tanche, une partie de l'inférieure du côté gauche, et pouvait avoir à peu près l'étendue d'une pièce de 50 centimes, non compris son prolongement sur la portion gauche de la lèvre inférieure du museau de tanche. Ayant fait recevoir cette malade dans notre division, nous répétâmes notre examen après quelques jours d'intervalle, et il nous donna les mêmes résultats. Nous ne pûmes douter que ce cas n'offrît bien un exemple de chancre primitif de l'utérus d'une forme et d'un aspect analogues à ceux qu'ils offrent le plus souvent chez les femmes récemment infectées. Au bout d'une semaine environ, l'espèce de couenne ou d'eschare grisâtre qui revêtait l'ulcération se détacha, et le chancre utérin présenta une surface rouge et grenue.

Quant à l'ulcère, que nous regardons comme *consécutif*, et dont nous avons pu déjà observer un grand nombre d'exemples, nous croyons devoir en rapporter encore quelques observations choisies de préférence parmi celles des malades que nous traitions à l'hôpital de Lourcine, alors que nous rédigions la première édition de ce traité.

1° *Ulcération syphilitique du col de l'utérus. Vaginite. Syphilide papuleuse.*

Marie L..., âgée de vingt-deux ans, ayant subi deux accouchements, le premier très-laborieux et avec intervention du forceps; le second à huit mois; ce dernier, il y a environ quinze mois (l'enfant est mort en nourrice). Cette femme eut, il y a huit mois, des rapports avec un homme atteint d'un écoulement aigu. Neuf jours après, elle s'aperçut d'un écoulement verdâtre, à peu près indolent, qu'elle jugea différent des flueurs blanches auxquelles elle était habituellement sujette. Un mois plus tard, des *végétations* survinrent aux grandes lèvres et à l'anus. Entrée aux Capucins, elle fut guérie par un traitement topique auquel on joignit seulement l'usage intérieur de la tisane de salsepareille; mais à peine était-elle sortie de l'hôpital, que le mal reparut. Traitée alors à Bercy, où elle demeurait, d'abord par un médecin, puis par un apothicaire, elle ne fut point guérie, et elle se décida, dans le cours de février 1836, à se faire admettre à l'hôpital de Lourcine.

Un écoulement vaginal assez abondant, des ulcérations incomplétement guéries aux parties génitales, une éruption caractérisée par des papules assez volumineuses, dont plusieurs passées à l'état de résolution et remplacées par des maculatures cuivrées ou livides, nombreuses surtout sur les cuisses..., tels étaient les symptômes apparents qu'offrait la malade.

Examinée au spéculum, on trouva la muqueuse vaginale rougie dans toute son étendue et fournissant un écoulement crémeux et jaunâtre abondant, une large ulcération rouge et granuleuse de la lèvre inférieure du col de l'utérus avec écoulement utérin *leucorrhéique*, visqueux et tenace, un peu blanchâtre.

Après quelque temps d'expectation, nous employâmes à l'intérieur les pilules de protoïodure de mercure ; à l'extérieur, la cautérisation répétée deux fois par semaine du col de l'utérus, et suivie de l'introduction d'un tampon de charpie imbibée d'eau blanche, les lotions et les injections avec de l'eau faiblement additionnée de sublimé et de laudanum ; quelques bains tièdes.

Malheureusement, ce traitement fut interrompu à plusieurs reprises, à l'occasion de divers épiphénomènes étrangers à la maladie vénérienne, accidents hystériques, mouvements fébriles irréguliers, etc.

Néanmoins, au commencement d'avril, la malade, qui depuis une quinzaine de jours avait repris régulièrement son traitement, était évidemment en voie de guérison. L'éruption syphilitique avait diminué, presque toutes les papules étaient résolues, et l'on ne voyait plus que les maculatures qui leur avaient succédé; ces maculatures elles-mêmes pâlissaient et se dissipaient. Il n'y avait plus de mal aux parties génitales externes; le vagin était moins rouge, l'écoulement moins abondant et plus clair, l'ulcération du col diminuée et moins grenue. Nous ne doutons point que la continuation du traitement indiqué n'amenât une guérison entière et durable. — Cette guérison était en effet presque complète, lorsque, quelque temps après, la malade, malgré nous, voulut sortir.

2° *Ulcération granuleuse du col de l'utérus. Vaginite. Chancres. Ulcères des amygdales.*

La nommée D..., âgée de vingt-six ans, éprouva pour la première fois, trois mois après son mariage, tous les accidents d'un écoulement aigu : cuissons insupportables à la vulve, gonflement inflammatoire des parties, écoulement génital abondant. Cette femme était alors grosse d'un mois :

elle accoucha à terme d'un enfant qui, assure-t-elle, avait des rougeurs sur tout le corps et surtout au fondement.

Mis en nourrice, cet enfant succomba à l'âge de six semaines, sans avoir rien communiqué à la femme chargée de l'allaitement. L'écoulement de la mère persista.

Elle se présenta enfin à l'hôpital de Lourcine, le 5 février 1836, treize à quatorze mois écoulés depuis son accouchement, et par conséquent vingt-deux mois environ écoulés depuis l'invasion du mal. Des traces de chancres encore ulcérés existaient au bas des grandes lèvres, un écoulement blanc-jaunâtre avait lieu avec rougeur du vagin, une ulcération superficielle et granulée occupait les deux lèvres du museau de tanche.

En outre, les amygdales offraient chacune un ulcère grisâtre et arrondi peu considérable.

Un gargarisme avec addition de sublimé et de laudanum, la cautérisation et le tamponnement du col de l'utérus, des lotions et des injections, un traitement intérieur par le proto-ïodure de mercure, tels furent les moyens employés. Le 15 mars, les ulcères des amygdales et ceux des parties génitales étaient complétement guéris, l'écoulement était moins abondant, l'ulcération du col diminuait. La malade est sortie guérie le 4 mai, après trois mois de séjour à l'hôpital.

3° *Ulcération granuleuse du col de l'utérus. Leucorrhée. Vaginite. Chancres antérieurs.*

La femme L..., âgée de trente-deux ans, avait reçu déjà une fois de son mari, ancien militaire et assez mauvais sujet, la maladie vénérienne. La seconde fois, il y a quatre mois, son mari, atteint de nouveau de chancres et de poulain, lui communiqua son mal. Des chancres survinrent aux parties génitales et furent d'abord traités à l'Hôtel-Dieu de Château-Thierry.

Le 24 décembre 1835, cette femme vint se faire recevoir à l'hôpital des Vénériens de Paris. Une perte survint au bout de trois semaines; après qu'elle fut passée, on examina la malade au spéculum, et l'on reconnut l'existence de chancres dans le vagin et d'une ulcération au col de l'utérus. Transférée dans ma division, en février 1836, je reconnus chez cette femme les cicatrices laissées par les chancres (qui avaient été cautérisés à plusieurs reprises), un écoulement vaginal blanc-jaunâtre avec un peu de coloration du vagin, un écoulement utérin visqueux blanchâtre, une *érosion granulée* de la largeur d'une pièce de 50 centimes environ sur la lèvre inférieure du col. Cette femme, chétive, lymphatique, chlorotique (elle avait eu jadis, à plusieurs reprises, des aménorrhées dues à des impressions morales vives), fut d'abord soumise seulement à l'usage du vin de quinquina, et des lotions et injections avec l'eau légèrement additionnée de sublimé et de laudanum.

En mars, nous commençâmes le traitement par les pilules de protoïodure de mercure à l'intérieur, la cautérisation avec le nitrate d'argent et le tamponnement avec l'eau blanche (une à deux fois par semaine) du col de l'utérus. Un mois ne s'était pas écoulé, que déjà une amélioration des plus marquées avait été obtenue. L'écoulement avait beaucoup diminué et l'ulcération du col, réduite de moitié, marchait évidemment vers la cicatrisation.

4° *Ulcération granuleuse du museau de tanche. — Écoulement. — Ulcère du pharynx.*

Adèle ***, âgée de quarante ans, mère de six enfants, dont cinq vivent et sont bien portants, avait toujours joui d'une bonne santé, lorsque, au mois de juillet 1834, son mari, atteint d'un écoulement uréthral abondant, eut l'imprudence de cohabiter avec elle. Ce ne fut que six semaines après, assure-t-elle, qu'elle éprouva de la douleur en urinant et qu'elle sentit des engorgements glanduleux dans les aines; mais elle ne s'aperçut d'aucun écoulement. Son mari se chargea d'abord seul du traitement; plus tard, un médecin fut consulté et conseilla des emplâtres fondants sur les aines et une liqueur mercurielle à l'intérieur. Continué pendant deux mois, ce traitement occasionna une vive inflammation de la bouche, avec salivation; c'est alors seulement que la malade vit survenir un écoulement abondant, jaunâtre, mêlé de sang, qui s'est prolongé durant plusieurs mois. En juillet 1835, la malade vint à Paris et fut admise à l'hôpital des Vénériens. Elle avait alors une maladie du gosier que l'on avait combattue à Reims par les médications antiphlogistiques usitées dans les angines ordinaires, et une éruption de petits boutons (probablement pustuleux) très-nombreux sur les membres inférieurs. L'ulcère du gosier fut cautérisé avec des caustiques puissants, le nitrate acide de mercure, en particulier; une tisane de salsepareille fut le seul remède prescrit à l'intérieur.

En novembre, la malade sortit guérie en apparence; mais un mois plus tard le mal avait reparu, et elle rentra à l'hôpital en janvier 1836. Deux applications de sangsues furent faites au cou et un traitement mercuriel commencé.

A la fin du même mois, cette femme fut transférée à Lourcine. Une partie du voile du palais avait été détruite par une large ulcération grisâtre, qui s'étendait à la paroi supérieure et postérieure du pharynx du côté droit et remontait aussi derrière le voile. L'haleine était fétide; la malade avait plusieurs fois mouché du sang et du pus. Elle éprouvait des douleurs ostéocopes dans les membres. Examinée au spéculum, on trouva un peu d'écoulement vaginal et de rougeur au vagin et une ulcération granuleuse allongée, s'étendant aux deux lèvres du museau de tanche.

Le traitement consista en un gargarisme additionné de sublimé et de laudanum, la cautérisation et le tamponnement, à intervalles, du col de l'utérus, l'usage du protoïodure de mercure à l'intérieur. L'amélioration la plus prononcée ne tarda pas à suivre l'usage de ces moyens.

Au commencement d'avril, l'ulcère de la gorge était guéri; celui de l'utérus était en voie de guérison.

Comme on a pu le voir par les observations précédentes, l'*érosion granulée* du col de l'utérus n'est pas rare chez les femmes qui ont eu des enfants; mais nous l'avons aussi rencontrée chez des femmes vénériennes qui n'avaient point eu d'enfants, et ce serait une grande erreur de croire (comme l'a supposé un ancien élève de l'hôpital Saint-Louis, qui exerce aujourd'hui en Écosse) que ce genre d'ulcération doit être mis au nombre des suites de la *métrite* consécutive au travail de la parturition.

C'est ici le cas de dire quelques mots de l'emploi du spéculum, des différents aspects que présente le col de l'utérus, et des médications topiques appliquées aux altérations qu'il présente : toutes choses auxquelles les observations précédentes ont déjà préparé l'esprit du lecteur.

Le spéculum *uteri* n'est pas précisément un instrument nouveau, puisque, même sans s'occuper de rechercher ce que peuvent en avoir dit les anciens auteurs, tout le monde s'accorde à reconnaître qu'*Ambr. Paré* (l. XXIV, ch. XLVIII) s'est servi d'un spéculum à trois branches pour reconnaître les ulcérations de la matrice. Toutefois, cet instrument était entièrement tombé en désuétude, et l'examen, par la vue, du col de l'utérus, tout à fait négligé, lorsque M. *Récamier*, auquel la pratique doit tant d'utiles et ingénieuses expérimentations, vint, de nos jours, rappeler l'attention des praticiens sur ce mode d'exploration. Un tube métallique, légèrement conique, et muni à son extrémité la plus large d'un appendice horizontal qui lui sert de manche, tel est le spéculum dans toute sa simplicité; tel est aussi celui dont on peut se contenter chez les femmes qui ont été mères. Mais, lorsque l'étroitesse des parties génitales en rend l'introduction douloureuse, il faut avoir recours au spéculum *bivalve*, qui pénètre plus facilement et avec lequel on arrive de même, avec un peu d'habitude, à bien explorer l'utérus.

Ces deux spéculums, le plein et le bivalve, suffisent à tous les besoins, et l'on peut très-bien se dispenser de leur ajouter un embout.

Nous négligeons donc ici l'indication des diverses modifications que les praticiens modernes ont fait subir à ce genre d'instrument, devenu aujourd'hui d'une application usuelle et journalière.

Si l'on se sert du spéculum plein (celui que nous employons à l'hôpital a un peu plus de 13 centim. de long et de 5 centim. de diamètre environ à son extrémité la plus large), il faut entr'ouvrir les parties génitales avec les doigts de la main gauche, appuyer la petite extrémité de l'instrument, tenu de la main droite, sur la fourchette, et la faire glisser sous l'espèce d'arcade résistante que forme le méat urinaire; une fois l'entrée du vagin franchie, l'instrument (préliminairement graissé avec de l'huile) pénètre aisément dans le vagin, dont l'œil peut successivement explorer toute la longueur. On suit de préférence la paroi postérieure du vagin, à la fin de laquelle on trouve le col qui vient de lui-même se placer dans la cavité de l'instrument. Si, comme cela n'est pas rare, surtout chez les femmes de mauvaise vie, il y a un peu d'antéversion, c'est la partie antérieure du col qui se présente à l'instrument; il faut alors, par un léger mouvement de bascule, aller chercher en arrière le museau de tanche.

Quand on emploie le spéculum bivalve, l'introduction de l'instrument est très-facile, mais la recherche du col est un peu moins aisée. L'instrument, empoigné de la main droite qui tient les deux valves appliquées l'une contre l'autre, est présenté par sa petite extrémité à l'entrée du vagin, de manière que la fente qui est formée par le rapprochement des valves soit placée en travers, et que celles-ci soient, par conséquent, l'une en dessus et l'autre en dessous. Les doigts de la main gauche appuient sur la fourchette et écartent les petites et les grandes lèvres. On fait glisser, par un léger mouvement de bascule, sous l'arcade que présente le méat urinaire, le spéculum, qui ordinairement pénètre sans douleur ni difficulté. Arrivé au fond du vagin, on aperçoit quelquefois de prime abord la surface lisse du col de l'utérus, qui se distingue, par cet aspect lisse et par une nuance de coloration plus claire, des parois ridées du vagin, et alors, il n'y a qu'à entr'ouvrir les valves en pressant sur les branches tenues de la main gauche, pour que le museau de tanche vienne s'engager entre les lames de l'instrument. Mais pour peu que le vagin soit ample et profond et qu'on n'ait pas une certaine habitude de cette exploration, ce n'est qu'après plusieurs tâtonnements, retirant un peu à soi l'instrument pour l'enfoncer de nouveau, le faisant tourner légèrement dans le vagin, etc., qu'on arrive au col de l'utérus, qu'il faut amener entre les valves du spéculum, en engageant la lame inférieure sous la lèvre postérieure du museau de tanche. Aussi, pour peu que les parties génitales externes soient amples et dilatables, on peut se servir du spéculum plein, qui se place presque toujours de lui-même, pour ainsi dire, et qui évite ces tâtonnements désagréables. Au contraire, lorsque l'entrée du vagin est étroite et obstruée de replis gênants, il faut avoir recours au spéculum bivalve, dont l'introduction est en pareil cas plus facile et moins douloureuse. Il faut avoir soin, soit dans cette introduction, soit plus tard, lorsqu'on est à la recherche du museau de tanche, d'éviter de pincer entre les valves de l'instrument la muqueuse du vagin qui vient quelquefois s'y engager : l'espèce de fente que forme au bout de l'instrument l'application des parois du vagin l'une contre l'autre sert de guide pour arriver jusqu'au col, qui se fait reconnaître par son aspect lisse et sa coloration différente de celle du vagin.

Dans l'état sain, la muqueuse vaginale est d'un rose un peu obscur à l'entrée, et, plus loin, d'un rose pâle, qui finit par devenir d'un blanc à peine rose : le col de l'utérus a une nuance de coloration un peu différente, tantôt plus pâle, tantôt un peu plus colorée. Il est des femmes chez lesquelles la partie supérieure du vagin est presque blanche.

Le museau de tanche offre une forme assez différente, suivant que la femme n'a point encore eu d'enfants, qu'elle est accouchée une ou plusieurs fois, et surtout qu'elle est accouchée plus ou moins récemment.

Dans le premier cas, le col est petit, arrondi, percé d'un orifice central également arrondi et d'une forme régulière, quelquefois si ténu qu'il semble fait à l'aide d'une grosse aiguille. C'est ce que nous avons l'habitude de désigner sous le nom de col *virginal*, encore que nous n'ayons, comme on le sent bien, jamais soumis de *vierges* à l'application du spéculum.

Dans les autres cas, il y a beaucoup de variétés dans l'aspect que présente le museau de tanche chez les divers sujets. Souvent, il a une forme irrégulière, un orifice assez largement ouvert, et généralement plutôt fendu en travers qu'arrondi; il offre parfois de petites incisures qui se rapportent aux accouchements antérieurs, etc. Le col est toujours plus volumineux que chez les femmes qui n'ont point eu d'enfants; souvent il y a un peu de prolapsus et d'antéversion de l'utérus, quelquefois une antéflexion très-prononcée de la lèvre antérieure du col.

De simples rougeurs, soit diffuses et irrégulières, soit arrondies, circonscrites et sous la forme de taches, de petites excoriations superficielles et comme aphtheuses, des érosions rouges et légèrement grenues bien circonscrites, de véritables ulcérations granuleuses, arrondies ou de forme un peu irrégulière, des granulations rouges qui presque toujours s'excorient à une certaine époque, enfin des ulcères grisâtres plus ou moins excavés, et quelquefois superficiels, d'un aspect plus ou moins analogue à celui des chancres de la vulve... [1]

[1] Nous avons rapporté ci-dessus un exemple bien caractérisé de ces chancres primitifs du museau de tanche. Un second cas s'est offert à nous à peu de distance du précédent. Une femme, qui avait cohabité avec son

Telles sont les lésions que le spéculum nous a le plus fréquemment fait reconnaître, très-rarement seules, le plus ordinairement accompagnées de leucorrhée claire ou opaque, et de sécrétion blanchâtre ou puriforme du cul-de-sac du vagin, avec ou sans rougeur de ce canal. Dans plusieurs syphilis constitutionnelles, pourtant, nous avons vu des ulcérations granulées exister au museau de tanche, sans leucorrhée bien prononcée et surtout sans trace bien marquée de *vaginite*.

Faut-il regarder les simples rougeurs, les granulations même, les excoriations superficielles et inflammatoires, lorsqu'elles coïncident avec un écoulement utérin, comme pouvant être, jusqu'à un certain point, comparées à ces rougeurs et à ces excoriations qu'offre parfois le gland chez les hommes atteints de blennorrhagie ou de chaude-pisse bâtarde?

Faut-il regarder de simples taches persistantes ou de petites granulations comme des symptômes de syphilis?

Faut-il affirmer que les ulcères arrondis et granulés sont toujours syphilitiques? Je le crois.

Je dois d'ailleurs répéter ici ce que j'ai dit plus haut, savoir, que les *ulcérations granulées et arrondies* me paraissent vénériennes, et le plus ordinairement *consécutives*. On peut aussi rencontrer des ulcérations grisâtres plus ou moins analogues aux chancres de la vulve, et on doit les regarder comme des ulcères *primitifs*. Quant aux simples colora-

amant affecté d'un *écoulement* qu'il croyait arrivé à son terme, s'aperçut elle-même, six jours après, de taches à sa chemise. Un écoulement muqueso-puriforme et sanguinolent s'établit; la malade vint s'en faire traiter dans notre division, au bout de quatorze jours. Alors existait non-seulement un écoulement vaginal tel que nous venons de le signaler, avec un peu de rougeur du vagin, mais encore un véritable *chancre* du museau de tanche dont le spéculum révéla l'existence. Les deux lèvres du col étaient envahies par un ulcère grisâtre, à peu près circulaire, à bords saillants et coupés à pic, qui pénétrait dans la cavité du col et entourait, à peu près sans interruption, la circonférence de l'orifice; son étendue pouvait égaler environ celle d'une pièce de 50 centimes. Il était impossible de n'être pas frappé de la ressemblance parfaite qu'offrait cet ulcère avec les chancres primitifs des parties génitales externes.

tions, aux taches, rougeurs aphtheuses, excoriations superficielles, etc., leur persistance et leur liaison avec d'autres symptômes plus caractéristiques pourraient seules engager à les rapporter, chez quelques sujets, à une origine syphilitique. Jusqu'ici nous avons suivi l'usage banal adopté avant nous, qui consiste à cautériser légèrement avec le nitrate d'argent fondu et à tamponner avec de la charpie imbibée d'eau blanche les érosions et les ulcérations du col. Mais, dans plusieurs cas, nous l'avons trouvé plus nuisible qu'utile, et nous avons dû le suspendre ou même y renonçer entièrement. Chez une nourrice qui était dans nos salles, et dont l'enfant jouissait d'une bonne santé, après avoir eu dans les premières semaines de sa naissance une légère ophthalmie puriforme, ce traitement local ne fit qu'aggraver les accidents (*vaginite chronique* et *érosion granulée* du museau de tanche), jusqu'à ce que nous ayons eu recours au traitement général par le protoïodure de mercure, qui a promptement changé l'état des choses. Il est des cas pourtant où cette sorte de pansement paraît favoriser la guérison, mais c'est surtout lorsqu'on y associe un traitement mercuriel à l'intérieur : il est clair, d'ailleurs, qu'une rougeur vive des parties et un état d'acuité du mal en contre-indiquent l'emploi.

On se sert pour placer le tampon d'une longue pince introduite dans le spéculum et retirée avec lui. J'ai l'habitude de ne réitérer cette cautérisation et ce tamponnement qu'une ou tout au plus deux fois par semaine.

La plupart des malades que nous examinons au spéculum ont un écoulement clair, plus ou moins visqueux et plus ou moins abondant par l'orifice utérin. Nous ne le regardons comme morbide que dans ce dernier cas, et surtout lorsqu'il s'épaissit, devient tenace, laiteux, blanchâtre ou même jaunâtre et puriforme. C'est cet écoulement utérin que nous désignons sous le nom de *leucorrhée*, réservant celui d'écoulement vaginal, ou même, par abréviation, d'*écoulement* proprement dit, aux cas où la muqueuse du vagin fournit une sécrétion laiteuse et légèrement jaunâtre assez abondante. S'il y a à la fois *leucorrhée* et écoulement vaginal, nous désignons ce cas sous le nom de *catarrhe utéro-vaginal*. Nous appelons *vaginite* la rougeur bien marquée du vagin avec sécrétion purulente ou puriforme, et *uréthrite* ou *uréthro-vaginite* (quand l'une et l'autre coexistent), la phlegmasie suppurante de l'urèthre. Chez quelques femmes, on rencontre à la fois écoulement utérin, vaginal et urétral, mais tous trois peuvent exister isolément.

En traitant de la *blennorrhagie*, nous avons eu occasion d'indiquer quelques-unes des médications topiques le plus en usage contre ces écoulements, et notamment contre les flux vaginaux et utérins. Le remède qui nous a paru le plus actif et le plus efficace est, sans contredit, la solution de tannin et d'acide tannique obtenue de la précipitation par l'alcool d'une décoction fortement chargée de *noix de galle*. Quelques injections avec cette liqueur que l'on ajoute à l'eau, dans la proportion d'un huitième à un quart, sèchent et resserrent le vagin avec une promptitude extraordinaire [1]. Mais cet effet ne se soutient pas toujours d'une manière durable.

[1] Il nous a paru aussi que ces injections desséchaient promptement les ulcères du col et les cicatrisaient beaucoup mieux que les procédés ordinaires de cautérisation et de tamponnement. J'engage le lecteur à consulter à ce propos le mémoire sur la *leucorrhée* que j'ai publié dans le cahier d'avril 1845 de la *Revue médicale*, ainsi que le mémoire sur la *thérapeutique des maladies des femmes*, liées à un écoulement utérin, que j'ai inséré dans le *Bulletin de thérapeutique* (numéro de janvier 1848).

LIVRE QUATRIÈME.

MARCHE GÉNÉRALE ET CAUSES
DE LA SYPHILIS.

Ce livre nous offrira une récapitulation sommaire de tout ce qui a été exposé dans les livres précédents ; plus, quelques additions destinées à compléter l'histoire générale de la syphilis, et, notamment, le tableau de la syphilis *larvée* et de la *cachexie vénérienne*.

§ I. *Origine, développement et marche de la maladie vénérienne.*

Importée en Europe à la fin du quinzième siècle, la maladie s'est propagée par voie de contagion et s'est perpétuée jusqu'à nos jours, sans qu'il soit possible de prévoir l'époque de son extinction [1].

Contractée le plus communément dans le commerce sexuel,

[1] La syphilis se montre-t-elle chez les animaux? On sait que *Swediaur* a déterminé, par des injections irritantes faites dans le vagin d'une ânesse, une phlegmasie catarrhale assez analogue à la blennorrhagie. Mais ce fait ne résout en rien la question. S'il faut en croire un journal allemand (voir l'extrait inséré dans le numéro de mars 1840 des *Archives de médecine*, à la page 358), le docteur Pauli de Landeau aurait recueilli des observations plus concluantes. Un vétérinaire lui apporta le pénis d'un taureau

elle est cependant susceptible de quelques autres modes de transmission, savoir : l'*hérédité*, le principe du mal se propageant de parents infectés à l'enfant contenu dans le sein de sa mère ; l'*infection au passage*, quelque partie de l'enfant, excoriée ou prédisposée par une délicatesse particulière, se trouvant en contact immédiat et un peu prolongé avec les parties malades de la mère, lors de l'accouchement, et y puisant le germe de la maladie ; l'*allaitement*, de deux manières, soit immédiatement, par le moyen d'ulcérations du sein ou du contact direct sur quelques parties délicates ou excoriées de l'enfant de la matière virulente, soit médiatement, par le lait provenant d'une nourrice atteinte de syphilis constitutionnelle [1] ; et réciproquement, de l'enfant malade à la nourrice saine, par le contact répété du sein avec des ulcérations syphilitiques existant chez le nourrisson ; enfin, toutes les circonstances quelconques (baisers, attouchements, inoculation artificielle, etc.), qui permettent que le virus soit déposé sur la peau dépouillée de son épiderme ou sur les orifices des cavités muqueuses.

Quelques observations nous portent encore à joindre à tous ces modes de transmission et de propagation, la possibilité de l'infection d'un individu sain par le commerce conju-

sur lequel était un condylome de la grosseur d'une noisette, semblable à tous égards à ceux qu'on observe chez l'homme. Toutes les vaches que couvrit ce taureau furent prises d'un écoulement muqueux qui dura plusieurs semaines et exigea quelquefois l'emploi d'injections astringentes. Un autre taureau avait infecté de la même manière les vaches qu'il avait couvertes ; on s'aperçut plus tard qu'il avait un condylome gros comme une noisette à la partie antérieure du pénis. Cette fois, les vaches infectées guérirent spontanément.

Dans plusieurs expériences directes faites de nos jours, on n'avait point réussi à inoculer le virus vénérien aux animaux (voir les recherches expérimentales de M. *Ricord* sur l'inoculation de la maladie vénérienne).

Mais ces expériences, reprises avec suite et persévérance, ont donné à M. Auzias Turenne des résultats tout différents (voir la *Gazette médicale* de Paris, années 1850 et 1851).

[1] J'avoue que c'est sur la foi d'autorités diverses que j'admets ce fait, sans pouvoir l'étayer sur mon observation personnelle.

gal avec un autre individu atteint de *syphilide*, ou même antérieurement atteint de syphilis, mais qui n'en a pas actuellement de symptôme bien caractéristique, et la transmission du mal à l'enfant par la voie de la génération, dans les mêmes circonstances. Ajoutons néanmoins que le fait de transmission de la *syphilis* par le sujet qui n'a plus de symptôme apparent est nié par quelques observateurs recommandables, et que tout au moins doit-il être regardé comme constituant une exception infiniment rare à la règle commune.

On ne croit plus aujourd'hui à la transmission de la syphilis par l'ingestion de la matière virulente dans l'estomac (non plus qu'à quelques autres modes trop facilement admis par les anciens auteurs).

John Hunter (ouv. cité, p. 306), opposait, il y a plus d'un demi-siècle, à cette opinion surannée les deux faits suivants:

« Un homme avait une *gonorrhée cordée*, très-violente, accompagnée de beaucoup d'inflammation et d'un écoulement considérable, qui l'incommodait beaucoup pendant la nuit. Il tenait à côté du lit un petit bassin avec du lait, dont il se servait pour rafraîchir les parties et les tenir propres. Il y trempait sa verge, lorsque la cordée le tourmentait, et répétait ce procédé plusieurs fois dans la nuit. Tandis qu'il était ainsi incommodé, il faisait venir une jeune fille pour coucher avec lui. Cette fille avait coutume de tenir une écuelle de thé à côté du lit, pour le boire le matin avant de se lever; mais malheureusement elle but un jour le lait à la place du thé. Elle ne s'en aperçut que lorsqu'elle fut levée, environ cinq ou six heures après. On m'appela sur-le-champ, et pendant cet intervalle, elle fit tous ses efforts pour vomir, mais inutilement. A mon arrivée, je lui ordonnai l'ipécacuanha, qu'il fallut envoyer chercher, et qui ne fut pas trop actif dans son opération. Elle vomit, mais il y avait déjà plus de huit heures qu'elle avait bu le lait et de l'eau, et ce qu'elle rejeta n'était que des glaires, des mucosités ou de l'eau, le lait étant déjà digéré. J'observai avec attention ce qui pourrait lui arriver par la suite, mais il n'en résulta rien de particulier, du moins pendant plusieurs mois que je continuai à y prendre garde.

« Un homme ayant des *chancres* qui suppuraient beaucoup avait coutume de les laver avec un linge imbibé de lait, qu'il tenait dans une tasse à thé, et, pour l'ordinaire, il lavait le linge dans le lait. Un petit garçon de la maison vola le lait et le but, mais sans qu'on sût jamais s'il avait avalé le linge ou non. Cet homme n'en informa point la famille, ni l'enfant, mais il le veilla de près, sans qu'on s'en aperçût, pendant quelques années, et il n'en résulta pas la moindre chose qui pût faire soupçonner qu'il eût été affecté, ou localement dans l'estomac ou constitutionnellement dans la masse des humeurs. »

L'auteur que nous venons de citer combat aussi avec raison les préjugés répandus dans le monde et même parmi les médecins de son époque, sur la possibilité de la transmission de la maladie vénérienne par le sang, la sueur, l'haleine et les autres sécrétions de l'individu infecté. Il va même plus loin encore, car il conteste la contagion par l'allaitement, par transmission d'une mère infectée à son fruit, d'un nourrisson à la nourrice qui l'allaite, etc. Mais ici il se trompe évidemment.

La blennorrhagie, le chancre (avec ou sans *bubon*), les tubercules plats, probablement aussi les végétations, telles sont les sources où se puise le virus vénérien, tels sont aussi les symptômes *primitifs* de la syphilis. Nous avons vu que certains phénomènes *consécutifs* pouvaient aussi communiquer la maladie.

Après une durée qui varie de quelques semaines à quelques mois, ces symptômes se dissipent le plus ordinairement sans autre suite que quelques accidents consécutifs légers, tels que la *roséole*, les plaques muqueuses superficielles de l'isthme du gosier, etc., qui ne sont pas toujours prévenues par le traitement spécifique, quand le malade a été convenablement traité ; et, dans le cas contraire, avec des chances plus ou moins grandes d'accidents *consécutifs*.

Ces accidents tantôt se montrent pendant la durée même des phénomènes primitifs (mais toujours à plus d'une semaine de distance de la première infection), tantôt quelques semaines ou quelques mois après que ceux-ci ont disparu [1]; enfin, dans des cas qui sont encore assez nombreux et dont la majorité paraît se rapporter à l'infection par *blennorrhagie*, un plus ou moins grand nombre d'années écoulées après la terminaison de la maladie primitive [2].

On a voulu, se refusant à l'évidence de faits bien constatés, révoquer en doute ces derniers cas, prétendant que la raison se refusait à admettre la présence d'un virus *latent* dans l'économie, et né donnant lieu à aucun accident pendant un temps plus ou moins long, pour se réveiller ensuite et provoquer plus tard l'explosion de phénomènes redoutables. Mais j'avoue que je ne comprends pas davantage pourquoi ni comment le virus de la *rage* reste latent pendant un mois, six semaines, au moins, avant de déterminer aucun trouble de la santé, ni comment le virus vénérien lui-même reste latent pendant plusieurs jours, et quelquefois pendant une, deux ou trois semaines avant que se déclarent les accidents *primitifs* de la syphilis.

Si d'ailleurs il fallait à toute force trouver une explication

[1] On sait que M. Ricord regarde comme à l'abri de la syphilis *consécutive* ou constitutionnelle tout individu qui n'en a pas présenté d'indice dans les six mois qui suivent l'infection *primitive*.

D'autres auteurs plus anciens avaient cru devoir fixer entre deux et trois mois l'intervalle de temps durant lequel on peut avoir à redouter le développement des phénomènes secondaires.

[2] Chez un certain nombre de malades atteints de symptômes primitifs ou consécutifs, tels que tubercules plats, végétations, ulcères, syphilides, etc., nous avons vu une maladie fébrile intercurrente amener la disparition des symptômes et la guérison de la syphilis, sans qu'aucun traitement eût pu être dirigé contre celle-ci Nous n'avons pas eu occasion jusqu'ici de constater si cette guérison pouvait, chez quelques sujets, être radicale et définitive, les malades ne s'étant pas représentés à nous dans la suite, malgré nos recommandations Mais dans plusieurs cas, sous nos yeux, le mal n'a pas tardé à se reproduire après la cessation de la maladie aiguë intercurrente.

à ce que nous ne saurions entièrement comprendre ni expliquer, je dirais, pour le cas particulier qui nous occupe, que la vérole ayant été contractée le plus ordinairement dans la force de l'âge et de la santé, la nature, qui réagit alors avec toute l'énergie d'une constitution vivace, annule bientôt les phénomènes apparents de la maladie par suite de la tendance active qu'elle a à rétablir l'ordre et l'harmonie des fonctions temporairement troublées par la présence du virus. Mais elle ne réussit pas toujours à expulser complétement le principe morbide : celui-ci, réduit à un état d'infériorité et d'inertie, reste *latent* aussi longtemps que l'énergie de la réaction se maintient. Vienne plus tard quelque cause d'affaiblissement ou de perturbation, et l'harmonie des fonctions étant de nouveau troublée, les effets du virus se produiront. C'est pour cette raison que chez plusieurs hommes atteints jadis d'une chaude-pisse ou de tout autre accident primitif, dont ils ont quelquefois presque entièrement perdu le souvenir, on voit survenir, vers l'âge de retour, c'est-à-dire entre quarante ou cinquante ans, des accidents consécutifs qui viennent témoigner de la présence du virus vénérien, comme nous en avons rapporté nous-même un exemple bien circonstancié. C'est encore ainsi qu'agissent le chagrin, la misère, une maladie grave, chez des personnes que leur état de santé et de bien-être antérieur avait défendues contre l'invasion d'une syphilis constitutionnelle. D'autre part, nous voyons quelquefois la syphilis constitutionnelle et notamment les *syphilides,* guérir, temporairement au moins, sous l'influence d'une maladie aiguë et fébrile, qui ravive l'économie et lui donne une puissance de réaction qui suffit pour neutraliser les effets du virus. C'est par la perturbation qu'ils provoquent qu'on voit parfois un accès de fièvre, des bains de vapeur pris pour combattre une affection rhumatismale, un voyage aux eaux minérales, etc., devenir, dans d'autres cas, au contraire, l'occasion du développement d'accidents *consécutifs* et de *syphilides,* en particulier chez des sujets qui, après une jeunesse orageuse, avaient vu un grand nombre d'années s'écouler en paix et dans un état de santé satisfaisant.

Quant aux règles fixes qu'on a cherché de nos jours à établir sur la durée de l'*incubation* de la syphilis, soit primitive, soit secondaire, sur la période de temps qui doit s'écouler (d'un à deux, trois ou six mois au plus) entre la syphilis primitive et le développement des accidents consécutifs, sur l'*unicité* du symptôme *primitif*, sur sa forme et son mode de développement, sur la gradation successive et l'enchaînement des phénomènes que l'on a voulu désigner sous les noms de primaires, secondaires et tertiaires, sur l'impossibilité d'une nouvelle infection vénérienne chez des sujets déjà infectés antérieurement, etc. Toutes ces prétentions d'une école nouvelle qui a voulu faire *mieux que nature*, en produisant artificiellement par l'*inoculation* (pratique le plus souvent condamnable!) une maladie dont la *variabilité* a été reconnue par tous les observateurs qui nous ont précédés...; toutes ces prétentions, dis-je, ne sont que des exagérations tendant à ériger en lois absolues des résultats d'observation clinique déjà bien constatés par nos prédécesseurs, mais reconnus aussi fort judicieusement par eux comme sujets à d'assez nombreuses exceptions et à des variations niées à tort par le chef de cette nouvelle école.

Tous les auteurs, en effet, qui ont écrit depuis l'apparition de la syphilis en Europe se sont accordés à reconnaître une certaine gradation dans le développement des phénomènes *consécutifs* de la maladie.

La peau et les muqueuses en premier lieu, le système lymphatique, les tissus fibreux et osseux plus tard, tel est à peu près invariablement l'ordre qu'on observe dans les parties secondairement affectées; ce qui, comme l'a judicieusement démontré *J. Hunter*, est en harmonie avec les lois communes de la physiologie et de la pathologie [1].

[1] Le célèbre *Fernel* (dès le seizième siècle) admettait quatre degrés successifs dans la manifestation des accidents syphilitiques :

Les engorgements glandulaires, encore qu'ils puissent être considérés fréquemment comme indices d'un commencement d'infection générale, coexistant le plus souvent avec des symptômes primitifs, sont plus convenablement placés dans le cortége de la syphilis *primitive ;* on peut y laisser aussi les *végétations,* quoiqu'elles soient fréquemment un symptôme secondaire.

Ainsi donc, la roséole et la syphilide papuleuse, les plaques muqueuses et ulcères du gosier, les rhagades, les ulcères de la bouche et de la langue (avec ou sans tuméfaction des ganglions cervicaux), les ulcères du col de l'utérus, les *syphilides* tuberculeuse, pustuleuse, ulcéreuse, l'*ophthalmie syphilitique* et les autres catarrhes vénériens, les douleurs ostéocopes, les névroses et névralgies, les douleurs rhumatoïdes, les périostoses, les exostoses, la carie et la nécrose : tel est l'ordre d'apparition le plus commun des divers symptômes de la syphilis *consécutive,* auxquels peuvent s'ajouter plus tard les lésions viscérales, la *cachexie*... Cet ordre peut d'ailleurs être interverti sous l'empire de circonstances qui ne sont pas toujours appréciables ; enfin, tout ou partie de ces symptômes peut se trouver réuni chez le même individu.

S'il arrive encore assez souvent que les phénomènes *primitifs* de la syphilis, abandonnés à eux-mêmes, ou du moins traités sans remède *spécial,* guérissent, au moins temporairement, dans un espace de temps qui varie de quelques semaines à plusieurs mois, je ne crois pas que la même chose puisse se dire de la syphilis *consécutive ;* celle-ci, le plus

Premier degré. Le virus vénérien, déposé à la surface du corps, n'attaque d'abord que l'extérieur. — *Deuxième degré.* Les téguments, envahis par suite de l'infection du sang, se couvrent de macules. — *Troisième degré.* Le virus pénètre plus profondément et provoque la formation de pustules et d'ulcères. — *Quatrième degré.* Enfin, les parties solides et profondes sont elles-mêmes envahies, et un état cachectique qui peut conduire le malade au tombeau succède à la série d'accidents successivement énumérés.

On voit que les périodes *primitive, secondaire* et *tertiaire* de M. Ricord ne sont pas d'invention nouvelle.

souvent, ne fait alors que s'accroître et s'aggraver : tout au plus peut-elle présenter quelques alternatives d'exacerbation et de rémission.

C'est principalement, comme nous le dirons plus loin, cette syphilis secondaire ou constitutionnelle qui fait briller dans tout son jour la puissance de l'art, pourvu toutefois que le sujet ne soit pas réduit à des conditions par trop défavorables.

Mais surtout dans les classes populaires, où il est si commun de voir la misère alterner avec tous les genres d'excès, la maladie négligée, mal traitée, aggravée par une multitude de circonstances fâcheuses, mine peu à peu les constitutions les plus robustes, et réduit les malheureux chez lesquels le mal s'est invétéré à un *état cachectique* que la moindre complication suffit pour rendre mortel.

C'est ainsi que nous avons vu plus d'une fois, notamment à l'hôpital Saint-Louis, des individus vieillis avant l'âge et débilités par le chagrin, la misère, les excès, le mauvais régime, succomber à la diarrhée, au catarrhe pulmonaire, à la phthisie, à une fièvre grave, qui venaient s'ajouter à la cachexie vénérienne.

Morton (qui reconnait d'ailleurs que la phthisie d'origine vénérienne est fort rare) rapporte l'observation suivante au chap. VII du livre III de sa *Phthisiologie :* « Une jeune fille, âgée d'environ douze ans, avait été infectée par un maître de danse atteint de syphilis. Le mal était si grave et si tenace que, malgré deux salivations provoquées par des empiriques et divers autres traitements employés durant l'espace de quatre ans, cette jeune fille, en outre de la destruction de la luette et d'autres symptômes de syphilis encore persistants, était devenue phthisique. En proie à la fièvre hectique, à une toux continuelle, à une gêne extrême de la respiration, son corps avait subi un amaigrissement extrême et général. Appelé près d'elle, je prescrivis une dose de calomel avec diagrède, à répéter toutes les semaines, et trois de mes pilules balsamiques à prendre trois fois par jour, dans les jours d'intervalle de la purgation ; en outre, la décoction suivante comme boisson ordinaire :

♃. *Sars. opt.* (salsepareille choisie) ℥ vj. — *Rad. Chin.* ℥ ij. — *Lign. Sassafr. Santal rubr. ras. C. C. Eboris* (râpure de corne de cerf), an. ℥ ß. — *Passular. major. exacinator.* ℥ ij. — *Jujub. Sebesten.* an. ℥ j ß. — *Glycyrrh. ras.* ℥ ß. — *Post debitam infusionem coque in aq. font.* ℔ xij *ad* vi. — *Sub finem decoctionis addendo Tussilagin. Capill. vener. Pulmonar. maculos. Sanicul. alchymill. flor. Bellid. major.* an. *M.* ij. — *Tum demum cola atque adde syrupi Balsamic.* ℥ iij. *M. F. apozema.*

» Ce traitement, continué pendant six à huit semaines, au printemps, amena la guérison complète et sans récidive, tant de la phthisie pulmonaire que des restes du mal vénérien. »

Dans l'ancien *Journal de médecine* (cah. d'août 1812) on lit une observation de *Phthisie vénérienne*, publiée par Saucerotte et analysée de la manière suivante dans le tome XXXVIII de la *Bibliothèque médicale :*

« Une femme de trente ans, mariée depuis sept ans, eut au commencement de son mariage une gonorrhée qui fut traitée peu méthodiquement. Elle devint grosse et accoucha prématurément d'un enfant *putréfié*. Elle n'en a point eu depuis. En 1807, elle fut prise d'une toux violente, accompagnée d'hémoptysie et de fièvre lente. Les remèdes conseillés n'eurent aucun succès : il survint des sueurs nocturnes, et la malade maigrissait de jour en jour. A la fin, on reconnut quatre exostoses sur les côtes supérieures et du côté droit, et une au haut du sternum. De plus, une tumeur située au bras gauche s'était ouverte, et l'ulcère qui en était résulté offrait une substance lardacée. M. Saucerotte, après avoir pris l'avis d'un de ses confrères, conseilla les frictions mercurielles à des intervalles de quatre à cinq jours. On employait un gros et demi d'onguent napolitain pour chaque friction, et on pansait l'ulcère avec des plumasseaux imbibés d'une solution de sublimé. La malade reçut sans interruption cinquante et une frictions et n'en fut nullement incommodée ; elle reprit au contraire son embonpoint et sa fraîcheur ; et sa guérison date de plus de quatre ans. »

On a recueilli et publié dans ces derniers temps un assez grand nombre de faits relatifs à la syphilis viscérale, à la cachexie syphilitique et à la *syphilis larvée*. (Voir notamment le beau livre de M. le docteur Prosper Yvaren, d'Avignon, sur les *Métamorphoses de la syphilis*.) M. Vidal (de Cassis) a rapporté plusieurs faits de ce genre dans son *Traité des maladies vénériennes*; nous en avons nous-même observé un certain nombre, et cependant c'est un sujet encore obscur et difficile à traiter que celui de la syphilis larvée et de la syphilis cachectique.

Nous nous bornerons à résumer ici, d'une manière générale, les traits principaux de cette syphilis insolite, en parcourant rapidement les divers organes que l'observation a démontré pouvoir en être atteints.

1° *Centres nerveux et appareils d'innervation.*

Le plus habituellement, les accidents cérébraux que l'on peut rapporter à la syphilis (coma ou attaque *apoplectiforme, hémiplégie*, accidents convulsifs *épileptiformes*) sont la suite de l'irritation ou de la compression déterminée par la présence d'une lésion des os du crâne (nécrose, carie, exostose) qui se dénote par les signes physiques accoutumés. Mais, chose plus étonnante ! il y a des exemples incontestables de vertiges, de mouvements apoplectiformes, d'hémiplégie, etc., qui paraissent sous la seule influence de la diathèse syphilitique, et sans qu'il y ait de lésion apparente des os du crâne ou même des membranes ni de la substance cérébrale. On conçoit que dans ce cas on n'arrive au diagnostic qu'à l'aide du commémoratif, des autres indices coexistants de syphilis, et même des effets d'un traitement spécifique essayé dans des circonstances où il y a seulement matière à suspicion.

L'hémicranie, la céphalée, des douleurs névralgiques dans le crâne ou dans la face, ont été observées de même et ont cédé au seul traitement spécifique. (Voir notamment les

Métamorphoses de la syphilis, du docteur Prosper Yvaren, d'Avignon.)

Des lésions analogues de la moelle épinière et des troncs nerveux qui en dérivent peuvent amener la *paraplégie*, la *névralgie sciatique* et d'autres troubles nerveux, qu'il faut combattre par un traitement antivénérien.

Voici deux exemples de lésion cérébrale syphilitique empruntés au traité de M. *Vidal* (2e édition, 1855, page 500) :

« J'ai observé presque en même temps, dit l'auteur, deux affections cérébrales graves. Le premier sujet était un jeune homme qui, ayant offert tous les symptômes d'une attaque d'apoplexie, fut traité en conséquence par un médecin qui ignorait les antécédents syphilitiques du malade. Celui-ci, en effet, les avait soigneusement dissimulés (chancre induré et syphilide consécutive). Mais, les premiers accidents conjurés, resta une altération notable des facultés intellectuelles et notamment la perte de la mémoire. Une consultation eut lieu. J'en fis partie, comme ayant traité le malade de la vérole. L'iodure de potassium fut prescrit à une dose qui fut élevée jusqu'à 5 grammes en un jour. Les facultés intellectuelles se rétablirent avec une grande rapidité, et le malade ne ressentit plus rien de son attaque. Il est aujourd'hui en pleine santé et jouit de toutes ses facultés.

» Le second malade eut une hémiplégie qui s'établit lentement. Ses antécédents étaient encore un chancre, des syphilides, de plus un sarcocèle vénérien. Connaissant le fait et trouvant le malade bien jeune pour être un apoplectique ordinaire, j'admis la *très-grande probabilité* d'une affection syphilitique. La lenteur de l'établissement de la paralysie, la circonstance d'une exostose de la mâchoire inférieure, me firent avancer qu'il y avait une exostose crânienne. Je fus confirmé dans cette opinion par le temps que mit le malade à se rétablir (un an), le même temps qu'il fallut à l'exostose du maxillaire inférieur pour disparaître. »

J'ai cité plus haut un exemple d'hémiplégie syphilitique

commençante dans laquelle l'opération du trépan, pratiquée sur de trompeuses indications, eut des suites funestes, et où l'on ne découvrit point la cause matérielle de la paralysie.

2° *Appareils de relation.*

Outre les diverses névralgies, les douleurs rhumatoïdes, on observe comme phénomènes plus insolites liés à la diathèse syphilitique les rétractions et les contractures musculaires.

Les *gommes*, que nous avons déjà mentionnées, peuvent se rencontrer dans le tissu cellulaire superficiel ou profond. Elles consistent en petites tumeurs arrondies, ordinairement formées par une matière dite gommeuse. Ces tumeurs persistent à l'état d'induration, sous la forme d'une nodosité indolente, ou bien elles s'ouvrent et laissent sortir une matière visqueuse, jaunâtre, mélangée à une suppuration ichoreuse, et se convertissent en ulcères creux qui pourraient loger un pois ou même une noisette.

On a assimilé à ces *gommes* certaines petites productions *tuberculoïdes* que l'on a rencontrées dans les viscères, et notamment dans le cerveau, le poumon, le cœur et le foie, etc. Mais peut-être bien cette assimilation est-elle, dans l'état de la science, un peu trop hasardée [1].

Certaines articulations, et notamment celle du genou, ont présenté l'affection dite *tumeur blanche* sous l'influence de la diathèse syphilitique. Dans un cas que j'ai observé sur un étudiant en médecine, la tumeur blanche du genou (qui finit par guérir sous l'influence d'un traitement spécifique prolongé et secondé par l'usage des eaux sulfureuses thermales) avait été précédée de vastes collections purulentes dans la longueur des membres, qui étaient aussi évidemment sous la dépendance de la diathèse syphilitique. *L'hydrarthrose* vénérienne du genou est moins rare que la tumeur blanche.

[1] Voir notamment l'*Atlas iconographique* de M. Ricord et le *Traité de la syphilis constitutionnelle* de Virchow.

3° *Organes thoraciques.*

Dans le précédent paragraphe, nous avons signalé la *phthisie vénérienne*. Elle se montre sous deux formes principales. Dans la première, le sujet, ordinairement encore jeune, a des hémoptysies, et guérit (comme le prouvent notamment plusieurs observations publiées par M. *Lagneau*) par le traitement spécifique, et notamment par la combinaison des frictions mercurielles et de l'administration du sublimé à l'intérieur. Dans la seconde forme, qui se montre comme le dernier terme de la *cachexie syphilitique*, le malade, arrivé ordinairement à l'âge mûr, succombe avec tous les symptômes de la phthisie confirmée. Dans le petit nombre d'autopsies que j'ai faites en pareil cas, j'ai constaté les désordres ordinaires de la phthisie tuberculeuse.... D'autres disent avoir trouvé de véritables *gommes* dans le parenchyme des poumons.

On a cherché à rattacher aussi à la syphilis certaines érosions, certaines végétations, certaines concrétions de la surface interne du cœur et des gros vaisseaux.... Mais ce sujet est encore plein d'obscurités.

M. Gabalda a recueilli pourtant, dans le service de M. Ricord, l'observation d'un vénérien frappé de mort subite et chez lequel on trouva, entre autres lésions du cœur, une altération *tuberculiforme* constituée par une matière dure et jaunâtre sur plusieurs points des parois ventriculaires, que l'on crut devoir comparer aux *nodus* syphilitiques du tissu cellulaire sous-cutané ou sous-muqueux : d'autant plus que l'on découvrit aussi à la base des poumons (dont le sommet était sain) plusieurs altérations *tuberculiformes* analogues, à peu près grosses comme un pois.

Ce fait est rappelé dans la *Clinique européenne* du 5 février 1859, à l'occasion d'un nouvel exemple de *tumeur gommeuse syphilitique du cœur* observé par Rod. Virchow.

Voici un abrégé de cette observation, précédée de quelques remarques du rédacteur :

« Chez un homme affecté de chancre à plusieurs reprises, et plus tard de tubercules cutanés en partie ulcérés, qui mourut subitement, *Ricord* [1] trouva le cœur hypertrophié; la membrane interne du ventricule droit avait une épaisseur de plus d'un millimètre : elle était d'un blanc mat, d'une consistance fibreuse. Au sommet du ventricule gauche, l'endocarde était couvert d'un thrombus adhérent, au-dessous duquel il vit une infiltration hémorrhagique intéressant toute l'épaisseur de la paroi du cœur et compliquée d'un épaississement du péricarde.

» Extérieurement, il y avait une fausse membrane de 3 millimètres d'épaisseur. Dans les parois ventriculaires, en plusieurs endroits, on voyait des masses tuberculeuses d'une substance jaunâtre, dure, criant sous la pointe du couteau, dépourvue de vaisseaux, offrant dans plusieurs points une dureté squirrheuse; dans d'autres, le ramollissement propre aux tubercules, tout à fait comme les masses tuberculeuses syphilitiques du tissu sous-cutané ou sous-muqueux. Les fibres musculaires ne se trouvaient pas écartées par ces tumeurs, mais elles paraissaient avoir participé à la dégénérescence, ayant fait corps avec le sang extravasé et la chair musculaire. Cette fusion était encore visible à la circonférence des tubercules, là même où le développement du tissu morbide était déjà très-avancé. Des tubercules analogues furent rencontrés en même temps à la base du poumon.

Dans le cas de *Lebert*, c'est une femme, morte de marasme, qui avait été également affectée de tubercules syphilitiques de la peau, et qui, dans ses derniers jours, avait offert un léger bruit de souffle accompagnant le premier bruit du cœur. En dehors des tumeurs gommeuses des organes sexuels, déjà citées, il s'en trouvait encore dans le tissu sous-cutané et à la surface du crâne, compliquées d'une carie de

[1] Voy. *Gazette des Hôpitaux*, août 1845, n° 101.

l'os frontal et de l'ulcération du palais. A la base des valvules pulmonaires, dans la paroi du ventricule droit, il y avait deux tumeurs arrondies, d'une longueur de 21 et de 25 millimètres, d'une largeur de 12 et 35 millimètres, et d'une épaisseur de 11 et 14 millimètres. Elles faisaient saillie au-dessous de l'endocarde comme des mamelons d'un jaune pâle. Une troisième tumeur, un peu plus petite, était située un peu plus bas; dans les points correspondant à ces tumeurs, l'endocarde était couvert de petites papilles simples ou agminées et épaisses d'un demi-millimètre. Les tumeurs elles-mêmes étaient élastiques, d'un jaune pâle ou rougeâtre, infiltrées d'une petite quantité d'un liquide légèrement trouble, homogène, et, çà et là, pourvues de vaisseaux isolés. L'examen microscopique y montrait, dans une substance semi-transparente et finement granuleuse, d'innombrables petites cellules à noyau arrondi, comme dans beaucoup de productions fibro-plastiques.

» Dans le cas que j'ai observé, il y avait une syphilis constitutionnelle. La mort survint avec des phénomènes de dyspnée. On trouva à l'autopsie les parois du cœur, l'endocarde et le péricarde envahis par des productions gommeuses. Il y avait un anévrysme partiel du cœur avec thrombose (coagulation du sang dans le sac anévrysmal); le tissu pulmonaire est carnifié et présente des cicatrices. — Le foie offre l'hypertrophie avec apparence de muscade (*hyperplastiche Muscatnussleber*). Tuméfaction simple de la rate, tuméfaction parenchymateuse des reins, tuméfaction partielle de la vessie; propension à une hernie obturatrice; orchite simple et gommeuse; hypertrophie médullaire des ganglions inguinaux; — pentastomes du foie et de l'intestin; trichocéphale.

» Frédéric-Guillaume Sparenberg, âgé de quarante-sept ans, aide du bourreau à Bremerforda, a été envoyé, le 14 mai 1858, à la Charité, avec un certificat de police portant : *Fièvre intermittente et hydropisie.*

» Il fut constaté qu'il avait été atteint de syphilis à trente-trois ans; il présentait une grande dyspnée et un léger œdème des extrémités inférieures. On trouva un bruit systolique au sommet du cœur et une augmentation du second bruit des artères pulmonaires; — hypertrophie modérée du cœur; — teinte livide du visage et des extrémités; — quarante-huit inspirations par minute; crachats sanguinolents. La saignée et la digitale n'amenèrent aucun soulagement. — Mort le 17.

» *Autopsie.* Homme fortement constitué; cyanose très-prononcée du visage, du cou et des pieds; crâne passablement lourd, assez épais, notamment au niveau de l'os frontal. Peu de sang dans les *sinus;* léger œdème de la pie-mère; dure-mère normale; la base de l'encéphale sans altération; consistance normale du cerveau. La couche superficielle est anémique; la substance médullaire modérément hyperhémiée; couche optique et corps strié pâles et humides; cervelet petit et compacte; peu de liquide dans les ventricules. Les plexus choroïdiens sont pâles; à gauche de celui du quatrième ventricule, on trouve un noyau petit, bleuâtre et fibroïde.

» Dans les deux plèvres, surtout dans celle de droite et dans le péricarde, on trouve un liquide brunâtre; le cœur est considérablement hypertrophié, notamment à gauche : de ce côté, la distance de la base au sommet mesure 4 pouces et demi; à droite, 2 pouces trois quarts; la largeur est à la base de 4 pouces et demi; l'épaisseur du ventricule gauche, de 3 pouces un quart. Au-dessus du ventricule droit et à l'orifice des gros vaisseaux, des taches tendineuses étendues; sur le feuillet pariétal et à l'endroit correspondant du sommet du cœur, des tractus villeux très-étendus, très-vasculaires, constituant un tissu ligamenteux, lâche et gélatineux, attaché à un endroit du péricarde épaissi, d'une nature calleuse, ayant presque 2 pouces de diamètre. Dans le cœur gauche, on trouve une grande quantité de sang, bien coagulé, d'une couleur foncée, avec une enveloppe couenneuse très-ferme; l'orifice mitral offre une ampleur suffisante. A droite, des caillots plus grands, fermes, se continuent bien avant dans toutes les veines qui aboutissent au cœur, et couverts du côté des artères pulmonaires d'une couenne. L'artère pulmonaire est large; ses valvules ferment bien le vaisseau; l'aorte est étroite, ses valvules laissent passer lentement l'eau qu'on y injecte. Les parois du ventricule droit sont épaissies, les trabécules de l'oreillette fortement développées; les valvules sigmoïdes un peu allongées et épaissies; de même les colonnes postérieures de la valvule tricuspide. Au-dessous de ces colonnes, la paroi du cœur offre un renfoncement sinueux; elle est transformée en une masse rugueuse, dure et blanche, à surface triangulaire large d'un pouce et demi et presque aussi longue vers le bas; la base de cette surface est placée à l'insertion de la valvule tricuspide. Une coupe transversale montre que la cloison interventriculaire est entièrement dégénérée dans une profondeur d'un quart à un demi-pouce. On distingue sous l'endocarde, épais d'une ligne à une demi-ligne, presque cartilagineux, des stries blanches, tendineuses, s'enfonçant très-avant dans le tissu et renfermant des tubercules irréguliers, plats ou arrondis, ou anguleux, en partie isolés, en partie réunis, d'un tissu jaunâtre, sec, compacte et homogène. Le tissu musculaire, sur lequel on distingue, vers la profondeur, des vaisseaux pâles, atteints de dégénérescence graisseuse, s'avance çà et là entre les callosités et les tubercules jusqu'à la surface; mais la plus grande partie a disparu sans laisser de trace. En aucun endroit, la production morbide n'intéresse toute l'épaisseur de la cloison. A gauche, le ventricule entier est dilaté, surtout à sa circonférence antérieure et gauche. Vers le sommet, un diverticulum de la grosseur d'une muscade, tapissé d'un endocarde très-épaissi, ossifié et rempli en partie d'un caillot qui adhère à sa paroi. Les deux muscles tenseurs de la valvule mitrale, surtout le postérieur, sont presque complétement atrophiés et changés, à partir de leur base, en des ligaments durs, plats et fibreux, d'un aspect blanchâtre; il n'y a que les bouts, surtout ceux du muscle antérieur, qui soient encore formés d'un tissu rougeâtre et musculaire; les fibres des tendons, surtout celles du muscle postérieur de la valvule, sont raccourcies et un peu épaissies. Le feston antérieur de la valvule mitrale est aussi un peu épaissi. L'endocarde, sur presque toute la surface du ventricule, à l'exception de la cloison et de la partie supérieure, est d'une blancheur tantôt bleuâtre, tantôt jaunâtre, trouble, très-épais, inégal, rugueux, recouvert en un point d'une couche fibrineuse; le tissu musculaire sous-jacent a presque entièrement disparu et est remplacé par un tissu ligamenteux comparativement mou, très-vasculaire, un peu œdématié, qui se détache d'une manière tranchée de la plaque dure, roide et ossifiée de l'endocarde. Dans ce tissu sont enfoncés en plusieurs endroits des tubercules plats ou arrondis, d'un blanc jaunâtre, secs, durs, caséeux, qui passent subitement, mais d'une manière continue, dans le tissu mou. Ces changements ne correspondent nulle part à ceux du cœur droit quant à leur position. Cependant ici encore le parenchyme musculaire offre des tranches jaunes et une dégénérescence graisseuse.

» Il résulte de l'examen microscopique que partout dans les parois du cœur devenues blanches, d'un aspect tendineux et cicatriciel, le parenchyme musculaire a disparu sans laisser de traces, et a été remplacé par un tissu fibreux dans lequel on distingue en grande quantité l'élément celluleux provenant de petits corps d'un tissu ligamenteux. Dans bien des endroits, des cellules rondes et de formation récente se trouvent encore distinctement rangées les unes à la suite des autres, souvent même à l'instar d'une élégante enfilade de perles. Dans d'autres parties, elles forment pour ainsi dire de larges rues, ou bien un pavé très-serré. Dans le voisinage des tubercules, on peut suivre leur transition en des cellules à grains adipeux et en globules granulés. Au contraire, dans le voisinage de la masse musculaire, on voit cette hypertrophie celluleuse s'avancer, plus ou moins, dans les interstices des faisceaux primitifs. La substance des tubercules jaunes n'offre pas toujours la même composition. Dans des points isolés, d'une dureté particulière et d'un blanc jaunâtre pur, on ne rencontre presque pas autre chose qu'un tissu fondamental à granulations adipeuses; çà et là, des cellules fines, à grains adipeux, ou bien encore des cellules peu changées et bien serrées. Mais, dans la plupart des endroits, elles sont entrecoupées par des restes de fibres musculaires; dans des tubercules isolés qui se distinguent par une consistance plus friable et cassante, par une coloration rouge-jaunâtre, ces fibres forment même la masse principale. Dans ce dernier cas, les faisceaux primitifs sont à peine plus étroits qu'à l'état normal; mais leur contenu adipeux ou albumineux est trouble et finement granuleux; leurs stries transversales ont disparu; leurs noyaux ne sont plus distincts. Dans le premier cas, au contraire, les faisceaux primitifs se trouvent dans un état extrême de resserrement, sans toutefois avoir perdu leur aspect; ils forment des tractus étroits, un peu brillants, et souvent à stries transversales encore visibles; çà et là, ils se replient ou se recourbent un peu, et sont en partie disposés dans un parallélisme si régulier, qu'à première vue on serait tenté de croire que deux de ces faisceaux s'associent toujours pour former la paroi épaisse d'un canal dans lequel se serait développée la production celluleuse. De là résulte évidemment qu'il s'agit ici d'une mortification comparativement rapide, tandis qu'il s'opère une atrophie plus lente à la circonférence.

» Le poumon droit, grand, très-solide, congestionné, offre un aspect d'un rouge bleuâtre et une consistance uniformément augmentée; une coupe transversale montre qu'il renferme peu d'air. Une partie du lobe inférieur est hépatisée d'une teinte gris-bleuâtre, avec des parties brunes; on exprime de ce tissu un liquide légèrement mousseux. Le poumon gauche présente des adhérences très-étendues, filamenteuses; il est un peu plus petit et beaucoup plus dense que le poumon droit. Au sommet, on trouve de vieilles cicatrices imbriquées entremêlées de masses caséeuses isolées; le reste de ce poumon est hépatisé, surtout le haut du lobe inférieur. Au milieu de ce dernier, on découvre une cicatrice imbriquée d'une très-grande étendue. Les bronches sont un peu étroites, très-épaissies et hyperhémiées; l'artère pulmonaire est libre.... »

M. Depaul a cherché aussi à rattacher à la syphilis une forme spéciale de noyaux tuberculeux et d'indurations suppurées qu'il a rencontrées dans les poumons de quelques nouveau-nés.

On a encore signalé, comme se rapportant à la cachexie syphilitique, des rougeurs et des ulcérations de la muqueuse bronchique découvertes chez des vénériens affectés pendant leur vie d'une toux continue (*Lagneau*).

4° *Foie.*

On sait que les anciens plaçaient volontiers dans le foie la source principale de toutes les maladies humorales. Il n'est donc pas étonnant que la syphilis ait été rattachée à la loi commune. Toutefois, dès le milieu du seizième siècle, cette hypothèse fut combattue par Fernel et par Botal, qui soutinrent avec raison que, si le foie pouvait être lésé dans la syphilis, ce ne pouvait être que consécutivement à l'altération du sang, et par conséquent, que cette lésion n'était qu'une dépendance de la cachexie vénérienne. Botal même dit formellement que l'ouverture du corps n'a jamais fait découvrir de lésion du foie chez les vénériens.

Quelques médecins modernes croient, au contraire, avoir pu constater, notamment chez le nouveau-né, une altération du tissu du foie qu'ils rattachent à la syphilis. Cette altération, d'ailleurs assez mal précisée, consisterait surtout dans une induration de tissu avec formation de petits grains blanchâtres dits *amyloïdes* et dus à un dépôt de matière fibroplastique dans la substance même du foie. J'avoue que jusqu'ici les observations de M. Depaul, non plus que les recherches nécropsiques et microscopiques de M. Gubler, n'ont pas porté la conviction dans mon esprit.

Voici cependant un cas où l'autopsie nous a fait découvrir une lésion du foie :

« *Observation de cachexie syphilitique mortelle* (syphilide pustuleuse ; lésion du cerveau et du foie). — Le nommé Prévot (J.-B.-Nicolas-Auguste), âgé de vingt-huit ans, journalier; tempérament lymphatique; constitution assez faible ; entré le 14 août 1854, salle Saint-Charles. Cet homme est de taille ordinaire, il est blond, a les yeux bleus, la peau blanche, est assez maigre. Il dit avoir toujours joui d'une bonne santé. Il présente actuellement une éruption pustuleuse occupant presque toute la surface du corps.

En 1851, Prévot eut une blennorrhagie dont la période aiguë fut de quinze jours environ. Douleurs pendant la miction; écoulement muco-purulent; pas d'épididymite. — A l'aide de quelques tisanes refraîchissantes et de bains généraux, ces premiers symptômes disparurent; mais l'écoulement persista jusqu'à ce jour sous la forme d'une goutte apparaissant tous les matins au méat urinaire.

En janvier 1854, ce malade contracta un chancre. L'existence de l'ulcération spécifique ne fut constatée que dix jours après le coït. La cicatrisation n'eut lieu que vingt jours plus tard : ce qui donne au chancre une durée de trente jours environ. Cette ulcération occupait la portion dorsale gauche du reflet préputial. On en reconnaît encore aujourd'hui le siége à une légère cicatrice blanche et assez souple. Il ne semble pas, d'après le récit de Prévot, que le chancre ait présenté une induration marquée. Il n'y eut ni bubons ni tension dans les aines. Un pharmacien, consulté, ordonna quelques pilules (dix) dont la composition n'est pas connue.

Dix jours après la cicatrisation du chancre, quarante jours après l'infection, mal de gorge violent qui dure près de deux semaines, et est combattu par un simple gargarisme.

A la même époque, quelques jours toutefois après l'apparition des symptômes du côté de la gorge, une éruption de nature pustuleuse se manifesta. D'abord bornée au dos, elle envahit successivement la partie antérieure du tronc, les avant-bras, les bras, les jambes, les cuisses et enfin, en dernier lieu, le front. Cette éruption ne fut précédée ni accompagnée d'aucun symptôme général appréciable. Elle fut exempte de prurit.

Quelques jours après l'apparition de cette éruption, le 9 mars 1854, le malade fut admis dans le service de M. Delpech, à Bicêtre. Ce médecin le soumit au protoïodure (deux pilules par jour) et lui fit prendre des bains de sublimé. Sous l'influence de ce traitement, quelques pustules disparaissaient déjà, d'autres s'affaissaient, lorsque le malade voulut quitter l'hôpital, vingt-trois jours après son admission.

Le 19 avril 1854, Prévot est admis à l'hôpital Saint-Louis, salle Saint-Charles, lit n° 41. Voici quel est l'état du malade:

Toute la surface cutanée est recouverte de petites pustules d'ecthyma ressemblant assez quant au volume à celles de la variole. Ces pustules, confluentes dans certains points, et plus discrètes dans d'autres, sont d'un rouge cuivré; leur base est entourée d'une auréole de la même couleur, tandis que leur sommet supporte une petite croûte mince et noirâtre. Discrètes sur le dos et la poitrine, elles ressemblent au front à des pustules d'acné très-petites. Plus volumineuses sur les avant-bras et les bras, elles sont irrégulièrement disséminées sur les membres abdominaux; le nombre en est moins grand; mais leur volume est au contraire un peu plus considérable. Les espaces cutanés qui séparent ces pustules sont complétement sains. Aux bras on aperçoit quelques petites cicatrices rondes, blanches, déprimées, que le malade rapporte à la première période de l'éruption.

Les symptômes qui accompagnent cette éruption sont un peu de céphalée, de l'alopécie commençante, sans que pourtant le cuir chevelu soit le siége de pustules ou de croûtes. On trouve un seul ganglion engorgé et indolent dans l'aine droite. Les ganglions sus-épitrochléens et sous-maxillaires sont très-marqués. Il n'y a pas d'adénopathie cervicale postérieure. L'anus et le scrotum sont exempts de plaques muqueuses. Face un peu stupescente; étourdissements, marche incertaine; plus tard, surdité, puis cécité. Enfin, dans les derniers jours, assoupissement mortel.

Du 14 avril, jour de l'entrée, au 23 mai, les phénomènes cérébraux, d'abord légers, ont été s'aggravant de plus en plus. On avait cessé le sublimé et le protoïodure, mis des ventouses, des sinapismes, administré les pilules de Belloste. Le malade succomba après trente-neuf jours de traitement.

A l'autopsie, injection des méninges, sérosité opaline sous la pie-mère, claire et assez abondante dans les ventricules; glandes de Pacchioni hypertrophiées; cerveau généralement mou; circonvolutions aplaties; — exostose en noisette sur le rocher gauche. — *Foie* grisâtre un peu décoloré; nombreux *granules*, les uns mous et diffluents, de la grosseur de la tête d'une très-petite épingle; les autres durs, crétacés, un peu jaunâtres, difficilement énucléés; près de la surface, plus volumineux. — Donc, encéphalopathie syphilitique terminée par congestion méningienne et apoplexie séreuse. — Foie probablement lésé aussi syphilitiquement: telles sont les conclusions que nous crûmes devoir tirer de cette autopsie, dont les détails tendent à rapprocher ce fait de ceux observés par MM. Ricord, Gubler et Virchow.

En résumé, les seuls faits bien constatés jusqu'ici de *syphilis larvée* et de *cachexie vénérienne* se rapportent à la *phthisie*, aux lésions encéphaliques, hépatiques, aux *névroses*, aux *névralgies*, à la *paralysie* (et spécialement la *paraplégie*), à l'*hydrarthrose* et aux *tumeurs blanches* (notamment celles du genou), aux *abcès*: accidents morbides auxquels il faudra ajouter, quand une expérience suffisante les aura bien fait connaître, quelques autres phénomènes *cachectiques* dont la nature a été dévoilée, soit par la concomitance de symptômes syphilitiques bien caractérisés, soit par les heureux résultats du traitement spécifique: voilà pour l'adulte. Pour le fœtus et le nouveau-né, nous trouvons, en outre, un état cachectique spécial qui amène l'avortement ou la mort au moment de la naissance.... et, s'il faut en croire MM. P. Dubois et Depaul, des indurations et des abcès pulmonaires, peut-être même certaines éruptions pemphigoïdes des nouveau-nés. Ne manquons pas toutefois de rappeler ici que, généralement, la syphilis des nouveau-nés ne se manifeste point au moment de la naissance: ce n'est, comme nous l'avons dit, que dans la deuxième ou la troisième semaine qui suit la naissance que la maladie se révèle par des symptômes dont les plus constants et les plus caractéristiques sont: les papules muqueuses ou tubercules plats, et les éruptions pustuleuses, varioliformes ou vésiculeuses, varicelliformes, qui se montrent d'abord aux environs des parties génitales, de l'anus, de la bouche et du nez, puis sur le reste du corps.

Nos devanciers n'avaient pas su éviter l'écueil qui consiste en indications vagues et purement étiologiques pour asseoir un diagnostic qui n'est pleinement satisfaisant que lorsqu'il a pour base des symptômes actuels et précis. Aujourd'hui, nous sommes arrivés, en pathologie cutanée, à assigner aux éruptions vénériennes des caractères qui les distinguent de toutes les autres, et nous ne nous servons plus de termes vagues, comme ceux de *gale* et de *dartre* vénériennes. En pathologie générale, nous sommes beaucoup moins avancés, sans doute, et pourtant nous n'admettons plus, avec la facilité que montraient souvent les meilleurs auteurs des derniers siècles[1], que tous les viscères peuvent être lésés par le virus syphilitique, et que la maladie vénérienne est un véritable *protée* qui peut simuler toutes les autres maladies et se déguiser sous toutes les formes morbides imaginables. On lira dans le livre déjà cité de M. le docteur Prosper Yvaren,

[1] Voir notamment les commentaires de *Van Swieten*. Tome V, p. 371 et suiv. de l'édition latine in-4°.

d'Avignon (*Métamorphoses de la syphilis*), les observations qui peuvent le mieux établir les bases sur lesquelles cette opinion (restreinte dans de sages limites) peut aujourd'hui s'appuyer [1].

La réaction qui s'opère de nos jours en sens contraire de celle qu'avaient provoquée les assertions de J. Hunter s'appuie surtout sur les recherches cadavériques et microscopiques des modernes. On a été jusqu'à admettre une altération de tissu spéciale (fibro-plastique) dont les degrés croissent depuis la simple congestion jusqu'à l'induration, au ramollis-

[1] Au dire de Sprengel, on trouve dans N. Massa une observation de névralgie syphilitique ; c'est la plus ancienne que nous connaissions.

Fernel, au seizième siècle, admettait l'infection du sang par le virus vénérien, et par suite l'altération possible de tous les organes.

Au dix-septième siècle, Thierry de Héry constatait le développement d'accidents nerveux graves, tels que les spasmes, l'épilepsie, etc., sous l'influence de la vérole.

Au dix-huitième siècle, *Musitano* citait l'asthme, la phthisie, la dyssenterie, le marasme...., comme effet de l'action du virus vénérien. Il déclarait d'ailleurs qu'il n'y avait point de maladie ni d'accident extraordinaires que ce virus ne pût produire.

Astruc reconnaît de même que la vérole peut engendrer toute sorte de maladies, et, entre autres, les affections nerveuses les plus graves et les plus variées, comme la céphalée, le vertige, l'épilepsie, la paralysie, l'asthme, la phthisie, la syncope, l'hypochondrie, la fièvre intermittente, etc. Sa conclusion générale est formulée en ces termes : « *L'expérience montre* » que la vérole est un véritable protée, et qu'elle peut prendre la forme » de toutes les maladies, et même de toutes leurs différentes espèces. » (*Traité des maladies vénériennes*, 3e édit., 1755, tome IV, page 17.)

Sanchez, en 1777, distingue à côté de la syphilis aiguë, la seule, dit-il, décrite par les anciens, une syphilis qu'il appelle chronique (on sait que cette distinction a été reproduite de nos jours), et qui se traduit par un tempérament particulier amenant à sa suite une foule de maux.

Van Swieten, qui partage les opinions dominantes à son époque, cite en particulier, parmi les accidents graves que peut engendrer la vérole, l'apoplexie, la paralysie, l'épilepsie, la cécité, la surdité, etc.

Les écrivains postérieurs admirent généralement la *vérole-protée* pouvant engendrer toutes les maladies connues..., jusqu'à l'époque de la réaction opérée par John Hunter... ; réaction qui tendait à devenir générale et absolue, il y a une trentaine d'années, sous l'influence des doctrines erronées de l'école organicienne, dite *physiologique*, et qui aujourd'hui tombe sous l'influence d'idées tout opposées.

sement, à la production de tumeurs variées (plus ou moins analogues aux tumeurs gommeuses), aux épanchements et au dépôt de matière fibro-plastique proprement dite, à la surface ou dans la profondeur des divers organes de l'économie...; altération anatomique qui serait caractéristique de l'action du virus syphilitique.... Mais, outre que dans beaucoup d'exemples d'affections encéphalique, médullaire, nerveuse, sensoriale, musculaire, viscérale, manifestement vénériennes..., on ne rencontre point de traces de cette lésion anatomique...., il faut bien reconnaître que les vestiges cadavériques trouvés sur le corps des syphilitiques n'auraient pu, sans la connaissance des antécédents, être rattachés à la cachexie vénérienne...; et que plusieurs d'entre eux ne sauraient guère être distingués des lésions inflammatoires, tuberculeuses et autres. Quelques modernes, à la vérité, rigoureusement fidèles au principe de l'école organique, admettent que, lors même que l'autopsie ne révèle aucune lésion qui puisse expliquer les phénomènes observés pendant la vie, on ne doit pas moins supposer l'existence d'une altération matérielle (et d'un mouvement congestif, de préférence), qui a disparu à la mort ou que nos moyens d'investigation actuels ne sont pas encore assez perfectionnés pour faire reconnaître *de visu*.

Quoi qu'il en soit, il nous suffit d'avoir établi dans ce chapitre, d'après les faits cliniques les plus probants, que la diathèse syphilitique peut amener à la longue des troubles fonctionnels ou nerveux, des désordres organiques, des lésions viscérales qui se rattachent par leurs symptômes aux névroses encéphaliques, sensoriales, du mouvement..., à l'aliénation, à l'apoplexie, à la paralysie, à l'asthme, à l'épilepsie, à la chorée, aux névralgies, à la phthisie et autres lésions organiques moins bien caractérisées...; et qui tantôt sont le produit de lésions matérielles, faciles à constater à l'autopsie, soit dans les nerfs ou les viscères, soit dans les enveloppes et les tissus voisins...; tandis que, dans d'autres circonstances, elles peuvent se produire sans lésion appréciable des organes et sous la seule influence de l'intoxication vénérienne générale : c'est tout ce que comporte l'état actuel de la science. Nous avons mentionné plus haut les caractères généraux les plus ordinaires de la *cachexie vénérienne* poussée à l'extrême. Sans doute, les exemples de ce genre devaient être plus communs à une époque où la maladie, encore mal connue et traitée peu méthodiquement, avait souvent fait de grands ravages avant que le médecin en eût constaté la nature...; mais on en rencontre aussi aujourd'hui.

Les principaux traits de la cachexie vénérienne sont, outre les phénomènes spéciaux et caractéristiques (syphilides, ulcères consécutifs de la peau et des membranes muqueuses, maladies des os), l'amaigrissement général, la pâleur et la décoloration du teint, des ecchymoses scorbutiques aux membres inférieurs, une grande disposition à l'œdème et aux hydropisies. Le moral et le physique sont également abattus et languissants; les malades sont tristes et pleurent pour le moindre sujet, ou bien ils sont dans un état d'insouciance et d'apathie, quelquefois même réduits réellement à l'état d'*idiotisme*. Si l'on ajoute à ces tristes indices de la cachexie des solides et des liquides les ravages hideux du virus vénérien qui ont amené la déformation du nez, l'altération des traits, défigurés par des cicatrices, la présence d'ulcères fétides sur le visage et sur d'autres parties du corps..., on concevra facilement tout ce qu'un pareil tableau a pu inspirer d'horreur et de dégoût aux écrivains contemporains des premiers âges de la syphilis, et notamment au poëte-médecin *Fracastor!*

Toutefois, c'était bien à tort que quelques écrivains modernes avaient déclaré ces sortes d'exemples à peu près introuvables de nos jours; s'ils sont rares, en effet, dans les hôpitaux spécialement consacrés aux maladies vénériennes, ils s'observent encore assez souvent dans les autres hôpitaux;

et en particulier à l'hôpital Saint-Louis, où nous avons pu en recueillir un assez grand nombre.

Cette différence tient à ce que les malades ont de la répugnance à entrer à l'hôpital des Vénériens, et que les symptômes secondaires permettent qu'ils soient admis dans les hôpitaux ordinaires, tandis que les symptômes primitifs s'y opposent souvent.

Heureusement, d'ailleurs, cette cachexie vénérienne ne se rencontre guère que dans les circonstances que nous avons énumérées, et il n'est pas rare assurément de voir dans le monde des individus atteints de syphilis consécutive, et qui jouissent, à cela près, de toutes les apparences et de tous les attributs de la santé [1].

La marche générale de la maladie que nous venons de tracer offre des circonstances particulières à noter, suivant le siége (ordinaire ou plus ou moins insolite) du symptôme *primitif* initial, suivant que la contagion s'est opérée au moyen d'accidents *primitifs* ou d'accidents *consécutifs*, et suivant beaucoup d'autres conditions dont le détail nous entraînerait trop loin.

Bornons-nous ici à dire quelques mots du fait le plus notable, c'est-à-dire de la contagion des accidents *consécutifs*.

Nous avons déjà eu occasion de signaler les cas, beaucoup moins rares qu'on ne l'a prétendu de nos jours, de communication de la syphilis *consécutive* ou secondaire, et nous reviendrons tout à l'heure sur ce point en traitant, dans le paragraphe suivant, de la pratique de l'*inoculation*.

On sait que pour la syphilis *primitive*, la marche la plus commune des accidents est la suivante : chancre primitif, engorgement des ganglions lymphatiques en rapport avec le

[1] Un ouvrage nouveau auquel nous sommes forcé de renvoyer le lecteur pour certains détails qui n'ont pu trouver place dans ce chapitre, déjà pourtant si étendu, est le suivant : *La syphilide constitutionnelle*, par M. le docteur Virchow, professeur d'anat. pathol. à la Fac. de Berlin. Trad. de l'allemand par M. le docteur Paul Picard, interne des hôpitaux. Un vol., Paris, 1860.

point ulcéré, syphilide exanthématique, puis papuleuse et papulo-squammeuse, papules muqueuses à l'isthme du gosier, celles de l'anus, etc. Le plus souvent, la maladie, traitée à temps, s'arrête à ce degré; sinon, surviennent les accidents plus graves qui continuent la série des phénomènes dits secondaires et tertiaires dont nous avons décrit ci-dessus la marche progressive et les caractères.

Or, pour la nouvelle école, il n'y a qu'un seul phénomène primitif, le *chancre*, et encore cette variété du chancre dit *induré* ou *infectant*...; le chancre *mou* ne constituant jamais qu'un phénomène local, et qui, bien que contagieux, n'est jamais suivi de syphilis générale.

Pour nous, au contraire, tous les *chancres* proprement dits, superficiels ou profonds, mous ou indurés, peuvent être suivis d'accidents *consécutifs*. De plus, nous admettons d'autres formes d'accidents *primitifs* que le chancre.

Dans le cas de transmission d'accident *secondaire* entre sujets adultes, le plus ordinairement c'est par la bouche que la communication s'opère d'une part, et de l'autre par les voies ordinaires dans le cas de papule génitale secondaire, par exemple, d'ulcère *consécutif* du col utérin ou d'autres points de l'appareil génital dans l'un ou l'autre sexe.

La première différence à signaler entre les deux modes de contagion (primitive ou secondaire), c'est que, tandis que la période d'incubation de la syphilis *primitive* ne s'étend guère au delà de la première semaine qui a suivi le contact, et souvent même ne dure pas plus de trois à cinq jours..., manque même, presque entièrement, comme l'a justement constaté M. Ricord, dans le cas de l'*inoculation artificielle*..., la période d'incubation de la syphilis *consécutive*, au contraire, n'est jamais moindre de deux ou trois semaines et peut se prolonger beaucoup plus encore, surtout dans le cas de *communication naturelle*. Ainsi s'expliquent ces cas si embarrassants pour les partisans de l'école nouvelle (qui est allée jusqu'à nier tout à fait l'existence d'une période d'*incu-*

bation quelconque), d'individus porteurs de symptômes syphilitiques d'apparence *primitive*, qu'ils assuraient ne s'être montrés que plusieurs semaines et quelquefois plusieurs mois après les rapports sexuels.

Ces prétendus accidents *primitifs* étaient presque toujours des suites d'une contagion *secondaire*, méconnue par l'école de M. Ricord. D'ailleurs, à une certaine époque du développement du phénomène local initial, n'avons-nous pas vu M. Ricord lui-même regarder comme des *chancres indurés primitifs* des papules tuberculeuses ulcérées, suites de l'inoculation d'accidents *secondaires?* D'autre part, M. Rollet, de Lyon, désireux de se rattacher autant que possible au système de l'éminent syphilographe que nous venons de citer, ne s'est-il pas efforcé d'établir que le *chancre induré* était en effet le seul phénomène initial de la syphilis *consécutive*, comme il l'est, pour cette école, de la syphilis *primitive?*

Le plus habituellement, selon M. Rollet, le point de départ de la vérole contractée par la communication d'accidents secondaires se trouve à la bouche : en sorte que dans beaucoup de cas où l'on a cru avoir à traiter un véritable *chancre primitif* de la lèvre, on avait affaire en réalité à un *chancre induré*, produit de la contagion d'accidents *secondaires* communiqués par le baiser. C'est là une hypothèse ingénieuse, sans doute..., mais ce n'est qu'une hypothèse.

D'ailleurs, tous les praticiens ont observé, et nous-même avons pu constater par l'inoculation directe, que certaines formes papuleuses secondaires peuvent se communiquer sans qu'il se produise d'ulcération, et par conséquent de *chancre* quelconque.

Parmi les quatre expériences d'*inoculation* de phénomènes *secondaires* qui ont servi de base à mon rapport académique officiel sur cette question (posée par l'autorité ministérielle), nous citerons la suivante, qui met ce fait hors de doute.

Ajoutons que, par suite du développement de la *syphilis inoculée* et du traitement spécifique destiné plus tard à la guérir, nous avons eu le bonheur de voir confirmée l'espérance que nous avions exprimée dans notre rapport, de faire servir à la modification et à la guérison du *lupus* strumeux, jusque-là réfractaire, les *inoculations* dont le premier objet était de démontrer la contagion des accidents secondaires ou consécutifs.

Or, trois sujets adultes, atteints de dartre rongeante du visage, datant de dix à dix-huit ans, ont été guéris à la suite de ces inoculations et de la syphilis inoculée et du lupus...; guérison due, selon nous, à la double circonstance de la modification diathésique et de la modification thérapeutique.

Il est bien remarquable que le quatrième sujet atteint de *lupus*, chez lequel nous avons institué le traitement spécifique dès la première apparition de la *roséole* qui a suivi l'inoculation, n'a pas guéri comme les autres; ce que j'attribue sans hésiter à ce que nous nous sommes trop hâtés chez lui d'arrêter les progrès de la diathèse syphilitique. Il a, du reste, obtenu une amélioration qui se soutient aujourd'hui, après plusieurs mois écoulés et qui, j'espère, pourra se compléter avec le temps.

J'extrais de mon rapport académique le passage qui suit :

La seconde observation est beaucoup plus curieuse, à cause du siége où a été puisé le virus (papule squammeuse du *front*), des apparences de celui-ci (la lancette n'était chargée que de sérosité sanglante), de la longue durée de l'incubation (trente-cinq jours environ); enfin, de la forme du phénomène initial, qui n'a, pendant toute sa durée, offert d'autre lésion apparente qu'une *papule* étalée en plaque squammeuse, sans aucune exhalation ni excoriation; il n'y a pas moyen, par conséquent, d'admettre ici le sentiment de M. Rollet, et de confondre une pareille lésion avec le *chancre induré*.

Voici les détails de cette intéressante observation :

Le malade qui a fourni la matière de l'inoculation avait été traité à l'hôpital du Midi, service de M. Puche, d'un chancre induré de la face externe du prépuce (un peu phymosique), qui, lors de son entrée dans nos salles (le 7 février 1859), avait laissé une cicatrice indurée, encore un peu rougeâtre, en forme de tubercule plat lenticulaire, avec engorgement indolent et léger des ganglions inguinaux. Sur la verge, le scrotum, la partie interne correspondante des cuisses, à l'anus..., s'étaient développées des papules muqueuses secondaires, qui de là s'étaient répandues sur d'autres régions. Il existait, notamment au front, une large papule squammeuse, d'un rouge cuivré, tout à fait sèche, et ayant environ l'étendue d'une pièce de 50 centimes. Le 9 février, la pointe d'une lancette fut enfoncée dans la circonférence de cette papule, et se chargea d'un sang un peu séreux, qui fut immédiatement inoculé à la partie supérieure de la face palmaire de l'avant-bras droit (près du pli du coude) d'un sujet affecté, comme les précédents, de *lupus* du visage[1]. Comme nous n'avions aucunement la pensée que cette inoculation pût réusir, nous laissâmes sortir ce jeune homme une quinzaine de jours plus tard; la trace de la piqûre de la lancette était alors complétement effacée.

Le 1er avril suivant, ce jeune homme rentra au pavillon Saint-Matthieu, dans le service de M. Bazin. Alors, c'est-à-dire cinquante jours écoulés depuis l'inoculation, on vit avec surprise qu'au point où elle avait eu lieu, s'était développée une papule rougeâtre, étalée et irrégulière, légèrement squammeuse, tout à fait sèche, de la largeur d'une pièce de 50 centimes environ, rappelant très-bien par conséquent la papule squammeuse frontale qui avait servi à l'inoculation.

Au dire du malade, le début de cette papule remontait à quinze jours environ; elle n'aurait donc commencé à se montrer que trente-cinq jours après l'inoculation. Au-dessus et autour de cette plaque, on découvrait quelques taches cuivrées un peu saillantes, commencement de la *syphilide*

[1] Tout le côté droit du visage était rougi, boursouflé, cicatrisé et encore parcouru d'ulcérations croûteuses et rongeantes.

squammeuse consécutive, qui plus tard s'est étendue aux autres régions du corps. Un ganglion douloureux, plus gros qu'une noisette, s'était développé dans l'aisselle correspondante.

Le 23 avril, le sujet se place comme infirmier dans une autre division du service de M. Bazin ; il était alors dans l'état suivant : Taches de roséole sur le tronc ; quelques rares papules squammeuses sur la face palmaire des membres supérieurs ; persistance à l'avant-bras droit de la papule cuivrée initiale ; papules squammo-croûteuses abondamment répandues dans le cuir chevelu ; engorgement des ganglions cervicaux postérieurs ; papules muqueuses commençantes à l'ombilic et au pourtour de l'anus ; rien à la bouche, au gosier ni aux parties génitales.

Peu après, on institue le traitement spécifique, et déjà le 18 mai suivant tous les symptômes, notablement amendés, annonçaient une guérison prochaine. Le lupus marchait en même temps vers la résolution.

Tous ces sujets, vierges d'ailleurs de toute syphilis avant nos expériences, étaient, comme on l'a vu, affectés de *lupus invétéré du visage*, sans offrir d'autre indice de scrofules. Il nous a semblé que ce genre d'expérimentation offrait moins d'inconvénient sur eux que sur d'autres ; peut-être même était-il permis d'espérer que le traitement spécifique institué en vue de la diathèse syphilitique pourrait modifier avantageusement la maladie ancienne de la peau, et que cette double modification morbide et thérapeutique ne serait pas sans quelque heureuse influence sur le *lupus* que l'on n'avait pu jusque-là amener à guérison [1].

Dans l'observation qui précède, on a vu que l'inoculation n'a produit qu'une papule *squammeuse*. Sur les trois autres

[1] Un plein succès a couronné nos expériences. Au mois de septembre suivant, nous montrions aux nombreux médecins qui suivaient nos leçons cliniques les sujets guéris et de la syphilis inoculée et du lupus dont ils étaient depuis si longtemps affligés.

sujets (inoculés avec le pus provenant de papules muqueuses excoriées ou tubercules plats *consécutifs* de la région anale) le phénomène initial a été une papule tuberculeuse qui s'est ulcérée plus tard : comparer cette ulcération tardive au chancre induré *primitif* me paraît un abus tout au plus apte à engendrer la confusion [1].

Voici, d'ailleurs, le sommaire de deux de nos expériences dans lesquelles, au lieu de l'inoculation par la lancette, on a employé le procédé du vésicatoire :

« 1° N° 1. Saint-Charles.—Adulte affecté d'un *lupus*, dartre rongeante de la face, dont le début date de plus de douze ans [2]. Inoculation au bras gauche, sur une surface excoriée par un vésicatoire à l'ammoniaque, à l'aide d'une application de charpie imbibée de matière purulente recueillie sur des papules muqueuses secondaires de l'anus.

Ce dernier sujet, couché dans le service de M. Bazin (pavillon Saint-Matthieu), présentait autour de l'anus une couronne de pustules plates datant d'une quinzaine de jours, *consécutives* à un chancre du prépuce contracté quinze mois auparavant, chancre dont la cicatrice est restée apparente.

Le 30 janvier 1859, cinq jours écoulés depuis l'inoculation, celle-ci n'avait laissé d'autre trace que la maculature du vésicatoire (de la largeur environ d'une pièce de 50 centimes). Neuf jours plus tard, la maculature effacée, un peu de rougeur apparaît au même lieu. Le 12 février, *dix-huitième jour* de l'inoculation, apparition d'une *papule* cui-

[1] N'oublions pas en effet que, suivant M. Ricord, l'*induration* du chancre est toujours consécutive à l'ulcération, tandis que dans nos expérimentations l'ulcère ne s'est formé que peu à peu à la surface de l'induration papulo-tuberculeuse qui a été manifestement le phénomène initial. On pourra d'ailleurs comparer la description que nous en avons tracée avec les caractères du *chancre induré* décrits par M. Ricord lui-même, dans le long passage que nous avons emprunté aux notes du livre de Hunter, au chapitre du *Chancre primitif*.

[2] La face est rougie et boursouflée, les narines rongées, les paupières éraillées, les lèvres tuméfiées...; des ulcérations croûteuses sillonnent encore les joues.

vrée, saillante. Le 16, vingt-deuxième jour, un peu de suintement s'opère à la surface de cette papule, qui a grossi et s'est étalée. Ce suintement devient purulent et se concrète en croûte légère. Le 23, vingt-neuvième jour, un ganglion existe dans l'aisselle correspondante. Le 26, trente-deuxième jour, la croûte, détachée par un bain de vapeur, laisse voir une excoriation encore très-superficielle.

Le 21 mars, cinquante-cinquième jour, une ulcération, toujours superficielle, s'est un peu creusée dans le centre de la papule, devenue de plus en plus saillante, indurée, et constituant un véritable *tubercule;* de plus, quelques taches et quelques papules rougeâtres se sont montrées sur le tronc; plus tard, elles se sont changées en pustules acnéiques qui se sont généralisées sur la face palmaire des membres supérieurs, sur le ventre, sur la face interne des cuisses et sur les régions inguinales, etc.

Le 31 mars, on met le malade à l'usage du sirop de deutoïodure ioduré et des bains de sublimé. Aujourd'hui 16 mai, après six semaines de traitement, le tubercule ulcéré du bras est résolu, offrant à son centre une cicatrice blanche, superficielle, un peu déprimée. Les ganglions axillaires persistent. La syphilide générale commence à entrer en résolution. Le lupus s'améliore. Trois mois plus tard, la guérison était complète [1].

2° N° 47. Saint-Charles. — Adulte vigoureux, affecté d'un lupus papulo-tuberculeux invétéré qui couvre toute la face, et s'accompagne d'hypertrophie. Le début du mal remonte à dix-huit ans, il date de l'enfance. Plusieurs inoculations successives, par le même procédé et avec la même matière que chez le précédent. Deux de ces inoculations ont réussi, donnant lieu aux mêmes phénomènes locaux, mais précédés d'une période d'incubation encore plus longue et qui n'a guère été moindre de vingt-cinq jours de silence, après les-

[1] Il n'y a plus ni gonflement, ni ulcération au visage; les narines sont cicatrisées.

quels un peu de rougeur a commencé à se montrer, ultérieurement suivie d'une *papule* sèche d'abord, puis humide, excoriée, croûteuse et indurée, constituant, en un mot, un véritable *tubercule plat* qui s'est ulcéré, comme dans le cas précédent. Un ganglion du volume d'une noisette s'est développé concurremment dans la région axillaire. Une roséole a commencé à se montrer sur le tronc le 5 mars, c'est-à-dire le trente-septième jour qui a suivi l'inoculation. Peu après, un traitement spécifique a été commencé. La guérison paraissait entière le 17 mai suivant. L'éruption papulo-tuberculeuse rongeante du visage (avec échancrure des ailes du nez), qui avait commencé à entrer en résolution dès l'apparition de la syphilide exanthématique, a continué de diminuer; et au mois de novembre suivant, nous avons pu constater la guérison complète du lupus. La peau n'offrait même plus de rougeur.

Ces deux sujets, en traitement depuis fort longtemps dans nos salles, n'avaient jamais pu obtenir des divers moyens mis en usage que des rémissions et des améliorations temporaires. Ils ne présentaient pas d'ailleurs d'autres symptômes de scrofules que le *lupus* de la face.

Ces faits sont assurément de nature à encourager les essais de syphilisation *thérapeutique* par une simple inoculation de l'accident *consécutif*; au lieu de la tenter, comme on l'avait fait avant nous, par l'inoculation, répétée à *saturation*, du chancre primitif.

§ II. *Théorie de la syphilis.*

La maladie vénérienne est essentiellement *contagieuse*, c'est un fait que ne pouvaient révoquer en doute ceux-là mêmes qui naguère s'étaient efforcés de le dissimuler sous des expressions et des explications équivoques, qui leur semblaient moins directement en opposition avec les termes de leur théorie prétendue *rationnelle* [1].

[1] Voir les écrits de *Jourdan*, *Devergie aîné* et autres, déjà presque oubliés aujourd'hui, bien que datant à peine d'une trentaine d'années.

Mais tous les symptômes vénériens sont-ils également contagieux ? C'est une question qui a beaucoup occupé, dans ces derniers temps, les médecins expérimentateurs. Quoique arrivés, en général, à des résultats assez analogues entre eux, ils n'en ont pas tiré tous des conclusions semblables.

John Hunter avait cru pouvoir établir en principe, d'après l'observation et quelques expériences directes, que la matière de la gonorrhée et du chancre était en effet contagieuse, et pouvait être inoculée avec succès à un homme déjà atteint de syphilis *consécutive*; mais que les symptômes secondaires n'avaient point la même puissance.

Cette opinion a été reproduite de nos jours, avec cette différence que l'on n'a pas reconnu par expérience que le virus de la gonorrhée fût susceptible de produire de chancres, et *vice versa*.

Voici les premières expériences faites par Hunter, il y a plus de soixante ans :

« Un homme avait eu la maladie vénérienne pendant longtemps, et on l'avait fait saliver plusieurs fois; mais la maladie reparut de nouveau. Il fut reçu à l'hôpital Saint-Georges, ayant plusieurs ulcères véroliques sur le corps. Avant de lui faire subir un traitement mercuriel, je fis l'expérience suivante : Je pris sur la pointe d'une lancette quelque peu de matière d'un de ces ulcères, et je fis sur le dos, où la peau était douce et intacte, trois petites incisions assez profondes pour en faire sortir du sang. J'en fis une quatrième égale aux autres, avec une lancette propre, de façon que les quatre incisions formaient entre elles un quadrangle; mais toutes les plaies se consolidèrent, sans qu'aucune d'elles ait reparu après. J'ai répété cette expérience plus d'une fois, et toujours avec le même résultat. Elle est donc une preuve qu'une personne qui a la vérole ne peut pas être affectée localement avec la matière qui provient des ulcères produits par la vérole même. Mais pour m'assurer si la matière réellement vénérienne était capable de produire des chancres sur une personne qui a la vérole, je fis l'expérience suivante : Un homme qui avait des pustules vénériennes sur différentes parties de la peau fut inoculé, dans celles qui en étaient exemptes, avec de la matière d'un chancre, de même qu'avec celle de ses propres ulcères. Les plaies qui étaient imprégnées de la matière du chancre devinrent des chancres bien caractérisés, mais les autres se consolidèrent. Une constitution vénérienne fut donc susceptible d'une infection locale par l'application d'une matière vénérienne récente. J'ai aussi réitéré plusieurs fois cette expérience, et les effets en ont toujours été les mêmes[1].

» Je fis de même inoculer une autre personne à l'hôpital Saint-Georges, avec la même matière prise d'un ulcère vraiment vénérien, qui se trouvait sur une amygdale, de même qu'avec la matière d'une gonorrhée. Les effets furent les mêmes que dans l'expérience précédente, c'est-à-dire *que la matière de la gonorrhée produisit un chancre,* et que celle prise de l'ulcère de l'amygdale ne produisit aucun effet. » (Ouvrage cité, pages 309 et 310.)

M. Ricord s'est, dans ces derniers temps, proposé de réformer toute l'histoire de la syphilis, en s'appuyant sur l'*inoculation*. Relativement au point étudié par Hunter, il a obtenu des résultats semblables, sauf ce qui est relatif à la gonorrhée. Une lettre adressée par lui en 1835 au président de la Société royale académique de Nantes résumait alors ses opinions sur cette matière; nous croyons devoir la reproduire ici presque tout entière, bien que depuis lors l'auteur ait beaucoup modifié ses assertions[2].

« Pour moi, dit M. Ricord, un seul symptôme est caractéristique : c'est le *chancre ;* il est aussi distinct, aussi spécifique que la variole et le vaccin. Il est dû à une cause *spéciale,*

[1] On sait qu'aujourd'hui M. Ricord donne à cet ordre de fait une interprétation qui diffère de celle de *Hunter*. Il n'y a, selon lui, d'inoculable au sujet déjà infecté que ce qu'il appelle le *chancre mou*, et ce chancre n'est pas susceptible de donner la vérole.

[2] Cette lettre a été publiée dans la *Gazette médicale* du 22 août 1835.

qu'on peut appeler *virus*, ou comme on voudra; mais dont les effets sont constants, réguliers comme action primitive, et qu'on peut produire à volonté par l'inoculation. Les observations rapportées par les auteurs qui sembleraient prouver le contraire devraient être considérées comme fausses, s'il n'était possible d'expliquer l'erreur par des circonstances dans lesquelles on a dû expérimenter [1].

» Le bubon successif au chancre est ou sympathique ou virulent. Dans ce dernier cas, c'est un *chancre ganglionnaire*, identique au chancre dont il n'est que la succession, et susceptible de fournir un chancre par l'inoculation du pus qu'il sécrète.

» Le muco-pus blennorrhagique recueilli sur les muqueuses non ulcérées n'a jamais rien produit par l'inoculation: donc la blennorrhagie ne donne jamais le chancre. Les observations rapportées par les auteurs ne peuvent avoir aucune valeur contre cette assertion, attendu que, lorsqu'ils ont avancé que les chancres pouvaient naître de la blennorrhagie, la muqueuse qui avait fourni l'écoulement blennorrhagique n'avait jamais été examinée dans toute son étendue, comme j'ai pu le voir sur la femme, à l'aide du spéculum.

» Les symptômes secondaires de la vérole succèdent aux chancres. Lorsque la blennorrhagie a été notée comme antécédent, les muqueuses d'où elle provenait n'ayant pas été examinées, on n'a pas pu savoir s'il n'y avait pas autre chose qu'une blennorrhagie, tandis que toutes les fois que les muqueuses affectées de blennorrhagie seulement ont pu être rigoureusement inspectées, comme la muqueuse vaginale, la muqueuse oculaire, celle du gland et du prépuce, jamais nous n'avons vu survenir de symptômes d'infection générale [2].

[1] Aujourd'hui M. Ricord admet qu'il y a une variété de chancres qui n'est point inoculable; et, d'ailleurs, même à l'époque où il écrivait cette lettre, il admettait bien que le chancre n'est point inoculable à toutes ses périodes, mais seulement à ce qu'il appelait la période *spécifique*, période dont la durée restait indéterminée.

[2] Par suite de cette opinion, M. Ricord *supposait* dans toute blennor-

» Dans ce qu'on a appelé symptômes secondaires, les uns sont la suite d'inflammation locale ou de sympathie à distance; d'autres conservent sur place un caractère spécifique, ou produisent dans l'économie des désordres différents, selon le siége, les tissus et les dispositions individuelles, modifiées par les tempéraments, les habitudes, les maladies concomitantes, les traitements subis par les malades, etc. Ces symptômes secondaires d'infection générale n'ont point encore été nettement limités à ceux qui appartiennent en propre à la syphilis; mais pour un bon observateur, il en est d'incontestables: ils sembleraient dus à une transformation du principe primitif; car aucun, comme l'aurait dit Hunter et comme nous l'avons de nouveau prouvé, ne peut s'inoculer[1].

» La syphilis se transmet des parents aux enfants par contagion directe à la naissance, ou par infection générale d'emblée pendant la gestation, sans symptômes primitifs précédents pour les enfants.

» Les nourrices ne peuvent transmettre aux enfants que les symptômes primitifs, et *vice versa*[2].

» Les symptômes primitifs encore mal définis ne peuvent se produire que par l'application directe du principe spécifique dans les conditions voulues.

» Les secondaires succèdent à ceux-ci, ou arrivent d'emblée pendant la gestation, ou dans des cas, chez l'adulte, où les symptômes primitifs échappent à l'observation.

rhagie suivie de symptômes secondaires, l'existence d'un chancre uréthral larvé, et proposait l'*inoculation* comme le seul moyen assuré d'en établir le diagnostic. Mais il a été obligé de renoncer à ce précepte lorsqu'il a admis que le seul chancre inoculable était précisément celui qui n'infectait pas, qui ne donnait pas la vérole.

[1] Aujourd'hui M. Ricord confesse que certains accidents *secondaires* sont inoculables, mais seulement à un sujet sain... Car, suivant lui, la diathèse vénérienne ne saurait se doubler, et, par conséquent, le sujet déjà infecté ne peut subir une infection nouvelle.

[2] Rien assurément de plus erroné et de plus propre à induire en erreur le médecin légiste que cette assertion bien des fois démentie par l'observation clinique.

» L'admission d'un principe morbide spécifique n'entraîne pas de rigueur celle d'un médicament spécifique.

» Mais l'admission d'une cause constante spéciale bien reconnue peut laisser l'espérance de trouver un moyen curatif spécial ; c'est un champ ouvert aux recherches, et que ferme la doctrine des inflammations simples.

» Les maladies primitives sont locales et restent telles pendant un temps qui n'a point été *déterminé.* »

Quant au traitement de la syphilis, « 1° il faut détruire les maladies primitives sur place le plus promptement possible, et rejeter comme erreur la plus grave la fâcheuse doctrine des répercussions.

» 2° Après les moyens prophylactiques que la philanthropie et la morale même la mieux entendue doivent conseiller et s'efforcer de rendre meilleurs, les traitements propres à faire avorter les symptômes primitifs doivent être *religieusement employés.*

» 3° Pour juger de l'efficacité des moyens employés pour détruire la maladie tant qu'elle n'était que locale, il ne faut pas commencer celle-ci du jour où les malades s'en sont aperçus, mais du jour où ils l'ont contractée ; attendu que c'est de là qu'elle part, et *qu'il n'y a pas,* comme on l'a avancé, d'*incubation pour les symptômes primitifs,* pas plus pour une blennorrhagie que pour une pneumonie, pour un chancre que pour l'abcès qui peut succéder à un corps étranger introduit dans nos tissus.

» 4° L'induration du chancre se rencontrant le plus souvent quand des symptômes secondaires doivent avoir lieu, et celle-ci n'arrivant que quatre, ou cinq, ou six jours après l'inoculation, il est probable qu'en détruisant le chancre par la cautérisation avant cette époque, on doit se mettre à l'abri des symptômes secondaires [1].

[1] Aujourd'hui M. Ricord, troublé dans ses théories par les nouvelles recherches de MM. Bassereau, Clerc, Diday, Rollet, etc., admet qu'il y a deux espèces de chancres bien distinctes, savoir :

» 5° Pour le chancre, après la cautérisation propre à le ramener à l'état d'ulcération simple, les antiphlogistiques, les émollients, les opiacés, doivent constituer la méthode générale; les mercuriaux, la méthode exceptionnelle appliquée dans les cas de chancres indurés, et dans les circonstances où les ulcérations rebelles n'ont cédé à aucun traitement.

» 6° Les mercuriaux employés dans la curation des symptômes primitifs ne sont pas prophylactiques des symptômes secondaires.

» 7° Leur mauvaise administration dans les symptômes primitifs peut rendre les symptômes secondaires plus graves. Employés chez les individus non syphilitiques, et pour d'autres maladies que la syphilis, ils ne méritent pas les reproches qu'on leur a faits : donc, la plupart des accidents qu'on leur attribue ne sont dus qu'à la syphilis.

» 8° Le mercure constitue le médicament par excellence dans une foule de cas de symptômes secondaires; mais l'observation semble prouver qu'il est le curatif de l'effet et non de la cause [1].

» 9° Sans l'emploi des mercuriaux, il est des malades qui resteraient incurables des symptômes dont ils sont actuellement affectés.

» D'après ce que nous avons dit plus haut, il ne prévient pas d'une manière certaine les récidives qui ont lieu tant que

1° Le *chancre mou*, seul inoculable et qui ne donne *jamais* la vérole; 2° le *chancre induré* ou infectant, qui ne s'inocule pas et qui est suivi d'accidents secondaires. Il estime que cette seconde espèce forme environ le tiers de la totalité des chancres primitifs; en sorte que, *même sans traitement*, ni préservatif, ni curatif, les deux tiers des malades atteints de chancres seraient sûrement à l'abri de la vérole... On voit où l'esprit de système peut conduire les hommes les plus éclairés!

Mais ce n'est pas tout, comme d'après M. Ricord le chancre ne s'*indure* qu'au bout de plusieurs jours, comment distinguera-t-il aujourd'hui, *dès le début*, le chancre mou ou non infectant du chancre *induré*... le seul, suivant la nouvelle théorie, qui puisse donner la vérole?

[1] Toutes ces assertions, présentées comme lois absolues, sont assurément fort contestables.

le principe n'est pas épuisé par des voies encore inconnues.

» 11° Les symptômes qui réclament les mercuriaux guérissent bien plus vite par ces moyens que par toute autre méthode, quand ils peuvent céder à d'autres traitements.

» 12° Dans les symptômes secondaires syphilitiques, les mercuriaux sont la règle générale; les antiphlogistiques, les sudorifiques, les révulsifs, sont les exceptions [1].

» 13° La blennorrhagie qui n'est pas accompagnée de chancres doit être traitée comme une inflammation catarrhale.

» 14° Les symptômes lymphatiques qui peuvent se manifester à la suite des symptômes primitifs rentrent dans le domaine de la pathologie générale. »

Il y a dans cette lettre des assertions singulièrement hasardées, mais nous avons dû les reproduire pour faire connaître d'une manière complète les opinions théoriques et pratiques de l'auteur. C'est pour la même raison que nous avons laissé ce qui concerne le traitement, quoique ce soit anticiper sur les considérations qui feront l'objet du livre suivant. En somme, on voit que M. Ricord, comme la plupart des autres expérimentateurs, a réussi à inoculer les symptômes primitifs, mais point les symptômes secondaires, et même que le *chancre* seul lui paraît susceptible de se reproduire par inoculation.

M. Ruef, docteur-médecin à Strasbourg, ayant pris connaissance de la lettre que nous venons de rapporter, en adressa une de son côté au rédacteur de la *Gazette*, et y formula de la manière suivante les conclusions qui lui parurent ressortir des observations et des expériences recueillies et tentées dans le service de M. Ristelhueber, médecin en chef à l'hôpital de Strasbourg :

« 1° La blennorrhagie est une maladie différente de la syphilis.

[1] M. Ricord a encore changé sur ce point. L'*iodure de potassium* est pour lui le remède par excellence des accidents *consécutifs*.

» 2° La non-identité du virus blennorrhagique et syphilitique est démontrée non-seulement par les résultats de l'inoculation, mais par une foule d'autres considérations cliniques.

» 3° La blennorrhagie peut donner lieu à des symptômes secondaires, mais ils diffèrent de ceux qui suivent les chancres [1].

» 4° Les chancres et les pustules sont des symptômes syphilitiques qui ont pour cause ou principe le virus dit syphilitique.

» 5° Le bubon primitif, avec ou sans chancre à la verge, est un symptôme qui appartient à la syphilis et dépend de son virus.

» 6° Un chancre primitif peut toujours être reproduit par inoculation sur une autre partie du corps [2].

» 7° Le pus du bubon est susceptible de fournir un chancre par l'inoculation, mais ce résultat n'est pas constant.

» 8° Par *aucun moyen artificiel* on ne parvient à inoculer les pustules [3].

» 9° L'inoculation du virus produit par le chancre prouve bien que le chancre a pour cause ce virus; mais l'inoculation

[1] Ces opinions sur la *blennorrhagie*, renouvelées de *Benj. Bell* et de quelques autres auteurs, me paraissent inadmissibles. Le seul fait qu'on ne puisse contester, c'est qu'il existe deux espèces de blennorrhagies, l'une, simple inflammation catarrhale, et l'autre véritablement *vénérienne*. Il est vrai d'ailleurs que certains accidents sont inhérents à la blennorrhagie (l'orchite, l'arthrite et l'ophthalmie blennorrhagiques), mais cela n'empêche pas qu'à la suite de la blennorrhagie syphilitique on ne puisse observer tous les symptômes consécutifs de la syphilis (*syphilides* diverses, *ulcères* du gosier, *maladies des os*).

[2] Nous avons déjà dit plus haut que M. Ricord lui-même avait supprimé ce *toujours*; bien plus, qu'il avait fini par déclarer qu'*un tiers* au moins des chancres primitifs ne pouvait s'inoculer. Toutes ces contradictions sont bien propres à faire voir combien l'observation clinique est un guide plus sûr pour le praticien que l'expérimentation... Vérité déjà proclamée, il y a deux mille ans, par le père de la médecine.

[3] Nous verrons plus loin que de nouvelles expériences ont démontré le contraire.

tentée sans succès avec le pus du bubon ou la matière muco-purulente fournie par des pustules ulcérées, ne prouve pas la non-identité de la cause ou du virus qui a produit ces symptômes.

» 10° La propriété contagieuse locale peut être neutralisée ou détruite par un processus vital; et d'ailleurs les conditions vitales ou physiologiques ne sont pas les mêmes dans le moyen artificiel que dans le coït.

» 11° Les symptômes secondaires de la vérole peuvent succéder aux chancres, aux bubons et aux pustules primitives.

» 12° Les symptômes consécutifs ou secondaires de la vérole se communiquent par le contact, comme l'observation clinique le montre tous les jours. L'inoculation sans résultat dans ces cas prouve tout au plus que la communication ne peut pas avoir lieu par ce procédé, mais ne prouve pas qu'elle ne pourrait avoir lieu autrement.

» 13° L'enfant gagne le plus souvent la syphilis au passage par contact immédiat [1]; mais il peut être infecté par le père ou la mère malade, lors de la conception ou pendant la grossesse, qu'ils aient des symptômes primitifs ou consécutifs.

» 14° Les nourrices peuvent transmettre aux enfants des symptômes primitifs ou secondaires, et *vice versa*.

» 15° Le traitement local, employé le plus promptement possible dans les maladies primitives, ne met pas toujours à l'abri des symptômes consécutifs.

» 16° Les mercuriaux sont le moyen le plus efficace dans le traitement des symptômes primitifs et consécutifs.

» 17° Le traitement local fait disparaître les symptômes locaux; mais l'expérience n'est pas encore assez avancée pour pouvoir admettre que ces cas ne sont pas suivis plus fréquemment de récidives ou de symptômes consécutifs, que s'ils avaient été traités par les mercuriaux.

» 18° Dans la syphilis constitutionnelle rebelle et qui ré-

[1] Ceci me paraît tout à fait erroné.

siste aux différentes préparations mercurielles, le traitement dit arabique, sans mercure, la tisane de Feltz et surtout la *décoction de Zittmann*, sont très-efficaces; le muriate d'or compte aussi des succès[1]. »

Voici maintenant comment s'expriment MM. Cullerier et Rattier, à l'article *Inoculation syphilitique* du *Dictionnaire de médecine et de chirurgie pratiques*, tome X, page 479 :

« ..... La *blennorrhagie* peut s'inoculer très-bien en plaçant dans l'urèthre, à une petite profondeur, une bougie chargée de pus blennorrhagique, qu'on laisse en contact seulement quelques instants; de telle sorte qu'on ne peut, en aucune façon, attribuer l'écoulement qui se manifeste et qui se prolonge à l'irritation mécanique, puisque l'uréthrite dépendant de cette cause ne dure ordinairement que quelques jours, et ne présente pas un phénomène bien important à considérer dans l'histoire des affections virulentes, savoir, *l'incubation*.

» Le pus des *ulcères primitifs* (ou *chancres*), pris à quelque époque que ce soit de leur existence, mais principalement lorsqu'ils ne sont pas très-anciens, et que le produit de sécrétion morbide n'a pas été altéré par le contact de l'air ou de quelques substances capables de réagir chimiquement sur lui, et porté sous l'épiderme ou sous l'épithélium au moyen d'une lancette, ou seulement appliqué sur une surface cutanée ou muqueuse privée de leur membranule protectrice, détermine, au lieu même de l'insertion, une inflammation de nature et de forme particulières, et qui nous paraît caractéristique.

» On n'obtient pas de résultat semblable en inoculant le pus de la blennorrhagie au moyen de la lancette, et il semble, quant à présent au moins, qu'il n'y a pas identité entre ce pus et celui qui est fourni par les ulcères primitifs.

» Nous avons plusieurs fois inoculé sans succès le liquide

[1] Tous les praticiens s'accordent aujourd'hui à vanter en pareil cas l'efficacité de l'*iodure de potassium*.

séro-purulent exhalé à la surface des papules syphilitiques, vulgairement appelées pustules muqueuses, et nous avons été d'autant plus surpris de ne pas réussir, que cette forme morbide nous paraît constituer le symptôme le plus constant et le moins équivoque de la syphilis générale, et que d'un autre côté nous avons observé quelquefois sa transmission par le coït.

» Il en est absolument de même pour les végétations que nous avons aussi vu être propagées par le coït, et que cependant nous ne pouvons regarder, d'après nôtre expérience, comme un caractère pathognomonique de la maladie vénérienne.

« ... Le pus formé dans les bubons qui accompagnent les ulcères primitifs ou secondaires, ou la blennorrhagie, peut être impunément introduit sous l'épiderme et sous l'épithélium, ainsi que celui que fournissent les ulcères rongeants de la gorge et les ulcères cutanés succédant à l'ouverture des abcès produits par diverses altérations des os communément attribuées à la maladie vénérienne. »

Dans les inoculations que j'avais faites moi-même, lors de la première édition de cet ouvrage, ainsi que dans celles dont j'avais été témoin à cette époque, j'avais observé à peu près les mêmes faits, savoir :

1° Inoculation *sans succès* du pus des ulcères consécutifs, de l'humeur ou du sang des tubercules plats, soit consécutifs, soit primitifs, et de la matière des écoulements aigus, tant chez l'homme que chez la femme, *sur des sujets déjà infectés ;*

2° Inoculation, le plus souvent *avec succès*, du pus des chancres primitifs récents sur les mêmes sujets [1].

Dans ce cas, il se forme au lieu piqué une grosse *pustule*, qui commence à se montrer, le second jour, sur le point en-

[1] On n'avait encore tenté que fort rarement l'inoculation du sujet sain. Il n'était point non plus question à cette époque de la distinction des chancres primitifs en chancre mou et chancre *infectant*.

flammé, se développe jusqu'au neuvième, et acquiert ainsi le volume d'un grain de chènevis et plus, puis se convertit en croûte verdâtre; sous cette croûte se forme une ulcération arrondie, d'abord superficielle, puis qui se creuse, devient grisâtre, et laisse après la guérison une cicatrice ronde, blanche et déprimée. En un mot, cette pustule, suite d'inoculation, offre tous les caractères des pustules *syphilitiques*. Il ne se passe guère moins de six semaines entre l'apparition de la pustule et la cicatrisation de l'ulcère, hâtée par des pansements convenables.

On peut, à l'aide du pus fourni par cet ulcère, pratiquer une inoculation nouvelle, et cela à une époque où le pus du chancre primitif qui a servi à l'inoculation première n'est plus susceptible lui-même de transmettre le principe contagieux par piqûre.

Quant aux *bubons*, soit primitifs, soit consécutifs, l'inoculation échoue le plus ordinairement. Nous avons pourtant nous-même pratiqué avec succès, dans nos salles de l'hôpital Saint-Louis, l'inoculation du pus fourni par un *bubon d'emblée*, comme on le verra dans l'exemple suivant :

Une femme, couchée au n° 83 de la salle Saint-Jean (mars 1850), portait dans l'aine droite un bubon assez volumineux qu'elle disait dater de dix à douze jours. Examinée au spéculum, elle ne présentait aucun autre symptôme primitif (col utérin maternel). Le bubon suppura et fut ouvert. Un pus ichoreux abondant sortit par l'ouverture. Celle-ci s'agrandit et offrit au bout de quelques jours l'aspect d'un ulcère syphilitique. Le pus inoculé par la lancette à la face interne de la cuisse du même côté donna lieu, dès le second jour de la piqûre, à la pustule caractéristique qui acquit à peu près le volume d'un petit pois, et se convertit plus tard en un petit ulcère rond et grisâtre à bord induré. Dès lors la malade fut soumise au traitement spécifique. Depuis lors, nous avons encore répété avec succès l'inoculation du *bubon d'emblée* chez d'autres femmes.

Quelques expérimentateurs ont réussi, comme nous, à inoculer le pus du bubon, soit lorsque l'ouverture de celui-ci avait pris les caractères de ce que M. Ricord appelle *un chancre ganglionnaire*, soit même avant cette époque.

Nous avons tout récemment inoculé avec succès le pus d'un bubon qui n'était accompagné que d'une *blennorrhagie* et qui cependant était bien évidemment syphilitique. Voici le fait en peu de mots :

Une femme âgée de vingt-deux ans, examinée avec soin au spéculum et n'offrant aucune trace d'ulcération génitale, mais seulement un écoulement blennorrhagique *uréthro-utérin* (col utérin virginal), portait, dans le pli de l'aine gauche, un bubon fluctuant qui s'ouvrit sous nos yeux par deux petites ouvertures le 12 octobre 1859. Ces ouvertures devenues ulcéreuses et fistuleuses au bout d'une semaine, nous y plongeâmes la pointe d'une lancette qui nous servit à inoculer le sérum purulent par deux piqûres à la face interne de la cuisse gauche. Le surlendemain, deux pustules existaient aux points inoculés. De petites ulcérations grisâtres et croûteuses leur succédèrent, et la malade sortit, non guérie et malgré nous, un mois plus tard.

Nous sommes d'ailleurs porté à penser, avec l'auteur précédemment cité, que généralement les inoculations sont plus curieuses qu'utiles et qu'elles ne sont point sans inconvénient. Expliquer, comme le fait M. Ricord, les syphilis constitutionnelles qui succèdent chez l'homme à la blennorrhagie, par la supposition de *chancres* de l'urèthre (inappréciables à l'œil à cause de la profondeur à laquelle ils se sont formés), concurremment avec l'écoulement, c'est se contenter d'une hypothèse que rien ne justifie. D'une part, en effet, des écoulements aigus chez la femme se sont montrés contagieux et syphilitiques sans que le spéculum ait fait reconnaître d'ulcère vaginal ou utérin; et d'autre part, l'observation sur l'homme vivant, non plus que les recherches cadavériques, ne sont favorables à l'opinion qui admet les ulcères de l'urèthre comme causes de blennorrhagie. (Voir ce que nous avons dit plus haut, à l'occasion de cette maladie, étudiée tant chez l'homme que chez la femme [1].)

Assurément, les tubercules plats et les végétations sont susceptibles de se transmettre par contagion, dans le coït, et cependant l'art semblait inhabile à les inoculer. Le défaut de succès des inoculations ne prouve donc nullement que tel ou tel symptôme vénérien soit incommunicable, et j'avoue que dans bien des cas, soit de nourrisson communiquant du mal à sa nourrice, soit d'époux en donnant à son épouse, et *vice versa*, il m'a paru impossible de se refuser à admettre la possibilité de la contagion de phénomènes consécutifs (tubercules plats, ulcères secondaires, etc.), dans des rapprochements intimes et répétés, ou même dans d'autres circonstances moins favorables. Quelques-uns des faits que j'ai mentionnés dans le cours de cet ouvrage ne semblent-ils pas démontrer, par exemple, qu'un baiser, l'introduction de la langue dans la bouche, etc., peuvent devenir l'occasion de la transmission d'ulcères consécutifs de la bouche, du gosier, de la langue..., encore que la règle générale paraisse être que les phénomènes *consécutifs* de la syphilis soient peu susceptibles de se transmettre par contagion?

Mais, depuis la publication de notre première édition, de nouveaux faits se sont produits dans la science et sont venus démontrer que les *phénomènes consécutifs* eux-mêmes étaient susceptibles de se transmettre par l'inoculation artificielle (soit à l'aide de la lancette, soit au moyen d'excoriations produites par un vésicatoire, soit par d'autres procédés), et cela non-

[1] Ajoutons qu'aujourd'hui cette explication échappe à M. Ricord, ou du moins qu'elle ne peut plus, comme il le prétendait jadis, servir au diagnostic. *L'inoculation*, en effet, qu'il proposait comme le seul moyen certain de reconnaître sur le vivant la présence d'un chancre uréthral, et, par conséquent, de déclarer la blennorrhagie *vénérienne* et susceptible d'amener des accidents *consécutifs*, devient impuissante dans sa nouvelle théorie, qui établit que le chancre *infectant* est précisément celui qui n'est point inoculable... Nouvelle preuve des erreurs et des variations qu'entraîne l'esprit de système.

seulement à une région saine du corps du sujet déjà infecté, contrairement à l'opinion de Hunter et de M. Ricord, mais bien plus sûrement d'un sujet malade à un sujet sain. Ainsi, les *papules muqueuses* ou tubercules plats, soit primitifs, soit consécutifs, l'*ecthyma syphilitique*, l'*ulcère* du gosier lui-même, ont pu être inoculés par des expérimentateurs dont il n'est possible de contester ni les lumières ni la bonne foi, et dans des circonstances qui ne pouvaient laisser matière à aucun doute. Le détail de ces nouvelles expériences nous entraînerait trop loin : on en trouvera plusieurs consignées avec détail dans le *Traité des maladies vénériennes* de M. Vidal (de Cassis), et surtout on en pourra lire le résumé complet dans deux lettres que nous a adressées M. Auzias-Turenne, lettres consignées dans les numéros des 16 décembre 1858 et 1er janvier 1859 de la *Revue médico-chirurgicale étrangère;* nous en extrayons le passage suivant, emprunté à la seconde lettre :

« Je ne tirerai parti, en définitive, pour ma démonstration, que de cinq expériences de Wallace et de deux observations de Waller. Je les considère toutes les sept comme inattaquables. Je vais en rapporter le simple résumé.

» Wallace a deux procédés d'inoculation différents, selon qu'il veut inoculer des condylomes (plaques muqueuses) ou des pustules d'ecthyma. Dans le second cas, il procède simplement par piqûre, comme nous faisons dans l'inoculation du pus de chancre ou du vaccin. Dans le premier cas, il enlève d'abord par un vésicatoire l'épiderme de l'endroit où il désire pratiquer son inoculation ; ensuite, il applique et maintient pendant plusieurs heures et même pendant plusieurs jours, sur le derme ainsi dénudé, de la charpie imprégnée de la matière qui exsude de plaques muqueuses.

» Voici la substance de chacune des cinq observations de Wallace que j'ai choisies :

» *Première observation*[1]. — Un jeune homme sain de dix-

[1] *Annales des maladies de la peau et de la syphilis*, t. IV, p. 36 et 37.

neuf ans subit l'inoculation de la matière de condylomes : vingt-huit jours après surgissent des tubercules à l'endroit de l'inoculation; le cinquante et unième jour, ces tubercules s'ulcèrent; le soixante et unième jour, ils prennent un aspect fongueux et se compliquent de mal de gorge; le soixante-douzième jour, les ganglions qui reçoivent les vaisseaux lymphatiques de l'endroit inoculé s'engorgent; le soixante-quinzième jour, apparaît une syphilide squammeuse, et le soixante-dix-neuvième, ce que Wallace désigne par les mots de *cutis anserina;* enfin, le quatre-vingt-quinzième jour, se font sentir des douleurs ostéocopes.

» Ainsi vingt-huit jours se passent avant l'apparition du premier symptôme. (M. Ricord a considéré la seule inoculation qu'il ait faite dans ce genre comme absolument négative, parce qu'au bout de trois jours rien n'était encore apparu [1].) Après cinquante jours, les tubercules s'ulcèrent (*chancre induré* de Ricord, *pseudo-chancre induré* d'Auzias-Turenne). Le soixante-douzième jour, on constate l'engorgement ganglionnaire (*pléiade,* etc.).

» *Deuxième observation* [2]. — Inoculation faite à un homme sain de la matière d'un tubercule ulcéré, soit (Inoc. 1). Le neuvième jour, une autre inoculation de la même matière au même sujet et dans un autre endroit, soit (Inoc. 2).

» Le douzième jour, tuméfaction et rougeur de (Inoc. 1).

» Le cinquantième jour, il y a des vésicules et une suppuration au siége de (Inoc. 1), et quelques jours après un gonflement des ganglions correspondants. — Il s'agit de ganglions inguinaux.

» Le quatre-vingtième jour (Inoc. 1) a la grandeur d'un sou de cuivre et se trouve entouré d'une aréole. La base est *tuméfiée;* à la périphérie est une bordure relevée superficiellement et d'une couleur blanchâtre. Les *ganglions inguinaux* correspondants sont *tuméfiés* et *indolents.* (Inoc. 2)

[1] *Traité de l'inoculation*, p. 490.
[2] *Annales*, p. 37, 38, 39 et 40.

a suivi à peu près la même évolution, mais en diminutif.

» Le quatre-vingt-huitième jour (Inoc. 1), qui est à la cuisse gauche, forme une proéminence de la grandeur d'un *schelling*, paraissant couverte par une peau *calleuse* d'un rouge pourpre. Au milieu de cette ulcération est une plaie *ulcérée*. L'aréole est bien évidente. (Inoc. 2), qui est à la cuisse droite, offre une ulcération superficielle. Les ganglions inguinaux du même côté sont un peu tuméfiés. — Douleurs rhumatoïdes; faiblesse extrême; mauvaise mine; éruption squammeuse du tronc et particulièrement du dos. — Les jours suivants, il y a aggravation des symptômes locaux et des symptômes généraux.

» Ainsi, pour ne parler que de (Inoc. 1), dont le résultat s'est mieux accentué que celui de (Inoc. 2), (Inoc. 2) avait-il trouvé la constitution déjà modifiée par (Inoc. 1) en état d'incubation? incubation manifeste de douze jours. (On se rappelle que M. Ricord.... — Voir la réflexion de l'observation précédente[1].) Au cinquantième jour, vésicules et suppuration ; quelques jours après, des ganglions sont engorgés. Le quatre-vingtième jour, la *base* de l'ulcération est *tuméfiée*. Les ganglions inguinaux correspondants sont *tuméfiés* et *indolents* (*chancre induré* de Ricord ; *pseudo-chancre induré* d'Auzias-Turenne, etc. ; *pléiade*, etc.).

» *Troisième observation*[2]. — Jeune homme sain, vingt ans. Inoculation sur les deux cuisses de la matière qui a été inoculée dans l'observation précédente. — Le vingt-cinquième jour, un travail commence à se faire au siége de chaque inoculation. (Comme les mêmes phénomènes à peu près se sont passés aux deux cuisses, je ne parlerai que de la cuisse droite. Ces phénomènes sont encore presque semblables à ce qui s'est produit dans l'observation précédente.) Le quarantième jour, existe une croûte épaisse, surmontant une base saillante, *indurée* dans l'endroit de l'inoculation (*chancre*

[1] *Traité de l'inoculation*, p. 490.

[2] *Annales des maladies*, t. IV, p. 40 et 41.

induré de Ricord, *pseudo-chancre induré* d'Auzias-Turenne, etc.). Trente-sixième jour, surface ulcérée d'un condylome (*pseudo-chancre induré* type), céphalée nocturne. Soixante-sixième jour, aspect fongueux du condylome qui est ulcéré (encore *pseudo-chancre induré*). Syphilide papulo-tuberculeuse. *Cutis anserina*. Cent deuxième jour, iritis et pharyngite syphilitique.

En résumé : vingt-cinq jours d'incubation; *chancre induré* du Midi (*pseudo-chancre induré* d'Auzias-Turenne) au bout de quarante jours, et se prononçant de plus en plus jusqu'au soixante-sixième jour.

Quatrième observation[1]. — Homme sain. Inoculation par la lancette, et par trois piqûres à chaque cuisse, du pus d'une syphilide pustuleuse. Un mois après, on constate une éruption papulo-tuberculeuse et pustulo-croûteuse à l'endroit des piqûres. (L'incubation a été d'environ vingt-cinq jours.) Cinquante-sixième jour, croûtes recouvrant toutes les piqûres; ganglions très-tuméfiés et douloureux dans les régions inguinales. Cinquante-huitième jour, les croûtes prennent tout à fait l'aspect de tubercules ulcérés. Soixante-sixième jour, syphilide squammeuse, céphalée nocturne, douleurs ostéocopes. Soixante-douzième jour, pharyngite syphilitique.

Cinquième observation[2]. — Homme sain. Inoculation comme dans l'observation précédente du pus de syphilide pustuleuse. Vingt-huitième jour, croûte d'ecthyma couvrant les piqûres. (Il y a eu vingt-cinq jours d'incubation.) Quarante-quatrième jour, tubercules ulcérés dans les points d'inoculation; douleurs articulaires. Cinquante-quatrième jour, éruption d'une syphilide papulo-squammeuse. Quatre-vingt unième jour, tubercules de la marge de l'anus et du dos de la verge.

Première observation de Waller[3]. — Garçon de quinze

[1] *Annales des maladies*, p. 42 et 43.
[2] *Annales des maladies*, t. IV, p. 43 et 44.
[3] *Annales des maladies*, t. III, p. 183 et 184.

ans, n'ayant d'autre mal qu'un lupus presque guéri. Inoculation du sang d'une femme ayant une syphilide exanthématique en voie de guérison. Le sang a été insinué à l'aide d'une spatule dans les plaies d'une scarification; de la charpie imbibée de ce sang a été ensuite appliquée sur la partie. Troisième jour, les plaies des scarifications sont guéries. Trente-quatrième jour, deux tubercules distincts au siége de l'inoculation. (Incubation d'environ trente jours?) Quarante-neuvième jour, de la confluence des tubercules qui se sont ajoutés aux deux précédents, et de l'induration de la base de cette masse est résulté un large ulcère à base indurée et recouvert d'une croûte (*pseudo-chancre induré*, etc.). On constate à l'épaule droite un tubercule isolé dont la date d'origine n'a pas été précisée. Soixante-cinquième jour, roséole. Soixante-onzième jour, tubercules, papules, etc.

Deuxième observation[1]. — Enfant bien portant, abstraction faite d'une teigne faveuse. — Scarification à une cuisse; insinuation dans les petites plaies et dépôt de la matière de plaques muqueuses à la surface de la partie scarifiée. Quatrième jour, plaies guéries. Dixième jour, quelques taches au siége des inoculations. Vingt-cinquième jour, quatorze tubercules cutanés à ce siége. A partir du cinquante-deuxième jour, syphilide exanthématique bien caractérisée.

Ces deux expériences de Waller ont eu pour témoins : « le directeur de l'hôpital, M. Riedl, les professeurs Jaksch, Pitha, Arlt, Hamernik, le médecin en chef Bohm, les docteurs Cejkr, V. Hasner, Kraft, les professeurs Kubit, Oppolzer, Dittrich, etc.[2]. »

Voilà donc la substance de sept observations qui ne laissent rien à désirer, auxquelles il n'y a rien à répondre : elles sont décisives. Comment supposer, par exemple, que les plaies d'inoculation aient pu être souillées de pus chancreux[3]?

[1] *Annales des maladies*, p. 184, 185, 186.
[2] *Annales des maladies*, t. III, p. 186.
[3] *Lettres sur la syphilis*, 1re édition, 30e lettre ; 2e édition, 31e lettre.

Outre qu'il y a eu dans chacun de ces cas un temps d'incubation beaucoup plus long qu'après l'insertion du pus chancreux, les phénomènes qui se sont produits au point contaminé ne se sont pas passés de la même manière, n'ont pas été les mêmes. Ici, ce sont des rougeurs, des papules, des tubercules qui ont ouvert généralement la scène, ou se sont succédé, tandis que ce sont des *pustules* qui paraissent d'abord à la suite de l'inoculation de pus chancreux primitif.

Il est une circonstance bien favorable à la contamination secondaire par des rapports sexuels ou autres, c'est que les accidents secondaires des muqueuses sont presque toujours cachés et ne sont pas en général très-douloureux, notamment à leur début. Ils arrivent d'ailleurs à l'improviste chez ceux qui sont syphilitiques, et sans que ceux qui ne le sont pas puissent être avertis de se mettre en garde. *Latet anguis in herba.*

Voilà pourquoi le chancre céphalique est presque toujours induré. C'est qu'il est bien rarement autre chose qu'un accident constitutionnel communiqué directement (*pseudo-chancre induré* d'Auzias-Turenne) ; un vrai chancre primitif bien ulcéré [1] ne permettrait guère à une face humaine de venir se frotter contre lui, en supposant, pour suivre la métonymie, qu'elle le voulût.

Une chose m'a frappé dans la communication directe de l'accident secondaire, non-seulement à la face, mais encore aux parties sexuelles : c'est qu'il prend aisément racine dans les téguments — cutané ou muqueux — et peut-être sans blessure préliminaire, pourvu que le contact soit suffisamment prolongé. Témoin le prétendu chancre céphalique et celui — non moins *prétendu* — du fourreau de la verge, qui est aussi ordinairement induré. N'y a-t-il pas là sujet à des recherches ultérieures? Mais aujourd'hui, pas de diversion. Il s'agit du fait brut de la contagiosité du produit d'accidents secondaires. C'est notre *delenda Carthago.* »

[1] *Revue étrangère médico-chirurgicale*, année 1858.

Le rapport académique auquel cette lettre faisait allusion a été fait en séance le 24 mai 1859, et adopté dans la séance suivante, malgré l'opposition de M. Ricord. (Voir les journaux de mai et de juin 1859.) Comme ce rapport contient, outre le résumé de nos expériences, l'exposé des caractères assignés par M. Ricord au *chancre primitif*, soit spontané, soit inoculé, et qu'il a, de plus, été l'occasion de la conversion de M. Ricord à la doctrine qu'il avait répudiée jusque-là, de la contagion des accidents secondaires, nous en joindrons ici un court extrait emprunté à l'un des journaux hebdomadaires de l'époque.

Contagion des accidents syphilitiques secondaires.

« M. GIBERT, au nom d'une commission composée de MM. Velpeau, Ricord, Devergie et lui (M. Ricord s'est récusé), donne lecture du rapport officiel suivant :

» Par une lettre, en date du 25 octobre 1858, M. le ministre de l'Algérie, du commerce et des travaux publics, consultait l'Académie pour obtenir, dans l'intérêt de la pratique médicale et de la médecine légale, la solution des deux questions suivantes :

» 1° Les accidents syphilitiques constitutionnels sont-ils contagieux?

» 2° Au point de vue de la contagion, le produit de ces accidents a-t-il chez les enfants à la mamelle des propriétés différentes que chez l'adulte?

» Dans la lettre de M. le docteur Auzias-Turenne, qui avait été l'occasion de la missive ministérielle (et qui y était jointe), on lit cette phrase plus explicite :

« Il s'agit de la contagion possible *des accidents secon-* » *daires* (autrement dits constitutionnels) de la syphilis. »

» Ces questions, depuis longtemps résolues pour le praticien dans le sens de l'affirmative, avaient été obscurcies par les expériences et les dénégations de Hunter, dans le siècle dernier, et plus encore à notre époque par un système expérimental qui tendait à réformer, d'après les résultats obtenus de l'*inoculation artificielle*, les doctrines généralement reçues de la syphilis.

» La contagion des accidents secondaires avait fini par être révoquée en doute ou même complétement niée par plusieurs médecins de la nouvelle école... bien que les partisans des anciennes doctrines, s'appuyant presque exclusivement, à la vérité, sur l'observation clinique, continuassent de chercher à faire prévaloir l'autorité des faits cliniques sur les lois posées par la doctrine nouvelle.

» Mais, depuis lors, les *papules muqueuses* ou tubercules plats, l'*ecthyma syphilitique*, l'*ulcère du gosier* lui-même, ont pu être inoculés par des expérimentateurs dont il n'est possible de contester ni les lumières ni la bonne foi, et dans des circonstances qui ne pouvaient laisser matière à aucun doute.

» Ces expériences, dues à des médecins français et étrangers, parmi lesquels il nous suffira de citer les noms bien connus de Wallace, Waller, Rinecker, Velpeau, Vidal (de Cassis), Bouley, etc., devaient-elles être répétées par nous, ou bien devions-nous nous contenter de relater les faits déjà acquis à la science? La commission s'est prononcée pour l'affirmative, et nous avons choisi pour nos expériences quatre sujets adultes atteints depuis l'enfance de dartres rongeantes hideuses du visage, avec le double espoir et d'arriver à la solution expérimentale de la question scientifique et de réussir à obtenir peut-être, par la double modification pathologique et thérapeutique (le traitement spécifique de la diathèse inoculée), la guérison du *lupus* préexistant. Nous sommes arrivés, comme il était facile de le prévoir, à des résultats absolument identiques avec ceux obtenus par les autres expérimentateurs, partisans comme nous de la contagion, et nous avons constaté *de visu* la certitude des conclusions que le docteur Rinecker tirait, en 1852, de ses expériences :

» 1° Les lésions locales, consécutives à l'inoculation des accidents secondaires, n'apparaissent jamais avant la fin de la deuxième semaine, la longueur de l'incubation est un fait caractéristique ;

» 2° La première altération consécutive à l'inoculation se fait toujours au point où l'inoculation a eu lieu ; elle reste pendant longtemps limitée dans le même siége ; elle a une marche essentiellement chronique, à ce point que, lorsqu'il n'y a point eu de traitement, l'accident local persiste encore à l'époque où surviennent les symptômes généraux ;

» 3° L'affection locale se produit sous forme de *tubercules*, qui s'ulcèrent au bout de quelque temps, peuvent devenir fongueux, et entraîner le plus souvent le gonflement des ganglions lymphatiques ;

» 4° Les symptômes généraux ne débutent guère qu'au bout d'un mois, et souvent beaucoup plus tard, après les premières manifestations locales. »

» Or, tous ces caractères, qui appartiennent à la syphilis *consécutive* ou secondaire, diffèrent essentiellement de ceux qui ont été assignés à la syphilis *primitive*, soit spontanée, soit inoculée..., et suffiraient seuls à prouver la contagion des accidents *consécutifs* auxquels on avait formellement refusé ce caractère.

» En effet, dans la doctrine des anticontagionistes, on admet que le *chancre* est toujours le seul symptôme caractéristique de la syphilis à son début ; que le chancre vénérien type, le *chancre induré*, le *chancre infectant*, comme on dit aujourd'hui, est un ulcère ordinairement précédé d'une *pustule* (qui débute *sans période d'incubation*) ; ulcère qui s'indure plus ou moins rapidement, mais toujours *dans le premier septénaire* qui suit le coït infectant.

» En sorte que : défaut d'incubation, forme élémentaire *pustuleuse*, ulcération, induration *consécutive* à l'ulcération, tels sont pour M. Ricord les caractères du *chancre primitif ;* tandis que : période d'incubation de dix-huit à vingt jours et plus, forme *papuleuse* primitive, puis *tuberculeuse*, enfin ulcéro-croûteuse..., tels sont les caractères du phénomène consécutif ou *secondaire*....

» Nous n'hésitons point à répondre par l'affirmative à la première question posée par M. le docteur Auzias-Turenne, et soumise à la compagnie par M. le ministre.

» Quant à la seconde question, outre qu'elle se trouve implicitement résolue par la solution de la première, les faits cliniques ne sont là ni moins nombreux ni moins probants que dans le premier cas.

» Tous les praticiens ont vu, tous les auteurs ont cité des exemples d'infection de la nourrice par le nourrisson et de la propagation ultérieure de la maladie à d'autres sujets par l'un ou par l'autre... ; et il n'y a aucune raison de supposer que dans ce cas le virus syphilitique ait des propriétés différentes de celles observées chez l'adulte.

» Des exemples d'infection de nourrisson par la nourrice sont moins nombreux et moins authentiques..., ce qui se comprend facilement, puisqu'une nourrice malade ne trouve guère de personnes disposées à lui confier un nourrisson. Cependant il en existe aussi dans la science ; et récemment un médecin de Paris, M. le docteur Caron, a communiqué une observation très-intéressante sur ce sujet à la Société médicale du deuxième arrondissement.

» En résumé donc, nous proposons à la compagnie de répondre aux deux questions posées dans la lettre ministérielle de la manière suivante :

« 1° Il y a des accidents *secondaires* ou constitutionnels de la syphilis manifestement contagieux. En tête de ces accidents, il faut placer la papule muqueuse ou tubercule plat ;

» 2° Cette règle s'applique à la nourrice et au nourrisson comme aux autres sujets, et il n'y a aucune raison de supposer que chez les enfants à la mamelle le produit de ces accidents ait des propriétés différentes de celles qu'on lui connaît chez l'adulte. »

Pour achever de compléter tout ce qui a trait aux inoculations, nous devons dire quelques mots d'une nouvelle pratique qui en découle et qui a été proposée par M. le docteur Auzias-Turenne, sous le titre de *syphilisation*.

D'après l'inventeur (qui adopte en ceci, jusqu'à un certain point, la théorie de M. Ricord), la diathèse syphilitique, une fois bien établie et confirmée chez un sujet, ne peut plus se reproduire...; ce sujet devient ainsi ultérieurement à l'abri de toute infection vénérienne générale [1]. De plus, ajoute l'inventeur, on peut espérer, par la production artificielle de

[1] *De l'unicité de la syphilis constitutionnelle*, par M. Zeissl, à Vienne. — M. *Ricord*, dans sa dix-neuvième Lettre sur la syphilis, affirme qu'un homme ayant été affecté de chancre induré ne sera plus atteint d'induration. Immédiatement après, il dit que cette règle souffre des exceptions, qu'il regarde comme heureuses, en ce qu'elles prouveraient qu'on peut parvenir à détruire la diathèse syphilitique. Ces assertions importantes, dont M. *Ricord* déduit l'unicité de la diathèse syphilitique inguérissable, ont décidé M. *Zeissl* à publier le cas suivant :

« Charles G..., âgé de trente-neuf ans, volontaire licencié, congédié de l'expédition d'Italie en 1848, contracta dans cette campagne un chancre de la couronne du gland, à droite, près du frein. Il affirme avoir observé, quatre ou cinq semaines après cet accident, des tubercules au front, au tronc et aux extrémités, ainsi que de petites croûtes au cuir chevelu. Tous les efforts qu'il fit pendant plus de dix-huit mois pour se guérir étant restés infructueux, il se fit recevoir, le 4 novembre 1849, à l'Hôpital général.

» Le malade avait le teint blême ; il portait des hyperostoses syphilitiques considérables des bosses frontales et des deux tibias, de nombreux tubercules ulcérés tout autour de la tête, sur la ligne qui sépare la peau du front du cuir chevelu, figurant la soi-disant *corona Veneris*, et deux ulcères de l'étendue d'une pièce de 1 florin, creusant profondément la peau du cuir chevelu. Après un traitement préalable par le calomel et l'iodure de mercure, le malade fut soumis, pendant douze jours, au régime des *onctions* et usa journellement 195 gr. d'onguent ciner. simpl. (1/2 drachme). L'apparition de la salivation fit alors supprimer toutes les préparations de mercure. Du 20 janvier à la fin de mars, il prit tous les jours 1 litre de *décoct. zittman* et, tous les deux jours, un bain de *deutochlorure de mercure*. Du 6 avril au 6 mai, il reçut tous les jours de l'iodure de potassium, donné à doses croissantes de 0,5 (10 grains) à 2,54 gramm. (2 scrup.). Enfin, les hyperostoses étant parfaitement résorbées, les ulcérations tuberculeuses du front ayant disparu, et les ulcères profonds du cuir chevelu étant si bien cicatrisés que le tissu cicatriciel montrait une la diathèse syphilitique, modifier la constitution de manière à combattre avantageusement d'autres diathèses préexistantes et ramener ainsi, soit par le seul fait de cette modification, soit en rendant accessibles à l'action du traitement spécifique des maladies qui y eussent été, sans cela, réfractaires, la guérison d'affections strumeuses, cancéreuses ou autres.

Nos expériences de l'hôpital Saint-Louis ont eu des résultats confirmatifs de cette dernière théorie. En effet, des su-

teinte beaucoup plus pâle que l'épiderme normal circonvoisin, le malade fut renvoyé guéri le 6 mai 1850.

» A partir de ce moment, G..., ainsi que la femme qu'il épousa quelques années après avoir quitté l'hôpital, jouissaient d'une parfaite santé. Le 6 octobre 1858, à la suite d'un contact suspect, G... remarqua une érosion à gauche du raphé, sur le repli du prépuce, vers la couronne du gland, et alla consulter M. *Zeissl*. Se fondant sur les antécédents du malade, le médecin se crut autorisé à le regarder comme à l'abri d'une infection syphilitique ; il ne cautérisa donc pas le point mou et excorié, et se borna à ordonner une lotion légèrement astringente, pour hâter la cicatrisation (0,5 gramm. d'acétate de plomb sur 64 gramm. d'eau). Mais, huit jours après, cette partie molle excoriée avait pris la dureté fibroïde du chancre huntérien, et en même temps s'était manifesté son fidèle satellite, le bubon inguinal indolent, qui se montra à gauche. On retarda encore, pendant huit jours, l'administration d'un traitement mercuriel, pour pouvoir suivre le développement naturel de l'affection. Pendant ce temps l'endroit malade, à consistance fibreuse, toujours suppurant, sans que le voisinage fût le siége de symptômes flegmoneux, se tuméfia jusqu'à former une tumeur de la grosseur d'une fève, et, ce qu'il y a de plus remarquable, offrant la dureté cartilagineuse du chancre d'Hunter.

» Du reste, les recherches les plus minutieuses ne purent faire découvrir la plus légère trace d'un symptôme de récidive syphilitique dans les tissus (peau muqueuse, squelette, système des vaisseaux lymphatiques), qui sont le siége de prédilection des manifestations de la syphilis.

» Alors on prescrivit des pilules d'iodure de mercure, et, après un traitement de huit jours sans résultat sensible, 1/8 de grain de *deutochlorure de mercure* par jour. Après trois semaines d'administration de ce dernier médicament, la circonférence de l'induration se rétrécit beaucoup, tout en conservant si visiblement la dureté caractéristique du chancre d'Hunter, que, pour la rareté du cas, M. *Zeissl* présenta le malade à l'assemblée de la Société des médecins.

» Après avoir fait prendre au malade 8 grains d'*iodure de mercure* et 3 grains de *deutochlorure de mercure*, M. *Zeissl* le soumit à un traitement jets atteints de *lupus* ou dartres rongeantes du visage (rebelles jusque-là à tout traitement), ayant subi l'inoculation artificielle de la syphilis *secondaire*, ont été, au bout de quelques mois, guéris et de la syphilis inoculée et de la dartre rongeante du visage dont ils étaient affligés. Mais M. Auzias-Turenne est allé encore plus loin, et il affirme avoir recueilli un certain nombre de faits qui prouvent que la syphilis constitutionnelle invétérée, et restée incurable jusque-là, a guéri sous l'influence de l'espèce de rénovation produite par la

par les frictions douces. Pendant quinze jours il usa, d'abord 1,27 gramm. d'onguent ciner. simpl. par jour, augmentant insensiblement jusqu'à 1,95 gramm. Dans la septième semaine après le début de l'induration, et après la dixième friction, le malade, gagné d'une *hydrargyrophobie* qui règne ici, demanda et obtint la substitution de l'iodure de potassium au mercure.

» Cependant, deux jours après la suspension des frictions mercurielles, le malade fut saisi de douleurs occipitales et sincipitales si violentes qu'il se remit spontanément à l'usage de l'onguent mercuriel ; en effet, les douleurs cessèrent. Il avait fallu quatorze frictions pour que le tubercule induré pût seulement se réduire à une saillie de la grosseur d'une lentille ; le bubon, à son tour, avait considérablement diminué ; alors, le malade ne pouvant rester à la maison, on fit cesser le traitement mercuriel et on lui recommanda l'usage de l'iodure de potassium.

» Ce cas remarquable, qui cependant n'est pas unique dans la pratique de M. *Zeissl*, d'un chancre huntérien survenant chez un individu déjà fortement éprouvé par des antécédents syphilitiques, prouve non-seulement que la soi-disant diathèse syphilitique, qui ne permet pas le développement du chancre huntérien, est guérissable, et que par conséquent l'infection peut se renouveler ; mais il ébranle encore la confiance qu'on pourrait avoir d'arriver, par la *syphilisation*, à une guérison parfaite, qui fût en même temps un préservatif contre de nouvelles infections. En effet, ou l'individu se trouve encore placé sous l'influence préservatrice du poison syphilitique, ce qui le rend inapte à recevoir une nouvelle infection, ou bien cet individu est délivré de la syphilis, et peut, par conséquent, en être atteint de nouveau. »

(*Zeitschrift der K.-K. Gesellschaft der Aerzte zu Wien.*)

Nous avons dû opposer cette citation à la théorie sur laquelle s'appuie la pratique de la *syphilisation préservatrice*, parce que nous pensons avec l'auteur que tous les sujets infectés une première fois de la diathèse syphilitique ne sont pas, par là même, mis sûrement à l'abri d'une infection nouvelle.

syphilisation (c'est-à-dire par l'inoculation répétée jusqu'à saturation, soit jusqu'à cessation de tout effet produit, du pus de chancres primitifs, aux sujets anciennement infectés)...; en sorte que, suivant lui, la *syphilisation* peut être présentée comme moyen préservatif et comme moyen curatif de la vérole [1].

Quelques médecins étrangers ont adopté cette pratique avec enthousiasme et ont publié les résultats heureux qu'ils en ont obtenus (M. Sperino, à Turin; M. Boeck, à Christiania, etc.)

Malgré la réussite des quelques expériences tentées dans mes salles de l'hôpital Saint-Louis, alors qu'elles étaient motivées par la double demande de l'autorité administrative et scientifique.... [2], j'avoue que la pratique de l'inoculation, en général, et de la syphilisation, en particulier, m'inspire une assez grande répugnance pour que, dans la crainte d'autoriser des essais imprudents, peut-être même entachés d'immoralité, je préfère, à de plus longs développements sur ce sujet, renvoyer le lecteur au prochain ouvrage sur la matière que doit publier l'inventeur lui-même. Je rends, d'ailleurs, pleine justice au zèle désintéressé, à la probité scientifique et aux loyales et philanthropiques intentions de M. le docteur Auzias-Turenne [3].

[1] Ici, comme on le voit, la théorie de M. Auzias-Turenne relativement à l'infection diathésique cesse d'être en harmonie avec celle de M. Ricord. M. Ricord, en effet, ne regarde aujourd'hui comme *inoculable* que le *chancre mou*, celui qui ne peut infecter et qui, par conséquent, ne saurait modifier la diathèse préexistante..., tandis que M. Auzias-Turenne oppose à cette théorie un fait dirimant, savoir : l'inoculation avec succès du chancre primitif au sujet infecté, lors même que la physionomie de ce chancre ne diffère en rien de celle qué M. Ricord a assignée au chancre *induré*. En résumé, l'inventeur de la *syphilisation* assigne à l'inoculation syphilitique primitive (poussée jusqu'à *saturation*) les mêmes vertus préservatrices que la vaccine montre à l'égard de la variole..., et il lui attribue, en outre, des vertus curatives à l'égard de la diathèse syphilitique préexistante.

[2] Voir les observations rapportées plus haut, pages 456 et suiv.

[3] Voir le résumé des discussions académiques, publié par J.-B. Baillière : *De la syphilisation*, 1 vol., Paris, 1853.

Remarquons, en outre, que le mode de *syphilisation* que nous avons pratiqué dans nos salles, dans un double but expérimental et thérapeutique, diffère beaucoup de celui tenté, soit comme préservatif, soit surtout comme curatif de la cachexie syphilitique, par les médecins que nous venons de citer. Nous nous sommes borné à produire une diathèse accidentelle par l'inoculation directe et *unique* de l'accident *secondaire,* au lieu de tenter, par l'inoculation successive et répétée un grand nombre de fois sur le même sujet de l'accident *primitif,* une modification destinée à rendre ce sujet réfractaire au virus syphilitique.... de même que la vaccination rend réfractaire à l'action du virus varioleux. Or l'idée de modifier la constitution affligée d'une dartre rongeante, d'un cancer ou de quelque autre affection *incurable,* par le développement artificiel d'une nouvelle diathèse *curable,* présente, dans son but, une parfaite moralité, en même temps que dans son moyen ; elle entraîne beaucoup moins de dangers, de douleurs et de longueurs que la syphilisation par inoculations répétées de l'accident primitif. Les résultats sont aussi fort différents, puisque, dans le premier cas, on provoque directement le développement d'une diathèse qu'on cherche, au contraire, à enrayer dans le second.

Quant à la syphilisation *curative* de la cachexie syphilitique, que nous ne saurions repousser *a priori* comme M. Ricord, d'après une simple induction théorique, nous laissons au temps à prononcer un jugement définitif à son sujet et nous reconnaissons volontiers, dès à présent, qu'un certain nombre de faits bien observés semblent déposer en sa faveur. Mais, je le répète, la question est trop délicate et trop nouvelle pour que je croie devoir lui donner de plus longs développements dans un ouvrage élémentaire.

Pour résumer, en terminant, les principaux points de la discussion relative à la nature, à la marche, au traitement de la syphilis, je reproduis ici quelques extraits du rapport fait en 1835, à la Société de médecine de Lyon, par M. le docteur Bottex, à l'occasion des débats du congrès médical tenu à Nantes à cette époque :

« Depuis près de trois siècles, on admettait généralement que les maladies vénériennes étaient le produit d'un virus, lequel, une fois inoculé, portait son action sur toute l'économie, mais de préférence sur certaines parties, sur certains tissus; que les symptômes qui en résultaient pouvaient varier à l'infini, quoiqu'ils conservassent toujours quelque chose d'assez caractéristique pour qu'il fût impossible à un praticien de les méconnaitre; que ces symptômes enfin, dépendant tous d'un même principe, réclamaient tous aussi un traitement spécifique.

Ces idées théoriques étaient exclusivement répandues, lorsque Jean Hunter, Swediaur et quelques autres praticiens recommandables soutinrent que certaines affections des parties génitales, réputées syphilitiques, ne dépendaient point d'un virus et n'exigeaient aucun traitement particulier.

Abernethy essaya de consacrer cette distinction, en donnant à ces dernières lésions le nom de *pseudo-syphilis;* mais il convient lui-même que les signes propres à faire distinguer les maladies réellement vénériennes de celles qui ne le sont pas sont illusoires.

Quoi qu'en aient dit Hunter et Abernethy, il est bien reconnu aujourd'hui que les symptômes de la syphilis sont assez distincts pour qu'un praticien exercé puisse fort difficilement être induit en erreur : il faut en excepter néanmoins l'uréthrite ou blennorrhagie, dont la nature ne peut être déterminée *a priori.*

En 1811, M. le docteur Caron publia une brochure dans laquelle il soutint le premier la non-existence du virus vénérien, mais c'était alors une opinion à peu près isolée.

Quelques années après, MM. Gutthrie, Roses, Hennen, Thomson, Hill, James, Mac-Grégor, etc., et d'autres médecins anglais, avancèrent que les maladies vénériennes pouvaient être traitées avec succès sans mercure.

Des expériences tentées dans plusieurs hôpitaux de la Grande-Bretagne, il résulta pour beaucoup de praticiens que les antiphlogistiques, la diète, le repos suffisaient dans le plus grand nombre des cas pour obtenir la cure radicale de la syphilis[1].

Des observations recueillies par des médecins américains, allemands, prussiens, semblèrent confirmer ces premières données. Ainsi, MM. Thomas Harris à Philadelphie, Kern à Vienne, Becker à Berlin, soutinrent que les symptômes secondaires de la syphilis étaient non-seulement plus rares, mais encore beaucoup moins graves après un traitement simple qu'après l'emploi du mercure.

Enfin, dans ces derniers temps, quelques médecins français, MM. Jourdan, Devergie, Richond des Brus, Desruelles, Dubled, etc., ont complétement nié l'existence du virus syphilitique, et par conséquent l'utilité d'un traitement spécifique.

M. Jourdan dit positivement *que les symptômes vénériens primitifs sont le résultat de l'irritation causée par le pus que sécrètent les membranes muqueuses ulcérées ou enflammées ;*

Que les affections consécutives dépendent de la sympathie qui lie les organes primitivement affectés avec les autres parties du corps.

Cette théorie des sympathies, empruntée à Barthez et à Swediaur, qui tous deux admettaient un virus, est insuffisante pour se rendre compte des symptômes vénériens consécutifs.

Ainsi, suivant les auteurs que nous venons de citer, il n'y a rien de spécifique dans la syphilis, et ses divers symptômes ne réclament dans aucun cas un traitement particulier.

Ces idées, présentées d'une manière spécieuse, simpli-

[1] On sait que bientôt après les médecins anglais, désillusionnés, furent forcés de reconnaître l'incertitude et le peu de solidité de ces cures opérées *sans mercure*.

fiaient singulièrement la thérapeutique des maladies vénériennes : aussi ont-elles séduit un grand nombre de jeunes médecins, et surtout de chirurgiens militaires, ce qui devait être, puisqu'elles ont été professées pendant plusieurs années au Val-de-Grâce, hôpital d'instruction militaire de Paris.

Les membres de votre commission, mus par le seul désir d'arriver à la vérité, et cela dans l'intérêt de l'humanité, ont cherché à apprécier à leur juste valeur ces théories nouvelles ; s'ils les ont rejetées après un mûr examen, c'est que, suivant eux, elles ne sont point en harmonie avec l'observation exacte des faits [1].

L'expérience leur a démontré que les symptômes primitifs ou secondaires de la syphilis (à l'exception d'un grand nombre d'uréthrites) diffèrent des phlegmasies simples, 1° par leur mode de transmission et de développement, 2° par leur marche, 3° par le traitement qu'ils réclament, d'où ils concluent que ces symptômes dépendent toujours d'un principe particulier, auquel on a donné jusqu'ici le nom de *virus vénérien*.

Les symptômes syphilitiques diffèrent, disons-nous, des phlegmasies ordinaires par leur mode de transmission et de développement : en effet, ils ne surviennent jamais spontanément ; ils sont toujours transmis par le contact immédiat des parties d'un sujet infecté avec les parties saines d'un autre individu, ou bien encore par la voie de la génération ou de l'allaitement. Ainsi, un père ou une mère malades peuvent transmettre la syphilis à leur enfant, celui-ci à sa nourrice et cette dernière à un autre enfant.

Voici un fait qui offre un exemple des divers modes de transmission que nous venons d'indiquer. La syphilis a été communiquée, dans ce cas, du père à la mère, de la mère à

[1] Combien ont passé vite ces théories nées du *Broussaisisme !* Nous aurions, pour notre part, jugé inutile de les rappeler, si elles n'étaient devenues l'occasion de l'exposition de principes que nous rapportons ici... et si elles ne pouvaient servir de leçon à d'autres théoriciens plus modernes.

l'enfant qu'elle portait dans son sein, de celui-ci à la nourrice, qui à son tour a infecté son propre enfant, qu'elle allaitait encore de temps en temps.

M. F..... avait eu, à l'âge de dix-neuf ans, une maladie vénérienne grave qui avait été traitée et guérie par un des praticiens les plus recommandables de l'époque, par le docteur Sainte-Marie. Quelques années après il se maria, eut successivement trois enfants bien portants. Au mois de janvier 1828, il fit un voyage pendant lequel il contracta un léger écoulement. De retour à Lyon, il prit quelques boissons émollientes, puis la potion de Choppart; l'écoulement se dissipa, mais il reparut quelques mois plus tard. M. F..... consulta alors un empirique, qui le guérit par un traitement secret, et dès lors l'écoulement ne reparut pas; mais avant sa disparition complète, M. F..... avait eu l'imprudence de cohabiter avec sa femme. Elle devint enceinte et n'éprouva aucun accident pendant sa grossesse, si ce n'est une perte blanche un peu plus abondante que celle à laquelle elle était sujette de temps à autre. Elle mit au monde une fille qui, au moment de sa naissance, ne présentait aucun symptôme de syphilis, et qui fut envoyée en nourrice dans un village près de Bourgoin. Un mois après sa couche, madame F..... éprouva des douleurs aux parties génitales; il survint un écoulement jaunâtre. Les bains généraux et locaux, les lotions émollientes, furent employés sans succès; l'écoulement devint plus abondant, des ulcères et des végétations vénériennes se montrèrent aux grandes lèvres. Tel était l'état où je trouvai cette malade lorsque je fus consulté, six semaines après l'accouchement. M'étant expliqué sur la nature de sa maladie et sur le traitement auquel elle devait se soumettre, je ne pus jamais lui persuader qu'elle était atteinte d'une affection syphilitique, parce qu'elle ignorait alors que son mari avait un écoulement à l'époque de la conception. Aussi se contenta-t-elle de suivre un régime doux, de prendre des bains, et de faire des lotions et des injections d'eau de mauve; mais tous les symptômes continuèrent de faire des progrès. On lui écrivit alors que son enfant présentait des boutons à l'anus et à la cuisse droite, et que le médecin de l'endroit disait que c'était une maladie vénérienne. La nourrice s'était toujours bien portée, ainsi que ses enfants et son mari; la maladie du nourrisson ne pouvait donc provenir que de ses parents. Cette coïncidence fut seule capable de convaincre madame F..... qu'elle était réellement en proie à une maladie syphilitique; en conséquence, un traitement convenable fut mis en usage, et les symptômes vénériens disparurent complétement. Mais la nourrice ne tarda pas à être affectée elle-même; il survint des boutons et des ulcères au sein droit; elle fut traitée à la campagne, mais sans succès, parce qu'elle ne put l'être régulièrement. À quatre mois et demi, l'enfant de madame F.... mourut, et celui de la nourrice, que celle-ci continuait d'allaiter, contracta aussi la syphilis et en périt. Six mois après l'apparition des premiers symptômes, cette malheureuse femme vint à Lyon. Elle était alors dans un état déplorable; non-seulement les boutons et les ulcères du sein droit existaient encore, mais on observait en même temps des plaques rouges et arrondies sur les épaules, des ulcères aux lèvres et au voile du palais, et une ophthalmie très-intense. Elle fut admise à l'hospice de l'Antiquaille, d'où elle sortit guérie après un traitement qui dura plusieurs mois.

Cette observation nous offre réunis les divers modes de transmission indiqués plus haut. Il est impossible que l'enfant ait pu être infecté en venant au monde, puisque la mère ne présentait aucun symptôme vénérien aux parties génitales à l'époque de l'accouchement, et que ce n'est que deux mois après la naissance de l'enfant qu'ont apparu les premiers symptômes vénériens.

Il résulte encore de ce fait qu'une blennorrhagie peut être de nature syphilitique, puisqu'elle peut occasionner tous les symptômes d'une vérole consécutive. Il est démontré pour nous que des blennorrhagies ont été communiquées par des femmes qui ne présentaient point d'ulcères, malgré l'examen le plus attentif, même à l'aide du *speculum uteri;* que les individus qui ont contracté ces écoulements n'ont jamais été atteints de chancres, et que cependant ils ont été par la suite en proie aux symptômes vénériens les plus graves.

Non-seulement les maladies syphilitiques peuvent se transmettre par la voie de la génération, mais elles peuvent encore rester latentes pendant un temps plus ou moins long, puis faire explosion tout à coup, et cela sans cause connue.

On ne peut expliquer comment un principe morbifique quelconque, que ce soit celui de la syphilis ou de la rage, qu'on l'appelle virus ou qu'on lui donne tout autre nom, peut rester ainsi stationnaire et inerte pendant un temps plus ou moins long, puis signaler tout à coup sa présence par l'apparition des symptômes les plus graves. Nous ne discuterons pas, avec le savant Astruc, si le virus, pendant ce temps d'inaction, reste en dépôt dans le sang ou dans les glandes; mais nous affirmons que les faits de ce genre sont si nombreux, qu'il est impossible de les révoquer en doute.

M. le docteur Lusterbourg nous a communiqué plusieurs observations de syphilis constitutionnelles graves survenues quinze ou vingt ans après la disparition de symptômes primitifs légers qu'on croyait radicalement guéris. Entre autres faits de ce genre, nous citerons le fait suivant :

M. Ch....., âgé de cinquante-huit ans, portait à la lèvre supérieure un ulcère qui disparut à la suite d'une cautérisation, et fut remplacé par une ophthalmie avec iritis de l'un et de l'autre œil. La cornée perdit sa transparence, le malade était dans un état presque complet de cécité, lorsqu'il se rendit à Lyon dans le courant de l'année 1831. MM. les docteurs Lusterbourg et Viricel consultés, ayant observé des taches cuivrées sur les extrémités supérieures et sur la poitrine, adressèrent au malade diverses questions, desquelles il résulta qu'il avait eu à l'âg de vingt ans une blennorrhagie. En conséquence de cet aveu, on prescrivit le mercure et les sudorifiques. Ce traitement obtint un succès complet : les taches disparurent, et la vue se rétablit aussi parfaite qu'avant la maladie.

M. le docteur Mermet, qui a eu l'occasion d'observer souvent des cas analogues au précédent, nous a cité le suivant : Un militaire qui, étant garçon, avait eu plusieurs maladies vénériennes traitées très-légèrement, se maria, et jouit pendant onze ans, ainsi que sa femme et ses enfants, d'une santé parfaite. Après ce long espace de temps, il fut tout à coup atteint (sans s'être exposé à une nouvelle infection) d'ulcères au voile du palais, de bubons, de pustules et autres symptômes vénériens consécutifs, qui furent traités et parfaitement guéris par un traitement mercuriel.

Cette observation prouve que le virus syphilitique peut rester latent pendant un grand nombre d'années, sans se communiquer par la voie de la génération. Les suivantes démontrent, au contraire, que les enfants peuvent être infectés sans que le père présente aucun symptôme au moment de la conception, et sans que la mère soit malade ni avant ni après. Nous emprunterons la première à M. le docteur Repiquet.

Un négociant de cette ville, après avoir été militaire pendant quelques années, épousa une très-jeune personne qui ne devint enceinte que quatre ans après son mariage. Elle jouissait d'une très-bonne santé, elle accoucha très-heureusement, et nourrit son enfant. Huit jours après, je vis à mon grand étonnement, à ce même enfant, des ulcères syphilitiques aux parties sexuelles et au pourtour des ongles. Le mari m'apprit qu'étant militaire, il avait eu quelques légères maladies vénériennes, et que peu de temps avant la grossesse de sa femme, il avait été atteint d'un ulcère simple qui disparut en peu dej ours. L'enfant mourut, et la mère n'a jamais été infectée. Le mari fit un traitement régulier qui dura quatre mois ; un second enfant est venu au monde, et se porte très-bien.

M. le docteur Montain nous a communiqué l'observation

suivante, qui présente la plus grande analogie avec la précédente. Il fut consulté par un individu qui, avant de se marier, avait eu une maladie syphilitique qui disparut assez promptement sous l'influence d'un traitement très-incomplet; les trois premiers enfants présentèrent tous des symptômes syphilitiques, le père et la mère n'en offrant aucun. Plus tard, le père, sans s'être exposé de nouveau, fut atteint d'un bubon. Des frictions de deutoïodure de mercure, et le protoïodure à l'intérieur, amenèrent une guérison si complète, que les enfants qui naquirent ensuite furent parfaitement sains.

Il nous semble que ces faits prouvent non-seulement l'hérédité de la syphilis, mais aussi l'existence d'un principe morbifique qu'on a bien pu désigner sous le nom de *virus*; car rien de semblable ne s'observe dans les irritations simples, quelle que soit la cause qui les ait déterminées. Et cependant M. Jourdan affirme que la syphilis n'est jamais héréditaire; M. Devergie, moins exclusif, dit que l'hérédité des maladies vénériennes doit être rangée dans les cas rares; ces cas sont au contraire très-fréquents; mais, pour être conséquent, on est obligé de les nier, puisqu'on ne veut pas admettre un virus.

Si les irritations syphilitiques diffèrent des irritations simples, par leur mode de transmission, ainsi que nous croyons l'avoir suffisamment démontré, elles en diffèrent encore par leur mode de développement; ainsi, elles ne surviennent jamais spontanément, elles sont susceptibles d'inoculation, elles présentent une période d'incubation comme la plupart des virus [1].

Les symptômes syphilitiques ne surviennent jamais spontanément, ils sont toujours le résultat du contact de parties saines avec les parties d'un individu affecté; l'abus du coït,

[1] Voilà ce qu'a prétendu nier M. Ricord, se fondant sur la formation rapide de la pustule chancreuse à la suite de l'inoculation de l'accident primitif...; comme si un fait d'*expérimentation* pouvait annuler un fait d'*observation* clinique, et comme si la différence des conditions où s'opèrent les deux faits ne pouvait pas suffire à expliquer la différence des résultats.

le libertinage, la malpropreté, la prostitution, n'ont jamais engendré la syphilis, malgré l'assertion contraire de quelques auteurs tant anciens que modernes.

La syphilis présente encore ce caractère qui lui est particulier, c'est qu'elle peut être inoculée. Le pus produit par une phlegmasie ordinaire, déposé sur une membrane muqueuse, ou sur une portion de peau dénudée de son épiderme, ne produit aucun effet; tandis qu'on voit quelquefois des accoucheurs s'inoculer accidentellement une affection vénérienne par le simple contact avec les parties malades, lorsqu'ils ont aux mains la plus légère excoriation. D'ailleurs, des faits en grand nombre, et tellement connus que nous croyons inutile de les rapporter, prouvent la possibilité de l'inoculation directe de la syphilis.

Enfin, les symptômes vénériens primitifs, conséquence de cette incubation, ne se manifestent qu'après une sorte d'incubation du virus, tandis que les phlegmasies simples succèdent immédiatement à l'action de la cause qui les a déterminées... »

Je crois inutile d'ajouter de nouveaux arguments aux précédents. Quand un homme qui a observé pendant un temps suffisant a pu s'éprendre à tel point d'une théorie quelconque, qu'il méconnaisse la nature virulente et *contagieuse* de la syphilis, le caractère *spécifique* des phénomènes qui décèlent sa présence, la marche particulière qu'ils affectent et qui ne peut être comparée à celle d'aucune autre maladie..., il serait bien superflu d'entrer en lice avec lui et de chercher à combattre le système qu'il a adopté.

Reconnaissons d'ailleurs que parmi les médecins qui avaient cru devoir adopter les théories d'*irritation* et de *sympathie* et les pratiques *antiphlogistiques*, il s'en était trouvé bien peu qui eussent nié absolument la nature spéciale et virulente de la syphilis, voire même l'efficacité du mercure; seulement ils mettaient tous leurs efforts à la restreindre et à l'amoindrir le plus possible...; c'était au temps à faire encore une fois justice de ces vieilles erreurs rajeunies, annoncées bien à tort sous la couleur *du progrès*.... Et en effet, comme je l'ai déjà dit, ces théories nées de la médecine prétendue *physiologique* sont déjà presque oubliées de nos jours.

Un autre système beaucoup plus séduisant et s'appuyant sur des faits et des expériences interprétées à un point de vue beaucoup plus scientifique, a été fondé depuis lors par un chirurgien contemporain dont le talent et le mérite ont donné une grande vogue à la réforme qu'il a cherché à introduire dans les doctrines généralement reçues....

Ce système s'ébranle à son tour, et son auteur a déjà été amené à des concessions et à des modifications tellement radicales, que lui-même a dû prendre pour devise du dernier ouvrage publié sous sa direction, le vers suivant, composé dans un accès de cynisme politique par un poëte de notre temps :

L'homme absurde est celui qui ne change jamais.

M. Ricord lui-même a déjà assez changé, en effet, pour que nous puissions espérer le voir se rallier un jour complétement aux doctrines que nous avons toujours soutenues et qui ont inspiré notre livre [1].

Voici d'ailleurs le jugement que nous formulions sur ce système, au moment de sa plus grande vogue, dans la séance de l'Académie de médecine du 28 septembre 1852.

« Il y a, disions-nous, une vérité qu'il n'est pas possible de méconnaître et qu'il n'est pas inutile de rappeler à l'occasion de la discussion actuelle : c'est que, pour sortir de la foule et s'élever au succès, il faut presque nécessairement quitter les sentiers connus de la science, battre en brèche les traditions classiques, réformer autant que possible les principes qui semblent reposer sur l'expérience commune et le bon sens vulgaire. De là la nécessité qui pousse trop souvent les hommes éminents, que la nature semble avoir créés pour régenter la foule, à enfanter ces systèmes qu'un de nos col-

[1] Voir les numéros du 15 et du 30 juin 1859 de la *Revue médicale : De la contagion des accidents secondaires, etc.*

lègues désignait dans la précédente discussion sous le nom de doctrines *carrées*. Ces doctrines, dont toutes les parties offrent une harmonie et une perfection séduisantes, excitaient chez cet habile orateur une sorte d'admiration et d'enthousiasme, tandis qu'à juger plus froidement, peut-être devraient-elles au contraire inspirer des sentiments de défiance et de réserve. Hélas! surtout dans les sciences naturelles, l'esprit humain est enfermé dans un cercle, et ceux-là trop souvent me semblent en chercher la quadrature qui veulent reculer indéfiniment les limites posées par l'arbitre souverain des hommes et des choses!

» Pour la médecine, en particulier, que de doctrines prétendues *carrées* rejetées aujourd'hui comme de pures illusions! Et quant à la *syphilis*, qui seule doit nous occuper ici, combien d'interprétations forcées et de suppositions gratuites pour soumettre les faits récalcitrants à une théorie commune! C'est ainsi que pour restreindre au *chancre* la syphilis primitive, il faut *supposer* un chancre uréthral dans certaines blennorrhagies, faire des *chancres* avec les *tubercules plats primitifs* ou pustules muqueuses, contester le *bubon d'emblée*, nier le caractère contagieux de certaines *végétations*, transformer en chancres certaines *ulcérations consécutives* des amygdales, de la bouche ou de la peau; torturer et interpréter à sa guise les exemples d'apparition tardive des accidents *secondaires* de la syphilis, et les cas de transmission de quelques-uns de ces accidents, transmission qui s'est opérée plus d'une fois dans les rapports intimes et habituels qui s'établissent entre un mari et une femme, entre une nourrice et son nourrisson, entre celui-ci et les autres enfants qui cohabitent sous le même toit.... Il faut enfin récuser le témoignage des observateurs les plus dignes de foi, accuser d'erreur ou de crédulité tous ceux qui ne veulent donner des faits cliniques que l'explication qui leur semble la plus simple et la plus légitime.... En un mot, il faut choisir, tailler, racler, polir, réduire à une mesure tracée à l'avance tous les matériaux de la science, pour qu'ils puissent entrer dans le fameux *carré* sans en déranger les lignes régulières et surtout sans en altérer la solidité. On réussit ainsi, en effet, et nous en avons eu un exemple bien frappant et bien récent dans la propagation rapide du *broussaisisme*, à fasciner la foule, à se créer des admirateurs fanatiques qui ne permettent point la contradiction, et qui accusent tout naïvement d'ignorance ou d'un arrêt de développement cérébral les antagonistes du système.

» Toutefois, ce n'est pas dans cette enceinte qu'on peut craindre de voir régner une pareille tyrannie. Déjà des voix puissantes se sont élevées contre les prétentions d'une doctrine qui, selon moi, a eu dès le début le tort de vouloir soumettre le fait clinique au fait expérimental.

» On a pu voir dans la discussion précédente et dans celle actuelle combien l'*inoculation*, invoquée comme la base la plus sûre du diagnostic et même de l'histoire tout entière de la syphilis, était une base mal assurée, et ceux qui en ont poussé la théorie et la pratique jusqu'à la *syphilisation* ont rendu un véritable service à la science, en prouvant, par l'abus, combien l'usage même pouvait être infidèle.

» Pour moi, je l'avoue, je ne m'attache pas aux expériences invoquées pour ou contre la transmissibilité des accidents *primitifs* ou *secondaires* de la syphilis, et je m'en tiens à ce qu'apprend l'observation clinique, qui confirme tous les jours les opinions généralement admises par les auteurs du siècle dernier sur les caractères, la marche et la transmissibilité de ces accidents.

» Je m'explique d'ailleurs comment il y a toujours eu quelque désaccord sur ces matières, entre les médecins de l'hôpital du Midi et ceux de l'hôpital Saint-Louis : là sont réunis tous les malades récemment atteints de syphilis primitive et récente; ici se rencontrent un grand nombre d'exemples de syphilis ancienne et tardive.

» Je ne viens pas prolonger une discussion qui ne saurait

avoir de solution dans de pareils débats, mais je veux unir ma protestation à celle des praticiens consommés qui m'ont précédé et qui ont cru devoir poser des limites à des innovations d'autant plus dangereuses qu'elles sont répandues et popularisées par un homme dont le talent éminent et la grande habileté chirurgicale ne peuvent être contestés par personne.

» Je me bornerai donc à rappeler que j'ai publié moi-même, dans mon *Manuel des maladies vénériennes*, dans mon mémoire académique sur les *syphilides*, dans mon mémoire sur l'usage du *sirop de deutoïodure ioduré*, etc.,[1] des exemples incontestables de syphilis tardive et de transmission des accidents *secondaires* de la syphilis dans les conditions spéciales qui permettent exceptionnellement à la contagion de se produire en pareil cas.

» Quant à l'objection tirée de la rareté de ces exemples et du grand nombre des syphilis *secondaires*, je me permettrai de demander à M. Ricord s'il pourrait tirer un argument contre la contagion de la gale, de la fréquence de la maladie et de l'absence de la transmission aux médecins de l'hôpital Saint-Louis, qui vivent au milieu des galeux?

» Parmi les accidents secondaires que mes observations particulières m'ont permis de constater, je citerai les ulcères consécutifs des systèmes muqueux et tégumentaire, la syphilide papuleuse et squammeuse, les végétations consécutives, la syphilide tuberculeuse et pustuleuse... qui se sont communiqués d'un mari à une femme saine, d'un nourrisson à une nourrice et à d'autres enfants habitant sous le même toit, en relations intimes habituelles avec le sujet infecté.

» Je sais bien qu'à l'aide d'une critique qui s'appuie sur des interprétations, des suppositions assaisonnées de quelque peu de raillerie, il y a moyen de révoquer en doute la contagion des accidents secondaires.... mais je sais aussi que, pour les esprits prévenus et les faiseurs de systèmes, il n'y a de vérités que celles qui cadrent avec leurs théories, d'observations authentiques que celles qu'ils ont eux-mêmes rédigées, d'interrogatoires bien faits et de commémoratifs bien recueillis que ceux opérés sous leur direction.

» Je sais enfin que, s'il peut arriver qu'on soit induit en erreur par le récit mensonger de certains malades, il n'est pas rare non plus qu'en les tourmentant de questions dirigées vers un but fixé à l'avance, on réussisse à leur faire dire tout ce qu'on veut, et l'on arrive à tracer un historique qu'on a bien et dûment composé soi-même pour les besoins de la cause.

» Je me résume en posant les assertions suivantes comme des propositions que sanctionne l'observation clinique :

» 1° Les symptômes primitifs de la syphilis sont multiples ;

» 2° La marche rigoureuse et régulière qu'on a voulu fixer au développement des accidents *secondaires* est loin d'être constante ;

» 3° Ces accidents peuvent exceptionnellement se montrer contagieux dans des conditions particulières de communications intimes et de cohabitation assidue ;

» 4° L'inoculation expérimentale ne me paraît devoir être introduite dans la pratique commune ni comme moyen préventif, ni comme moyen thérapeutique, ni même comme moyen de diagnostic... attendu qu'elle ne prouve pas absolument la non-contagion quand elle échoue, et que, lorsqu'elle réussit, outre qu'elle n'est pas sans inconvénient, elle peut être suppléée par les autres éléments de diagnostic clinique.

» *P. S.* — Je n'ajouterai plus que quelques mots pour me défendre contre certaines critiques de M. Ricord qui ne me paraissent nullement fondées.

» D'abord il feint de croire que ceux qui se refusent à admettre la doctrine rigoureuse et précise qu'il regarde comme un progrès constaté et définitif, sont nécessairement des partisans de ces erreurs depuis longtemps condamnées et vouées à l'oubli, qu'il est si facile aujourd'hui de tourner en ridicule.

Qu'il veuille bien ne pas nous juger si crédules, mais surtout qu'il ne se vante pas trop d'un progrès qui compte au moins trois siècles. Voici, en effet, ce que disait Fernel vers le milieu du seizième siècle :

« Il faut regarder comme des fables les récits qui ont pu faire croire au développement du mal par des influences aériennes ou alimentaires, dans des couvents de filles cloîtrées qui n'avaient eu aucun commerce avec l'homme, etc., etc. »

» Ce même Fernel, non-seulement admettait, comme M. Ricord, des périodes successives dans le développement des accidents consécutifs de la syphilis, mais même il comptait quatre périodes au lieu de trois.

» Un autre auteur contemporain, Botal, fixait entre deux et quatre mois d'infection le développement de la syphilis consécutive, que M. Ricord veut aujourd'hui enfermer dans une période de six mois.

» On pourrait encore, sans parler de B. Bell, citer plus d'un auteur de la fin du siècle dernier ou du commencement de celui-ci, qui, pour caractériser la blennorrhagie syphilitique, avait admis l'hypothèse d'un chancre dans l'urèthre.

» Et quand, d'ailleurs, M. Ricord lui-même se tire si difficilement de l'argumentation qui lui oppose la contagion des papules muqueuses, des végétations, des syphilides de l'enfant nouveau-né, etc., il faut bien qu'il avoue qu'il y a encore, même pour lui, des points obscurs et difficiles dans l'histoire de la syphilis.

» Dois-je répondre à la petite critique qu'il m'a adressée personnellement sur la forme prétendue pustuleuse du chancre primitif? Mais qu'ai-je dit? Et cela à propos d'une méthode ectrotique qui posait en principe, pour une cautérisation préventive efficace, le déchirement avec la pointe d'une lancette de la vésicule ou de la pustule initiale du chancre. J'ai dit : Le chancre primitif, c'est-à-dire le chancre ordinaire du prépuce ou du gland, ne se présente point sous la forme pustuleuse. C'est là une question de fait qu'il était bien facile à M. Ricord de trancher dans sa position spéciale. Croit-il avoir répondu en disant : « La forme pustuleuse est celle du chancre cutané produit par l'inoculation? »

» Félicitons-nous, d'ailleurs, messieurs, de toutes ces luttes, de toutes ces discussions; elles tendent à nous rendre plus soigneux, plus attentifs, plus laborieux; et, en définitive, elles doivent tourner au profit de la science et de l'humanité. »

LIVRE CINQUIÈME.

TRAITEMENT DE LA SYPHILIS.

« Nous sommes (dit encore le rapport cité à la fin du livre précédent) naturellement amenés à traiter la question tant controversée depuis quelques années, de l'utilité du mercure dans les maladies vénériennes.

» Lors de l'apparition de la syphilis en Europe, à la fin du quinzième siècle, les malheureux qui étaient atteints de cette affreuse maladie furent abandonnés par les médecins, après que ceux-ci eurent inutilement tenté tous les moyens imaginables pour en arrêter les progrès. Mais bientôt, honteux de leur inaction, dit le savant Astruc, ils essayèrent de nouveau, sans plus de succès, les saignées, les délayants, les purgatifs, lorsque par analogie (le mercure étant depuis longtemps employé avec avantage dans quelques affections cutanées), Gaspard Torella, Béranger de Carpi et quelques autres, conçurent l'heureuse idée de l'administrer dans les maladies vénériennes. Les succès qu'on obtint de l'emploi de ce moyen nouveau furent tels, qu'on abandonna tous les autres, et que le mercure fut dès lors considéré comme le spécifique de la syphilis ; son usage devint universel, et l'on rendit au ciel des actions de grâces pour une si importante découverte. Depuis cette époque jusqu'à nos jours, c'est-à-dire pendant trois siècles, les préparations mercurielles n'ont pas cessé de jouir de la même faveur ; malgré les déclamations quelquefois intéressées de certains médecins, et les accidents graves qui trop souvent ont été le résultat de l'abus qu'on en a fait.

» Nous admettons avec Astruc, Peyrilhe, Swediaur, Cullerier et Lagneau, que le mercure est le médicament par excellence dans le traitement des syphilis constitutionnelles; et si l'on ne peut pas lui donner le nom de *spécifique*, parce qu'il ne guérit pas toutes les maladies vénériennes, il est certain que c'est le remède le plus actif, et souvent le seul qui puisse enrayer la marche de ces affections, quelquefois si terribles. Beaucoup de médecins, tant en France qu'à l'étranger, professent aujourd'hui des opinions diamétralement opposées, puisqu'ils soutiennent : *que le mercure est toujours inutile et très-souvent nuisible dans le traitement des maladies syphilitiques* [1].

» Nous l'avons déjà dit : il arrive quelquefois que les symptômes primitifs disparaissent sans retour par l'emploi seul des antiphlogistiques ; mais aussi, des faits innombrables prouvent que des syphilis traitées par ces moyens seuls, avec quelque apparence de succès, ont récidivé, et n'ont disparu définitivement que par l'emploi du mercure uni aux sudorifiques. L'un de vos commissaires, M. le docteur Pasquier, nous a communiqué plusieurs faits qui viennent à l'appui de cette assertion. Nous croyons devoir rapporter le suivant.

Ulcère syphilitique guéri par la cautérisation seule ; pustules lenticulaires survenues consécutivement ; traitement antiphlogistique et dépuratif employé sans succès ; guérison par le mercure.

Mad..., âgée de vingt-quatre ans, blonde, d'un tempéra-

[1] Il ne faut pas oublier que ceci a été écrit en 1835 ; il y a tout juste, par conséquent, un quart de siècle... ; espace de temps plus que suffisant pour changer en médecine et les théories et la pratique communes.

ment lymphatique, éprouve à une des lèvres un ulcère que des circonstances commémoratives permettent de croire syphilitique. Elle est traitée par un zélé partisan de la doctrine physiologique : lotions et boissons émollientes, saignées locales, lui sont prodiguées. Enfin, on a recours à la cautérisation avec le nitrate d'argent pour obtenir une cicatrisation complète.

La malade était guérie depuis cinq mois environ, lorsque, en mai 1826, elle se vit tout à coup couverte de boutons. Son médecin recourut de nouveau à la méthode antiphlogistique. Après un mois de ce traitement, qui fut à peu près sans résultat, il lui prescrivit le petit-lait avec les sucs d'herbes, et l'envoya à la campagne.

Ce dernier régime fut suivi à peu près pendant un mois, au bout duquel je fus consulté. Mad.... se présenta à moi avec des pustules lenticulaires sur presque toute la surface du corps ; je prescrivis l'usage de la décoction de salsepareille et de la liqueur de Van Swieten. Après quarante jours de ce traitement, la peau ne présentait plus que les taches que laissent les pustules vénériennes. Pour assurer la guérison, je prescrivis des frictions jointes au traitement interne. A la huitième, la salivation commençant à se manifester, je fis cesser tout moyen mercuriel. Depuis cette époque, la malade n'a éprouvé aucune rechute.

» Nous pourrions rapporter un très-grand nombre d'observations analogues, et de l'ensemble desquelles il résulterait, de la manière la plus évidente (ce qui est démontré pour nous), que les syphilis consécutives sont bien plus fréquentes après l'emploi seul des antiphlogistiques qu'après un traitement spécifique ; il est donc prudent d'avoir recours à ce dernier traitement, même pour les symptômes primitifs, aussitôt que l'état inflammatoire a été dissipé [1].

[1] Rien de plus sage que ce conseil. Aujourd'hui encore, grâce aux nouvelles théories sur le *chancre mou*, sur le défaut de préservation des accidents consécutifs attribué au traitement spécifique, sur les succès de

» Mais c'est principalement dans les maladies vénériennes invétérées qu'on obtient de l'emploi du mercure des résultats qu'on ne peut attendre d'aucun autre mode de traitement, pas même de l'administration tant vantée des sudorifiques concentrés ou donnés à doses énormes, comme le prescrivait le docteur Sainte-Marie. L'expérience a prouvé que cette méthode, préconisée par ce praticien, du reste si recommandable, fatiguait le plus ordinairement l'estomac des malades, qui, bien loin d'arriver par elle à une cure radicale, étaient obligés de recourir à un autre mode de traitement.

» Si le mercure fut autrefois trop fréquemment employé et à doses trop fortes, et s'il en est résulté quelquefois des accidents, on peut dire qu'on est tombé de nos jours dans un excès contraire; qu'il est trop rarement mis en usage et à doses trop légères, tant certains médecins redoutent ces accidents, qui du reste ont été singulièrement exagérés.

» Ainsi, on l'a accusé de produire certains symptômes qui ne doivent être attribués qu'à la syphilis elle-même : telles sont, par exemple, les exostoses et les caries; et si quelquefois il a réellement déterminé des tremblements nerveux, la phthisie pulmonaire ou l'aliénation mentale, il faut en accuser l'impéritie du praticien qui l'administrait, bien plus que le médicament lui-même.

» Quant aux aliénations mentales, nous savons que le vulgaire attribue au mercure toutes celles qui surviennent chez des individus qui ont auparavant présenté quelques symptômes vénériens, et auxquels on a administré ce médicament. Nous croyons que le mercure, l'opium ou autres remèdes actifs, ont pu contribuer au développement de quelques manies; mais nous ne sommes pas éloigné de dire, avec Cullerier, qu'il serait fort difficile de prouver qu'une seule vésanie

l'iodure de potassium comparé au mercure, etc., combien de traitements nuls ou incomplets ! Aussi combien est nombreux, surtout dans les classes populaires, le chiffre des sujets atteints d'accidents consécutifs !

ait réellement été produite par le mercure. M. le docteur Pasquier, qui a été pendant huit années chargé du service des aliénés à l'hospice de l'Antiquaille, n'a vu que deux filles publiques passer des salles des vénériennes dans les siennes; et depuis cinq ans que ce même service a été confié à votre rapporteur, ce cas ne s'est présenté qu'une seule fois; et cependant, que de causes autres que le mercure peuvent déterminer la folie chez ces malheureuses!

» Il est bon de remarquer que ce n'est pas d'aujourd'hui que les effets pernicieux du mercure imprudemment administré, ont été signalés; de tout temps, des médecins judicieux se sont élevés contre l'abus qu'on en pouvait faire; ainsi, dans Sanchez, on trouve un chapitre tout entier consacré à prouver combien il est dangereux d'employer le mercure pendant la période inflammatoire des maladies vénériennes. Astruc lui-même, qui regarde ce métal comme le remède le plus efficace de la syphilis, *hujus morbi præstantissimum remedium*, recommande de l'employer avec prudence; ainsi il ajoute : *modo caute adhibeatur, semper innocuum, tutum et efficacem.*

» L'accident le plus fréquent est la salivation; mais depuis l'année 1718, époque à laquelle la Faculté de Montpellier, entraînée surtout par les travaux de Chicoynau, démontra l'inutilité de la salivation dans le traitement de la syphilis, il est peu de praticiens en France qui prescrivent le mercure jusqu'au ptyalisme, ou qui ne suspendent son emploi aussitôt qu'ils en aperçoivent les premiers symptômes. Il faut convenir néanmoins, qu'une légère excitation des gencives, qu'un goût métallique, ou une salivation commençante, sont toujours sans inconvénient; on est alors certain que le mercure a été porté dans le torrent de la circulation; c'est même en quelque sorte une garantie de plus pour l'efficacité du traitement; cependant, il est démontré que la cure peut être tout aussi radicale, lors même que le mercure n'a point porté son action sur les glandes salivaires. A l'exception du calomélas et des frictions, les autres préparations mercurielles administrées avec prudence et concurremment avec les sudorifiques, n'occasionnent ordinairement ni la salivation ni aucun autre accident. L'un de vos commissaires, M. le docteur Repiquet, qui dans l'espace de dix années a eu à traiter à l'hospice de l'Antiquaille au moins douze mille vénériens, et qui a constamment employé le mercure, n'a jamais vu d'accidents graves déterminés par ce médicament [1]. »

Partageant pleinement la plupart des opinions exprimées dans le travail des médecins de Lyon, nous avons dû le citer textuellement, car nous n'aurions pu que redire les mêmes choses sous une forme peut-être un peu différente. Il ne faut pas oublier d'ailleurs que ce travail a été publié à l'occasion du congrès de Nantes, et que les résultats consignés dans les procès-verbaux des séances de ce congrès sont à peu près semblables aux conclusions du précédent rapport. Nous pensons que si l'on consultait successivement toutes les sociétés savantes du royaume, on obtiendrait partout la majorité des suffrages en faveur de ces doctrines. Je ne prétends point soutenir que ce fait seul suffirait pour en établir l'infaillibilité, mais on voudra bien m'accorder au moins qu'il donne de fortes présomptions [2].

C'était d'ailleurs une chose curieuse, de voir les amis du progrès et du nouveau revenir aux errements des médecins qui, dans la première moitié du seizième siècle, s'accordaient à peu près universellement à appliquer au traitement de la maladie vénérienne une méthode qu'ils appelaient, tout

[1] La salivation, regardée aujourd'hui comme *un accident* qui a fait presque complétement renoncer à la méthode *des frictions*, nous a paru, dans quelques cas rebelles, une condition de la guérison.

[2] Le journal de la société de Nantes (janvier 1836) a publié en effet le relevé des réponses faites par les sociétés de Tours, de Toulouse, d'Angers, de Rennes, de Metz, de Dijon, etc., aux questions adressées par le congrès médical, et ce relevé vient à l'appui de notre assertion. (Voir la *Gazette médicale* du 6 février 1836.)

comme les médecins physiologistes modernes, simple et *rationnelle*[1].

Voici quelles étaient, en effet, les principales bases de leur pratique :

1° Ils faisaient garder *une grande diète;* 2° ils *saignaient* au commencement de la maladie, et dans le cours du mal ils recouraient *aux sangsues* et aux ventouses; 3° ils prescrivaient les purgatifs, les apozèmes dépuratifs et altérants, les boissons rafraîchissantes, telles que le petit-lait, les sucs d'herbes, etc.; 4° ils employaient les *bains* tièdes, généraux et locaux, soit simples, soit avec addition de diverses substances émollientes; ils recouraient même, au besoin, aux *bains de vapeur* et aux *fumigations....*; enfin, ils mettaient en usage divers topiques, émollients, détersifs, cathérétiques, suivant les indications qu'offraient les symptômes locaux.

Nicolas Leoniceno (1497) regarde la syphilis comme une maladie complexe et contre laquelle il serait tout à fait irrationnel d'employer un traitement unique et le même pour tous les cas. La saignée, les évacuants, un régime très-tenu, lui paraissent les moyens les plus utiles et les mieux indiqués; quant aux *onctions* (vantées par les empiriques), on ne saurait les appliquer à tous les sujets.

Sébastien d'Aquila (1498) croit à l'identité de la maladie vénérienne et de l'*éléphantiasis.* Tout en admettant que les intempéries de l'air peuvent y donner naissance, il reconnaît pourtant que sa source la plus ordinaire se trouve dans la contagion directe qui s'opère dans le coït. Aussi recommande-t-il comme premier moyen, tant préservatif que curatif, l'abstinence du coït. Il conseille ensuite aux malades une température chaude, une diète tenue et frugale, du laitage, de

[1] Voir le tome II du *Traité* d'Astruc, in-12, à la page 77.
Voir surtout dans l'*Aphrodisiacus* la dissertation et les conseils de *Galp. Torella.* Les seuls remèdes employés par ce célèbre médecin de la famille des Borgia, étaient la saignée, les purgatifs, les bains d'étuve, le régime.

préférence du lait d'ânesse ou de chèvre (point de fromage), des fruits doux ; pour boisson de l'eau miellée ou de la bourrache ; enfin, comme remèdes actifs, la saignée, les dépuratifs et les purgatifs. Ceux qui voudront être guéris au plus vite, mais avec moins de sécurité, pourront recourir à la méthode des onctions. On les fera suer dans le lit et on les oindra avec un onguent composé, faiblement additionné de mercure.

Antoine Benivenio, de Florence (1502), après avoir assez bien indiqué les principales formes des *syphilides*, dit qu'au jugement des plus habiles médecins, lorsque le mal s'est répandu dans tout le corps, la maladie doit être traitée comme la *lèpre*. La saignée, les sangsues et les ventouses sur les parties affectées, les apozèmes purgatifs, les potions dépuratives, telles que celles faites avec la fumeterre, l'endive, le sucre acide des limons ou du citron, et en dernier lieu les applications topiques de diverses natures (dont quelques-unes sont additionnées de mercure)..., tel est l'ensemble des remèdes qu'il propose.

Jacques de Catanée, médecin génois (1505), s'exprime à peu près comme les auteurs précédents. Toutefois, il joint plus habituellement la cure empirique aux méthodes prétendues rationnelles. Il met d'ailleurs dans l'administration des onctions mercurielles, une mesure, une méthode et une prudence qui étaient inconnues aux empiriques de son temps.

Dès lors, je ne vois pas pourquoi on ne voulait pas rendre à *Nicolas Leoniceno*, à *Gaspard Torella*, à *Antoine Benivenio*, à *Jacques de Catanée* et à tant d'autres, les honneurs que s'étaient injustement attribués les écrivains modernes de France, d'Angleterre ou d'Italie, qui partageaient les doctrines de MM. *Richond*, *Jourdan* et *Devergie aîné*. Il n'y avait donc pas lieu pour eux de se glorifier à propos de la publication d'observations plus ou moins analogues à celles de ce chevalier allemand du seizième siècle (le célèbre *Ulrich de Hutten*), qui, ayant eu le malheur d'être attaqué de la vérole à une époque où le mercure était trop souvent manié par l'ignorance et le charlatanisme, subit inutilement onze traitements dans l'espace de neuf années, et fut enfin guéri, vers l'an 1519, par l'usage du gaïac, auquel il consacra en reconnaissance un traité destiné à célébrer les vertus du bois sudorifique.

Le docteur *Carlo Calderini,* de Milan, qui a publié en 1835 un tableau clinique du traitement de la maladie vénérienne *sans mercure* [1], a eu la modestie, du moins, de reconnaître l'ancienneté de la méthode qu'il préconise :

« J'ai eu, dit-il en tête de son premier rapport, à introduire pour la première fois dans notre Lombardie, avec quelque extension et avec le plus heureux succès, la *méthode antiphlogistique exclusive,* méthode bien plus ancienne que la mercurielle, puisque *Sébastien Brandt* et *Conradin Gilino* l'ont recommandée dès l'an 1496 et 1497. »

L'auteur conclut d'ailleurs que tout vénérien susceptible de guérir par les mercuriaux est également curable par le traitement antiphlogistique pur, et que ce dernier, plus court, au moins aussi sûr, et sujet à beaucoup moins d'inconvénients, est généralement préférable au traitement mercuriel. De nombreux tableaux statistiques viennent à l'appui de ces conclusions.

Je ne m'engagerai point ici dans les longueurs et les difficultés d'une discussion qui n'aurait plus le mérite de l'à-propos. Rien de plus facile dans un grand nombre de questions, et particulièrement dans les questions médicales, que d'opposer des arguments à des arguments et des chiffres à des chiffres...; mais, pour mon compte, je préférerai toujours ceux qui ont été sanctionnés par l'expérience et la raison *du temps,* et jusqu'ici, je ne vois pas de motif suffisant pour re-

[1] Prospetto clinico sopra le malattie veneree e particolarmente sulla cura di esse senza mercurio del dottore Carlo Calderini, oculista approvato, e medico-chirurgo delle due infermerie dei sifilitici, uomini e donne, presso l'ospitale Magg. di Milano, 1 vol. in-8, Milan, 1835.

venir à ces méthodes prétendues rationnelles, si généralement abandonnées du seizième au dix-neuvième siècle, pour la méthode spécifique ou *mercurielle* [1]. C'est donc de cette méthode surtout qu'il sera question ici, sauf les exceptions, les additions, les modifications que tous les praticiens raisonnables ont jugé nécessaire d'y apporter suivant les cas; c'est cette méthode que j'exposerai dans tous ses détails, ne l'ayant jamais trouvée, pour ma part, ni infidèle, ni dangereuse, toutes les fois que j'ai pu l'appliquer d'une manière convenable et chez des sujets qui n'étaient point placés dans des circonstances trop défavorables. J'y ajouterai le nouveau remède si généralement employé comme *adjuvant* ou *succédané* du mercure, l'*iodure de potassium*, introduit, à ce qu'il paraît, pour la première fois, dans le traitement de la syphilis par *Wallace* [2].

CHAPITRE PREMIER.

TRAITEMENT MÉTHODIQUE DE LA SYPHILIS PAR LES PRÉPARATIONS MERCURIELLES.

JOHN HUNTER a mis en lumière un point de pratique fort important, en insistant plus encore qu'on ne l'avait fait avant

[1] Le mot de *spécifique* ne veut pas dire autre chose pour moi que *spécial;* assurément je n'ai pas la prétention de soutenir que le mercure *seul* puisse guérir la syphilis et qu'il réussisse dans tous les cas sans exception. Je dis seulement que c'est lui qui guérit le plus généralement, le mieux et le plus sûrement..., c'est assez suivant moi pour que ce remède puisse être dit le *spécifique* de la vérole, au même titre que le quinquina est dit le spécifique de la fièvre intermittente. — Exagérer la portée du mot pour en tirer des conséquences absurdes, c'est se donner à trop peu de frais l'apparence d'une supériorité facile à démasquer pour tout homme de sens. (Voir la *Revue médicale*, cah. de juin 1836.)

[2] Voir, dans le numéro de septembre 1845 de la *Revue médicale*, mon rapport sur l'emploi de l'*iodure de potassium dans le traitement des affections syphilitiques*.

lui, sur la nécessité de laisser passer la période inflammatoire qui marque ordinairement le début de la syphilis, comme celui de presque toutes les autres maladies virulentes et contagieuses, avant de recourir aux préparations mercurielles. Les antiphlogistiques sont, en effet, presque constamment nécessaires à cette époque, et c'est parce qu'on avait trop négligé ce précepte dans les premières années de ce siècle qu'on avait vu fréquemment se développer des accidents qui devaient être attribués à l'usage intempestif du mercure. Si l'on ajoute à cette faute celle plus grave encore d'insister outre mesure sur l'administration de ce remède, de pousser presque constamment à la salivation, et d'avoir peu d'égard aux nuances individuelles ou accidentelles de la maladie dans le traitement à peu près uniforme qu'on avait fini par appliquer à tous les cas, contrairement à la sage pratique de nos devanciers, on concevra facilement les apparences de succès et les améliorations réelles obtenues par la révolution opérée dans le traitement de la syphilis par l'invasion des doctrines physiologiques, il y a une trentaine d'années. Mais à leur tour, les partisans de ces doctrines, abusés par les premiers effets obtenus de cette révolution, se sont exagéré l'efficacité des antiphlogistiques, et n'ont pas tardé à faire autant de mal que les partisans aveugles du mercure. On revient généralement aujourd'hui à des idées plus saines en thérapeutique : on se persuade seulement à tort qu'elles sont neuves.

Les antiphlogistiques au début, le mercure à une époque plus avancée, sous la forme et à la dose indiquées par les circonstances, l'administration méthodique et prudente de ce remède héroïque, l'adjonction de l'*iodure de potassium*; la réunion de tous les moyens auxiliaires et du régime convenables...., voilà quelle est la pratique de la plupart des médecins de notre époque.

Le mercure est donc, je le répète, le véritable remède de la maladie vénérienne.... ; mais, comme le disait si justement *Boerhaave*, il faut qu'il soit administré avec prudence et avec méthode : *At prudenter, a prudente medico. Abstine si methodum nescis*[1] !

§ I. *Emploi du mercure à l'extérieur.* — 1° *Traitement par les frictions.*

Suivant *Astruc,* le mercure a été pris, par voie d'analogie, de la pratique des médecins antérieurs à l'invasion de la syphilis, et on l'a employé avant l'an 1498, c'est-à-dire dès les premiers temps du règne de la vérole. Mais condamné d'abord par la plupart des médecins, prévenus contre lui par des idées théoriques, ce n'est que beaucoup plus tard, c'est-à-dire vers l'an 1514, que, au témoignage de *Fallope, Jean Béranger de Carpi,* professeur à Pavie, et *Jean de Vigo* popularisèrent une méthode qui leur valut de nombreux succès et une fortune rapide.

Or cette méthode n'était autre que celle des *frictions* avec un cérat ou un onguent mercuriel imité de quelques anciennes formules empruntées aux Arabes, et surtout usitées jusque-là contre certaines maladies de la peau.

Malheureusement, les empiriques et les charlatans s'emparèrent de cette méthode, et le même remède qui produisait des effets si avantageux entre les mains de médecins habiles provoquait les accidents les plus graves et les plus déplorables, quand il était appliqué à tort et à travers par l'ignorance et la routine.

« Les droguistes, disait *Torella*[2], en 1498, les herboristes, toutes sortes d'artisans, de vagabonds et d'imposteurs se vantent en ce temps-ci de guérir parfaitement la vérole. Comme ils ne savent rien, ils ne doutent de rien et promettent des merveilles. On croirait, à les entendre, qu'ils vont ressusciter des morts ; mais ces belles espérances sont bientôt terminées par une mort subite et imprévue. »

[1] H. Boerhaave, *Chemiæ*, tome II, p. 308. *Processu*, 195.

[2] *Dialog. de dolore in pudendagra.*

De Hutten, dont nous avons parlé ci-dessus, fait le tableau suivant du traitement employé par les empiriques de son temps (1519), dans le livre qu'il a composé en l'honneur du gaïac[1] :

« Ils faisaient, avec un liniment composé de différentes drogues, des onctions sur les jointures des bras et des jambes. Quelques-uns en faisaient sur l'épine du dos et sur le cou ; quelques autres sur les tempes et sur le nombril ; d'autres sur tout le corps. Aux uns, on n'employait ce remède qu'une fois le jour ; aux autres deux fois ; à quelques-uns on ne le répétait que de trois en trois ou de quatre en quatre jours. On tenait les malades pendant vingt ou trente jours, et quelquefois davantage, enfermés dans une étuve où l'on entretenait continuellement une très-grande chaleur.. Après les avoir frottés d'onguent, on les mettait au lait, et les ayant bien couverts, on les faisait suer. Pour lui, à peine eut-il été frotté deux fois, qu'il tomba dans une langueur extrême. L'onguent opérait avec tant de force, que le mal, qui occupait la surface du corps, était repoussé sur l'estomac, d'où il se portait au cerveau, et causait une si abondante *salivation,* qu'on était en danger de perdre les dents si l'on n'avait pas attention de prévenir ces accidents. Le gosier, la langue et le palais s'ulcéraient ; les gencives s'enflaient ; les dents branlaient ; il coulait de la bouche, sans relâche, une bave très-puante, capable d'infecter tout ce qu'elle touchait, et qui produisait des ulcères dans le dedans des lèvres et des joues. Et cette manière de traiter la vérole était si cruelle, que plusieurs aimaient mieux mourir que de guérir par ce moyen....

» Ce qu'il y avait de plus déplorable dans l'usage des frictions, c'est que ceux qui les employaient ne savaient point la médecine... Ils se servaient d'un même onguent pour tous les malades, et en faisaient, comme on dit, une selle à tous chevaux. S'il survenait quelque accident, ils ne savaient

[1] *De morbi Gallici curatione per administrationem ligni guaiaci*, cap. IV.

comment y remédier.... Les choses en venaient enfin à ce point, que les malades, ayant les dents ébranlées, ne pouvaient s'en servir.... Leur estomac ne pouvait s'accommoder d'aucune boisson... Plusieurs étaient attaqués de vertiges; quelques-uns de folie. Ils étaient saisis d'un tremblement aux mains, aux pieds, et partout le corps; et ils étaient exposés à un bégayement quelquefois incurable. J'en ai vu mourir plusieurs au milieu du traitement, etc. »

On voudra bien m'accorder que ce tableau fidèle des effets pernicieux du mercure ne ressemble guère à celui de la vérole; il s'est pourtant trouvé de notre temps des écrivains assez aveuglés par l'esprit de système pour soutenir que la plupart des accidents de la syphilis n'étaient réellement que des effets du remède; comme si les expériences en grand, faites il y a plus de trois cents ans, n'étaient point suffisantes pour démontrer la fausseté d'une pareille assertion.

L'usage du mercure *à l'extérieur* est, comme on l'a vu par les citations précédentes, le mode le plus anciennement employé;... c'est peut-être bien aussi le remède le plus sûr.

Le plus ordinairement, c'était sous la forme d'onguent ou de liniment que le remède était appliqué : on mettait un sixième ou un huitième de mercure dans un excipient graisseux, qui était tantôt la graisse de porc ou d'oie, tantôt l'huile de camomille ou de laurier, avec divers ingrédients aromatiques ou stimulants qu'il est superflu d'indiquer.

Jean de Vigo avait proposé, en place des frictions, le *cérat* ou mieux l'*emplâtre* mercuriel qui porte son nom, dont on couvrait les membres et que l'on n'ôtait que lorsqu'on voyait paraître les indices d'une salivation prochaine.

Au commencement de ce siècle, les *frictions mercurielles* (vantées par *Astruc* comme le remède par excellence) étaient encore très-généralement usitées, soit dans la syphilis primitive, soit dans la syphilis constitutionnelle, mais de préférence dans la première.

La saignée, les purgatifs, le régime sévère, prescrits comme moyens préparatoires par la plupart de nos devanciers, étaient tombés en désuétude, et l'on se bornait le plus ordinairement aux bains tièdes et aux boissons délayantes, joints au repos et à un régime doux, autant que les malades voulaient bien s'y soumettre. Quand on pouvait attendre, on évitait de commencer le traitement durant les saisons froides et humides, ou du moins durant les froids rigoureux de l'hiver. De tout temps on a reconnu qu'une température un peu élevée et surtout une température constante favorisait beaucoup les succès du traitement; c'est même à l'exagération de ce principe qu'a été due une partie des abus que nous avons signalés plus haut, d'après *Ulrich de Hutten*.

Les *frictions* se pratiquaient ordinairement sur les membres inférieurs; d'abord sur la jambe, puis sur la cuisse, puis sur l'autre jambe et l'autre cuisse (à la partie interne, de préférence), mettant ainsi plusieurs jours d'intervalle entre chaque friction faite sur la même région, dans la vue de ménager la peau de cette partie, que l'on avait soin d'ailleurs de raser préliminairement et de nettoyer à l'aide des bains et des lotions légèrement savonneuses.

L'*onguent mercuriel* qui servait à ces frictions était composé de parties égales de mercure coulant et d'axonge de porc. La dose la plus usuelle était de demi-gros à un gros (1 à 3 grammes) pour chaque friction. Ces frictions devaient être faites de préférence le soir, devant un feu doux, avec la main nue, si le malade se frictionnait lui-même; avec un gant imperméable s'il était frictionné par une personne saine; pratiquées avec beaucoup de douceur et de lenteur le long de la partie interne du membre, elles devaient durer huit à dix minutes au moins et ne cesser que lorsque l'onguent avait bien pénétré dans les pores de la peau. Le malade se vêtait ensuite de bas de fil ou de caleçon de toile, tant pour éviter de salir ses draps que pour conserver appliqué sur la peau le résidu de l'onguent. Dans les hôpitaux, on était obligé d'user de draps grossiers qui avaient de graves inconvénients.

Beaucoup de praticiens conseillaient avec raison de mettre un jour d'intervalle après la quatrième friction, avant de revenir à la première région frictionnée. Ce jour de repos, revenant à plusieurs reprises dans le cours du traitement, contribuait à ménager la sensibilité de la peau et à éviter la salivation. On estimait à 4 ou 5 onces (150 grammes) d'onguent la quantité à employer pour une vérole récente, ce qui portait la durée du traitement à six semaines ou deux mois environ; une vérole constitutionnelle nécessitait une dose et une durée doubles. C'est à peu près là la durée qui se retrouve dans tous les modes de traitement, et la seule qui puisse inspirer une confiance suffisamment fondée.

Mais tant d'inconvénients sont attachés à la méthode des *frictions*, qu'on y a aujourd'hui, à Paris du moins, presque entièrement renoncé, malgré la sûreté qu'elle offre quant aux résultats curatifs.

Parmi ces inconvénients, il faut noter au premier rang deux accidents morbides (l'éruption *miliaire* ou *eczema* hydrargyrique et la *salivation*) que tous les soins de l'homme de l'art ne peuvent pas toujours éviter. Nous y reviendrons plus loin en parlant des accidents causés par le mercure. La malpropreté, le défaut de secret, sont encore à considérer et répugnent beaucoup aux malades.

Aussi ne nous servons-nous plus guère des frictions que lorsque les autres modes de traitement sont inefficaces ou difficilement supportés par les malades.

Toutefois, outre le procédé que nous venons de signaler, il en est plusieurs autres qui ont été proposés comme plus commodes et moins sujets à inconvénient; nous allons en dire quelques mots.

Un chirurgien militaire, reçu docteur à Strasbourg en 1810, proposa dans sa thèse [1] de substituer aux frictions faites sui-

[1] *Essai sur une nouvelle méthode d'administrer le mercure dans les maladies vénériennes*, par le docteur Torreilhe.

vant l'ancien procédé des onctions sur le gland et à la face interne du prépuce, et chez les femmes, sur la face interne des grandes lèvres.

M. Lagneau se loue beaucoup de ce nouveau mode de frictions, qui est cependant sujet à la plupart des inconvénients de l'ancien, et qui doit, en outre, agissant sur des parties plus irritables, en provoquer plus facilement l'inflammation. La salivation est aussi plus à redouter en pareil cas et demande plus de précautions encore que dans le procédé ordinaire. Ces inconvénients, d'après l'auteur, sont balancés par l'avantage d'une beaucoup plus grande célérité dans les effets du traitement.

Le docteur Scatigna, de Naples, conseilla, à son tour, en 1818, de remplacer le procédé ordinaire par le dépôt fait tous les deux jours, le soir en se couchant, dans le creux de chaque aisselle (le bras tenu rapproché du corps, sans manche de chemise intermédiaire), d'un gros (3 grammes) de pommade mercurielle double, dont l'absorption s'opère complétement durant la nuit.

Enfin Cirillo, en 1780, avait déjà substitué aux frictions faites avec l'onguent napolitain les onctions pratiquées le soir, sur la plante des pieds, avec le *sublimé corrosif* ou deutochlorure de mercure, incorporé à la dose d'un gros dans une once d'axonge.

Plus récemment, le chirurgien anglais *Clare* a conseillé les frictions sur les gencives et la face interne des lèvres avec un demi-grain ou un grain de *calomel*, répétées deux ou trois fois par jour, ou encore avec l'oxyde rouge de mercure mêlé à la crême de tartre et au bol d'Arménie, à la dose d'un grain sur 6 ; on emploie pour chaque friction demi-grain du mélange pulvérulent. Ces frictions sont pratiquées avec le doigt, ou, comme le veut M. Braschet de Lyon, avec la langue sur laquelle la poudre est déposée. Le malade a soin d'avaler la salive imprégnée du remède. Il est évident que cette méthode est bien plus propre que toute autre à provoquer la salivation et les excoriations mercurielles de la bouche [1].

2° *Lotions et bains mercuriels.*

Augier Ferrier est, au rapport d'Astruc, le premier qui ait conseillé les lotions mercurielles pour le traitement de la vérole, en 1553. Ces lotions se faisaient avec des eaux distillées dans lesquelles on dissolvait le *sublimé corrosif* à la dose de 2 onces dans 5 à 6 livres de liquide (60 grammes dans 3 kilogrammes).

« C'était la coutume, dit l'auteur [2], de laver et de frotter de ces sortes de lavages, dans un lieu chaud, toutes les parties du corps, excepté la tête, la poitrine, l'estomac et sous les aisselles, et cela pendant dix jours, une, deux ou trois fois le jour, suivant les forces du malade et autres circonstances. Durant tout ce temps-là on ne lui permettait pas de sortir de sa chambre. Par là, les gencives se pourrissaient et s'ulcéraient comme dans les cas de liniment (frictions) et de parfum (fumigations), ce qui indiquait la fin du traitement. Après l'ablution et le frottement, on tâchait de le faire suer dans son lit en lui appliquant des cailloux bien chauds aux pieds; car sans la sueur on ne faisait rien qui vaille. »

Les *bains de sublimé,* plus récemment employés dans le traitement de la maladie vénérienne, sont moins sujets à inconvénient, il est vrai, mais beaucoup plus infidèles encore que les lotions qui, de nos jours, sont à peu près complétement abandonnées, du moins comme méthode générale de traitement. Les solutions, plus ou moins concentrées de sublimé, qu'on ajoute à l'eau des bains, sont presque toujours en partie décomposées par cette eau, plus ou moins chargée de sels calcaires, et la petite quantité de remède absorbée est bien peu active. Durant mon internat à l'Hôtel-Dieu (en 1821 et 1822), j'ai vu assez fréquemment cette méthode mise en

[1] Voir *Lagneau*, ouvrage cité, tome Ier, p. 507 et suiv.

[2] *Traité de la vérole*, liv. Ier, ch. XIII.

usage par M. Récamier, et les effets m'en ont paru à peu près nuls. Elle est, en outre, trop dispendieuse pour pouvoir être suivie dans nos hôpitaux, au moins dans les cas ordinaires. Nous y avons quelquefois recours dans le traitement des *syphilides*, surtout chez les enfants et chez les sujets délicats, mais, le plus ordinairement, nous ne l'employons que comme auxiliaire du traitement interne. Notre formule pour un grand bain, est : 15 à 30 grammes de sublimé dissous dans 150 grammes d'alcool, et ajoutés à 500 grammes d'eau distillée. La bouteille (dite *minérale*) qui contient ce mélange ne se verse dans l'eau du bain qu'au moment de le prendre.

3° *Fumigations.*

Les fumigations sont, à ce qu'il parait, à peu près aussi anciennes que les frictions dans le traitement de la vérole, et ont été employées comme ces dernières dès la naissance du mal vénérien. Angelo Bologini, professeur de chirurgie en l'université de Bologne, en 1506, et Jacques Catanée, médecin de Gênes, à la même époque, sont, au témoignage d'Astruc, les premiers qui aient fait une mention expresse de cette méthode.

Jacques Catanée dit en propres termes, au chapitre IX de son *Traité de la vérole,* que « certains praticiens se servent, dans le traitement des vérolés, au lieu d'emplâtres mercuriels, des parfums de *cinabre,* lequel est composé de vifargent et de soufre; par là, ajoute-t-il, ils font quelquefois des cures admirables. »

Nicolas Massa, dans le cinquième livre de son *Traité du mal de Naples* (1532), fait remarquer avec raison que ce procédé a été pris des anciens par voie d'analogie, parce que quelques-uns d'eux s'en servaient *dans la gale rebelle.*

Ces fumigations se faisaient dans un cabinet bien clos où l'on dressait un petit pavillon qui contenait le malade, dépouillé de ses vêtements. A ses pieds était un réchaud de braise sur laquelle, au moyen d'un trou placé à dessein, on jetait à diverses reprises des trochisques mercuriels. Si le malade se trouvait incommodé, il pouvait sortir sa tête de l'appareil, ou même respirer l'air libre au moyen d'un tuyau qui communiquait au dehors.

De nos jours, on ne donne jamais de fumigations cinabrées que dans des boîtes qui laissent la tête libre; et lorsqu'on veut les appliquer à certaines régions du corps et en particulier au visage, on emploie des appareils destinés aux fumigations *partielles*, qui permettent toujours au malade de respirer l'air de la chambre. On conçoit à peine comment les fumigations des anciens, tout imparfaites qu'elles étaient, pouvaient être supportées par les malades, et, de nos jours encore, il arrive assez souvent des accidents pour peu que le malade soit exposé à respirer la vapeur vénéneuse du mercure.

Dans nos boîtes fumigatoires, l'appareil est ordinairement chauffé de 45 à 48 degrés Réaumur; le malade y reste vingt minutes à demi-heure au plus, et l'on y brûle 4 à 6 grammes de cinabre. Ce remède n'est plus guère usité que dans les *syphilides*.

Fatigant pour les malades, infidèle et lent dans ses résultats, il est rare qu'il suffise pour obtenir une guérison solide et durable. Vingt à trente fumigations, une tous les deux jours, composent un traitement ordinaire, mais sur lequel on ne peut guère compter que lorsqu'on a administré en même temps le mercure à l'intérieur. Les personnes délicates et nerveuses, les individus cachectiques, ceux dont la poitrine est irritable, à plus forte raison ceux qui sont sujets à la toux, aux étouffements, aux palpitations, ne pourraient y être soumis sans danger. Chez les personnes saines elles-mêmes, des accidents de *salivation* forcent presque toujours à suspendre le traitement après un certain nombre de fumigations.

Outre les trois modes principaux que nous venons de passer en revue, le mercure peut encore être appliqué à l'extérieur dans les pansements divers indiqués par les phénomènes actuels de la syphilis. Nous avons déjà eu occasion de signaler, en étudiant chacun de ces phénomènes, divers onguents, pommades, lotions, emplâtres fréquemment usités ; nous y reviendrons encore dans le *Formulaire* qui terminera ce livre.

§ II. *Emploi du mercure à l'intérieur*.

Les anciens avaient prononcé que le mercure pris intérieurement était dangereux et pouvait percer les intestins par sa pesanteur ; aussi ce ne fut qu'après avoir constaté ses bons effets à l'extérieur que les praticiens se hasardèrent peu à peu à le donner aussi intérieurement pour combattre la vérole.

Pierre-André Matthiole osa le premier, vers 1535, prescrire à l'intérieur le *précipité rouge* (deutoxyde de mercure), remède corrosif que Jean de Vigo et Nicolas Massa avaient antérieurement préconisé comme topique contre les chancres de la verge. Ce remède ne tarda pas à être abandonné à cause de son excessive énergie.

Le *mercure cru* ou mercure métallique fut mis en vogue au temps de François Ier, par des médecins qui en empruntèrent l'usage aux Turcs. De Bayro, médecin de Charles II, duc de Savoie, rapporte que les pilules faites avec le mercure cru, la rhubarbe, le musc, etc., avaient eu un succès merveilleux chez quelques vérolés couverts d'ulcères et de *nodus*. Il entrait dans chacune de ces pilules, dont on ne donnait qu'une seule par jour, une heure avant souper, environ 4 grains de mercure (20 centigrammes).

De nos jours, on substitue le plus ordinairement au mercure cru l'*onguent mercuriel*, d'après la formule suivante :

℞ Onguent mercuriel. . . .	30	grammes.
Savon.	20	—
Po. de réglisse	10	—

M. et D. en pilules de 20 centigrammes, dont on donne

deux par jour. — Ce remède a l'inconvénient de provoquer facilement la salivation.

Les *pilules de Belloste*, dans lesquelles le mercure cru est éteint dans le miel et mêlé à diverses poudres purgatives, y exposent un peu moins. Chacune contient 5 centigrammes de mercure; la dose ordinaire est d'une à deux, trois ou quatre par jour. On les emploie peu comme antivénériennes, à cause de leurs effets purgatifs et de leur action sur la bouche, lorsqu'elles sont continuées à doses fractionnées. A dose élevée et purgative (huit tous les matins), nous les administrons fréquemment pour combattre l'*iritis* et l'ophthalmie syphilitique.

Le *mercure gommeux de Plenck* se donne en pilules ou en sirop, et se compose, comme son nom l'indique, de mercure éteint dans la gomme arabique. Administré en pilules, à une dose analogue aux précédentes, ou en sirop, chez les enfants et les personnes délicates, il constitue un remède exempt de saveur désagréable et peu irritant, mais aussi peu actif, et d'ailleurs sujet, comme les précédents, à déterminer la salivation.

Le *mercure doux* ou calomel (protochlorure), employé autrefois sous les noms d'*aquila alba*, de *panacée mercurielle*, de mercure sublimé doux, provoque la salivation plus facilement encore que le mercure métallique, et ne jouit, administré à l'intérieur, que de propriétés antisyphilitiques fort peu prononcées et même assez contestables.

Il est pourtant vrai de dire que, dans la combinaison de l'albumine avec le sublimé opérée dans certains *biscuits* mercuriels accueillis par l'Académie, le protochlorure qui résulte de cette combinaison paraît bien, quoique faiblement, agir comme antisyphilitique, ce qui tient sans doute à ce que, sous cette forme, il est plus facilement absorbé par les organes digestifs; ou, comme l'ont prétendu les chimistes modernes, à ce que le mélange retient une certaine quantité de deutochlorure qui reste combiné à l'albumine. Toutefois, ces *biscuits* composent un mode de traitement peu sûr et peu efficace.

Mais le sel mercuriel qui, depuis Boerhaave et Van Swieten, a joui de la plus haute renommée dans le traitement de la syphilis, et dont les effets thérapeutiques ont été constatés par le plus grand nombre d'expériences et d'observations, c'est sans contredit le deutochlorure ou *sublimé corrosif.*

Feu Cullerier l'avait presque entièrement substitué à l'usage des frictions dans l'hôpital des Vénériens de Paris, et aujourd'hui encore il forme l'une des méthodes les plus sûres, les plus commodes et les moins sujettes à inconvénients, quand il est prudemment administré par un médecin sage et éclairé.... *Prudenter a prudente medico.*

C'est sur l'administration de ce remède héroïque que nous devons particulièrement insister, en nous occupant du traitement de la syphilis par l'usage interne du mercure.

La formule la plus habituelle de la *liqueur de Van Swieten* est une solution de 40 centigrammes de sublimé corrosif pour 500 grammes d'eau distillée; il y a ainsi 2 à 3 centigrammes de sel par 30 grammes, et comme la dose la plus ordinaire est 15 grammes de la liqueur, on ne donne par jour au malade que 1 à 2 centigrammes de sublimé. Je crois cette dose suffisante dans la plupart des cas, et pour ma part, je me décide rarement à l'élever plus haut.

Cette dose, qu'il serait convenable de mesurer exactement (ce qui serait facile en se servant d'une cuiller dans laquelle on aurait une première fois fait verser 15 grammes de liqueur mesurée par le pharmacien), mais que l'on est dans l'habitude d'évaluer à une cuillerée à bouche ordinaire, se donne de préférence le matin à jeun, dans un verre de lait, d'eau d'orge, d'eau et de sirop, etc. Ce mélange doit être fait au moment même de s'en servir, pour éviter les chances de décomposition; le mieux est d'employer simplement pour véhicule un verre d'eau édulcorée avec un sirop quelconque, celui de fleurs d'oranger, par exemple. Plus, en effet, l'excipient est simple, moins on court le risque de voir le sublimé se précipiter sous forme de mercure doux, remède infiniment moins actif et moins sûr dans ses effets thérapeutiques.

Presque toujours, il est convenable de faire précéder l'usage de la liqueur de Van Swieten par un traitement préparatoire.

S'il s'agit d'une syphilis récente, les bains tièdes, un régime sobre, du repos, l'usage de boissons délayantes, suffiront le plus souvent, et ce n'est que l'état pléthorique du sujet, les phénomènes inflammatoires locaux ou quelque autre indication spéciale à remplir, qui pourront motiver l'emploi de la saignée locale et générale ou celui des purgatifs. Ces moyens débilitants nuisent à la réaction salutaire que suscite la nature, et peuvent favoriser l'absorption du virus. Le traitement spécial peut ordinairement être commencé dans la troisième semaine qui suit l'infection : il serait d'ailleurs bien facile de le suspendre si l'augmentation des accidents inflammatoires locaux venait démontrer qu'il a été entrepris trop tôt.

Nous avons eu à l'hôpital de Lourcine un exemple de ce genre très-probant. Une femme entra, portant, disait-elle, depuis trois semaines, des chancres aux parties génitales. La face interne des grandes lèvres, les petites lèvres et le voisinage de la fourchette offraient, en effet, plusieurs ulcères grisâtres, à bords découpés, avec une induration rougeâtre. Nous commençâmes un traitement par le protoïodure; mais bientôt les ulcères s'enflammèrent et s'étendirent, un abcès se forma en dehors et en bas de la grande lèvre droite... Nous cessâmes aussitôt le mercure pour nous en tenir aux bains, aux lotions émollientes, aux boissons délayantes; et en peu de jours tout se calma. En moins de trois semaines, la guérison était à peu près complète, mais le spéculum fit découvrir une *ulcération granulée* des deux lèvres du col de l'utérus.

Lorsqu'il s'agit d'une syphilis constitutionnelle, le traitement préparatoire est encore plus nécessaire. Il doit naturellement varier suivant que l'état général et local pèche par excès ou par défaut, que le malade est faible et cachectique, ou qu'il est, au contraire, doué d'une constitution résistante et que le mal a été exaspéré par des excès ou par des traitements intempestifs. C'est là surtout que brille toute la sagacité du praticien, c'est là que la prudence et la méthode décident du succès. Le même agent spécifique peut être un remède ou un poison, suivant qu'il est manié par l'homme habile et expérimenté, ou par la routine et l'ignorance. On frémit quand on voit l'impunité avec laquelle une foule de charlatans spéculent tous les jours sur l'aveugle crédulité d'un public qui va si souvent acheter fort cher l'augmentation de ses maux.

La plupart des prétendus remèdes végétaux dépuratifs, robs, vins médicamenteux SANS MERCURE, affichés sur tous les murs de la capitale, ne sont en effet, le plus ordinairement, que des composés sudorifiques additionnés d'une dose plus ou moins forte de *sublimé corrosif*.

Si donc on a affaire à un malade encore robuste et plutôt surexcité qu'affaibli, les émissions sanguines, les bains, les purgatifs, le régime seront soigneusement prescrits. On n'a plus à craindre ici de favoriser la pénétration du virus à l'intérieur, puisque déjà le mal est fait.

Une saignée du bras ou une application de sangsues au siége, du bouillon aux herbes pour boisson, un régime doux et sobre, deux ou trois bains tièdes, un ou deux purgatifs, soit de l'eau de Sedlitz, soit tout autre laxatif, composeront alors le traitement préparatoire.

Le choix de la saison et du climat a été recommandé avec raison, et si l'on ne peut attendre une saison douce ou recourir à un climat chaud, il faudra le plus possible réunir autour du malade les conditions hygiéniques propres à le préserver des vicissitudes de température, et surtout de l'influence du froid humide. Ce n'est pas que nous pensions que le malade doive être condamné à une réclusion absolue, encore moins renfermé habituellement dans une étuve, comme on le pratiquait aux quinzième et seizième siècles : au contraire, tant qu'il n'y a rien qui s'y oppose, il est toujours bon que le malade ne s'éloigne pas trop de ses habitudes de santé. Mais il doit être bien vêtu, porter de la flanelle sur la peau, ne sortir que lorsque le soleil échauffe l'atmosphère, éviter les veilles, la fatigue, soigner scrupuleusement son régime et user d'une grande sobriété et d'une grande tempérance.

Ce n'est que pour les cas exceptionnels qui ont résisté à la méthode ordinaire que nous réservons ces pratiques sévères et minutieuses que nous nous réservons d'indiquer dans le chapitre suivant.

Mais s'il s'agit au contraire d'un individu affaibli et cachectique, d'une femme nerveuse et délicate, d'une personne dont la constitution générale et l'estomac, en particulier, ont été fatigués par des traitements antérieurs, alors les indications préparatoires deviennent beaucoup plus variables et beaucoup plus difficiles à remplir.

Tantôt les opiacés conviennent pour calmer l'irritabilité de l'estomac; tantôt les toniques doux, tels que le lait additionné de teinture de mars tartarisé, un régime restaurant, le séjour à la campagne, etc.

Les entrailles sont souvent d'une extrême susceptibilité, et la diarrhée s'établit facilement : l'eau de riz, la diète aux potages, les quarts de lavement à l'eau de guimauve et de pavot, le repos absolu, peuvent alors être indiqués.

Parfois, on est obligé de conseiller l'habitation d'un pays chaud pendant l'hiver, et de remettre au printemps la cure radicale et définitive.

Tous ces préliminaires sont indispensables pour assurer le succès du traitement, et même, celui-ci commencé, on peut être obligé de le suspendre pour revenir à quelqu'un des moyens précédemment mis en usage contre la disposition morbide générale ou locale, qui tend à se reproduire sous l'influence stimulante du sublimé.

La liqueur de Van Swieten fait ordinairement disparaître assez vite les symptômes vénériens, surtout quand il s'agit de symptômes consécutifs; mais elle doit, comme toutes les autres préparations mercurielles, être continuée pendant un certain temps après la guérison apparente.

Une moyenne de six semaines à deux mois pour les affections récentes, et de deux à quatre mois pour les syphilis constitutionnelles, forme la durée la plus ordinaire du traitement. Il ne faut pas se fier à la solidité de la cure dans les cas où, par l'indocilité du malade ou les préjugés du médecin, on s'est borné à un traitement de trois semaines, un mois tout au plus. C'est pourtant là la proportion étroite à laquelle nous avons vu trop souvent réduire la durée de l'administration du mercure. Qu'on s'étonne après cela de voir des récidives suivre des traitements mercuriels aussi incomplets!

La plupart des précautions hygiéniques que nous avons indiquées comme faisant partie du traitement préparatoire doivent être continuées pendant l'usage du spécifique. Il faut éviter les acides, qui pourraient nuire chimiquement à l'action du sublimé, les ragoûts et les épices, qui pourraient contribuer à surexciter la bouche ou l'estomac, s'abstenir de café à l'eau, de liqueurs, de vin pur : on se trouvera bien même, dans le plus grand nombre des cas, de se priver entièrement de vin et d'y substituer une infusion légère de chicorée sauvage à prendre aux repas, comme hors des repas.

La liqueur de Van Swieten nous paraît la forme médicamenteuse la plus convenable pour l'administration du sublimé. La forme pilulaire, préférée par quelques praticiens, demande à être soigneusement surveillée, et prête plus aux chances de décomposition.

A l'imitation de M. Biett, j'avais substitué, dans mon service à l'hôpital de Lourcine, le *protoïodure* de mercure aux autres sels mercuriels. Beaucoup plus actif que le *proto-chlorure* ou *calomel*, et bien moins apte à provoquer la salivation, ce médicament est moins vénéneux que le sublimé corrosif, et son administration sous la forme pilulaire le rend plus agréable aux malades que la liqueur de Van Swieten, qui est frappée d'une sorte de réprobation dans les salles de vénériens, et surtout de vénériens femmes. Aussi, depuis lors, M. Ricord et beaucoup d'autres praticiens ont adopté les pilules de protoïodure, d'après la formule de Biett.

Toutefois, si ce remède paraît moins irritant pour l'estomac que le sublimé corrosif, en revanche il agit davantage sur l'intestin, occasionne assez souvent des coliques et du dévoiement; il paraît même plus facilement provoquer la *salivation* que la liqueur de Van Swieten, qui est peut-être de toutes les préparations mercurielles celle qui met le plus à l'abri de cet accident désagréable.

Nous avons déjà plusieurs fois indiqué la formule que nous employons habituellement, et qui est la suivante :

℞ Protoïodure de mercure .	1 gramme.
Tridace	2 grammes.

Mêlez et donnez en vingt pilules : une chaque jour, le matin à jeun.

La durée du traitement est à peu près la même que par la liqueur de Van Swieten. Il nous est arrivé plusieurs fois de substituer avec avantage cette méthode au traitement par la liqueur, chez des sujets atteints de syphilis constitutionnelle (particulièrement de *syphilides* et d'*ulcères consécutifs* de l'isthme du gosier), que le sublimé n'avait pu guérir complètement, soit que le mal eût persisté après le laps de temps nécessaire au traitement habituel, soit qu'il eût reparu peu de temps après la cessation de ce traitement.

Mais, depuis longues années, c'est le *sirop de deutoïodure ioduré* qui est pour nous le spécifique antisyphilitique par excellence; nous y reviendrons plus loin.

C'est d'ailleurs une règle qui ne souffre pas d'exception.

dans le traitement général de la syphilis que celle de ne pas s'opiniâtrer à administrer la même préparation mercurielle lorsqu'elle paraît impuissante : un changement de méthode réussit presque toujours en pareil cas. C'est pour cela que nous aurons soin, dans le Formulaire placé à la fin de ce Manuel, de signaler toutes les préparations usuelles du mercure auxquelles on peut avoir recours, et même quelques-uns des succédanés proposés dans ces dernières années comme pouvant leur être substitués.

Le *cyanure de mercure*, assez récemment proposé comme pouvant remplacer avantageusement le sublimé corrosif, a été l'objet d'un mémoire particulier du docteur Parent, inséré dans la *Revue médicale* (année 1832, t. III, p. 333). Suivant l'auteur, ce composé, tout aussi actif pour le moins que le sublimé, et beaucoup moins attaquable par les substances auxquelles on peut l'unir, jouit de propriétés très-efficaces dans le traitement de la syphilis.

Nous extrairons de ce mémoire l'observation suivante, communiquée à l'auteur par M. Huguier, alors interne à l'hôpital Saint-Louis :

« Le 15 juin 1829, entra à l'hôpital Saint-Louis, salle Sainte-Marthe, L... Joséphine, âgée de vingt-deux ans, couturière. Cette jeune femme, qui est d'une bonne constitution, fut réglée à seize ans ; la menstruation a toujours été régulière et abondante.

» A dix-sept ans, elle eut un écoulement et des boutons aux organes de la génération ; ces boutons furent, dit-elle, appelés pustules par le médecin qui lui donna des soins (l'individu qui l'infecta n'était atteint que d'une blennorrhagie). Traitement : Tisane sudorifique, une cuillerée à café soir et matin de liqueur de Van Swieten, pendant six semaines. Douze jours après qu'elle eut commencé l'usage de ce médicament, la malade était presque entièrement guérie. Cinq ans après cette prétendue guérison, au mois de mai 1829, des tubercules syphilitiques se manifestèrent sur l'aile gauche du nez et dans son angle de réunion avec la joue, presque immédiatement au-dessus du bord adhérent de la lèvre supérieure. Traitement : Sirop de Cuisinier. Malgré l'emploi de ce moyen, la maladie continua à faire des progrès; les tubercules se couvrirent de croûtes et s'ulcérèrent à leur centre. La malade entra alors à l'hôpital Saint-Louis dans l'état suivant : les parties mentionnées plus haut sont le siége de deux ulcérations de forme irrégulière, profondes, à bord taillés à pic et frangés : ces bords sont durs, un peu renversés en dehors et d'un rouge brun à leur base; la surface de ces deux ulcérations est grisâtre, une portion est à découvert, l'autre est protégée par une croûte inégale d'un gris jaunâtre et sous laquelle se trouve un pus épais et comme glaireux. Traitement : Tisane sudorifique; liqueur de Van Swieten, un quart de grain tous les matins dans un looch gommeux; cautérisation avec le nitrate d'argent; bains de vapeur et bains d'eau. Sortie le 16 août. Les ulcérations étaient tout à fait cicatrisées.

« Quinze jours après sa sortie, le mal reparut : de petites nodosités se firent sentir dans la moitié droite de la lèvre supérieure, non loin de la commissure labiale, partie que le mal n'avait pas encore occupée. Peu de temps après, de véritables tubercules cutanés se développèrent là où les nodosités s'étaient fait sentir; ces tubercules ne tardèrent pas à s'ulcérer comme les premiers. Traitement en ville : Tisane et sirop sudorifiques, 3 onces de sirop par jour. Elle fit usage d'une demi-bouteille de liqueur de Van Swieten. Son état n'offrait aucune amélioration. Elle entra pour la deuxième fois à l'hôpital Saint-Louis, salle Sainte-Marthe, nº 27. Elle prit quatre-vingts bouteilles de tisane de Zittmann dans l'espace de quarante jours; elle fit usage de bains d'eau, de bains de vapeur, de fumigations aromatiques, et fut cautérisée plusieurs fois par le nitrate d'argent. Elle sortit guérie au bout de sept mois. Six semaines après sa sortie, troisième apparition du mal, qui a envahi tout le pourtour de la bouche et même le menton. Traitement chez elle : Tisane de chiendent, réglisse et chicorée ; bains de vapeur et sulfureux, qu'elle venait prendre à Saint-Louis. La maladie continuait à s'étendre. Elle rentra à l'hôpital pour la troisième fois, le 26 juin 1830, salle Bourbon, n° 31, service de M. Biett. Traitement : Tisane de saponaire, douches de vapeur sur la figure, pommade et pilules au protoïdore de mercure. Sortie avec l'apparence de la guérison, le 20 mars 1831, après un séjour de neuf mois; dix à douze jours après, les tubercules et bientôt les ulcérations reparurent pour la quatrième fois: ils envahirent toute la partie droite de la lèvre inférieure et les commissures labiales. Traitement : De nouvelles douches de vapeur sur la figure, deux cautérisations avec le nitrate acide de mercure, furent ordonnées par M. Biett. Aucune amélioration ne fut produite par ces moyens. Loin de là, une nouvelle ulcération s'était développée depuis plusieurs jours sur la joue droite, au-devant du bord antérieur du muscle massèter ; elle était profonde, à fond grisâtre, couverte d'une croûte brunâtre à bords perpendiculaires. La malade vint me consulter de nouveau. Voyant qu'une foule de moyens employés par divers médecins avaient été inutiles jusqu'à ce jour, je résolus d'expérimenter sur elle le cyanure de mercure, que nous avions déjà employé antérieurement avec M. le docteur Manry, à l'hôpital Saint-Louis. Je lui fis prendre tous les jours, à jeun, une demi-cuillerée de liqueur cyanurée dans un verre de tisane de chiendent et de réglisse. Eau distillée ℔ j, cyanure de mercure, 50 centigr. Elle ne prit cette liqueur que pendant six jours; nous cessâmes de lui en administrer, parce qu'elle causait des nausées, des vomissements et même des douleurs vives à l'épigastre, douleurs qui disparaissaient sitôt que la malade avait vomi. Nous lui fîmes prendre des pilules composées avec extr. de salsepareille ℥ ij, cyanure de mercure, 36 grains, pour soixante-douze pilules. Elle commença par une le soir en se couchant ; dix jours après deux, une le matin, l'autre le soir. Elles ne lui causèrent aucune incommodité ; au contraire, la malade reprit de l'embonpoint, de la fraîcheur; et de jour en jour les ulcérations se cicatrisèrent et se desséchèrent; quelques nodosités, qui se faisaient sentir dans l'épaisseur des lèvres, disparurent en même temps. La malade dit que, sur la fin de son traitement, les pilules lui causèrent de légères douleurs vers le côté gauche du bas-ventre, sans cependant produire des évacuations alvines plus fréquentes. Dans les premiers jours de novembre, la guérison était parfaite. Aujourd'hui, 7 mars 1832, la malade se porte très-bien; aucune fonction n'est altérée; il existe sur la figure des cicatrices profondes, blanches, irrégulières; les parties molles n'offrent aucune dureté. »

§ III. *Accidents produits par l'usage, soit extérieur, soit intérieur, des préparations mercurielles.*

De même qu'on a voulu contester l'existence du virus vénérien et expliquer par *sympathie* la succession des divers ordres de symptômes de la syphilis, il s'est trouvé aussi des écrivains qui ont soutenu que le mercure n'agissait point par absorption, mais par *sympathie*, et que toutes les histoires rapportées par nos devanciers sur la pénétration des molécules mercurielles dans le torrent circulatoire devaient être regardées comme autant de fables.

M. Colson a publié dans le tome XII des *Archives de médecine* (1826) un mémoire où il a réuni plusieurs faits assez curieux, à l'appui de l'opinion la plus anciennement et la plus généralement reçue.

Toutefois, et malgré le nombre de faits anciens et modernes qui semblent démontrer la possibilité de retrouver le mercure à l'état métallique dans les tissus des individus qui ont fait usage pendant leur vie des préparations mercurielles[1], on verra par la discussion suivante, qui a eu lieu au sein de

[1] Consulter notamment les tomes XLII, p. 84; XLIII, p. 131; LXXVI, p. 240, de l'ancienne *Bibliothèque médicale*.

l'Académie royale de médecine, combien il règne de dissentiment sur ce point de doctrine. Nous empruntons cette narration au compte rendu publié le 20 février 1836 par la *Gazette médicale*.

Mémoire sur un cas grave de maladie syphilitique, par M. REYNAUD, *professeur à l'École de médecine de la marine de Toulon. — Rapport par* M. CULLERIER. — *Discussion.*

« Un matelot, âgé de vingt-six ans, de taille moyenne et d'embonpoint médiocre, fut admis dans le service de M. Reynaud le 9 avril 1833. Il était affecté depuis douze jours d'une gonorrhée, d'engorgement des ganglions inguinaux et d'ulcérations au pubis; au dire du malade, ces symptômes avaient commencé à paraître quinze jours après l'infection.

» Le 12 avril, le cyanure de mercure associé à l'opium fut administré en pilules; le malade en avait pris 25 grains le 24 mai. A cette époque, un autre médecin prit le service; celui-ci substitua au cyanure la liqueur de Van Swieten, et les frictions après huit jours de repos. Le 20 juillet, on avait employé 4 onces d'onguent mercuriel et vingt-neuf cuillerées de liqueur. Une fluxion salivaire fit suspendre l'usage du mercure jusqu'au 28 juillet. La liqueur mercurielle fut reprise et associée à un rob antisyphilitique. Le 7 septembre, le malade avait pris neuf bouteilles de rob et soixante-deux cuillerées de liqueur; dès lors, l'usage du mercure fut entièrement cessé. Il y avait donc eu d'employé: 1° 25 grains de cyanure de mercure; 2° 4 onces d'onguent mercuriel; 3° quatre-vingt-onze cuillerées de liqueur. On ignore si le rob contenait du mercure.

» Ce traitement dura six mois; les symptômes locaux, soignés convenablement, n'avaient éprouvé que des modifications, sans disparaître complétement. Mais en août, après les premières doses du rob, la peau de la face, du tronc et des membres fut envahie par des pustules qui amenèrent la chute presque complète des cheveux, des sourcils, des cils et de la barbe.

» Le 8 septembre, le médecin substitua au mercure les préparations iodées; on donna des dissolutions d'iode et d'iodure de potassium dans l'eau distillée. Du 8 septembre au 10 novembre, 19 gros d'iodure de potassium et 2 gros et demi d'iode furent employés; ces médicaments furent donnés, comme on le voit, à haute dose. Dans les premiers jours de novembre, M. Reynaud reprit le service. Les ulcérations, pansées avec des substances diverses, mercurielles ou autres, ne furent cicatrisées entièrement qu'à cette époque. Le malade était dans un état de maigreur extrême, les symptômes secondaires s'étaient aggravés, mais le moral du malade était bon. M. Reynaud crut devoir supprimer toute médication; il se borna à prescrire un bon régime et des bains répétés.

» Le 5 décembre, il prescrivit une tisane de saponaire et des frictions sur les croûtes des bras avec la pommade d'iodure de soufre; mais bientôt le testicule gauche se tuméfia et devint douloureux. Les cataplasmes émollients apaisèrent les douleurs; mais l'épididyme restá engorgé. Dans le courant de décembre, les symptômes d'une entérite violente se déclarèrent; cette inflammation résista pendant près de deux mois au traitement approprié. Cependant, le 1er février, l'état du malade n'offrait plus rien d'alarmant; les symptômes s'amélioraient sensiblement, lorsque, le 12 mars, le testicule droit s'enfla subitement sans douleur. Quelques jours suffirent pour réduire la tumeur à un simple engorgement de l'épididyme. Une ophthalmorrhée se déclara en même temps et vint compliquer encore la maladie.

» Le 22 mars, M. Reynaud se décida à prescrire l'hydrochlorate d'or et de soude. Il quitta de nouveau le service; mais le médicament fut continué en son absence pendant les mois d'avril et de mai. Dès le 28 avril, des symptômes de congestion sanguine vers la tête nécessitèrent l'emploi des saignées, des vésicatoires, et ne disparurent qu'à la suppression des préparations d'or ordonnées par M. Reynaud à son retour.

» 6 grains d'hydrochlorate d'or et de soude avaient été administrés. Le malade était faible; un mouvement fébrile avec exacerbation le soir le fatiguait. Les symptômes d'ophthalmie persistaient; une tumeur gommeuse s'était développée au-dessous de l'angle droit de la mâchoire inférieure. Un traitement adoucissant ramena un peu de calme; mais le 14 juin une série de symptômes cérébraux incessamment croissante commença : accès épileptiformes, contracture des membres, hémiplégie à droite, affaiblissement des sens. La mort arriva le 24 juin, après quatorze mois et demi d'hôpital, neuf mois et demi après la cessation du mercure.

» L'*autopsie* fit reconnaître des désordres en rapport avec les phénomènes pathologiques divers dont on vient de lire l'analyse, mais qui importent peu au résultat auquel l'auteur est arrivé.

» M. Reynaud se demande quelle est la cause de tous ces désordres; faut-il les attribuer à la syphilis ou bien aux traitements divers? Les symptômes primitifs sont bien le produit évident de relations avec une femme malade : les symptômes secondaires, tels que l'éruption qui a persisté jusqu'à la mort, peuvent encore être rigoureusement attribués à la syphilis, quoique pourtant il y eût eu déjà beaucoup de mercure employé; mais, ajoute-t-il, peut-on raisonnablement rattacher à cette maladie l'engorgement des testicules, la tumeur gommeuse, survenue alors que le malade avait pris des remèdes en quantité suffisante pour anéantir l'infection la plus formidable, et les symptômes d'entérite et cérébraux qui ont précédé la mort du sujet?

» M. Reynaud répond par le doute à ces questions; il semble, toutefois, rattacher les derniers accidents à l'action des médicaments, et comme on a retrouvé le mercure dans la substance cérébrale, il se demande encore si l'on peut admettre que cette substance, soit à l'état métallique, soit à l'état de chlorure, séjourne impunément dans nos tissus et surtout dans la masse cérébrale.

» M. le rapporteur fait observer d'abord que, quand les symptômes cérébraux graves se sont manifestés, il y avait neuf mois que le mercure avait cessé d'être employé, et si ce métal doit en être accusé, on a droit de s'étonner qu'il ne les ait pas produits plus tôt. Ce n'est pas que M. Cullerier veuille dire que le mercure ne soit pas nuisible à l'économie; mais il faut encore ajouter ici que c'est pendant l'usage de l'iode et de l'hydrochlorate d'or, médicaments non moins actifs que le mercure, que l'entérite et la céphalite se sont développées : on peut donc présumer qu'ils n'ont pas été sans influence sur leur développement.

» Une circonstance remarquable, c'est qu'à la mort du malade il existait encore des signes non équivoques de la syphilis; car l'éruption cutanée avait conservé ses caractères et la tumeur gommeuse aussi bien que l'engorgement des testicules ne peuvent se rapporter à une autre cause, malgré le doute de M. Reynaud; et cependant, comme le dit l'auteur, des remèdes avaient été employés en quantité suffisante pour anéantir l'*infection la plus formidable*. Pourquoi la guérison n'a-t-elle pas eu lieu? C'est, il faut le reconnaître, qu'il y a des syphilis qui résistent à tous les moyens thérapeutiques; ou, pour mieux dire, c'est qu'il y a des individus infectés chez lesquels on ne peut détruire cette fatale impression apportée chez eux par la syphilis, malheureux privilége dont les exemples ne se représentent que trop souvent! Dans des cas de ce genre, nous avons souvent observé, dit M. le rapporteur, qu'il était préférable de ne rien faire du tout comme remède, et que le changement des conditions hygiéniques amenait quelquefois une guérison inespérée.

» Désirant s'assurer s'il ne restait dans les tissus aucune trace des nombreux traitements subis par le malade, M. Reynaud pria M. Marchand, chef des travaux chimiques, de l'aider dans cette recherche; ce chimiste soumit différents tissus à une série d'expériences qui paraissent avoir été faites avec le plus grand soin : ainsi il examina par le procédé indiqué par MM. Orfila et Devergie (*Dict. de méd. et de chir. pratiques*, t. XI) la moelle cérébro-spinale, des parties musculaires et fibreuses de la jambe, et un tibia ; le cerveau seul présenta des indices de la présence du mercure à l'état de chlorure.

» M. le rapporteur n'entreprend pas d'expliquer comment le mercure a pu séjourner dans la pulpe cérébrale seulement et non dans les tissus musculaire et osseux ; mais il regrette que l'on ne se soit pas occupé en même temps de constater la présence ou l'absence de l'or et de l'iode dans les mêmes tissus.

» Quel qu'ait été d'ailleurs le succès de M. Marchand relativement au mercure, des expériences faites à Paris par M. Devergie par son procédé, et dont les résultats ont été négatifs, laissent du doute dans l'esprit. M. le docteur Colson, ancien élève de l'hôpital du Midi, ayant retrouvé le mercure dans le sang extrait de la veine chez des personnes qui avaient pris une assez forte dose de sublimé (*Archives de médecine*, 1826), ce fait réveilla de nouveau l'attention des médecins. M. Devergie désira répéter les expériences de M. Colson ; il pria M. Cullerier de lui fournir du sang, de l'urine et de la salive de vénériens qui avaient pris beaucoup de mercure. Ayant échoué d'abord, il attribua cet insuccès à l'insuffisance des procédés analytiques, et imagina celui qui a été indiqué ci-dessus, et par lequel on peut reconnaître le mercure étendu dans 120,000 parties de sang ou d'un autre liquide ; mais il ne fut pas plus heureux avec ce procédé qu'avec les autres. M. Devergie n'a pas expérimenté sur les solides, mais ses expériences sur les liquides sont positives et ont eu M. Cullerier pour témoin. D'après cette contradiction entre les résultats des travaux de deux chimistes distingués et qui ont opéré par les mêmes procédés, il nous est permis, dit M. le rapporteur, de ne pas considérer la question comme jugée et d'en appeler à de nouvelles recherches. »

» La commission propose de renvoyer l'observation de M. Reynaud au comité de publication, et d'inscrire l'auteur sur la liste des candidats aux places de correspondants.

» M. *Gérardin*. Cette observation a d'autant plus d'importance qu'elle tend à réformer une opinion soutenue dans une des discussions de l'Académie par M. Cullerier lui-même. Il avait avancé qu'il était impossible de régénérer à l'état métallique le mercure entré par l'absorption dans nos tissus; le fait de M. Reynaud est positif, le mercure a été retrouvé. Mais est-ce donc là le seul fait de ce genre? Lorsqu'à notre retour de Russie, nous visitâmes le beau cabinet d'anatomie pathologique de Strasbourg, on nous montra un crâne affecté d'exostoses et d'ulcérations dues à la syphilis; on voit très-manifestement sur cette pièce le mercure à l'état métallique incrusté dans les fibres osseuses. En 1806, la Société de Gœttingue proposa pour sujet de prix cette question : Si la régénération du mercure absorbé dans l'économie peut avoir lieu. La plupart des concurrents soutinrent l'affirmative; et j'ajouterai que M. Lobstein a également adopté cette opinion.

» M. *Itard*. M. Reynaud ne l'a pas retrouvé à l'état métallique, mais à l'état de chlorure; mais Hunter cite un cas dans lequel le mercure métallique fut retrouvé dans la trame osseuse du tibia.

» M. *Velpeau*. Il y a dans les auteurs un grand nombre de faits du même genre.

» M. *Chevallier* demande si le mercure était à l'état de proto ou de deutochlorure.

» M. *Cullerier*. Cela n'est pas indiqué; probablement il s'agit de protochlorure.

» M. *Cruveilhier*. J'ai fait à ce sujet quelques expériences qui me furent suggérées par la circonstance que voici : Une femme avait été prise, à l'hôpital de l'Observance, d'une péritonite puerpérale; on la traita par des frictions mercurielles sur le ventre et sur les cuisses; elle succomba, et l'on m'assura qu'on avait retrouvé du mercure dans les mamelles.

Pour fixer mon opinion à cet égard, je pris des chiens sur lesquels je fis faire des frictions mercurielles et sur le ventre et à la partie interne des membres postérieurs ; et pour être plus sûr qu'il y eût le moins possible de mercure perdu, après chaque friction, je faisais envelopper l'animal d'une chemise de cuir. En huit jours de ce régime, ils avaient les gencives gangrenées; ils succombèrent à une véritable infection mercurielle, car ils étaient tellement saturés de mercure qu'ils en rendaient par les selles. M. Guérard chercha à constater la présence du mercure dans les divers tissus par tous les moyens, il ne put pas en retirer un atome.

» M. *Louyer-Villermay*. L'observation de M. Reynaud s'éloigne de la plupart des autres, en ce que le mercure séjournait depuis neuf mois dans la pulpe cérébrale. Je possède un fait qui montre que le mercure peut ainsi demeurer longtemps caché dans l'économie, puis révéler tout à coup son action. Un capitaine de hussards attrapa la syphilis, en 1807, à Barcelone : il fut traité et guéri par le mercure. Un an après, de retour à Paris, il va à l'école de natation, y prend froid et est subitement atteint d'une salivation intense. N'était-ce pas la suite probable du traitement fait auparavant?

» M. *Cullerier* fait ressortir cette singulière opposition entre les résultats de M. Reynaud, qui a retrouvé le mercure au bout de neuf mois, et ceux de M. Cruveilhier, qui n'en a pu retrouver presque immédiatement après l'avoir administré à grandes doses. Il pense qu'il faut se méfier de certaines apparences, et que quelquefois le mercure retrouvé dans les tissus y avait été introduit après la mort pour quelque cause que ce fût; dans les os, par exemple, pour montrer la continuité de leurs cellules.

» M. *Bochoux*. S'il est quelque chose de certain en logique, c'est que tous les faits négatifs du monde ne sauraient détruire un seul fait positif. Or ce fait positif, vous l'avez ici. M. Reynaud a retrouvé le mercure; M. Colson, avant lui, était arrivé au même but; j'ai donc été très-surpris d'entendre M. le rapporteur dire qu'il restait encore du doute. Mais d'ailleurs le mercure n'est pas la seule substance prise par absorption et retrouvée par l'analyse chimique; les Anglais et les Allemands, qui se sont beaucoup occupés de ce sujet, ont ainsi retrouvé plus d'une vingtaine de substances minérales.

» — La discussion est close : le rapport et sa conclussion sont adoptés. »

— Une discussion du même genre s'est encore élevée à l'Académie dans sa séance du 5 mars 1839. Je crois également devoir la consigner ici. Un rapport de M. Chevallier, relatif à l'*analyse du lait*, en a été l'occasion (voir le nº de la *Gazette médicale* du samedi 9 mars 1839). Le travail de MM. Henry et Chevallier avait pour objet l'étude de la composition chimique du lait d'ânesse et de vache. Ils ont obtenu de leurs recherches les résultats suivants :

1º Les proportions des matières solides du lait (caséum, beurre etc.) sont variables selon le genre de nourriture qu'on donne à l'animal. En général, la nourriture humide a donné de plus fortes proportions de matières solides que la sèche; aussi le lait est-il meilleur, moins aqueux, dans le premier cas que dans le second.

2º Les conditions chimiques du lait sont variables, selon les conditions particulières de l'organisme, de santé ou de maladie.

3º Le changement de composition du lait sous l'influence des aliments divers exige dix jours de temps avant de se déclarer.

4º La fatigue et la marche rendent le lait plus aqueux.

5º Si l'on administre à des animaux nourrices certains médicaments par des doses répétées, ces substances se rencontrent en partie dans le lait après un certain temps. Les sels de soude, de potassium, de zinc, de fer, de bismuth, que les deux expérimentateurs avaient administrés aux animaux, ont été rencontrés dans le lait; *mais il n'en a pas été de même des sels mercuriels;* ces derniers n'ont pu être retrouvés dans leurs analyses. M. Chevallier prétend que cela tient aux petites doses des sels mercuriels qu'ils ont été obligés d'employer pour ne pas empoisonner les animaux dont ils se servaient; tandis que les autres substances ont été employées à très-fortes doses et pendant longtemps. Trois des animaux qu'ils ont soumis à leurs expériences ayant succombé par suite des médicaments qu'ils leur avaient administrés, ils n'ont pas cru devoir continuer plus longtemps leurs essais avec les sels mercuriels. M. Chevallier rappelle, du reste, que, lorsqu'il était interne à l'hôpital des Vénériens, sous M. Cullerier oncle, il avait aussi analysé le lait de quelques femmes nourrices vérolées qu'on traitait par la liqueur de Van Swieten, et qu'il n'avait pu non plus y reconnaître la présence du mercure; le même résultat négatif a été donné par l'analyse du lait des femmes qui étaient traitées par les frictions mercurielles. — « M. *Cullerier*. J'ai fait moi-même analyser le lait des femmes qui étaient traitées par les sels mercuriels ou par les frictions; on n'a pas constaté non plus la présence du médicament; néanmoins, puisque, d'un côté, les enfants traités par ce lait guérissent très-bien [1], et que, de l'autre, les autres médicaments que M. Chevallier a administrés, tels que le sulfate de quinine, etc., y ont été rencontrés par l'analyse chimique, il est naturel de penser que le mercure doit s'y trouver également, mais la certitude matérielle nous manque; il faut en accuser probablement le mode d'analyse. Je dois ajouter qu'il n'est pas nécessaire pour guérir les enfants à la mamelle d'administrer le mercure à la nourrice; on peut donner la liqueur de Van Swieten directement à l'enfant, à dose convenable, bien entendu. — M. *Baudeloque*. M. Chevallier a dit que dans le temps de M. Cul-

[1] M. *Moreau* venait de faire remarquer que les enfants vérolés étaient traités avec un plein succès par le lait d'une chèvre soumise préliminairement aux frictions mercurielles.

lerier oncle, on n'administrait aux nourrices vérolées que les sels mercuriels ; il se trompe assurément. Ayant été interne pendant seize mois sous M. Cullerier, je puis assurer qu'on administrait à ces femmes le mercure par frictions et qu'aux enfants on donnait en outre des sirops mercurialisés. Je dois ajouter que chez ces femmes on a trouvé du mercure revivifié jusque dans le tissu des mamelles. — *M. Martin Solon.* Je puis affirmer que des vaches qu'on a soumises aux frictions mercurielles ont présenté dans leur lait du mercure. »

Une discussion encore plus récente à propos du traitement indirect par le lait de vaches semble avoir établi :

1° Que ce traitement est presque toujours infidèle et insuffisant ;

2° Que le mercure ne passe dans le lait que lorsqu'il est administré à des doses élevées et dangereuses pour l'animal (voir les *Bulletins de l'Académie*, avril 1859).

Enfin, dans une discussion plus récente encore, les mêmes dissentiments se sont fait jour sur la possibilité du passage du mercure dans le sang et les divers produits de sécrétion, notamment de la sécrétion lactée.... Nous aurons à y revenir un peu plus loin.

Quoi qu'il en soit, et sans nous occuper ici du *tremblement* auquel sont sujets les individus exposés aux émanations mercurielles, non plus que des accidents d'empoisonnement auxquels peuvent donner lieu certains sels et oxydes de mercure, et, en particulier, le *sublimé*, dont le surnom seul (corrosif) indique assez la causticité ; quoi qu'il en soit, dis-je, nous avons à signaler ici deux ordres d'accidents qui peuvent être provoqués par l'emploi thérapeutique du mercure, et dont l'un au moins semble bien accuser la pénétration des molécules mercurielles dans les voies circulatoires. Je veux parler des excoriations de la bouche et de la *salivation* mercurielles, et de l'éruption accidentelle qui succède assez facilement à l'usage des frictions.

1° *Salivation et ulcérations mercurielles.*

Tandis qu'il y a un demi-siècle, la plupart des praticiens s'efforçaient de provoquer cet accident, redouté cependant par les médecins éclairés des siècles antérieurs, aujourd'hui tous nos efforts tendent à le prévenir ou à le combattre sitôt qu'il apparaît. On croit avoir constaté, en effet, que c'était en pure perte que les malades étaient soumis au désagrément et même aux dangers de la *salivation*, et que le mercure peut guérir la syphilis sans qu'il soit nécesaire que son action sur l'économie soit attestée par des effets aussi marqués. Sans partager tout à fait cette confiance (du moins pour les cas invétérés), j'admets avec tout le monde que la salivation est un *accident* qu'il faut, en général, s'efforcer de prévenir, ou du moins qu'il faut se hâter de combattre dès qu'il acquiert un certain degré d'intensité.

Quelques médecins de nos jours, abusés par des apparences trompeuses, ont prétendu que les ulcérations mercurielles ne différaient en rien des ulcérations syphilitiques de la bouche, d'où la tendance à accuser le mercure de produire aussi les *éruptions* et même les *maladies des os* que nous avons décrites comme appartenant à la syphilis consécutive.

« Les phlegmasies (mercurielles) du pharynx, de l'arrière-gorge et des fosses nasales, dit M. Jourdan, dans son *Traité des maladies vénériennes* (t. II, p. 568), ressemblent tellement aux affections du même genre qui proviennent d'une cause vénérienne, QU'IL EST IMPOSSIBLE DE LES EN DISTINGUER. » Et pour compléter la ressemblance, l'auteur a eu soin d'ajouter que le mode de traitement doit être, dans les deux cas, *absolument le même*.... « PRÆJUDICATA OPINIO JUDICIUM DELET. »

Nous avons tracé, à l'occasion de la *syphilis de la bouche* et des ulcères consécutifs de cette région, le diagnostic différentiel de ces ulcères et des excoriations enflammées, aphtheuses, pseudo-membraneuses, que détermine l'abus des préparations mercurielles et qui coexistent ou non avec la salivation. Nous avons dit que les ulcères vénériens se montraient de préférence à l'isthme du gosier, sur les amygdales, aux piliers du voile du palais, à la partie mobile de ce voile, à la voûte palatine, à la partie supérieure du pharynx. Les excoriations mercurielles surviennent à la face interne des joues, au fond de la mâchoire, près de la dernière grosse molaire, etc. Les premières ont une forme arrondie, un fond grisâtre, des bords découpés et taillés à pic. Les secondes sont enflammées, irrégulières, recouvertes de concrétions pseudo-membraneuses. Nous venons néanmoins de voir, chez une jeune fille récemment traitée par la liqueur de Van Swieten d'une syphilis récente (écoulement), une excoriation enflammée et superficielle qui occupait la luette et s'étendait aux arcades du voile du palais. La malade croyait avoir un chancre dans la gorge, mais nous reconnûmes qu'il n'y avait plus aucune trace de syphilis; les parties génitales, le vagin, le col de l'utérus étaient sains; il existait seulement un peu de leucorrhée, et quant à l'ulcération du gosier, comme elle ne consistait qu'en une simple excoriation vermeille, de forme irrégulière, nous n'hésitâmes point à l'attribuer à l'usage du mercure : la malade nous dit, en effet, que la bouche s'était affectée à la fin du traitement; et en huit jours, à l'aide de simples gargarismes adoucissants, d'un régime doux et sobre et du repos, la guérison était complète.

On observe rarement aujourd'hui ces *salivations* intenses avec tuméfaction énorme des parties molles, formation d'aphthes enflammés dans la bouche, flux énorme de liquide filant, glaireux, sanguinolent, hors de cette cavité, fétidité extrême de l'haleine, etc., qui suivaient les traitements mercuriels poussés jusqu'à salivation, et notamment le traitement par les frictions. Presque tous les praticiens suspendent l'usage du mercure dès que la bouche s'affecte, même légèrement, et de cette manière on évite constamment l'inflammation et l'ulcération de cette cavité. Ce n'est plus guère que dans les cas d'hydropisies, de maladies du cœur ou autres, où l'on emploie avec persévérance le *calomel*, comme laxatif ou altérant, et surtout dans les traitements faits en pareil cas par les empiriques et les charlatans, qu'on a occasion de voir ces phlegmasies effroyables de la muqueuse buccale. Un accident de ce genre est survenu chez un homme atteint de maladie du cœur, de catarrhe pulmonaire et d'œdème des membres inférieurs, qui, avant d'être confié à mes soins, avait été traité par le calomel à haute dose, pendant plusieurs jours encore après l'apparition des premiers indices de salivation. Les suites de ce traitement furent terribles. La bouche, énormément tuméfiée et horriblement fétide, laissait échapper continuellement un flux salivaire qui inondait le malade ; les lèvres ,tuméfiées, boursouflées et renversées, formaient une saillie considérable en avant ; leur face interne ainsi que celle des joues étaient semées d'aphthes blancs et entourées d'une rougeur vive; les gencives, gonflées et saignantes, ne retenaient plus les dents; et non-seulement celles-ci tombèrent pour la plupart, mais plusieurs furent rejetées avec le fragment du bord alvéolaire (frappé de nécrose) dans lequel elles étaient implantées.

Les suites de ce grave accident se prolongèrent près de six semaines, et malheureusement la maladie organique en parut plutôt aggravée qu'arrêtée dans ses progrès; après avoir langui quelque temps encore, le malade, épuisé et affaibli, succomba.

Quoique dès les premiers temps de l'emploi du mercure dans le traitement de la maladie vénérienne, plusieurs médecins célèbres, frappés des suites terribles qu'entrainait l'abus du remède entre les mains des empiriques, eussent indiqué les précautions propres à éviter ces accidents et notamment *la salivation*, le plus commun de tous ; cependant l'usage avait prévalu, et le plus grand nombre des praticiens croyaient cet effet le plus propre à constater et à assurer le succès du mercure, lorsque *Chicoyneau*, chancelier de l'université de Montpellier, en 1718, s'efforça de démontrer qu'il était inutile de provoquer la salivation pour guérir la vérole, et même qu'on devait chercher à l'éviter. De là les deux méthodes générales de traitement qui se partageaient les praticiens du siècle dernier : la méthode *par extinction*, aujourd'hui seule en vigueur, et la méthode *par salivation*, qui n'a été abandonnée que depuis un certain nombre d'années.

De toutes les préparations mercurielles, celle qui détermine le plus vite et le plus sûrement la salivation, c'est le *protochlorure*, mercure doux ou calomel. Après lui viennent les frictions d'*onguent mercuriel*. Nous avons vu la salivation survenir aussi à l'occasion de frictions faites pour guérir la gale avec la pommade *citrine* (nitrate de mercure). Le mercure métallique ou oxydé, le mercure gommeux de Plenck, par exemple, les pilules de Belloste, occasionnent encore fréquemment la salivation, pris à l'intérieur. Le *protoïodure* de mercure, dont on fait aujourd'hui un usage journalier, provoque moins la salivation que toutes les préparations précédentes; cependant, assez souvent nous avons entendu les malades se plaindre des gencives après quelques jours de traitement, et nous avons vu survenir un peu de rougeur et de gonflement de ces parties; mais, en suspendant le remède, cette menace légère de salivation se dissipait, et presque toujours on pouvait, après quelques jours de repos, reprendre l'usage du médicament.

Le *sublimé corrosif*, sous la forme de liqueur surtout, est regardé avec raison comme l'une des préparations mercurielles les moins aptes à produire la salivation.

Mais ces deux derniers médicaments ont d'autres inconvénients; ainsi, comme nous l'avons déjà dit, le *protoïodure* cause assez facilement des coliques et du dévoiement; quand ces accidents sont légers, qu'il n'y a, par exemple, qu'une ou deux selles par jour, on peut sans inconvénient continuer le traitement, et ordinairement, au bout d'un certain temps, ce dérangement digestif cesse ou ne se reproduit plus que par intervalles, ce qui ne nuit en rien à la guérison. Si, au contraire, après les premiers jours, on voit persister et même augmenter les coliques et la diarrhée, il faut suspendre le remède et recourir à l'eau de riz et aux quarts de lavement à l'eau de guimauve et de pavot, en même temps qu'on réduit la dose des aliments. Le plus souvent on peut reprendre au bout de quelques jours les pilules de protoïodure. Rarement nous est-il arrivé d'être obligé, à cause de la susceptibilité des malades, de recourir à une autre préparation mercurielle, la liqueur de Van Svieten, par exemple, ou le mercure gommeux de Plenck. On conçoit toutefois que, dans la syphilis constitutionnelle, chez les sujets cachectiques, dont les entrailles sont ordinairement très-irritables, ce n'est qu'avec de grandes précautions qu'on doit administrer le protoïodure de mercure; souvent il est utile de le faire précéder et accompagner de quelque remède calmant, les pilules de cynoglosse, par exemple, un peu de sirop diacode ou d'extrait gommeux d'opium. Aujourd'hui d'ailleurs nous avons, pour notre part, abandonné complétement le *protoïodure* pour un autre médicament dont nous parlerons dans le chapitre suivant.

Le *sublimé* détermine plus rarement le dévoiement, mais il irrite assez facilement l'estomac et provoque des nausées ou même des vomissements chez les sujets délicats et nerveux, chez ceux dont l'estomac n'est point dans l'état normal. C'est encore le cas de suspendre le remède, d'en diminuer la dose, de lui associer des opiacés, enfin de l'abandonner tout à fait si les accidents persistent. Quand les vomissements sont assez répétés pour faire craindre un degré d'empoisonnement, ou que des indices d'une vive irritation gastrique succèdent à l'administration d'une dose trop élevée, l'eau chargée d'albumine (blanc d'œuf) et sucrée est, comme on sait, le meilleur antidote qu'on puisse administrer. Les suites de cet accident rentrent tout à fait dans l'histoire de la *gastrite*, dont nous n'avons point à nous occuper ici.

Lorsque la salivation s'est déclarée malgré toutes les précautions convenables, le traitement à lui opposer varie suivant son degré d'intensité et suivant les circonstances individuelles. Les astringents, les sédatifs, les antiphlogistiques, les révulsifs, les purgatifs, ont été vantés tour à tour et peuvent avoir tous des succès évidents quand ils sont convenablement appliqués.

On a vanté récemment le chlorate de potasse comme une sorte de spécifique. J'avoue que mon expérience personnelle ne lui a pas été favorable.

Abandonnée à elle-même, il est rare qu'une salivation un peu intense ne dure pas deux à trois semaines ; traitée un peu activement, elle peut se dissiper en huit à dix jours.

Les astringents, les révulsifs et les purgatifs sont les remèdes qui nous ont toujours paru les plus efficaces et les plus généralement utiles.

Un médecin américain, le docteur Finlay, a proposé il y a quelques années, dans le *North American Journal*, une nouvelle méthode de traiter la salivation mercurielle. Nous reproduisons ici l'analyse insérée dans un journal français[1] :

« Le docteur Finlay de Bainbridge, dans la province de l'Ohio, a proposé d'employer le tartrate d'antimoine pour combattre la salivation mercurielle. Il le donne toutes les deux heures, à la dose de 50 ou 90 milligrammes, dissous dans de l'eau, de manière à agir doucement sur la peau et le canal intestinal ; on persévère dans son usage jusqu'à ce que la guérison soit complète. Il assure qu'il est ainsi souvent parvenu à arrêter promptement la salivation ; qu'il a toujours déterminé un soulagement marqué en vingt-quatre heures, et qu'il a particulièrement réussi à faire disparaître la douleur de la bouche et du gosier dans cet espace de temps. Cette méthode a été suivie d'un succès constant : elle a triomphé en peu de jours d'une salivation qui durait depuis trois mois. D'autres praticiens avaient employé le tartre émétique dans

[1] Voir la *Nouvelle bibliothèque médicale*, 1828, tome Ier, p. 406.

cette maladie avant le docteur Finlay, mais avec peu de succès. Cette différence dans les résultats peut tenir à ce que ce dernier administre ce sel à doses plus petites, et à ce que ce médicament ainsi employé agit plus sûrement sur la peau. »

Voici quels sont les moyens simples que nous mettons ordinairement en usage en pareil cas : La diète absolue les premiers jours, puis seulement du lait, de la bouillie, des potages, tant que la bouche est tuméfiée et douloureuse ; des bains de pieds prolongés chaque jour pendant trois quarts d'heure, en ayant soin d'entretenir la chaleur de l'eau ; des gargarismes à l'eau d'orge avec le miel rosat et quelques gouttes de vinaigre, ou, s'ils étaient douloureux, des gargarismes avec le lait, l'eau de guimauve, l'eau de figues, etc. ; une légère limonade pour boisson, ou mieux encore du bouillon de veau aux herbes ; tous les matins, un verre d'eau de Sedlitz à 30 grammes, destiné à entretenir un relâchement habituel du ventre. L'alun en poudre et en gargarismes (à la dose de 3 grammes par verre) est certainement le topique le plus efficace que l'on puisse employer.

Quand les accidents inflammatoires sont calmés, s'il persiste des aphthes, des excoriations mercurielles, on peut recourir, suivant l'effet qu'ils produisent, aux gargarismes adoucissants ou astringents, tels que celui fait avec l'eau de ronces, le miel rosat, le borax et l'acide sulfurique ; aux collutoires avec un pinceau trempé dans du miel rosat additionné d'une faible quantité d'acide sulfurique ; rarement est-il nécessaire de recourir à la cautérisation avec le nitrate d'argent, et ce n'est d'ailleurs que lorsque l'inflammation est en grande partie dissipée qu'on doit la mettre en usage.

Nous n'avons pas mentionné la saignée, les sangsues sous la mâchoire, les applications de glace aux environs, vantées par quelques praticiens, parce que, sauf quelques cas exceptionnels, nous n'en avons jamais observé de grands avantages, et que ces moyens, pénibles pour le malade, ne sont pas sans inconvénient.

Nous concevons très-bien, toutefois, qu'ils puissent être utiles lorsque l'état général du sujet et la violence de l'inflammation de la bouche en indiquent l'emploi. Les cataplasmes émollients appliqués sous la mâchoire soulagent quelques personnes, mais sont incommodes à beaucoup de malades.

Le *chlorate de potasse* en gargarismes et en boisson, à la dose de 1 à 4 grammes et plus sur 100 à 250 grammes d'excipient, a réussi entre les mains de quelques praticiens. Pour nous, il nous a toujours suffi d'employer concurremment les purgatifs et les gargarismes au borax ou à l'alun, pour voir la salivation s'arrêter en peu de jours. Bien entendu que nous ne parlons ici que des cas ordinaires, c'est-à-dire de ceux où l'accident, développé sous les yeux du médecin qui a prescrit le traitement mercuriel, est combattu dès le début par les remèdes indiqués.

2° *Eczéma mercuriel.*

Cet accident, particulièrement provoqué par les frictions avec les pommades mercurielles et notamment par celles faites avec l'onguent napolitain, a fixé d'une manière particulière l'attention des médecins anglais. Aujourd'hui que ces frictions sont rarement employées, cet accident mérite beaucoup moins d'être étudié à part. L'éruption miliaire enflammée, qui le caractérise, ressemble d'ailleurs tout à fait aux éruptions du même genre produites par d'autres frictions irritantes, celles faites, par exemple, avec l'huile de laurier, dans le cas de douleurs rhumatismales : seulement, elle a plus de tendance à s'étendre, à devenir générale, et chez quelques sujets même elle peut revêtir ultérieurement tous les caractères de l'*eczema rubrum* (*D. squammeuse humide* de M. Alibert), comme nous en avons rapporté un exemple dans la première partie de cet ouvrage.... Il faut d'ailleurs avoir une imagination bien active pour partir d'un pareil fait pour assimiler aux *syphilides* les éruptions mercurielles, de même qu'on a voulu assimiler aux ulcères syphilitiques les aphthes et les ulcérations provoqués par l'abus du mercure.

M. Rayer, dans son *Traité des maladies de la peau* (seconde édition, tome I, page 439), a décrit cette affection sous le nom d'*hydrargyrie,* à l'imitation des médecins anglais. Il admet, comme eux, que l'hydrargyrie peut, dans quelques cas fort rares, être produite par l'usage interne du mercure; j'ai rapporté ailleurs une observation de ce genre.

Le plus ordinairement, toutefois, l'éruption hydrargyrique consiste en petites vésicules miliaires reposant sur un fond enflammé, qui ont plutôt la forme disséminée (isolées les unes des autres), et la marche rapide de l'éruption *miliaire* proprement dite, que la forme groupée et la tendance à l'exsudation et à la desquammation qui caractérisent l'*eczema.*

La cessation du mercure, les bains tièdes, les lotions et les applications émollientes dissipent ordinairement, en une semaine ou deux tout au plus, cette inflammation vésiculeuse de la peau. Si elle s'étend et se prolonge, son traitement rentre dans celui de l'*eczema rubrum.*

En résumé, on voit que, contenus dans de justes limites et convenablement surveillés, les accidents que peuvent entraîner les traitements mercuriels n'ont pas, à beaucoup près, la gravité que quelques auteurs ont si gratuitement supposée et qui est si redoutée des gens du monde.

Le plus commun de ces accidents, *la salivation*, peut même, comme le croyaient trop généralement nos devanciers, devenir un moyen de guérison. Certains faits nous autorisent à penser que, lorsque les traitements ordinaires ont été empuissants, la guérison peut être obtenue par cette voie (pourvu que les malades ne soient pas tombés dans un état cachectique). Nous sommes même enclin à croire que l'ancienne méthode (celle des frictions poussées jusqu'à la salivation) guérissait plus sûrement et surtout plus rapidement que nos méthodes adoucies et accommodées aux mœurs modernes.

CHAPITRE DEUXIÈME.

TRAITEMENT PAR L'IODURE DE POTASSIUM ET LE SIROP DE DEUTOÏODURE IODURÉ.

Chargé en 1836 du traitement des femmes vénériennes à l'hôpital de Lourcine, j'y fis quelques essais avec un nouveau médicament qui me fut proposé par un pharmacien de Paris (M. Boutigny). Frappé des inconvénients attachés à l'usage du protoïodure de mercure, devenu alors le remède usuel, à la suite des expériences de Biett à l'hôpital Saint-Louis, et désireux de posséder enfin un sirop mercuriel inaltérable, j'accueillis avec faveur le *sirop de deutoïodure ioduré*, à base de biïodure de mercure combiné à l'iodure de potassium. La première de ces substances était alors à peu près inusitée, surtout comme médicament interne; et la seconde, essayée jusque-là à doses insignifiantes, n'avait pas encore acquis dans la thérapeutique des maladies vénériennes la popularité que lui a justement value son administration à doses élevées.

Le nouveau médicament offrait donc une combinaison qui paraissait présenter des avantages très-marqués, savoir: la combinaison d'un sel soluble très-actif de mercure avec un médicament résolutif et antilymphatique dont on commençait à apprécier l'action spécifique.

Ayant repris la suite de nos expériences en 1840, dans nos salles de l'hôpital Saint-Louis et en ville, nous en sommes bientôt arrivé à reconnaître que ce nouveau spécifique, d'une saveur agréable, d'une administration facile, bien toléré à petites doses par les personnes délicates, les femmes et les enfants, présentait une supériorité réelle sur toutes les autres préparations mercurielles. Ce sirop, que nous administrons à la dose d'une cuillerée (de 25 grammes), ou deux au plus par jour, contient pour chaque cuillerée 1 centigramme de biïodure de mercure et 50 centigrammes d'iodure de potassium. C'est, sans doute, à cette proportion assez notable d'iodure alcalin qu'il doit de calmer les douleurs ostéocopes, beaucoup plus rapidement que la liqueur de Van Swieten, par exemple[1].

A notre imitation, d'autres médecins ont combiné l'administration de l'iodure de potassium avec l'iodure de mercure, mais en se bornant à administrer isolément, chaque jour, une pilule de *protoïodure* de mercure de 5 centigrammes et une solution dans l'eau distillée, dans l'eau commune ou dans une tisane quelconque, d'un à 2 grammes d'iodure de potassium. Nous regardons notre *sirop de deutoïodure ioduré* comme bien préférable à cette combinaison.

L'iodure de potassium est aussi assez fréquemment employé seul et recommandé, surtout par M. Ricord, comme le spécifique de l'affection portée sur le système osseux. Quelques praticiens en ont beaucoup élevé les doses : pour nous, nous n'allons guère au delà de 1 à 2 grammes par jour. Lorsque notre sirop est mal supporté, particulièrement dans la cachexie vénérienne, nous avons l'habitude de prescrire l'iodure de potassium à la dose de 1 à 3 grammes par jour, dans un julep diacode, pris en deux ou trois doses dans le cours de la journée, et de préférence matin et soir.

Dans la pratique de l'hôpital du Midi, les préparations mercurielles sont regardées comme le meilleur remède des syphilides *superficielles* (roséole, syphilide papuleuse, ulcérations superficielles des orifices muqueux) ; l'usage simultané du protoïodure de mercure et de l'iodure de potassium est recommandé contre les syphilides profondes ou période *de transition* (syphilides pustuleuses et tuberculeuses, sarcocèle vénérien, etc.) ; enfin, l'iodure de potassium porté à la dose de 2 grammes et plus est appliqué aux lésions osseuses, aux ulcères profonds, etc. (période dite *tertiaire*).

[1] Voir, dans le numéro de juin 1844 du *Bulletin thérapeutique*, la note que nous avons publiée sur l'emploi de ce sirop.

Mon sirop répond à toutes ces indications...; mais je répète ici ce que j'ai dit ailleurs, savoir : qu'il faut varier le remède suivant l'effet obtenu. Il est bien rare que le choix du praticien ne puisse pas être circonscrit dans les quatre formules qui suivent : les *frictions* avec l'onguent mercuriel, le *sirop de deutoïodure ioduré,* la liqueur de Van Swiéten, l'iodure de potassium employé seul.

Quant au *protoïodure de mercure* que nous avons conseillé nous-même, à l'imitation de M. Biett, notre maître, nous y avons renoncé pour plusieurs raisons. D'abord, il nous a paru jouir d'une vertu spécifique inférieure à celle du sublimé; ensuite, son insolubilité force à l'administrer sous forme pilulaire; or ces pilules se dessèchent et s'altèrent facilement, elles durcissent et deviennent inertes; dans le cas contraire, elles irritent facilement l'intestin ou les gencives.

M. Payan, d'Aix, dont le Mémoire sur l'iodure de potassium comme antisyphilitique, a été couronné en 1845, sur notre rapport, par la Société de médecine du département de la Seine, conseille de commencer le traitement par 75 centigrammes ou 1 gramme d'iodure de potassium en solution, et quelquefois seulement 50 centigrammes. Tous les quatre ou cinq jours, cette dose est élevée de 25 centigrammes, jusqu'à ce qu'elle atteigne la quantité journalière de 2 à 3 grammes, qui suffisent généralement.

On a accusé l'*iodure de potassium* de provoquer l'ophthalmie, le coryza, la toux, certaines éruptions papuleuses ou acnéiques.... Je ne saurais trop dire jusqu'à quel point cette accusation est fondée.... à moins qu'il ne soit admis que ces accidents ne se montrent que lorsque l'on dépasse les doses que nous venons d'indiquer.

En dernière analyse, nous persistons encore aujourd'hui dans les propositions que nous émettions il y a quinze ans dans le rapport cité, savoir :

« 1° Que l'iodure de potassium mérite incontestablement la réputation qu'il a acquise comme antisyphilitique;

» 2° Qu'administré en solution dans divers liquides, mais de préférence, selon nous, dans une potion d'eau distillée et de sirop, à la dose de 1 à 2 grammes par jour, soit en une seule, soit mieux encore en deux prises, une le matin et une le soir, il réussit seul à guérir les accidents syphilitiques dits secondaires et tertiaires;

» 3° Que son innocuité le rend surtout précieux dans la cachexie syphilitique, chez les enfants, les femmes et les sujets débiles et délicats;

» 4° Que nous préférons cependant encore comme plus sûr, plus efficace et tout aussi innocent, notre *sirop de deuto-ïodure ioduré,* où l'iodure de potassium est combiné au bi-ïodure de mercure;

» 5° Que l'iodure de potassium doit être regardé comme le remède par excellence des cas où les préparations mercurielles ont échoué, et que, réciproquement, celles-ci peuvent guérir des maladies qui se sont montrées réfractaires à l'iodure de potassium. »

CHAPITRE TROISIÈME.

MOYENS AUXILIAIRES OU SUCCÉDANÉS AU MERCURE.

1° *Antiphlogistiques.* Nous avons déjà dit que, pour nous, les émissions sanguines, les émollients, les boissons délayantes, n'étaient que des moyens préparatoires ou auxiliaires, qui guérissaient rarement seuls la syphilis et surtout la syphilis *consécutive,* et qui, même dans ce cas, ne guérissent pas sûrement. Si nous nous sommes refusé à une discussion approfondie de cette méthode, c'est que nous ne la croyons ici ni utile ni opportune. Les relevés statistiques publiés par M. Devergie aîné ne nous ont pas paru probants, et les récidives mentionnées à la suite de traitements mercuriels ne le sont pas davantage : car presque toujours il y a des circonstances négligées dans le calcul, qui serviraient à expliquer le succès apparent dans un cas et le défaut de succès dans l'autre. N'avons-nous pas vu nous-même, dans les hôpitaux spéciaux, combien les traitements mercuriels étaient incomplets et insuffisants dans la plupart des services, soit par la faute du médecin, soit par celle du malade? et ne savons-nous pas, d'autre part, combien il a été difficile jusqu'à ce jour de suivre les individus sortant d'un service pour rentrer dans un autre, ou abandonnant même la ville où ils sont venus d'abord chercher un remède à leurs maux?

Le régime et les autres circonstances hygiéniques, si utiles dans le traitement de la syphilis, ne sont-ils pas d'ailleurs presque toujours forcément négligés dans nos hôpitaux civils, où la *philanthropie* philosophique s'est si malheureusement substituée, de nos jours, à la *charité* religieuse d'une autre époque?

Enfin, les partisans de la méthode antiphlogistique ne reconnaissent-ils pas eux-mêmes que cette méthode ne doit pas être exclusive; qu'il faut y joindre dans beaucoup de cas l'emploi de divers topiques astringents, caustiques ou autres, l'usage intérieur des sudorifiques, des narcotiques, du *mercure* même, dans quelques cas : en sorte que véritablement c'est plutôt une méthode *mixte* qu'une méthode réellement et rigoureusement antiphlogistique qu'ils emploient; méthode qui se rapproche d'ailleurs beaucoup, comme nous l'avons prouvé ci-dessus, du traitement *rationnel* que les médecins de la première partie du seizième siècle avaient adopté, avant d'appliquer à la vérole d'une manière régulière et méthodique les mercuriaux, abandonnés jusque-là à la pratique vulgaire des empiriques.

Mais le grand mal qui est résulté de ce retour à des idées surannées que l'on s'était plu à présenter comme nouvelles, c'est d'avoir inspiré une défiance et des inquiétudes mal fondées sur l'usage du mercure : d'où ce grand nombre de traitements incertains, insuffisants, incomplets, cette méthode vacillante et *de juste milieu,* pour ainsi dire, que l'on voit trop souvent aujourd'hui mise en pratique par les hommes les plus recommandables.

Ainsi, tel médecin vous dira que la syphilis *primitive* doit être traitée sans mercure, mais que la syphilis *consécutive* le réclame impérieusement ; tel autre, que, s'il n'existe qu'un seul symptôme primitif, des tubercules plats ou des chancres, par exemple, on peut s'en tenir à une médication topique ; mais qu'un traitement général devient nécessaire si plusieurs symptômes sont réunis chez le même sujet ; un troisième, tout en accordant quelque puissance curative au mercure, rejettera tout à fait sa vertu *préservative,* et croira pouvoir cesser sur-le-champ le traitement, aussitôt que les symptômes auront cédé ; beaucoup se contenteront d'avoir administré pendant deux ou trois semaines, un mois au plus, la liqueur de Van Swieten, et regarderont ce traitement comme suffisant... ; puis après cela, fiez-vous donc aux *statistiques* prétendues comparatives !

Nous avons d'ailleurs suffisamment indiqué les cas où les antiphlogistiques peuvent trouver place dans le traitement de la syphilis, soit en décrivant chacun des symptômes en particulier, soit en traçant les bases principales du traitement méthodique par le mercure, et nous renvoyons aux chapitres précédents ainsi qu'aux observations qui y sont insérées.

2° *Régime. Traitement par la diète* ou *cura famis.* — Le régime est un puissant auxiliaire de tous les modes de traitement de la syphilis, mais il forme particulièrement la base de quelques méthodes spéciales singulièrement préconisées dans le nord de l'Europe.

Nous emprunterons à la *Bibliothèque médicale* (tomes LX

et LXI) l'analyse assez étendue d'une notice intéressante publiée sur ce genre de traitement par le professeur *Schweigger*, de Kœnigsberg[1].

«... M. Osbeck, autrefois chirurgien d'un petit hôpital de vénériens, à Wadstena, avait vu, pendant son séjour à Copenhague, le professeur Winslow traiter des vénériens par une diète rigoureuse et par l'extrait de ciguë. Convaincu de l'efficacité de cette méthode dans quelques cas dont il sera bientôt question, M. Osbeck répéta en Danemark cette expérience sur quelques malades confiés à ses soins, et plus tard, pendant longtemps, dans son hôpital à Wadstena en Suède; mais au lieu d'employer l'extrait de ciguë, il se servait de l'extrait de *chærophyllum sylvestre*. Il fut conduit à l'emploi de ce dernier, parce qu'il avait remarqué que les pharmaciens de Copenhague recueillaient communément le *chærophyllum sylvestre* au lieu du *conium maculatum*. Ce fut donc à la première de ces plantes qu'il crut devoir attribuer les succès obtenus. Il les annonça, demanda une commission pour les constater, et promit de faire connaître, moyennant une récompense, ce remède dont jusqu'alors il avait fait un secret. On consentit à sa demande, et M. Osbeck publia sa méthode dans une brochure écrite en suédois et traduite en français sous ce titre : *Exposé de la méthode pour guérir les maladies vénériennes dégénérées*, par Osbeck; Stockholm, 1811. Dans cette brochure, M. Osbeck ne dit pas un mot de son maître, M. Winslow.

La partie la plus essentielle du traitement consiste, selon Osbeck, en l'usage de l'extrait de chærophyllum et de l'extrait de quinquina, et en une diète très-sévère. Toutes les affections vénériennes, récentes ou invétérées, peuvent être traitées par ces moyens; mais ils conviennent plus particulièrement aux cas où le mercure a été employé sans succès chez les

[1] Journal de Hufeland, cahier de juin 1817. *Quelques notices sur les institutions médicales de Stockholm et sur le traitement par la faim, usité dans les hôpitaux de cette ville.*

individus où il existe une complication scrofuleuse ou arthritique. Cette méthode enfin serait très-utile dans les affections arthritiques récentes. Le régime du malade, pendant les premières six semaines, consiste journellement en 5 onces de viande maigre rôtie, sans sauce ou jus, et en 6 onces de pain blanc détrempé dans de l'eau. La moitié de cette ration est donnée à midi, et l'autre le soir. Si le malade désire déjeuner, on divise la ration en trois parts. Lorsque la faim devient excessive, on ajoute une once de viande, et dans quelques cas extraordinaires on commence par 6 onces. On hausse ensuite la ration d'une once de viande par semaine. Tout autre aliment est interdit, et l'on procède à ce régime sans qu'il soit nécessaire d'y préparer le malade. La boisson consiste en une décoction de 2 onces de racine de squine dans 4 livres d'eau jusqu'à réduction d'un peu plus de moitié; cette quantité, d'à peu près 2 livres et demie, doit être consommée en vingt-quatre heures, et si le malade ne s'en contente pas, on y ajoute de l'eau, ou bien on fait rebouillir une seconde fois la racine. A ce régime on joint l'usage de l'extrait de chærophyllum, dont le malade prend matin et soir trois pilules de 2 grains. Après trois semaines, ces pilules ne sont données qu'à la dose d'une, soir et matin; et l'on administre une pilule de sublimé préparée selon la pharmacopée suédoise. Vers la septième semaine, on commence à faire reprendre au malade son régime habituel, et on lui permet de sortir, seulement on lui interdit les boissons fortes. On continue ainsi pendant trois semaines, au bout desquelles on reprend le traitement comme pendant les premières trois semaines, et on le continue six semaines. S'il existe chez le malade des ulcères étendus et de mauvais caractère (les petits ulcères ne méritent aucune attention), on les couvre de charpie trempée dans une solution d'un gros de mercure doux dans une livre d'eau de chaux. Si les ulcères se nettoient, on les panse avec la décoction de racine de squine préparée avec une once de myrrhe pour une once de décoction. Lorsque les ulcères tendent à la guérison, on ajoute à une livre de la décoction une once d'extrait de Saturne.

Cette méthode fut d'abord employée sur quelques malades de l'hôpital de Donviken, près Stockholm, et sous l'inspection du Collége de médecine. Le succès fut complet, et l'on nomma une commission sous l'inspection de laquelle M. Osbeck appliqua sa méthode dans l'hôpital royal de Saint-Séraphin, à Stockholm. Le résultat de ce traitement a été publié dans une dissertation inaugurale écrite, contre l'usage, en langue suédoise, mais précédée d'un titre latin que voici : *Observationes in diætam parcam vulgo : Svaelkur, præside Thunberg, auctor, Schulz*, 1814.

Cette dissertation rend aussi compte de la méthode dont il s'agit.

Le traitement des malades a commencé le 27 juillet 1811, sur seize individus affectés de larges ulcères, et il a été terminé le 21 octobre suivant. Dix étaient complétement rétablis à cette époque. Chez deux autres, les ulcères se rouvraient, ce qui doit être attribué à la malpropreté et à la grossièreté de leurs vêtements, qui irritèrent les cicatrices à peine fermées. Deux autres avaient encore des exostoses, mais beaucoup plus petites qu'avant le traitement, et un d'eux avait en outre une carie. Une femme qui, au commencement du traitement, éprouvait des douleurs ostéocopes atroces, avec gonflement douloureux des bras, et une tumeur rouge, molle et considérable au pied gauche, se trouva sensiblement soulagée. Enfin une autre femme affectée d'un cancer du nez s'était trouvée beaucoup mieux dès le commencement du traitement, lorsqu'elle fut atteinte d'une fièvre intermittente qui ne permit pas de le continuer.

Osbeck avait regardé l'usage du mercure comme n'étant pas absolument nécessaire, et l'on trouva en effet que, sur ces seize malades, l'état de treize s'était déjà considérablement amélioré dès la troisième semaine ; par conséquent, avant que l'on eût employé les pilules de sublimé. Les ulcères tendaient à la guérison, les douleurs ostéocopes avaient beaucoup diminué. Chez quelques malades, les symptômes s'aggravèrent par l'usage du mercure et diminuèrent lorsqu'on en cessa l'usage. Cependant un jeune homme de dix-sept ans qui, outre plusieurs ulcères, avait un large chancre au palais, devint plus malade au commencement du traitement, et la guérison n'eut lieu qu'après l'emploi du mercure.

Le jugement de la commission porte que la plupart des malades traités par Osbeck étaient des individus qui avaient pris trop de mercure, et que quelques autres n'étaient affectés que d'anciens ulcères scrofuleux; toutefois, que le succès incontestable de la méthode de M. Osbeck dans certains cas méritait que l'on accordât une récompense à ce chirurgien. M. Osbeck obtint en conséquence 3,000 écus de Suède et une pension annuelle de 500 écus. Cette récompense publique devint le signal d'une suite d'expériences qui furent entreprises par un grand nombre de médecins, dont plusieurs se déclarèrent contre la méthode d'Osbeck. Voici au surplus les résultats généraux de ces expériences :

1° L'extrait de chærophyllum, employé sans la diète sévère à laquelle on soumet les vénériens, a produit des effets à peu près nuls. Le médecin de la cour, Schulz de Schulzenheim, qui, malgré son grand âge, accueille avec intérêt et examine avec impartialité toute découverte nouvelle, a fait sur lui-même des expériences avec cet extrait. Il prit deux fois par jour douze pilules au lieu de trois, qu'Osbeck prescrit. Un autre médecin, le docteur Lefren, en prit douze, d'abord deux fois par jour, et monta jusqu'à soixante; mais ni l'un ni l'autre ne remarquèrent d'action sensible. Toutefois, il ne serait pas sûr de conclure de ce qui se passe chez un sujet sain à ce qui peut avoir lieu chez un individu dont la faim a rendu les organes très-irritables. Le premier chirurgien du roi, M. de Bierken, a assuré à M. Schweigger n'avoir donné à des malades qui subissaient la méthode de M. Osbeck que des pilules de mie de pain, et avoir observé chez eux les mêmes effets que sur ceux auxquels on faisait prendre l'extrait en question.

2° Il est généralement reconnu aujourd'hui que la découverte de M. Osbeck n'est pas neuve, et qu'il n'a d'autre mérite que celui d'avoir fait connaître en Suède la méthode de Winslow ; car celles de l'un et de l'autre ne diffèrent pas essentiellement. Voici pourtant les différences qui ont été établies dans la dissertation précitée :

a. L'emploi de l'extrait de chærophyllum silvestre, au lieu de l'extrait de conium maculatum.

b. M. Osbeck donne pour boisson la décoction de racine de squine. M. Winslow la prescrit également ; mais il préfère, lorsque le malade est en état d'en faire les frais, la racine de salsepareille ou l'écorce de sassafras.

c. A dater de la troisième semaine, M. Osbeck emploie les mercuriaux, dont Winslow ne fait pas usage.

d. M. Osbeck soumet ses malades à un second traitement, après une interruption de trois semaines. Winslow ne suit pas la même marche.

e. Enfin M. Osbeck permet aux malades plus d'aliments que Winslow.

La dissertation dont il a été parlé contient aussi l'exemple d'un vénérien qui, en 1779, fut guéri en France par la faim, et elle établit en général que cette méthode est plus ancienne qu'on ne l'a cru ; que par conséquent M. Osbeck n'a pas mérité la récompense qui lui a été décernée. Il paraît, en effet, que cette récompense a eu pour principal but de produire de la sensation, et de faire préciser plus particulièrement le cas où la méthode de M. Osbeck peut être utile.

3° Il résulte positivement de toutes les observations que la guérison a été un effet presque exclusif de la faim, et que les autres moyens, à l'exception du mercure dans quelques cas, sont absolument inutiles, ou du moins doivent être choisis suivant l'état du malade. Aussi Winslow ne recourait-il à aucun moyen déterminé et guérissait-il ses malades, même sans mercure. M. Osbeck qualifie de spécifique la décoction de racine de squine; mais M. de Bierken a employé la décoction de racine de chiendent ou toute autre analogue avec le même succès.

4° La plupart des médecins suédois restreignent la méthode d'Osbeck aux cas où le virus vénérien a déjà été en grande partie détruit par l'action du mercure ou de tout autre moyen, ou bien à ceux où l'usage immodéré du mercure a produit des ulcères.

Dans ces derniers cas, le traitement par la faim est extrêmement efficace, ainsi que le prouvent les attestations de plusieurs médecins d'hôpitaux; mais dans le début de la maladie vénérienne, où Osbeck le propose également, il est plutôt nuisible qu'utile, en ce que, la résorption étant nécessairement augmentée, le virus se répand plus facilement dans l'organisme. Le professeur Gadelius, à Stockholm, examina le cadavre d'un homme qui avait succombé pendant le traitement par la faim, et trouva trois tophus dont l'intérieur avait disparu. Un malade porteur d'un ulcère qui n'était pas vénérien, mais dont les bords étaient presque cartilagineux, fut guéri par la faim. On conçoit théoriquement que, lorsque le mal vénérien n'est encore que local, l'abstinence d'aliments doit faciliter la propagation du virus par tout le corps, et rendre ainsi l'affection constitutionnelle : or l'expérience vient à l'appui de cette présomption. Souvent, il est vrai, le malade semblait aller mieux, en ce que l'affection locale avait diminué; mais bientôt l'affection générale devenait plus sensible, à moins que l'usage antérieur du mercure n'eût détruit le virus, ou que le malade ne fût déjà assez rétabli pour que le virus n'eût plus la puissance d'affecter fortement les parties, et qu'il devînt alors facile de le décomposer par l'usage des mercuriaux. Osbeck a trop généralement recommandé sa méthode contre les affections vénériennes, puisqu'il ne la trouve contre-indiquée que chez les phthisiques et chez les personnes affectées d'œdème. En comparant les expériences pour et contre l'application de cette méthode, on trouve qu'elle est indiquée dans les cas suivants :

1° Lorsque l'affection locale est de nature à ce que l'augmentation de l'absorption ne puisse produire d'affection générale. Tels sont les tophus, les ulcères, les douleurs ostéocopes, etc., et lorsqu'il existe très-peu ou point de traces du virus même. Dans tous les cas contraires, le traitement par la faim a presque toujours été nuisible.

2° Lorsque l'activité vitale du malade permet d'espérer que les substances non assimilées seront facilement éliminées. C'est ainsi que la méthode d'Osbeck devient extrêmement utile dans les affections mercurielles, et c'est aussi de cette manière que peut s'expliquer la guérison de quelques vénériens d'une constitution très-robuste.

3° Lorsqu'il est nécessaire d'augmenter la *susceptibilité* du malade aux impressions extérieures, et de donner ainsi une plus grande activité à de petites doses de médicaments. On a vu des personnes sur lesquelles de grandes doses de mercure n'avaient rien produit être très-soulagées par de petites doses de ce métal, données pendant le traitement par la faim. Une seule friction a alors suffi, dans quelques cas, pour produire une salivation. »

3° *Hydrothérapie.* — Nous nous bornerons à mentionner ici cette méthode, dans laquelle le régime, les sueurs, l'action tonique de l'eau froide à l'extérieur et son action évacuante à l'intérieur, concourent à la cure en restaurant les forces, en rétablissant les fonctions de la peau, en renouvelant le sang et les humeurs..., et aussi en faisant profiter le malade de la cessation de tout médicament. Nul doute que cette méthode ne soit très-apte à combattre la *cachexie syphilitique :* aussi convient-elle surtout, comme la cure précédente, aux sujets qui ont fait abus des préparations mercurielles.

4° *Sudorifiques.* — Vers l'an 1517, à l'époque même où

la méthode prétendue *rationnelle* échouait si souvent entre les mains des médecins et où les mercuriaux étaient si imprudemment et si dangereusement administrés par les empiriques et les charlatans, le *gaïac* ou *bois saint* fut apporté des Indes occidentales en Europe. Les circonstances ne pouvaient être plus favorables à l'emploi de ce sudorifique, et nous avons déjà dit que Ulrich de Utten, en 1519, s'était hâté d'écrire un traité latin sur la cure de la vérole par le gaïac.

Antoine Musa-Brassavole, dans un ouvrage écrit en 1551, assure que ce bois sudorifique fut importé en Portugal par un gentilhomme qui avait fait exprès le voyage des îles nouvellement découvertes pour y chercher remède à une maladie vénérienne que ne pouvaient guérir les médecins de sa patrie. Il fut en effet guéri par le gaïac, et ayant rapporté ce précieux bois en Portugal, il s'en servit à son tour pour guérir plusieurs vénériens.

Après avoir été adopté avec enthousiasme, le gaïac s'est vu bientôt remplacé par le mercure, employé avec plus de méthode et de discernement; de nos jours il est à peu près abandonné, en sorte que nous nous bornons à l'indiquer ici comme ayant joui jadis d'une grande réputation.

Après le gaïac, les autres sudorifiques exotiques, tels que la *squine* (en 1535), la *salseparcille* et le *sassafras* (peu de temps après), furent aussi fort en vogue pendant un grand nombre d'années, et aujourd'hui encore la tisane de salsepareille est l'un des moyens auxiliaires le plus vulgairement employés dans le traitement de la maladie vénérienne.

Quelques charlatans se sont spécialement emparés de la salsepareille, et les annonces payantes des journaux, les affiches répandues à profusion de la capitale, annoncent chaque jour au public les vertus merveilleuses du *vin de salsepareille*, de l'*essence de salsepareille*, de divers *robs* sudorifiques, qui, malgré leur titre, ne sont pas toujours administrés sans addition de mercure, et notamment de *sublimé corrosif*.

Généralement, on regarde les *sudorifiques* comme constituant seulement une classe de remèdes auxiliaires, surtout utiles dans le traitement de la syphilis consécutive. Il paraît pourtant bien démontré qu'ils ont pu suffire *seuls* pour guérir la vérole, et qu'ils ont réussi dans plusieurs cas où les mercuriaux avaient échoué.

Pour qu'ils aient une véritable efficacité, il faut que ces remèdes soient choisis et préparés avec soin, que toutes les précautions hygiéniques accessoires viennent concourir au succès; sans quoi il arrive ce que nous voyons trop souvent dans nos hôpitaux et chez les malades de la ville peu dociles, savoir : que non-seulement les sudorifiques sont inutiles, mais même qu'ils n'ont aucune action appréciable, qu'ils ne provoquent pas même la sueur, et qu'ils ne font que charger l'estomac et fatiguer en pure perte les organes digestifs.

On trouvera dans notre *Formulaire* tous les renseignements et toutes les indications que nous n'avons pas jugé nécessaire d'ajouter ici.

C'est là que nous donnerons la formule des tisanes de Feltz (médecin alsacien dont les suivants n'ont été que les imitateurs), de Vinache, de Pollini, du rob d'Arnout, de la décoction de Zittmann, qui, suivant le professeur Chélius d'Heidelberg, guérit en dix à vingt jours non-seulement les affections vénériennes récentes, mais encore toutes celles qui ont résisté au mercure.

C'est là aussi qu'il sera fait mention des *sirops sudorifiques* si fréquemment employés dans le traitement de la syphilis, sirops qui sont tantôt purement sudorifiques, tantôt rendus mercuriels par l'addition d'une dose plus ou moins forte de sublimé.

On peut ajouter aux remèdes signalés dans ce paragraphe les *bains de vapeur*, qui agissent aussi en provoquant la transpiration, et qui sont souvent utiles dans les *syphilides* et les *douleurs ostéocopes*. On ne doit d'ailleurs les administrer qu'aux malades qui ont quelque vigueur; ils épuiseraient en pure perte ceux qui sont tombés dans un état d'affaiblissement et de cachexie. Ils ne conviennent pas non plus chez les sujets pléthoriques, et pendant la période inflammatoire du mal.

4° *Succédanés du mercure.* — Les préparations d'*or* et plus récemment celles d'*argent* ont été proposées comme pouvant remplacer le mercure dans le traitement des maladies vénériennes. L'*opium,* l'*ammoniaque,* certains végétaux exotiques, tels que la racine de *lobelia syphilitica,* le *daphne mezereon* et plusieurs autres substances encore, ont été vantés par divers praticiens.

L'*opium* est parmi tous ces médicaments celui qui nous a toujours paru le plus utile, surtout chez les sujets qui avaient déjà fait des traitements mercuriels plus ou moins complets. Bien des fois nous l'avons vu administrer avec avantage aux individus en proie à des symptômes consécutifs plus ou moins graves, tels que *syphilides* tuberculeuses ulcérées, *ulcères consécutifs* du gosier, du palais, des fosses nasales, douleurs *ostéocopes,* etc.; mais jamais nous n'avons observé de guérison solide due à cet agent thérapeutique employé seul, et c'est surtout comme moyen préparatoire ou auxiliaire qu'il nous paraît avantageux chez les sujets délicats, chez ceux qui ont l'estomac ou les entrailles irritables, chez les individus qui ont antérieurement abusé du mercure. C'est pourtant comme réellement antisyphilitique, et suffisant seul à la cure de la vérole, que l'opium a été préconisé par Grant, chirurgien anglais de New-York, en 1779, et qu'il a été depuis également vanté par plusieurs praticiens anglais, allemands et français.

Quant aux préparations d'*or,* proposées il y a une vingtaine d'années par le docteur Chrestien de Montpellier, à l'imitation de quelques médecins plus anciens, et à celles d'*argent,* plus récemment recommandées par M. Serres, professeur de la même ville, nous avons en effet quelque tendance à croire qu'elles jouissent réellement de vertus antisyphilitiques, mais nous les croyons bien moins efficaces et bien moins sûres que le mercure.

On trouvera dans le cours de cet ouvrage quelques observations relatives à ce mode de traitement.

En somme, nous regardons encore aujourd'hui le mercure, et surtout le mercure uni à l'iodure de potassium, comme le remède le plus sûr et le mieux éprouvé de la syphilis; administré avec la méthode et la prudence convenables, il suffit seul à la guérison et n'amène aucun accident à sa suite, dans l'immense majorité des cas. Nous reconnaissons, toutefois, qu'il est des sujets réfractaires à son action, et chez lesquels on doit essayer d'autres méthodes de traitement; nous reconnaissons surtout que l'emploi des moyens préparatoires et auxiliaires concourt singulièrement à la guérison et tend principalement à prévenir les accidents qui pourraient résulter de l'action intempestive ou de l'abus du remède.

Notre *Formulaire* offrira d'ailleurs le complément de ce qui a été indiqué dans ce chapitre.

CHAPITRE QUATRIÈME.

MODIFICATIONS A APPORTER AU TRAITEMENT CHEZ LES FEMMES ENCEINTES, LES NOURRICES, LES ENFANTS EN BAS AGE, ET DANS QUELQUES AUTRES CIRCONSTANCES INDIVIDUELLES.

Bertin (ouvrage cité, p. 169) pense avec raison que l'on ne doit pas négliger de traiter les femmes enceintes, et que, lorsque l'avortement a lieu dans le cours du traitement, il est plus souvent encore l'effet du mal que celui du remède.

« L'observation, dit-il, m'a prouvé que les femmes enceintes infectées faisaient plus fréquemment de fausses couches lorsqu'elles n'étaient soumises à aucun traitement que lorsqu'elles étaient traitées pendant leur grossesse, et que, lorsque cet événement a lieu pendant le cours du traitement, il dépend quelquefois des progrès de la maladie mal traitée ou traitée trop tard, de l'état de cachexie et de faiblesse de la mère, des privations de tout genre qu'elle a pu éprouver, ou enfin des excès auxquels elle continue de se livrer pendant la grossesse. »

Je n'ai eu jadis à l'hôpital de Lourcine, dans mon département, que des femmes arrivées au huitième ou au neuvième mois de la grossesse et atteintes de symptômes légers (écoulement, végétations, quelques tubercules plats) qui, chez plusieurs d'entre elles, se sont dissipés spontanément après l'accouchement et sans qu'aucun traitement ait été mis en usage. Parmi les enfants qu'elles ont mis au monde, les uns sont morts peu de jours après la naissance; d'autres ont été envoyés au dehors, sans que nous en ayons eu de nouvelles; quelques-uns ont offert des symptômes vénériens; quelques autres enfin sont restés bien portants, du moins jusqu'à l'âge de trois ou quatre mois, époque où nous les avons perdus de vue. Depuis lors, l'occasion s'étant présentée à nous plusieurs fois de traiter des femmes moins avancées dans leur grossesse, nous avons agi conformément au précepte de *Bertin*.

Cet auteur regarde le traitement comme pouvant être nuisible à une époque avancée de la grossesse, et croit qu'on doit alors se borner au traitement palliatif. Il pense d'ailleurs que l'on peut indistinctement user chez les femmes enceintes de la liqueur de Van Swieten ou des frictions mercurielles, mais il préfère cette dernière méthode.

Il est évident que l'état de grossesse demande plus de réserve, de prudence et d'attention dans le traitement; que les doses du remède doivent être plus faibles, moins rapprochées, et suspendues sitôt qu'il survient quelque accident :

il est évident surtout que, dans les premiers mois de la grossesse, l'estomac de la femme étant plus susceptible qu'à une époque plus avancée, c'est surtout à cette période que le traitement par *les frictions* doit être préféré à l'administration du mercure.

Cette thèse a été développée avec talent par M. le docteur Devilliers, dans un mémoire dont nous avons rendu compte à l'Académie, dans la séance du 18 novembre 1851 [1].

L'auteur (disions-nous dans ce rapport) s'est plus particulièrement proposé pour but de déterminer : 1° quelle est l'époque de la grossesse la plus favorable au traitement; 2° quel est le mode de traitement le plus efficace et le moins sujet à des inconvénients.

Or, deux écueils se présentent dans le traitement des femmes enceintes, savoir : le défaut de tolérance des médicaments par la mère, et la crainte de nuire au fœtus et de provoquer l'avortement, toujours tant à redouter chez les femmes vénériennes.

Craignant, avec raison, la susceptibilité que présentent les organes digestifs des femmes dans les premiers mois de la grossesse, M. Devilliers pense que dans cette période le traitement *par les frictions* doit être préféré à l'administration intérieure du spécifique.

Les auteurs qui ont conseillé de différer le traitement mercuriel jusqu'au quatrième ou cinquième mois de la grossesse ont redouté l'avortement sollicité, pour ainsi dire mécaniquement, par les vomissements ou les coliques que peuvent provoquer chez la mère les médicaments irritants. C'est pour éviter ce danger que les frictions mercurielles doivent être alors employées de préférence aux médicaments internes, qui d'ailleurs ne peuvent agir s'ils ne sont pas tolérés.

D'autre part, l'avortement *par cause vénérienne* survient le plus ordinairement dans les mois qui suivent le

[1] Voir le tome XVII du *Bulletin*, p. 156.

quatrième ou le cinquième... : d'où le précepte de commencer le traitement spécifique avant cette époque, pour prévenir l'avortement en détruisant la cause qui tend à le provoquer.

— Une circonstance assez curieuse des suites de l'accouchement chez les femmes vénériennes, c'est la disparition, que nous avons signalée, des syphilides et surtout des symptômes génitaux (tubercules plats, ulcérations, végétations).

S'appuyant sur son expérience personnelle, M. Devilliers pense que le praticien ne doit pas s'en laisser imposer par de trompeuses apparences, et que la condition de la guérison chez les femmes enceintes, et de la préservation de leur fruit, c'est surtout un traitement fait avec persévérance, se réglant d'ailleurs, pour les doses médicamenteuses et pour les intervalles de repos qui peuvent être jugés nécessaires, sur le degré de tolérance que présentent les organes de la femme.

M. Devilliers croit, en opposition avec d'autres observateurs, que l'accouchement ne doit pas apporter au traitement une interruption de plus de dix jours, surtout si la femme allaite elle-même son enfant.... Et sur tous ces points je suis parfaitement d'accord avec lui.

Le traitement local est le même que pour les autres sujets; seulement, si des ulcérations existent aux parties génitales, aux approches de l'accouchement, il est prudent de les cautériser, pour éviter le contact de la peau fine et délicate de l'enfant avec ces surfaces contagieuses.

Une fois la femme accouchée, le traitement peut être repris dans la seconde moitié du mois qui suit l'accouchement : il est rare, lorsque l'enfant doit offrir des indices de syphilis, que les symptômes se montrent chez lui avant cette époque.

Deux méthodes se présentent pour traiter la nourrice et l'enfant, savoir : d'abord, le traitement *indirect*, c'est-à-dire l'administration des mercuriaux à la nourrice, dont le lait sert à la fois d'aliment et de médicament à l'enfant; et le traitement *direct* de celui-ci. La première méthode est celle qui serait à préférer si elle était efficace, en ayant soin d'y joindre une médication topique propre à en accélérer et à en assurer les effets. Ainsi, outre les moyens de propreté assidus, les lotions et les bains émollients journaliers, les bains additionnés d'une dose de *sublimé*, tout au plus le quart de celle employée pour l'adulte (et proportionnée d'ailleurs, bien entendu, à la quantité d'eau que contient le bain).... On fera panser les ulcérations et les tubercules, qui sont la forme la plus ordinaire sous laquelle se présente la syphilis de l'enfant, avec la pommade au *protoïodure* ou celle au *précipité blanc*, mêlée à moitié cérat opiacé. La formule dont nous faisons le plus ordinairement usage dans ces sortes de cas est la suivante :

♃ *Précipité blanc* (sous-protochlorure de mercure). . . . . 1 gramme.
Cérat opiacé. . . . . 30 —
Mêlez.

Nous voyons ordinairement guérir assez rapidement, sous l'influence de ce mode de pansement, les ulcères, les tubercules, les pustules ulcérées, que les simples adoucissants laissaient stationnaires ou même laissaient s'aggraver et s'étendre de plus en plus. Lorsqu'il existe des ulcérations aux commissures des lèvres, nous les cautérisons avec le nitrate d'argent. C'est une chose grave, sans aucun doute, que l'administration *directe* du mercure à un âge aussi tendre; il faut bien toutefois s'y résoudre, quand le traitement indirect, secondé de la médication topique, ne paraît pas suffire[1].

Nous citerons à ce propos l'observation suivante du docteur Berlin, qui est remarquable sous plus d'un rapport :

« Françoise Cla..., rempailleuse de chaises, a été admise

[1] Voir précédemment à la page 539 et suiv. ce qui a trait à l'absorption du mercure, à la constatation de sa présence dans le lait, et, par suite, au degré de confiance que peut inspirer le *traitement indirect*.

dans le département des nourrices, enceinte de six mois, accompagnée d'un de ses enfants, âgé de vingt-deux mois. Cet enfant présentait des pustules larges, proéminentes, situées dans le sillon qui sépare les deux fesses, sur la partie qui borne ce sillon, et à l'anus.

» Françoise Cla... était mariée, elle avait eu quatre enfants très-sains; elle n'avait jamais éprouvé, ainsi que son mari, aucun symptôme d'affection vénérienne; cependant l'enfant qui est entré avec elle fut attaqué, à l'âge de trois mois, de chancres sur la langue et au palais, et de bubons de chaque côté du cou, huit jours après que sa mère eut donné à teter à un enfant étranger, né d'une femme infectée, et qui était attaqué d'une ophthalmie et de chancres à la bouche.

» Elle se décida à entrer à l'hôpital des Vénériens, et quoiqu'elle ne présentât aucun signe de maladie vénérienne, elle se soumit à un traitement antisyphilitique. Elle prit quatre-vingt-neuf doses de liqueur de Van Swieten, dans les salles de chirurgie.

» Elle continua d'allaiter son enfant, qui, outre ce traitement indirect, prit directement quinze doses de liqueur.

» La mère et l'enfant passèrent quatre mois à l'hôpital, et sortirent au bout de ce temps avec toutes les apparences d'une guérison complète. Mais trois mois après, et à l'époque de la première dentition, les pustules vénériennes que j'ai déjà mentionnées se manifestèrent à l'anus de l'enfant; elles cédèrent à l'application du cérat mercuriel et à la liqueur de Van Swieten prise pendant trois mois. Cet enfant a joui de la meilleure santé depuis cette époque. Sa mère accoucha, le 12 avril 1808, d'un enfant mâle, qui est mort âgé de trois mois, sans avoir présenté aucun symptôme; elle s'est chargée impunément de deux nourrissons attaqués d'ophthalmie et de pustules, et qui sont maintenant guéris: cette femme continua de se bien porter. On lui avait administré des frictions tous les quatre jours.

» Cette observation (ajoute l'auteur) nous fait voir, comme nous l'avons déjà avancé, que les symptômes vénériens se renouvellent chez les enfants, soit après le traitement indirect, soit après le direct, quand il n'est pas assez longtemps prolongé, à cause des indispositions qui surviennent, ou de toute autre circonstance, et que l'on peut communiquer le virus sans l'absorber soi-même, quand il est mis promptement en contact avec une surface rouge, humide, susceptible d'orgasme, d'érection, comme le sein, le gland, le vagin, etc. »

Suivant l'auteur que nous venons de citer, trois méthodes principales ont été essayées pour le traitement *direct* de l'enfant [1], savoir : 1° les frictions, 2° la panacée mercurielle (ou mercure doux), 3° le sublimé corrosif; c'est ce dernier auquel M. Bertin donne avec raison la préférence ; mais nous préférons de beaucoup, chez l'enfant comme chez l'adulte, notre sirop de deutoïodure ioduré à petite dose, 2 grammes, par exemple, par jour, ou l'iodure de potassium à la dose de 25 centigrammes dans 250 grammes d'eau sucrée, partagée en plusieurs doses.

Bertin prescrivait un douzième de grain de sublimé par jour, administré dans du looch blanc, pour les premiers mois de la maladie.

Les frictions mercurielles ménagées sont encore un excellent mode de traitement.

La syphilis n'est pas d'ailleurs toujours aussi grave chez les enfants qu'on l'a prétendu. Pour peu que les symptômes

[1] On sait que, dans les cas où l'enfant n'a point de nourrice, on a proposé de le faire allaiter par une chèvre à laquelle on ferait des frictions sur les parties du corps les plus favorables à l'absorption du mercure. Mais les chèvres ne peuvent supporter le traitement. L'ânesse et la vache paraissent y résister mieux, mais encore faut-il de grandes précautions pour que leur santé ne s'altère pas promptement sous l'influence du mercure administré soit par la bouche, soit par la peau. Nous avons d'ailleurs fait remarquer plus haut combien il était difficile de constater dans le lait la présence d'une quantité appréciable de mercure.

ne soient pas trop intenses, qu'ils ne paraissent pas trop tôt après la naissance, que l'enfant ne soit pas dans un état cachectique bien prononcé, on obtient le plus souvent la guérison, à moins que des circonstances défavorables, étrangères aux effets du mal et à ceux du remède, ne viennent compromettre la santé.

Nous terminons ce que nous avions à dire sur le traitement de la syphilis chez l'enfant à la mamelle par un article inséré dans le tome Ier de la *Revue médicale*, an 1829, page 276, et emprunté à la Clinique des hôpitaux. Aujourd'hui, comme on sait, le service des nourrices a été transporté à l'hôpital de Lourcine, à la suite de la division des vénériens femmes, à laquelle cet hôpital est désormais consacré.

« *Coup d'œil sur l'hôpital des Vénériens* (division des nourrices). — Ce service est certainement le plus riche en faits curieux. Malheureusement, peu d'élèves peuvent en profiter. D'après les règlements spéciaux, l'entrée de cet hôpital n'est point publique, et il faut avoir une autorisation des médecins pour assister à leurs visites [1]. Aussi, nos lecteurs nous sauront-ils peut-être gré de leur présenter quelques-uns des cas les plus remarquables qui se sont offerts à notre observation:

» Deux salles très-bien tenues sont réservées aux nourrices, qui les habitent avec leurs enfants; de petits berceaux commodément arrangés, au nombre de vingt-quatre dans la première salle, et de vingt dans la seconde, entourent le lit des mères. Chaque nourrice n'est admise qu'avec son enfant, et assez ordinairement on lui confie de plus l'allaitement d'un nourrisson infecté, qui vient de l'hospice des Enfants trouvés.

» Pour les soins qu'elle donne à ce jeune étranger, elle

[1] C'est bien pis encore à l'hôpital de Lourcine, où les médecins mêmes sont privés du droit d'accorder cette autorisation...; du moins telle était la règle absolue dans les années 1836, 37, 38 et 39, durant lesquelles j'ai été chargé du service médical dans cet hôpital.

reçoit 2 fr. 60 cent. par mois; et si, pendant six mois, on n'a eu rien à lui reprocher, l'administration récompense son zèle par une gratification de 50 fr. Cette mesure fait que le nombre des enfants est à peu près double de celui des nourrices.

» Discuterons-nous la question de savoir s'il est rare de voir un enfant nouveau-né gagner la vérole en prenant le sein d'une femme affectée de cette maladie; s'il n'est pas plus commun qu'il la contracte pendant le cours de la gestation, ou seulement au moment de la conception; s'il n'est pas d'observation journalière que la femme la plus saine peut devoir cette affection à un nourrisson affecté, etc.? C'est par des faits que nous en tenterons la solution; et d'abord établissons quelques considérations générales sur les symptômes ordinairement observés, et sur le traitement général suivi pour les nourrices et les enfants.

» De même que chez les adultes, les membranes muqueuses sont, chez les petits enfants, le siége d'écoulements, de chancres, de pustules humides et de végétations; la peau, de pustules et d'ulcérations très-variées; le système lymphatique et le tissu osseux peuvent subir différentes altérations.

» De tous les écoulements vénériens des enfants, l'ophthalmie purulente est sans contredit le plus fréquent [1]; quelquefois c'est un symptôme primitif dont la gravité est subordonnée à l'abondance et à la couleur de l'écoulement, et qu'on traite par de légers antiphlogistiques. Le plus souvent les signes d'infection, chez les enfants, sont consécutifs.

» Lorsque la mère et l'enfant sont malades, on est dans l'habitude de se conduire, pendant les douze premiers jours qui suivent l'accouchement, comme pour une femme saine, afin de ne pas troubler le cours des lochies et la fièvre de lait; puis, par l'administration de boissons délayantes, quelquefois de purgatifs, on prépare la femme à un traitement

[1] Nous avons dit précédemment que l'ophthalmie purulente des nouveau-nés ne devait pas être regardée comme un symptôme vénérien.

antivénérien, soit par les frictions mercurielles à la dose d'un gros d'onguent napolitain tous les deux jours, soit, et le plus souvent, par la liqueur de Van Swieten, dont on donne, tous les matins, une demi-dose seulement (un quart de grain de deutochlorure de mercure) dans un looch gommeux ou dans tout autre véhicule adoucissant. Ce traitement est accompagné d'une légère décoction de riz ou de salsepareille.

» Il est très-utile d'observer l'influence qu'il produit sur l'enfant, et de s'assurer s'il ne détermine pas des tranchées ou un dévoiement qui l'épuise.

» Le traitement de la mère est le seul qu'on oppose à la maladie de l'enfant à la mamelle; on essaye, comme on le dit, de rendre *mercuriel* le lait dont il se nourrit : rarement on y ajoute autre chose que de l'eau de gruau, l'usage de flanelle, un air pur, la propreté, etc. C'est du troisième au sixième mois que la guérison a lieu [1].

» Maintenant vont trouver place ici des observations du plus haut intérêt, pour démontrer la marche insidieuse de la contagion syphilitique.

» *Première observation.* — Catherine C..., âgée de vingt ans, ayant déjà été traitée à l'hôpital, pour une première blennorrhagie, par les antiphlogistiques, en contracta une seconde, ou plutôt vit la première reparaître huit mois avant de devenir enceinte. Pendant sa grossesse, l'écoulement diminua d'une manière notable; enfin, elle mit au monde un enfant en apparence très-sain; mais neuf jours s'étaient à peine écoulés depuis sa naissance, qu'il fut affecté d'une ophthalmie purulente aux deux yeux, d'ulcérations aux parties génitales et d'un œdème remarquable aux extrémités inférieures. Cet enfant a maintenant cinq semaines. L'application d'une sangsue à chaque tempe a suffi, avec de légers

[1] Nous avons vu précédemment combien était incertain ce traitement *indirect*, auquel il est généralement convenable de joindre un traitement *direct* modifié d'après la tolérance que présente l'enfant.

émollients, pour guérir l'ophthalmie. La femme a pris des bains, et va incessamment commencer un traitement par la liqueur.

» *Deuxième observation.* — Marie B..., âgée de vingt-six ans, était affectée depuis longtemps de chancres aux commissures des lèvres, à la partie supérieure du pharynx, et d'une blennorrhagie très-abondante, lorsqu'elle accoucha d'un enfant très-débile, sans symptômes syphilitiques apparents; mais, trois jours après la naissance, il survint une ophthalmie purulente, qui céda après un mois à trois applications de sangsues, faites comme dans l'observation précédente. Cet enfant a maintenant dix mois, et se porte bien. La mère a fait un premier traitement mercuriel sans succès, car elle présente encore maintenant les mêmes symptômes, qu'on combat par des gargarismes opiacés, les émollients et la cautérisation avec le nitrate d'argent fondu. Le petit nourrisson qui lui avait été confié présentait des chancres aux commissures des lèvres, et des pustules humides à l'anus qui ont été guéries par des bains et des applications réitérées de miel rosat.

» *Troisième observation.* — Marie M..., âgée de trente-deux ans, a eu six enfants; elle en a perdu cinq à la mamelle; le sixième, qu'elle allaitait, venant d'avoir la rougeole et la petite vérole, la mordit au sein : il ne tarda pas à se former un chancre à l'aréole qui entoure le mamelon. On continue de le panser avec du cérat et des cataplasmes émollients.

» Maintenant l'enfant présente des pustules sur tout le corps et une ophthalmie purulente; on lui fait prendre des bains et du sirop antiscorbutique; mais, chose remarquable, la mère affirme que jamais elle n'a contracté de maladie syphilitique.

» *Quatrième observation.* — Susanne M..., âgée de vingt-six ans, allaitait au biberon un enfant qui lui avait été confié par l'administration. Cet enfant présentait des pustules sur toute la surface du corps. Bientôt après, elle vit des pustules de la même nature s'établir d'une manière confluente sur son visage d'abord, et ensuite sur tout le reste de son corps; plus tard, le propre enfant de la nourrice fut affecté de chancres aux commissures des lèvres, qui ont cédé à la cautérisation par le nitrate d'argent et à l'emploi de la pommade de calomélas. Ce dernier enfant a dix-huit mois, et ne fut malade qu'à un an.

» La mère fait un traitement par la liqueur; elle va très-bien; il y a deux mois qu'elle est à l'hôpital.

» *Cinquième observation.* —Marie F..., âgée de vingt-huit ans, ayant été traitée par le sirop sudorifique pour des pustules muqueuses aux grandes lèvres, devint enceinte, et, quinze jours avant l'accouchement, une blennorrhagie se déclara. Enfin elle mit au monde un enfant en apparence très-sain. Après l'avoir allaité pendant quelque temps, cette femme vit se former autour du mamelon, que prenait habituellement l'enfant, des chancres dont la malade, aujourd'hui même, n'est pas encore guérie. De plus, elle présente des ulcérations à la gorge, et un écoulement abondant par l'oreille droite.

» Le matin, une croûte s'est formée sur le mamelon, mais quand l'enfant a teté, l'ulcération reparait très-vive, en même temps que des taches rouges et douloureuses sont disséminées sur la peau de la mamelle. Des cataplasmes opiacés sont appliqués sur son sein; on cherche à détruire par des injections l'écoulement qui se fait par l'oreille : mais il faut noter que son enfant, qui compte deux mois et demi d'existence, ne présente pas le plus léger symptôme de la plus légère affection vénérienne.

» *Sixième observation.* —Adèle R..., âgée de vingt-deux ans, enceinte de plusieurs mois, se présenta à l'hôpital, ayant une blennorrhagie très-abondante, des chancres et des pustules muqueuses aux grandes lèvres, aux cuisses et à l'anus; plus tard, elle eut une ophthalmie très-intense à l'œil droit, qu'on combattit avec succès par l'application de vingt-quatre sangsues à la tempe, et par l'eau de laitue.

» On ne lui fit subir aucun traitement, et ce n'est pas sans surprise qu'on vit, huit jours avant son accouchement, disparaître tous ces symptômes syphilitiques. Mais l'enfant devait offrir des marques d'infection : en effet, huit jours après la naissance, il se déclara chez lui une ophthalmie purulente, et, un peu plus tard, des pustules humides à l'anus ; maintenant il vomit à chaque instant. Il a cinq mois. Depuis trois semaines, la mère présente un chancre à la lèvre inférieure, qu'on a combattu heureusement une première fois avec le miel rosat, mais qui n'a pas tardé à reparaître sous la même forme. On cherche encore à le guérir.

» *Septième observation.*—Marguerite M..., âgée de quarante-sept ans, était enceinte de quatre mois, lorsque, suivant son rapport, son mari gagna une maladie vénérienne. Elle n'en fut cependant pas atteinte, dit-elle.

» Enfin elle accoucha d'un enfant chez lequel il survint, au bout de six semaines, des ulcérations aux fesses, des pustules aux membres inférieurs, et un abcès à la cuisse, qu'on a ouvert, et dont la cicatrice est maintenant très-apparente.

» Cette femme ne présente encore aucun symptôme syphilitique ; par prudence cependant, et dans l'intérêt de son enfant, on lui fait subir un traitement par les frictions mercurielles.

» Il nous paraît qu'on peut conclure des observations précédentes qu'il est des cas où l'infection du père se porte sur l'enfant, sans que la mère en soit affectée. »

On peut en conclure encore que l'ophthalmie purulente des nouveau-nés ne doit pas être regardée comme un accident syphilitique, et qu'il en est de même, le plus souvent, des écoulements génitaux qui s'observent chez la femme dans les derniers temps de la grossesse. Ces écoulements, improprement désignés sous le nom de *blennorrhagie* dans quelques-unes des observations rapportées ci-dessus, ne sont que des catarrhes favorisés par la stase sanguine qui s'opère aux parties génitales à une époque avancée de la grossesse et par la diathèse lymphatique du sujet. Ces écoulements ne sont, dans le plus grand nombre des cas, ni syphilitiques ni contagieux.

Enfin, si nous avons rapporté les observations qui précèdent, tout incomplètes qu'elles sont, c'était plutôt pour mettre sous les yeux du lecteur le tableau d'une salle d'enfants et de nourrices vénériennes que pour tirer parti des remarques de l'auteur.

Mais, depuis peu, ont paru deux ouvrages importants sur la syphilis des nouveau-nés : l'un a pour auteur M. le docteur Bouchut, médecin distingué des hôpitaux de Paris[1]. L'autre, M. le docteur Diday, ex-chirurgien en chef de l'hôpital des Vénériens de Lyon[2].

Dans ce dernier ouvrage sont exposées et débattues toutes les questions d'hygiène, de pathologie et de médecine légale qui se rattachent à la syphilis des nouveau-nés.

Malheureusement l'éminent chirurgien de Lyon est sujet à se laisser entraîner au delà du positif par le génie particulier de son talent. Plus d'une assertion émise avec conviction par l'auteur pourrait donner matière à discussion; quoi qu'il en soit, ce livre fourmille de faits intéressants et d'aperçus ingénieux.

M. Diday insiste avec raison sur la nécessité du traitement spécifique chez l'enfant infecté et chez la nourrice qui l'allaite. Ce traitement pour le nouveau-né doit être externe et interne. On remplit facilement la première indication à l'aide des bains de sublimé, en n'employant que le quart ou le cinquième de la dose de l'adulte.

A l'occasion de l'infection de la nourrice par le nourrisson, l'auteur fait remarquer combien M. Bardinet a eu raison d'appeler l'attention des praticiens sur l'importance à attacher aux lésions buccales, qui peuvent ne survenir que tardivement

[1] *Traité pratique des maladies vénériennes des nouveau-nés*. Paris, 1852.

[2] *Traité de la syphilis des nouveau-nés et des enfants à la mamelle*. Paris, 1854.

chez l'enfant malade et rendre facilement compte, dès qu'elles surviennent, de la transmission du mal au sein de la nourrice qui jusque-là avait pu allaiter sans danger un enfant atteint de syphilis. Ces lésions buccales doivent être cautérisées avec la pierre dès qu'elles se montrent.

CHAPITRE CINQUIÈME.

TRAITEMENT PRÉSERVATIF.

Il n'existe malheureusement aucun moyen propre à préserver de la syphilis; et, malgré les espérances conçues par quelques médecins tant anciens que modernes, il n'y a jusqu'ici de certain que l'emploi de celui que *Swediaur* a indiqué en ces termes :

« C'est, dit-il, un nommé *Condom* (à Londres) qui a inventé, il y a à peu près quarante ou cinquante ans[1], les fameuses enveloppes ou gants connus aujourd'hui par un usage très-répandu sous le nom de *Condom* en Angleterre, et sous celui de *redingote anglaise* à Paris. Ces petits sacs, qui réunissent à l'avantage de garantir parfaitement bien la partie celui de n'avoir aucune suture, se font avec l'intestin cæcum des agneaux ; lavés, séchés, et ensuite rendus souples en les frottant entre les mains avec du son et un peu d'huile d'amandes (ou plus simplement en les mouillant). Une telle découverte, qui, par son utilité, mériterait à son auteur toute notre reconnaissance, n'a fait que le déshonorer dans l'opinion publique; il a même été obligé de changer de nom. Cependant il la communiqua sans aucunes vues d'intérêt, et il n'en fit point l'objet d'une spéculation mercantile. »

Les lotions avec le *vinaigre*, avant et après le coït, van-

[1] Swediaur écrivait ceci en l'an 1800.

tées par NICOLAS MASSA, il y a plus de trois cents ans; celles avec l'*urine*, recommandées plus anciennement encore; celles à l'eau d'*ammoniaque* (Peyrhile), à l'eau de chaux, de potasse, de savon, conseillées par divers auteurs; les onctions avec l'huile, l'onguent mercuriel, avec le calomel suspendu dans la salive; les lotions avec de l'eau additionnée de chlorure de soude ou de chaux récemment proposées : toutes ces précautions, dis-je, sont infidèles et incertaines; quelques-unes même peuvent nuire par la stimulation que provoquent les substances que l'on met en contact avec des parties délicates et irritables.

« Un médecin de Paris publiait, il y a une vingtaine d'années, dans une brochure spécialement destinée aux gens du monde, la formule d'un *préservatif* destiné à amener l'*extinction de la maladie vénérienne* : c'était une sorte de liqueur cosmétique composée d'eaux distillées aromatiques et de deutochlorure de mercure. Il est vrai que l'auteur ne garantissait l'infaillibilité de son remède qu'à la condition expresse qu'il eût été préparé chez son pharmacien, sous son inspection et scellé d'une étiquette revêtue de sa signature.

» Gabriel Fallope affirmait aussi, il y a quelques trois cents ans, qu'une simple enveloppe de linge séché, après avoir été imbibé d'une décoction de plantes aromatiques et astringentes, était un préservatif sûr, et dont il avait fait l'épreuve sur plusieurs centaines d'individus [1].

» Un médecin de Paris, le docteur F.-S. Ratier, obtenait, en 1836, de la Société de médecine de Bruxelles, la récompense promise au mémoire qui offrirait l'exposé des mesures de police médicale les plus propres à arrêter la propagation de la maladie vénérienne [2]. Au nombre de ces mesures se trouvaient et l'emploi de certains préservatifs connus, et la

[1] « . . . . . Ego feci experimentum in centum et mille hominibus, et » Deum testor immortalem nullum eorum infectum. » Gabr. Fallopii de morbo Gallico Tractatus. (*Aphrodisiacus*, édition de 1728, tome II, page 818.)

[2] *Annales d'hygiène publique et de médecine légale*, t. XVI, p. 262.

surveillance convenable exercée sur les principaux foyers de contagion, et surtout le soin de détruire et de faire avorter dès leur apparition les symptômes primitifs de la syphilis, conformément à des vues que l'auteur avait déjà publiées en 1827, sous le titre de : *Application de la méthode ectrotique au traitement des symptômes primitifs de la maladie vénérienne.*

» M. le docteur Ricord, dans un ouvrage spécial publié en 1838, admet la probabilité de la découverte d'un neutralisant absolu du principe spécial de la vérole qui devrait être appliqué à la prophylaxie syphilitique. Il rapporte les expériences faites à Paris par un certain Luna Calderon en 1812, expériences desquelles semblerait résulter dans des circonstances données la vertu préservative d'une sorte de *savon caustique* dont l'auteur a gardé le secret.

« Toutes les fois, ajoute M. Ricord, que j'ai inoculé du » pus virulent du chancre mélangé à un alcali ou à un acide » un peu concentré, les résultats de l'inoculation ont été » nuls. » Ce qui tient, comme le remarque fort justement l'auteur, à la propriété qu'ont ces agents chimiques de décomposer tous les produits organiques.

» Il est important d'ajouter que de la décomposition du virus mêlé à une substance active, il ne faut pas conclure à l'effet préservatif; car, une fois le virus inoculé, même dans les premiers jours, l'application de l'agent chimique n'empêche l'évolution du mal que lorsque cet agent est caustique et détruit le tissu infecté.

» M. Ricord partage d'ailleurs les opinions de M. F.-S. Ratier sur l'utilité des préservatifs appliqués avant et après le coït ; il adopte les lotions et les injections chlorurées, et prescrit la cautérisation de toute excoriation sur laquelle aurait pu se déposer le virus.

» Il admet encore, avec le même médecin, la nécessité de faire avorter dès le début, par la cautérisation, le chancre primitif; et ne craint pas d'émettre l'assertion suivante en faveur de la méthode abortive ou ectrotique préconisée par M. F.-S. Ratier : « Il n'y a pas d'observation authentique » d'ulcères qui, détruits avant les cinq premiers jours qui » suivent un coït infectant, ou tout autre mode de contagion, » aient donné lieu ensuite à des symptômes secondaires. »

Sans être, à beaucoup près, aussi absolu et aussi affirmatif, je crois de même que l'application au chancre vénérien de la méthode dite *ectrotique* doit être faite toutes les fois que les circonstances le permettent..., pourvu qu'on y joigne le traitement interne.

Dans le travail publié il y a trente ans par M. le docteur F.-S. Ratier se trouve rappelé un passage de la *Nosographie chirurgicale* de Richerand, duquel il résulte que le célèbre chirurgien de l'hôpital Saint-Louis, sans partager tout à fait la sécurité de ceux des chirurgiens de son temps qui regardaient la syphilis comme une maladie primitivement *locale*, admettait cependant la possibilité de guérir radicalement les chancres primitifs par la cautérisation faite au début avec la pierre infernale.

Dans un mémoire publié à la même époque, et à l'occasion du précédent travail, dans la *Revue médicale*, M. Ribes établissait de même : 1° que le chancre primitif est une affection locale ; 2° qu'il devient plus tard un sujet d'infection générale lorsqu'il est abandonné à lui-même ; 3° qu'on peut en détruisant le chancre (au début) s'opposer à la production ultérieure et à l'absorption du virus.

On sait que c'était aussi l'opinion de Hunter [1]. Cette opi-

[1] « La méthode la plus simple de guérir un chancre est de le détruire » ou de l'extirper... Mais on ne doit tenter un pareil procédé qu'à la première apparition de la maladie... On peut faire cette opération ou par » l'excision ou par le caustique... En employant le caustique (pierre infernale), on doit tailler sa pointe de même qu'un crayon... et continuer » ce traitement jusqu'à ce que la surface de l'ulcère paraisse rouge et » saine, après que les dernières escarres se sont détachées ; et lorsqu'il » sera dans cet état, il guérira de même que tout autre ulcère produit par » le caustique... Lorsque cependant on ne pourra pas employer convenablement le caustique, l'excision sera toujours alors très-efficace... J'ai

nion, si on la restreint dans les limites convenables, c'est-à-dire si l'on ne regarde point la cautérisation du chancre comme dispensant absolument de tout traitement spécifique, et comme suffisante pour mettre constamment et sûrement tous les sujets à l'abri de toute chance de développement ultérieur de symptômes *consécutifs*... peut être admise en pratique.

Mais si la méthode abortive nous paraît rationnelle et innocente contre le chancre vénérien, elle nous semble beaucoup moins sûre et beaucoup moins innocente contre la *blennorrhagie*, autre phénomène primitif que l'on ne peut s'empêcher de regarder dans plusieurs cas comme vénérien, soit que d'ailleurs on admette ou non la théorie ancienne (renouvelée par un célèbre expérimentateur de nos jours) de l'*ulcération* du canal de l'urèthre dans les écoulements réellement syphilitiques. Sans doute, les injections astringentes ou caustiques, d'une part, appliquées au début de l'écoulement par beaucoup de chirurgiens modernes depuis les travaux de Benj. Bell, publiés en France au commencement de ce siècle, et, d'autre part, le baume de copahu administré à haute dose, comme le pratiquaient le docteur Ribes et quelques autres médecins militaires, ont pu réussir à supprimer dans les premiers jours un écoulement blennorrhagique; mais, d'un autre côté, notre expérience personnelle nous a démontré plusieurs fois et l'infidélité et les dangers de cette méthode, que, d'ailleurs, nous nous sommes toujours refusé à appliquer nous-même, préférant la méthode qui consiste à laisser passer la période inflammatoire avant d'en venir à l'usage soit du baume de copahu à l'intérieur,

» extirpé ainsi un chancre, et l'ulcère s'est consolidé sans aucun autre » traitement que les pansements ordinaires... En se conduisant ainsi, il y » a peu à craindre pour l'infection générale, particulièrement si l'on a » détruit le chancre presque immédiatement lors de son apparition, car » on peut alors supposer, avec raison, qu'il n'y a pas eu assez de temps » pour avoir donné lieu à l'absorption. » (*Traité des maladies vénériennes*, traduit de l'anglais par Audibert. 1 vol. in-8, Paris, 1787.)

soit des injections astringentes ou cathérétiques. Ce n'est pas, assurément, que nous blâmions ceux qui, plus hardis que nous, mettent journellement en pratique la méthode abortive, mais nous redoutons les accidents que nous lui avons vu produire, et nous attendons qu'une expérience plus générale et plus prolongée en ait sanctionné les résultats.

La plupart des médecins de nos jours n'ont que peu ou point de confiance dans les prétendus *préservatifs* appliqués immédiatement avant et après le contact qui peut développer la contagion.

C'est dans ce sens qu'un des écrits les plus récents sur la matière résout la question de la prophylaxie vénérienne, soulevée par le dernier congrès de Marseille. M. le docteur Vénot, de Bordeaux, auteur de cet écrit, déclare inefficaces et insuffisantes toutes les drogues successivement vantées, depuis le seizième siècle jusqu'à notre époque, comme préservatrices de la contagion vénérienne, et pose en principe que le meilleur et le seul moyen vraiment efficace sous ce rapport est la visite sanitaire des femmes capables de propager l'infection.

Toutefois, parmi les mesures prophylactiques récemment mises en vigueur dans un royaume voisin, on voit conseillées l'huile fraîche en onctions avant le contact et l'eau de soude en lotions après, une partie de lessive de soude, à 35 degrés sur 20 d'eau distillée, pour être ajoutée à l'eau commune [1].

Dans le remarquable *Traité sur la prostitution*, publié en 1836 par notre ancien et regrettable collègue le docteur Parent-Duchâtelet, se trouve un chapitre consacré à la question de l'emploi des moyens préservateurs de la syphilis.

L'auteur rappelle qu'en 1772, un certain Guilbert de Préval, docteur-régent et professeur de matière médicale à la

[1] Voir dans le numéro 1 de la *Gazette médicale* de Paris, janvier 1846, les mesures adoptées et réalisées en Belgique contre la propagation des affections vénériennes.

Faculté de médecine de Paris, fut expulsé de cette Faculté et rayé de la liste de ses membres comme fauteur et instigateur du libertinage, à la suite d'expériences scandaleuses qu'il avait faites pour appuyer la proposition d'un remède préservatif de la contagion vénérienne.

Parent-Duchâtelet approuve sans restriction le refus de l'administration constamment opposé aux propositions de ce genre, souvent renouvelées par des hommes que l'on a toujours vus, remarque l'auteur, offrir leur remède d'une main, et demander, de l'autre, une place ou un secours.

Enfin, on a présenté en France (et surtout à l'étranger), comme un moyen *préservatif* et curatif de la syphilis, une pratique nouvelle que l'inventeur, M. le docteur Auzias-Turenne, a désignée sous le nom de *syphilisation*[1].

Cette pratique, que nous avons déjà mentionnée, en traitant de l'inoculation syphilitique, consiste à inoculer, soit à l'individu sain, soit au malade atteint de syphilis constitutionnelle, une série de chancres primitifs, jusqu'à ce que cette inoculation cesse de produire son effet.... d'où l'on conclut que le sujet est arrivé à un état diathésique qui, dans le premier cas, le rend désormais réfractaire à toute contagion syphilitique, et, dans le second, non-seulement s'oppose à tout développement ultérieur de la cachexie syphilitique, mais encore doit faire disparaître tous les phénomènes syphilitiques antérieurs et procurer une guérison radicale et définitive.

Nous ne dirons rien de la syphilisation *préservatrice*, peut-être trop généralement et trop absolument condamnée comme incertaine, immorale et dangereuse..., bien qu'il y ait des circonstances qui puissent l'autoriser et dont nous ne pré-

[1] Voir le livre publié par J.-B. Baillière, libraire de l'Académie de médecine, sous ce titre : *De la syphilisation et de la contagion des accidents secondaires, etc.*, 1 vol. in-8°, Paris, 1853. Voir aussi plus haut ce que nous avons dit de la syphilisation, à propos de la contagion et de l'inoculation des accidents secondaires.

tendons pas nous faire juge.... Mais nous nous abstiendrons de repousser *a priori* la syphilisation appliquée comme méthode *curative* de la syphilis invétérée et rebelle aux médications ordinaires... bien que le remède présente quelque chose de repoussant et d'insolite.

M. *Sperino* à Turin, M. Boeck à Christiania, se sont montrés, avons-nous dit, les chauds partisans de cette méthode qui suppose démontré le fait expérimental proclamé par M. Auzias-Turenne; savoir : que, lorsqu'on pratique sur un animal ou sur un homme une série d'inoculations chancreuses dont le nombre varie, mais a été porté jusqu'à cinquante, cent et beaucoup plus encore, dans l'espace de quelques semaines ou de quelques mois..., mais que M. Auzias-Turenne croit aujourd'hui pouvoir restreindre à un chiffre bien inférieur, avec le pus de chancres primitifs récents..., on voit successivement décroître d'intensité et de durée le produit de ces inoculations, jusqu'à ce que celles-ci finissent par avorter complétement. L'individu est dit alors *syphilisé*, c'est-à-dire inapte à recevoir le virus syphilitique et à en subir les effets.

Il résulte des observations publiées par MM. Auzias-Turenne, Boeck et Sperino que des sujets affectés de syphilis constitutionnelle ont vu guérir par ce procédé des accidents *consécutifs* qui avaient résisté aux traitements ordinaires... et notamment des ulcères phagédéniques, des syphilides graves, des lésions osseuses, etc.

M. Ricord a fait une guerre acharnée à la *syphilisation préventive*, bien que le principe théorique sur lequel elle s'appuie soit précisément celui qu'il affectionne le plus et qui semble surnager encore aujourd'hui au milieu du naufrage général de ses doctrines...; savoir : que la diathèse syphilitique ne saurait *se doubler*... en sorte que l'individu *syphilisé* se trouverait, relativement à la vérole, dans les mêmes conditions d'immunité que l'individu vacciné ou affecté de petite vérole relativement à la variole. Quant à la *syphi-*

lisation curative, il se borne à la nier : ce qui est un peu trop expéditif[1].

On peut voir plus haut ce que nous avons déjà dit de favorable à la *syphilisation curative*, en traitant de la pratique de l'*inoculation* et de la contagion des accidents secondaires (pages 454 et 476).

[1] M. Ricord n'admet pas que chez un sujet atteint de diathèse syphilitique le chancre *infectant* puisse être inoculé..., et, par conséquent, l'inoculation seule possible, selon lui, du *chancre mou* et non infectant ne saurait modifier la syphilis constitutionnelle. L'expérience paraît avoir répondu d'une manière victorieuse à cette théorie : 1° en opérant sur un sujet atteint de syphilis *consécutive* la reproduction du *chancre induré* proprement dit ; 2° en amenant, par la *syphilisation nouvelle*, la disparition des accidents *consécutifs* antérieurs.

FORMULAIRE RAISONNÉ

DES MÉDICAMENTS LES PLUS USITÉS DANS LES DIVERS MODES DE TRAITEMENT DE LA MALADIE VÉNÉRIENNE.

I. MERCURE.

Nous ne donnerons point ici la liste complète des préparations mercurielles employées depuis plus de trois cents ans contre la maladie vénérienne; nous nous bornerons à l'indication de celles qui sont restées de nos jours dans la pratique usuelle, ou qui y ont été introduites par les progrès de la science. Nous nous occuperons d'abord de celles dont on se sert pour l'usage interne; puis nous indiquerons les préparations employées comme topiques, en procédant toujours des plus simples aux plus composées.

Mercure métallique a l'intérieur.

1° *Mercure gommeux de Plenck* (sous forme pilulaire).

♃ Mercure coulant et purifié. . .	3 grammes.
Gomme arabique	9 —
Amidon	30 —
Sirop de chicorée.	q. s.

Faites une masse, et la divisez en pilules de 15 centigrammes. On en donne progressivement deux, quatre, six et huit par jour. Il faut avoir soin que ces pilules soient récemment préparées, car elles se sèchent et durcissent avec une grande facilité. Ce médicament convient aux estomacs irritables, aux individus délicats et sujets au dévoiement, aux femmes, aux jeunes sujets; mais il provoque facilement la salivation, quand on élève trop les doses. C'est d'ailleurs un antisyphilitique doué de peu d'activité. Pour les enfants, on prépare avec la même formule un sirop que remplace avantageusement notre sirop de deutoïodure ioduré.

2° *Sirop de mercure gommeux.*

℞	Mercure	1 gramme.
	Gomme arabique	3 —
	Sirop de chicorée.	q. s.

Triturez dans un mortier de verre, et lorsque le mercure sera bien mêlé (*éteint*, comme on le dit), ajoutez :

Sirop de guimauve. . . . . . . 90 grammes.

On en donne une cuillerée à café par jour aux enfants à la mamelle, et deux, une le matin et une le soir, aux enfants plus âgés.

3° *Pilules bleues* de la pharmacopée anglaise.

℞	Mercure coulant.	āā 6 grammes.
	Manne	

Triturez jusqu'à extinction du métal, et ajoutez :

Poudre de guimauve. . . . . p. s.

pour faire cent quarante-quatre pilules, contenant chacune 5 centigrammes de mercure. On en donne progressivement deux, quatre, six par jour. Elles offrent les mêmes avantages et les mêmes inconvénients que les pilules de Plenck.

Il faut croire d'ailleurs que les praticiens ont reconnu de l'efficacité à cette combinaison du mercure avec des substances purgatives, car on la retrouve dans beaucoup de formules, et notamment à une dose assez élevée dans la suivante, qui a joui d'une si grande réputation dans le siècle dernier, et a été rendue publique dans celui-ci par les soins de l'autorité.

4° *Pilules de Belloste.*

℞	Mercure.	90 grammes.
	Miel blanc.	240 —

Triturez jusqu'à extinction du mercure, ajoutez :

Agaric blanc pulvérisé.	15	grammes.
Aloès succotrin en poudre . . .	15	—
Scammonée pulvérisée.	6	—
Poivre blanc pulvérisé.	9	—

Mêlez d'abord toutes les substances pour former une poudre composée, que vous incorporerez avec le mercure et le miel. Conservez pour l'usage. Belloste roulait les pilules divisées à la dose de 20 centigrammes chacune dans une poudre de méchoacan et de jalap, épuisé par l'alcool, à parties égales. — La dose, comme altérant et antisyphilitique, est de deux pilules par jour. C'est un remède sur lequel il faut peu compter, et qui, malgré son effet laxatif très-prononcé, provoque très-facilement la salivation. — Ces pilules sont quelquefois employées comme purgatif; on les donne alors à la dose de six à huit, le matin à jeun : c'est à cette dose que nous les employons contre l'*iritis*, et dans ce cas l'action purgative dominante préserve de la salivation.

5° *Pilules d'onguent mercuriel.*

℞ Onguent mercuriel	9	grammes.
Savon médicinal	6	—
Amidon	3	—

M. et D. en pilules de 20 centigrammes. On en donne progressivemsnt deux, quatre, six et huit par jour. — Comme les précédentes, cette formule a l'inconvénient de déterminer assez facilement la salivation, mais elle jouit des propriétés antisyphilitiques et n'irrite point l'estomac.

Dans toutes les préparations que nous venons d'indiquer, il n'est pas bien sûr que le mercure divisé et éteint à l'aide de divers excipients, tels que la gomme, la manne, le miel, la graisse, reste à l'état métallique : quelques chimistes ont prétendu qu'il était légèrement oxydé, ce qui ne ferait d'ailleurs qu'ajouter à son efficacité.

Nous avons vu que ces préparations pharmaceutiques avaient toutes pour inconvénient une tendance assez grande à provoquer la salivation. Pour empêcher cet accident de devenir incommode, il faut, dès que les gencives se gonflent et deviennent douloureuses, suspendre le remède pendant quelques jours, prescrire les gargarismes adoucissants, un régime doux et léger, le lait, la bouillie, les aliments les moins propres à activer la mastication et l'insalivation. On a soin, en même temps, d'user de pédiluves répétés et prolongés, et d'éviter l'influence du froid et de l'humidité, le vent, les vicissitudes atmosphériques.

En compensation, ces remèdes sont peu irritants, conviennent aux estomacs susceptibles, aux cas de syphilis avec symptômes modérés, ou peu invétérés; quelques-uns peuvent être facilement administrés aux femmes et aux enfants, en sorte qu'ils occupent réellement une place assez importante dans la matière médicale.

II. SELS MERCURIELS ET AUTRES COMPOSÉS BINAIRES.

1° Mercure doux, calomel, panacée mercurielle (*protochlorure de mercure*).

Par ses effets laxatifs et sa tendance à provoquer la salivation, le calomel se rapproche beaucoup des remèdes mentionnés dans le paragraphe précédent. Ses propriétés antisyphilitiques sont faibles; son insolubilité ne permet guère de l'administrer que sous forme pilulaire; on le donne cependant aussi quelquefois en poudre ou suspendu dans un sirop, dans du looch blanc, etc. Il est, de nos jours, beaucoup plus usité comme purgatif et comme altérant que comme antivénérien; on l'emploie encore cependant assez souvent comme topique, soit pour saupoudrer les tubercules ulcérés, soit sous forme de pommade, pour panser les ulcérations, et dans certaines *syphilides*, particulièrement chez les enfants en bas âge, auxquels on n'administre toujours qu'avec réserve et répugnance un traitement mercuriel intérieur.

La dose du mercure doux est à peu près la même que celle du mercure divisé dont nous avons parlé ci-dessus; ainsi, la formule suivante peut convenir pour la forme pilulaire :

℞ Protochlorure de mercure préparé à la vapeur.	3 grammes.	
Amidon	1	—
Eau	q. s.	

F. S. A. soixante-douze pilules. On en donne progressivement deux à quatre par jour.

2° Sublimé corrosif (*deutochlorure de mercure*).

La forme la plus générale et la plus usuelle sous laquelle on administre le sublimé est la solution connue sous le nom de

Liqueur de Van Swieten.

℞ Deutochlorure de mercure. .	1 gramme.	
Eau distillée.	1000	—
Alcool à 36°.	100	—

Cette liqueur contient environ 3 centigrammes de sublimé par 30 grammes d'eau. Nous ne nous élevons jamais au-dessus de 15 grammes. Pour les enfants, on doit abaisser la dose de manière à ne donner qu'un demi-centigramme de sublimé.

Cette solution, d'un usage commode et exempt de tout inconvénient quand on prend toutes les précautions désirables, se décompose facilement et perd de son activité lorsqu'on la mêle à d'autres substances. On doit donc, autant que possible, l'administrer dans un véhicule inerte et n'opérer le mélange qu'au moment même de l'administration. L'eau clarifiée et additionnée d'un peu de sirop de violettes, de capillaire ou de fleurs d'oranger, nous paraît le plus convenable.

Cette solution plus concentrée, c'est-à-dire avec une dose de sublimé double, est assez employée à l'extérieur, en lotions, applications, injections, dans les cas de syphilides, de tubercules plats, végétations, écoulements, etc.; il faut toutefois avoir soin qu'elle n'irrite pas les parties.

On donne encore le sublimé sous forme pilulaire, mais cette forme est beaucoup moins avantageuse que la première; elle est même sujette à d'assez grands inconvénients si les pilules ne sont pas soigneusement préparées.

Dupuytren prescrivait habituellement la formule suivante :

℞ Sublimé corrosif	1	centigramme
Extrait aqueux d'opium. . .	1	—
Résine de gaïac	20	—

Pour une pilule à prendre le matin à jeun.

On peut encore employer celle-ci :

℞ Deutochlorure de mercure. .	30 centigrammes.
Extrait d'aconit	1 gramme.

Mêlez et donnez en vingt-quatre pilules. Une par jour, et plus tard deux, une le matin et une le soir.

La forme pilulaire est employée pour les personnes qui ont de la répugnance à prendre la liqueur de Van Swieten, toujours préférable quand on a le choix [1].

[1] Nous avons dit ailleurs que le *sublimé* était souvent ajouté aux *robs* ou *sirops sudorifiques*, pour leur donner une vertu antisyphilitique dont sans cette addition on peut les regarder comme dépourvus.

L'inconvénient grave de ces préparations ainsi *additionnées* est la prompte décomposition du sublimé corrosif qu'on y ajoute, en sorte que les premières doses sont quelquefois très-actives (et même dangereuses), tandis que les dernières sont rendues inertes par la précipitation d'un protochlorure insoluble, résultat de la décomposition du sublimé. Il en était ainsi du *sirop de Larrey*, par exemple, très-employé par M. Biett, et auquel nous-même nous avons eu plus d'une fois recours avant de posséder un sirop mercuriel inaltérable, le *sirop de deutoïodure ioduré*.

Voici quelle était la formule du *sirop de Larrey :*

℞ Salsepareille	500	grammes.
Baies sèches de sureau	250	—
Gaïac	125	—
Squine et sassafras, ℔ ā	60	—
Follicules de séné et bourrache, ℔ ā	15	—
Sucre	3	kilogrammes.
Eau	q. s.	

On ajoutait, au moment d'employer ce sirop, par bouteille de 500 grammes, 25 centigrammes de *sublimé,* autant d'hydrochlorate d'ammoniaque et autant d'extrait aqueux d'opium.

3° IODURES DE MERCURE.

Le protoïodure de mercure ne peut être employé que sous la forme pilulaire; premier inconvénient auquel se joint la facilité avec laquelle il cause des coliques et du dévoiement chez les personnes qui ont les entrailles un peu susceptibles. Mais n'oublions pas que de tout temps l'effet laxatif modéré a été regardé comme avantageux par les praticiens et que beaucoup d'entre eux ont cru devoir ajouter au mercure diverses substances purgatives. J'ai déjà dit qu'à l'hôpital de Lourcine j'avais adopté, d'après Biett, la formule suivante :

Tridace.	3 grammes.
Protoïodure de mercure. . . .	1 —

Mêlez et divisez en vingt pilules. Une à prendre tous les jours le matin à jeun. Il était fort rare que j'en prescrivisse une seconde le soir.

Si l'on voulait administrer le protoiodure aux enfants, ce que je n'approuve guère, on pourrait le suspendre à la dose d'un centigramme (suivant l'âge) dans 15 grammes de sirop. Les jeunes enfants, et surtout les enfants à la mamelle, ayant très-facilement la diarrhée, je préférerais leur administrer, à l'exemple de *Bertin,* le sublimé suspendu dans du sirop ou dans du looch-blanc, à la dose d'un demi-centigramme par jour, au plus; ou mieux encore, le sirop de mercure gommeux de *Plenck,* et surtout le sirop de deutoïodure; mais nous employons très-fréquemment le protoïodure à l'extérieur, comme nous le dirons un peu plus loin.

4° MERCURE SOLUBLE D'HANNEMANN (*oxyde noir de mercure, ou sous-nitrate ammoniaco-mercuriel*).

On l'obtient en versant de l'ammoniaque pure dans du nitrate de mercure fait à froid et neutre. Ce médicament est d'une préparation incertaine et d'une décomposition très-facile. Il est fort peu employé en France. Il s'administre en poudre dans une cuiller de bois ou de buis, d'après la formule qui suit :

℞ Mercure soluble.	5 centigrammes.	
Poudre de gomme adragant . .	30	—
Opium	2	—

Prise à jeun, dans de l'eau distillée, cette poudre se décomposerait dans l'estomac si l'on ne mettait un intervalle assez long entre le repas et la dose du remède, et si l'on n'évitait avec soin les acides, les substances grasses et salées. On conseille de doubler la dose au bout de quelques jours; il est prudent de ne commencer que par la moitié de celle indiquée ci-dessus.

5° PILULES OU DRAGÉES DE KEYSER (*acétate de mercure*).

℞ Oxyde rouge de mercure (ou précipité *per se*).	60 grammes.	
Vinaigre distillé et purifié. . . .	q. s.	

pour faire un acétate de mercure; ensuite :

℞ Manne ou sucre en poudre. . . .	600 grammes.	
Amidon fin en poudre.	60	—
Mucilage de gomme adragant . .	q. s.	

La masse qui résulte de l'incorporation est étendue sur un marbre saupoudré d'amidon, et on enlève avec un petit emporte-pièce des pastilles du poids de 30 centigrammes environ.

La dose est de deux matin et soir; on l'augmente progressivement jusqu'à vingt-quatre. Une boîte de mille pilules suffit au traitement.

Nous n'avons rien à ajouter ici à ce que nous avons dit précédemment de l'*iodure de potassium*, considéré aujourd'hui comme une sorte de panacée de la syphilis; mais nous avons à revenir sur la préparation et l'emploi de notre sirop de biïodure.

6° SIROP DE DEUTOÏODURE IODURÉ.

℞ Biïodure de mercure	1 gramme.	
Iodure de potassium.	50	—
Eau	50	—

Dissolvez, filtrez au papier, puis ajoutez à

Sirop de sucre blanc marquant 30 degrés, froid.	2400 grammes.

La capacité d'une cuiller à soupe ordinaire contient 25 grammes de ce sirop, et c'est à cette dose que je l'administre le plus habituellement. Elle représente un centigramme de biïodure de mercure et 50 centigrammes d'iodure de potassium. On peut l'ajouter à une petite tasse de thé, de tilleul, de feuilles d'oranger.... ou plus simplement la prendre pure et boire un verre d'eau par-dessus.

Ce sirop est le seul sirop mercuriel connu qui puisse se conserver sans altération. Les personnes délicates et cachectiques, les enfants, le prennent volontiers et, en général, le supportent facilement. Il est pourtant quelques estomacs susceptibles qui le repoussent, et l'on peut aussi, comme pour les autres préparations mercurielles, rencontrer des syphilis réfractaires à son action; il faut alors changer le remède, et lui substituer soit le sublimé, soit l'iodure de potassium. Pour nous qui considérons ce sirop comme le meilleur spécifique, nous en faisons un usage journalier et habituel tant contre la syphilis *primitive* que contre les accidents *consécutifs*..., quels que soient leur siége, leur forme, leur nature; il calme, notamment, les *douleurs ostéocopes*, presque aussi sûrement que l'iodure de potassium employé seul.

III. TOPIQUES MERCURIELS.

Plusieurs des préparations mercurielles indiquées dans le paragraphe précédent s'emploient aussi à l'extérieur, avec des modifications convenables. D'autres que l'on administrait jadis à l'intérieur, telles que le *précipité rouge* et le *précipité blanc*, sont aujourd'hui entièrement reléguées dans les classes des topiques.

Le plus employé de tous est l'onguent mercuriel, dont on se sert surtout pour panser les tubercules plats, les ulcères, frictionner les bubons, aujourd'hui que le traitement *par les frictions* n'est plus que très-rarement employé.

1° ONGUENT MERCURIEL (*protoxyde de mercure ou mercure métallique très-divisé*).

℞ Axonge de porc purifiée. . . . } Mercure coulant . . . . }	ãã p. ég.

Cet onguent, dit onguent double ou *onguent napolitain*, est celui dont nous usons le plus habituellement : l'onguent simple ou *onguent gris* ne contient que 60 grammes de mercure pour 500 grammes d'axonge; il n'est plus guère en usage que pour faire périr les insectes (dits vulgairement *morpions*) qui se répandent dans les poils des parties génitales.

Pour peu que les ulcères vénériens offrent encore quelque inflammation ou qu'ils existent chez des sujets faibles et irritables, chez les femmes nerveuses et chez les enfants, nous n'employons la pommade mercurielle qu'étendue de moitié cérat opiacé, comme dans la formule suivante :

2° POMMADE MERCURIELLE OPIACÉE.

℞ Onguent mercuriel	30 grammes.
Cérat opiacé (c'est-à-dire cérat additionné de 30 grammes de laudanum de Sydenham par 1/2 kilogramme) . . .	30 —

Mêlez.

Que de fois nous avons vu des ulcères qui restaient stationnaires ou même s'étendaient sous l'influence des pansements simples, s'améliorer presque sur-le-champ, et guérir avec rapidité dès qu'on avait recours à la pommade mercurielle!

3° POMMADE AU PRÉCIPITÉ ROUGE (*deutoxyde de mercure par l'acide nitrique*).

℞ Cérat opiacé.	30 grammes.
Précipité rouge	1 —

Cette pommade, assez active, s'emploie dans les cas où l'on n'a pas à craindre de ranimer l'inflammation. Nous nous servons beaucoup plus fréquemment de la suivante :

4° POMMADE AU PRÉCIPITÉ BLANC (*protochlorure ammoniacal, ou sous-protochlorure retenant un peu de sublimé*).

♃ Précipité blanc[1]	1 gramme.
Cérat simple	30	—

Et pour les jeunes enfants :

Cérat opiacé	30 grammes.
Précipité blanc	0,50 centigrammes.

Mêlez.

Cette pommade est celle dont nous faisons l'usage le plus ordinaire : elle nous sert à oindre les mèches que l'on introduit dans l'anus, dans le cas de fissures et de *rhagades*. Quelquefois alors, au lieu de cérat opiacé, nous employons comme excipient du cérat auquel on a ajouté un gramme d'extrait de belladone pour 30 grammes. C'est avec cette pommade que nous faisons oindre les *tubercules plats* des parties génitales, qui se dissipent très-promptement sous son influence. Les tubercules ulcérés des enfants à la mamelle, les ulcérations qu'ils offrent souvent au siége, celles qui succèdent chez eux aux éruptions pustuleuses, sont de même pansées avec cette pommade, qui est très-efficace, et cependant beaucoup moins irritante que celle au précipité rouge. Nous faisons au contraire très-peu d'usage de la pommade au calomel proprement dit.

5° POMMADE AU CALOMEL (*protochlorure par sublimation*).

♃ Axonge	30 grammes.
Calomel	6	—

Mêlez.

Le *sublimé corrosif* nous sert fréquemment pour composer des lotions, des injections et des gargarismes.

[1] On sait qu'il existe dans les pharmacies plusieurs sortes de *précipité blanc*, quelques chimistes même les confondent avec le *calomel*. Cependant l'*oxychlorure ammoniacal du Codex*, qui est celui que nous employons de préférence, contient le mercure à l'état de *deutoxyde* (ou oxyde rouge) ; on le remplace quelquefois dans nos pharmacies par un mélange de calomel et de sublimé corrosif.

6° Eau rouge de l'hôpital Saint-Louis (*sublimé corrosif*).

℞ Eau distillée.	1 kilogramme.
Sublimé	3 grammes.

Ajoutez une matière colorante.

Cette solution cathérétique s'emploie à l'extérieur contre les ulcères rebelles, les tubercules plats, les végétations, etc. Nous l'employons plus souvent dans les dartres rebelles que dans la syphilis, et généralement nous diminuons d'un tiers la proportion un peu forte du sublimé.

7° Gargarisme au sublimé.

℞ Eau de laitue	180 grammes.
Miel rosat.	30 —
Laudanum.	0,25 centigrammes.
Sublimé.	0,20 —

Mêlez.

Ce gargarisme produit les meilleurs effets dans les ulcères consécutifs de la gorge.

8° Pommade au protoïodure de mercure.

℞ Cérat opiacé ou axonge. .	30 grammes.
Protoïodure de mercure. .	1 —

Nous employons cette pommade dans les cas analogues à ceux que nous avons mentionnés à l'occasion de celle au précipité blanc, mais elle est plus active et aussi un peu plus irritante : c'est celle que nous appliquons le plus souvent aux syphilides de l'adulte.

V. SUDORIFIQUES ET AUTRES REMÈDES ACCESSOIRES OU SUCCÉDANÉS.

Dans nos salles, nous n'avons presque jamais recours aux sudorifiques, et nous donnons pour tisane commune à nos malades une simple décoction d'orge ou de chiendent et de réglisse. Ce n'est pas que nous prétendions nier les bons effets des sudorifiques, surtout considérés comme *auxiliaires;*

mais nous pensons que, pour qu'ils soient réellement utiles, il faut réunir des conditions difficiles à obtenir dans un hôpital.

1° Tisane de salsepareille.

℞	Salsepareille.	60 grammes.
	Eau commune.	1 kilogramme.

Faites bouillir, en ajoutant de la réglisse ou du sucre, suivant les goûts ou les moyens du malade.

Presque tous les médecins joignent cette tisane à l'usage des préparations mercurielles.

2° Tisane de gaïac et de daphné mezéréon.

℞	Gaïac râpé	ãã 30 grammes.
	Daphné mezéréon. . . .	

Faites bouillir dans une pinte et demie d'eau jusqu'à réduction à une pinte.

Les tisanes sudorifiques doivent être bues chaudes : on a soin d'en prendre une tasse matin et soir, étant au lit, et, dans le reste du jour, de ne pas sortir et de ne pas s'exposer au froid après l'ingestion de la tisane.

3° Tisane de salsepareille composée.

℞	Salsepareille divisée, contusée.	45 grammes.
	Bois de gaïac en poudre grossière et bois de sassafras. . .	ãã 15 grammes.
	Racine de réglisse.	
	Bois de mezéréon.	3 grammes.
	Eau bouillante	1 kilogramme 1/2.

Laissez infuser à une douce chaleur, pendant six heures, la salsepareille et le gaïac ; ajoutez vers la fin les autres substances ; passez la liqueur. On use de cette espèce de *rob* ou de *decoctum* dans les affections vénériennes invétérées, surtout dans celles contre lesquelles le mercure a échoué.

Le *rob* d'*Arnoud*, celui de *Laffecteur*, ne sont autre chose que des décoctions sudorifiques du même genre, très-concentrées et préparées avec beaucoup de soin. On y ajoute souvent, au moment de les livrer, 20 centigrammes de *sublimé* par pinte pour donner une propriété antisyphilitique positive au remède[1].

4° ROB D'ARNOUD.

℞ Salsepareille incisée.	60 grammes.
Gaïac râpé	ãã 6 grammes.
Écorce de buis	
— de garou.	
Colle de poisson	

5° TISANE DE FELTZ (*salsepareille et sulfure d'antimoine.*)

℞ Salsepareille coupée	30 grammes.
Colle de poisson (ou mieux gomme arabique).	5 —
Antimoine cru (ou sulfure d'antimoine) renfermé dans un nouet	30 —

Faites bouillir à petit feu, dans un kilogramme d'eau, jusqu'à réduction de moitié, le nouet étant suspendu dans le vase où se fait la décoction sans en toucher les parois. — On donne 700 grammes de cette tisane par jour, divisée en trois verres (après avoir été passée), le premier à sept heures du matin, le second à deux heures, le troisième à neuf heures du soir.

6° TRAITEMENT PAR LA DÉCOCTION DE ZITTMANN.

Racine de salsepareille incisée..	60 grammes.
Eau de fontaine.	1 kilogramme 1/2.

Faites macérer pendant vingt-quatre heures dans un vase d'étain, puis ajoutez dans un nouet :

Sucre d'alun (ou poudre styptique de Mynscht, composée de : sang-dragon, sulfate d'alumine et de potasse), de chacun 3 grammes	6 grammes.
Protochlorure de mercure. . .	3 —
Sulfure d'antimoine sublimé. .	1 —

[1] La *salsepareille* (dont on a tant abusé) ne m'a jamais paru, à Paris, douée des vertus qu'on lui attribue. Mais il se peut que, pour elle comme pour beaucoup d'autres végétaux exotiques, ces vertus se perdent par l'exportation.

Faites bouillir jusqu'à ce qu'il ne reste plus que 8 kilogrammes de liquide; ajoutez vers la fin de la décoction :

Feuilles de séné.	3 grammes.
Semences d'anis	ãã 4 grammes.
— de fenouil.	
Racine de réglisse.	

Modérez l'ébullition. Passez et étiquetez la colature : *Décocté fort*. Ajoutez au résidu :

Racine de salsepareille incisée.	10 grammes.
Eau de fontaine.	1 kilogramme 1/2.

Faites bouillir comme précédemment et ajoutez vers la fin :

Écorce de citron	ãã 3 grammes.
Cannelle.	
Petit cardamome	
Racine de réglisse.	

Passez et étiquetez la colature : *décocté doux*.

Le premier jour, le malade prend une purgation; le matin des jours suivants, il prend un demi-litre de *décocté fort*, boit chaud et garde le lit. L'après-midi, il boit un litre de *décocté doux*, et le soir un demi-litre de *décocté fort :* ces deux derniers froids. — Il continue de cette manière pendant quatre jours. Le cinquième, purgation. Il reprend l'usage des deux décoctés pendant quatre jours, puis se purge de nouveau. Après huit jours de repos on recommence le traitement, s'il est nécessaire. — Un régime sévère est prescrit pendant toute la durée de ce traitement; il est, par exemple, des malades auxquels on n'accorde pour tout aliment que 120 grammes de pain et autant de viande par jour.

7° Tisane de Pollini.

Brou de noix vert broyé	250 grammes.
Racine de salsepareille	60 —
Pierre ponce pulvérisée. . . .	60 —
Persulfure d'antimoine (privé d'arsenic par une ébullition préliminaire)	60 —

Renfermez les deux dernières substances dans un nouet, puis mettez-les avec les autres dans

Eau commune	5 kilogrammes.

Faites bouillir jusqu'à réduction de moitié. — Un litre à prendre par jour, divisé en deux portions, l'une dans la matinée, l'autre dans la soirée.

8° Tisane de Vinache.

Gaïac râpé	ãã	15 grammes.
Salsepareille hachée.		
Squine coupée par tranches . .		
Rhubarbe choisie		3 —
Séné	ãã	4 —
Réglisse ratissée		
Sassafras		
Coriandre.		4 —

On ajoute à la fin le suc d'un citron. — L'ébullition doit commencer par les trois bois sudorifiques. On fait infuser seulement la rhubarbe et le séné, et ce n'est que sur la fin qu'on met le sassafras, la coriandre concassée et la réglisse effilée. — L'infusion refroidie, on passe, on laisse déposer; la liqueur décantée se met en bouteilles. On prend cet apozème à la dose de deux ou trois verres tous les matins.

Ces divers composés sudorifiques et purgatifs ont été vantés comme succédanés du mercure et propres à guérir les malades infectés depuis longtemps et déjà traités par les mercuriaux. Ils exigent le concours de certaines circonstances hygiéniques indispensables pour en assurer le succès : un régime sobre et sévère, le séjour dans un appartement maintenu à un degré de température à peu près constant, l'éloignement de toute fatigue et de tout excès.

Les organes digestifs doivent aussi être exempts de toute irritation; mais, sur ce point, il ne faut pas trop s'en laisser imposer par les craintes répandues par les modernes systèmes; plus d'un sujet, en apparence assez faible et assez irritable, a cependant bien supporté ces sortes de traitements, quand ils étaient réglés, dirigés et surveillés par un médecin habile.

Ne sait-on pas que les charlatans eux-mêmes, qui ne s'entourent guère de toutes ces précautions, ont cependant obtenu des guérisons dans des cas qui paraissaient désespérés? Malheureusement, leur aveugle impéritie a bien plus souvent encore réduit à un état déplorable les individus *très-curables* qui recouraient à leurs recettes.

10° Sirop sudorifique.

℞ Salsepareille hachée.	} āā 125 grammes.
Gaïac râpé.	
Eau commune	2 kilogrammes.

Faites macérer pendant vingt-quatre heures, et ensuite réduire à moitié sur un feu doux, mais soutenu. Passez avec expression et ajoutez :

Sucre blanc	1 kilogramme.

La dose la plus ordinaire est de 60 à 120 grammes par jour. On l'ajoute quelquefois à la tisane ordinaire du malade. On peut encore, au moment de l'administration, ajouter un centigramme de sublimé dissous dans 30 grammes d'eau distillée, dans la quantité de sirop indiquée, à prendre par fractions. On s'en sert souvent aujourd'hui (ainsi que du suivant) comme excipient de l'*iodure de potassium*.

11° Sirop de Cuisinier.

℞ Salsepareille	100 grammes.
Eau	12 kilogrammes.

Faites infuser pendant vingt-quatre heures, et réduisez à 4 kilogrammes; répétez deux fois la même opération sur le marc, après avoir décanté la liqueur; mêlez ces trois décoctions, auxquelles on ajoutera :

Fleurs de bourrache.	} āā 60 grammes.
Roses blanches	
Anis	
Séné.	45 —

Faites bouillir jusqu'à réduction de moitié; passez et ajoutez :

Sucre.	} āā 1 kilogramme.
Miel	

On ajoute souvent, par 500 grammes de sirop, 5, 10 ou 15 centigrammes de *sublimé*, ce qui constitue les sirops de première, deuxième et troisième cuites. Mais ce sublimé est presque nécessairement décomposé et en partie réduit à l'état de *mercure doux*.

Le traitement par le sirop Cuisinier consiste à faire prendre au malade 60 à 120 grammes de sirop trois fois par jour, une tisane de salsepareille, un régime sobre et pourtant restaurant, composé spécialement de bons potages et de viandes rôties.

Je n'ai pas jugé utile d'ajouter à ce formulaire les divers remèdes déjà indiqués dans le cours de l'ouvrage (notamment au traitement de la *blennorrhagie*), non plus que les préparations mercurielles ou autres qui ne sont point usuelles. Ceux qui désireront de plus grands détails devront recourir aux traités de *Swediaur* et de M. *Lagneau*, ainsi qu'à la pharmacopée de M. *Virey*.

Je terminerai ce qui a trait au traitement de la syphilis par une remarque que j'ai déjà eu occasion de faire, mais qui me paraît trop importante pour ne pas être répétée, savoir : que le choix du climat et de la saison, lorsqu'il est possible, a l'influence la plus décisive et la mieux éprouvée sur les résultats du traitement.

Arrivé à la fin de ce travail, que j'ai cherché à restreindre dans les limites les plus étroites possibles, j'ai besoin de redire, en sollicitant l'indulgence de mes confrères, que les deux parties qui composent ce Traité pourraient offrir aux yeux du savant des lacunes importantes. Ainsi, pour ne parler que de la seconde partie, celle qui a trait à la *syphilis*, on aura sans doute été frappé de la part très-étroite faite à l'anatomie pathologique et à l'histologie microscopique des lésions syphilitiques. Après avoir nié, pour ainsi dire, la syphilis viscérale, on en est venu aujourd'hui à la regarder comme assez commune. On a prétendu signaler comme suffisamment caractéristiques certaines altérations du cerveau, du foie, du poumon, rapportées à une congestion, à une infiltration ou exsudation de matière fibro-plastique [1], à un développement de tumeurs de la nature des gommes, à un état anémique, etc., dont l'étiologie syphilitique nous a paru fort souvent contestable.

Entrer dans l'examen et la discussion approfondie de cet ordre de faits nous aurait mené beaucoup trop loin, et aurait demandé d'ailleurs des études spéciales auxquelles nous ne nous sommes point livré suffisamment. Dès lors nous avons cru, restant fidèle à notre plan primitif, devoir nous en tenir à l'étude clinique, qui seule nous était familière, nous contentant d'offrir aux praticiens un livre propre à les guider dans l'exercice *de l'art*, s'il n'a pas la prétention de les conduire sur les hauteurs *de la science* [2].

[1] Quelques modernes ont fait de cet élément *fibro-plastique*, dont ils ont trouvé le type dans l'altération anatomique qui constitue l'*induration* du chancre huntérien, la lésion anatomique caractéristique de la syphilis. Or, d'après MM. Lebert et Robin eux-mêmes, cette lésion, comme toutes celles que nous avons énumérées ci-dessus, peut se rattacher à des circonstances étrangères à la syphilis.

[2] Le livre de *Virchow*, que nous avons déjà plusieurs fois cité, à travers beaucoup de germanismes et de rapprochements forcés, contient de curieuses et intéressantes recherches sur l'anatomie pathologique et principalement sur l'anatomie *microscopique* des lésions syphilitiques viscérales, osseuses et autres..... Nous y renvoyons le lecteur, en l'invitant toutefois à se tenir en garde contre des assertions qui, pour la plupart, sont loin d'être suffisamment démontrées.

FIN DU TOME DEUXIÈME.

TABLE DES MATIÈRES.

TABLE ALPHABÉTIQUE.

www.ingramcontent.com/pod-product-compliance
Ingram Content Group UK Ltd.
Pitfield, Milton Keynes, MK11 3LW, UK
UKHW022318190726
13856UKWH00001B/81